Chest X-Ray Trainer

Röntgen-Thorax-Diagnostik

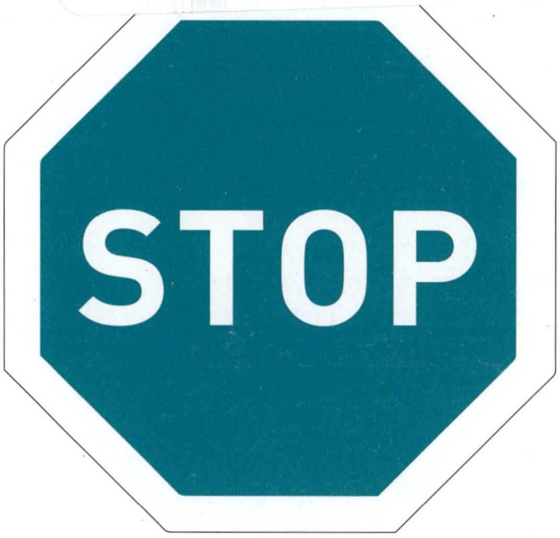

DIDAMED Verlag GmbH

www.didamed.de

Nützliche Hinweise zur systematischen Einarbeitung:

Um sich möglichst effizient in die systematische Befundung von Röntgen-Thorax-Aufnahmen einzuarbeiten, können Sie von folgenden konzeptionellen Merkmalen dieses Arbeitsbuches profitieren:

Zeitersparnis durch Abb.-Bezifferung nach Seitenzahl:
Während die Leser von vielen Lehrbüchern lästiges Blättern und Suchen kennen, um z.B. die „Abb. 2.23" (= die 23. Abbildung des zweiten Kapitels) zu finden, sind die Querverweise in diesem Arbeitsbuch stets nach Seitenzahl leicht aufzufinden: Wenn Sie die Abb. 121.2a suchen, dann finden Sie sie auch schnell und ohne lästiges Suchen auf der Seite 121.

Zeitersparnis durch „Doppelseiten-Design":
Der laufende Text zur Erläuterung von Veränderungen und die dazugehörigen Bilder befinden sich fast immer in unmittelbarer Nachbarschaft: Zumeist auf derselben Seite oder auf zwei gegenüberliegenden Seiten mit anschaulicher Gegenüberstellung von p.a. zu lateral oder zu Sonographie- oder CT-Aufnahmen. Lästiges Blättern wird dadurch überflüssig.

Zifferkodierung und -farbe:
Viele Strukturen sind absichtlich beziffert und nicht mit Abkürzungen beschriftet. Diese **schwarze Zifferkodierung** wird im Text in Klammern in **Fettdruck** wiederholt. So können Sie jedes Bild zunächst aktiv mit detektivischem Ehrgeiz betrachten, **ohne** dass Ihnen die Beschriftung „das Denken abnimmt". Die Zifferlegende ist zusätzlich hinten ausklappbar und kann daher jederzeit zu Rate gezogen – oder nach Bedarf abgedeckt werden. Es resultiert eine aktivere Auseinandersetzung mit dem Thema mit dementsprechend höherem Lerneffekt, auch wenn es anfänglich eventuell etwas „unbequem" erscheinen mag. Die [Ziffern in eckigen Klammern] beziehen sich auf das Literaturverzeichnis im hinteren Klappumschlag.

Orientierung der grünen Pfeile:
Häufig sind entscheidende Veränderungen mit grünen Pfeilen gekennzeichnet. Achten Sie auf die Orientierung der Pfeile, wenn Sie diese im Text schnell wieder finden möchten. Auf einer Seite existiert eine Pfeilorientierung immer nur einmal identisch im Text. So finden Sie schnell die entsprechende Textstelle.

Gezielte Wiederholungen:
Manche Veränderungen finden sich mehrfach im Buch. Das ist zum einen aus Erkenntnissen der Lern- und Gedächtnisforschung zu intervallartigen Wiederholungen sinnvoll (daher auch die Quizaufgaben zur gezielten Wiederholung). Zum anderen können bestimmte Veränderungen aber sowohl flächige, als auch fokale oder netzförmigen Bildcharakter aufweisen. Daher werden sie auch in jedem dieser Kapitel als DD-Möglichkeit aufgeführt oder gezeigt.

PD Dr. med. Matthias Hofer, MPH, MME (Hrsg.)
Arzt für Diagnostische Radiologie
Leiter der AG Medizindidaktik, Studiendekanat
Heinrich-Heine Universität Düsseldorf, UKD
Postfach 10 10 07
40001 Düsseldorf

Dr. med. Nadine Abanador
Medizinische Klinik 3 Kardiologie
(Direktor: Prof. Dr. med. Hartmut Gülker)
Helios Klinikum Wuppertal
Arrenberger Straße 20
42117 Wuppertal

Dr. med. Lars Kamper
Klinik für diagnostische und interventionelle Radiologie
(Direktor: Prof. Dr. med. Patrick Haage, MBA)
HELIOS-Klinikum Wuppertal
Universitätsklinikum der Universität Witten-Herdecke
Heusnerstr. 40
42283 Wuppertal

1. deutsche Auflage 2006
1. englische Auflage 2007
1. asiatische Auflage 2007
1. italienische Auflage 2007
1. spanische Auflage 2007
1. polnische Auflage 2007
1. koreanische Auflage 2008
1. russische Auflage 2008
2. deutsche Auflage 2008
1. portugiesische Auflage 2008
1. griechische Auflage 2010
2. russische Auflage 2010
3. deutsche Auflage 2010
2. italienische Auflage 2012
4. deutsche Auflage 2014

Bibliografische Informationen der
Deutschen Nationalbibliothek

Die Deutsche Nationalbibliothek verzeichnet diese Publikation in der Deutschen Nationalbibliografie; detaillierte bibliografische Daten sind im Internet über http://dnb.d-nb.de abrufbar.

4. Auflage 2014

Robert-Mayer-Weg 18
D - 40591 Düsseldorf
Tel. +49 – (0)211 – 750655
Fax +49 – (0)211 – 750633
Homepage: http://www.didamed.de

Printed in Germany

Gestaltung, Illustration und Produktion:
Diplom Designerin Inger Wollziefer, Berlin
www.designinger.de
Druck: Steinmeier Druckerei & Verlag, Deiningen

ISBN 978-3-938103-03-6

Wichtiger Hinweis: wie jede Wissenschaft ist die Medizin ständigen Entwicklungen unterworfen. Forschung und klinische Erfahrung erweitern unsere Erkenntnisse, insbesondere in Bezug auf die allgemeine und medikamentöse Therapie. Soweit in diesem Werk eine Dosierung oder eine Applikation erwähnt wird, darf der Leser zwar darauf vertrauen, dass Autoren, Herausgeber und Verlag große Sorgfalt darauf verwandt haben, dass diese Angaben dem **Wissensstand bei Fertigstellung des Werkes** entsprechen.
Für Angaben über Dosierungsanweisungen und Applikationsformen kann vom Verlag jedoch keine Gewähr übernommen werden. **Jeder Benutzer ist angehalten**, durch sorgfältige Prüfung der Beipackzettel der verwendeten Präparate und gegebenenfalls Konsultation eines Spezialisten festzustellen, ob die dort angegebene Empfehlung für Dosierungen oder die Beachtung von Kontraindikationen gegenüber der Angabe in diesem Buch abweicht. Eine solche Prüfung ist besonders bei selten angewendeten oder neu auf den Markt gebrachten Präparaten wichtig. **Jede Dosierung oder Applikation erfolgt daher auf eigene Gefahr des Benutzers**. Autoren und Verlag appellieren an jeden Benutzer, ihm etwa auffallende Ungenauigkeiten dem Verlag mitzuteilen.

Inhaltsübersicht

Detaillierte Inhaltsangaben finden Sie entweder auf der jeweils ersten Kapitelseite oder auf den beiden folgenden Seiten 4 und 5.

Kapitel 1 Thorax-Anatomie

Kapitel 2 Bildinterpretation

Kapitel 3 Thoraxmantel / Skelett

Kapitel 4 Pleura

Kapitel 5 Mediastinum

Kapitel 6 Flächige Veränderungen

Kapitel 7 Fokale / fleckige Veränderungen

Kapitel 8 Streifig-retikuläre Veränderungen

Kapitel 9 Fremdmaterial

Kapitel 10 Trauma-Thorax

Kapitel 11 Intensivstation

Anhang

Geleitwort

Unter den bildgebenden Verfahren in der Thoraxdiagnostik stellen konventionelle Röntgenaufnahmen nicht nur die häufigste Art der Bildgebung dar, sondern sind in der klinischen Routine der internistischen und chirurgischen Fachdisziplinen, der Intensivmedizin und der Anästhesiologie unverzichtbar.
Daher benötigen Studierende und junge Weiterbildungsassistenten einen systematischen Leitfaden, der sie von einer bildmorphologischen Veränderung zu den möglichen Ursachen führt und ihnen eine nach Häufigkeit und Plausibilität gewichtete Differenzialdiagnose ermöglicht. Das vorliegende Arbeitsbuch für den Einstieg in die konventionelle Röntgendiagnostik des Thorax vermittelt hierfür Schritt für Schritt die notwendigen bildanalytischen Kompetenzen an zahlreichen Kasuistiken, deren Einzelbilder mit begleitenden Skizzen anschaulich erläutert werden.

Als didaktische Besonderheit sind die Texterläuterungen stets unmittelbar benachbart neben den dazugehörigen Abbildungen positioniert und relevante Bilddetails konsequent durch Bezifferung oder Pfeile hervorgehoben. Analog zur Problemstellung im klinischen Alltag ist die Gliederung nach bildmorphologischen „Symptomen" deutlich hilfreicher als eine Gliederung nach Krankheitsentitäten, so dass z.B. ausgehend von einer flächigen Transparenzminderung der Lunge deren häufigste Ursachen einander gegenübergestellt werden.

An jedem Kapitelende finden sich zahlreiche Quizfälle, mit deren Hilfe die eigene Befundungskompetenz im Selbsttest überprüft werden kann. Zusätzliche Videosequenzen auf der beiliegenden CD erlauben eine Vertiefung des erlernten Wissens. Detaillierte Anleitungen zur Pleuradrainage und zur Anlage von ZVK und Thoraxdrainagen runden das Konzept ab, so dass dieses Arbeitsbuch jedem Einsteiger in die Röntgendiagnostik des Thorax empfohlen werden kann.

Univ.-Prof. Dr. med. Gerald Antoch
Direktor des Instituts für Diagnostische und Interventionelle Radiologie
Universitätsklinikum Düsseldorf, H.-Heine Universität

Vorwort der Autoren

Was unterscheidet dieses Lehrbuch von vergleichbaren Titeln?
Die meisten Lehrbücher sind vorwiegend nach Krankeits- bzw. pathophysiologischen Gruppen geordnet. Im Klinikalltag stellt sich jedoch z.B. **nicht** die Frage, welche „Pneumokoniose" nun differenzialdiagnostisch in Betracht zu ziehen ist? Vielmehr werden die befundenden Ärzte z.B. mit flächigen, streifigen, netzförmigen oder nodulären Veränderungen des Lungengerüstes/-parenchyms konfrontiert, die differenzialdiagnostisch zugeordnet werden müssen. Daher ist dieses Arbeitsbuch genau nach diesen (bildmorphologischen) Erscheinungsformen im Röntgenbild geordnet. Zusätzlich bieten sich zur Gliederung noch Verbreiterungen des Mediastinums und spezielle Fragestellungen an, wie z.B. bei beatmeten Patienten auf Intensivstationen oder bei Unfallpatienten.
Außerdem werden Sie immer wieder Quizfälle oder Anregungen zu gezielten Wiederholungen des zuvor gelernten Stoffes finden, die Ihnen helfen sollen, wesentliche Kernpunkte zu vertiefen und sich dauerhaft einzuprägen. Wir empfehlen Ihnen, zuerst die Buchkapitel und dortigen Quizfälle zu bearbeiten. Danach sind Sie „fit" für die Kasuistiken auf der Begleit-CD: Die Befundung der Videofilme „unter Zeitdruck" wird dann hoffentlich eine adäquate Herausforderung an Ihren detektivischen Ehrgeiz sein und Ihren Lernzuwachs steigern. Für die Lektüre wünschen wir Ihnen viel Spaß und Erfolg bei der späteren Anwendung.

Stellv. für die Autoren im Frühjahr 2014 PD Dr. med. M. Hofer, MPH, MME (Hrsg.)

Dreitägige Fortbildungen Röntgen-Thorax

In Zusammenarbeit mit der Marburger Bund Stiftung in Berlin bietet unsere Arbeitsgruppe Medizindidaktik am Uniklinikum Düsseldorf dreitägige, interaktive Intensiv-Workshops in Düsseldorf an. Wer die systematische Bildinterpretation schrittweise erlernen und dabei mit detektivischem Ehrgeiz zahlreiche Quizfälle in Kleingruppen „knacken" möchte, kommt hier voll auf seine Kosten: In 11 Modulen, die dem Aufbau des „CXR-Trainer" entsprechen, wird hier nach kurzen „Refresher-Einführungen" die eigene Befundungskompetenz an ca. 200 Quizfällen praktisch trainiert. Jede Kleingruppe notiert ihre Verdachtsdiagnosen und DD-Vorschläge auf einem Laufzettel im Rahmen eines Rotationsparcours. Am Ende jedes Moduls geben die Kleingruppen ihre Wertungen mit persönlichem Sender ab und erhalten kurz danach die jeweilige Auflösung. Die Workshops sind von der LÄK Nordrhein für 24 CME-Punkte zertifiziert. Detaillierte Informationen über die Lernziele, Anmeldung, Kosten und Termine etc. finden sich im Internet unter: HYPERLINK „http://www.medidak.de/intensiv/cxray"

Matthias Hofer

Thorax-Anatomie

Lernziele dieses Kapitels:

Zu Beginn dieses Arbeitsbuches werden Sie zunächst mit der Bildanatomie in Röntgenaufnahmen des Thorax vertraut gemacht: Die sichere Zuordnung der anatomischen Strukturen ist für eine korrekte Bildinterpretation unverzichtbar und bewahrt Sie vor zahlreichen Möglichkeiten von Fehlinterpretationen.

Dieses Kapitel soll Sie vor allem in die Erscheinungsformen der Lungengefäße, Bronchien, des Thoraxskeletts und der mediastinalen Randstrukturen einführen. Nach Durcharbeiten der folgenden Seiten sollen Sie in der Lage sein,

- die Strukturen der thorakalen topografischen Anatomie im Röntgenbild jeweils korrekt zu identifizieren (Stufe 1) oder zu zeichnen (Stufe 2),
- die Lokalisation einzelner Herdbefunde sicher ihrer Lappen- und Segmentzugehörigkeit zuzuordnen,
- mediastinale Randkonturen im p.a.- und im lateralen Strahlengang aus dem Gedächtnis zu zeichnen und korrekt zu beschriften,
- durch die Kenntnis der mediastinalen Randkonturen etwaige Vorwölbungen des Mediastinums den wahrscheinlichsten Ursachen zuzuordnen,
- den Aufbau der Lunge, ihres Tracheobronchialbaums und der pulmonalen Gefäße in Grundzügen korrekt wiederzugeben,
- basale physiologische Grundprinzipien der Atmung, des Gasaustauschs und der pulmonalen Perfusion zu beschreiben.

Bitte überprüfen Sie am Ende des zweiten Kapitels durch Bearbeitung der dortigen Quizaufgaben, welche dieser Lernziele Sie tatsächlich erreicht haben. Bearbeiten Sie bitte daher die Rätselfragen und Quizbilder auf den Seiten 32-34 erst nach einem gewissen Zeitintervall von mehreren Stunden, um sich nicht in der oft falschen Sicherheit Ihres Kurzzeitgedächtnisses zu wiegen. Das Durcharbeiten dieser beiden Grundlagenkapitel 1 und 2 ist nicht nur für Studierende, sondern auch für ärztliche Leser oft noch sinnvoll, da erfahrungsgemäß viele topografische Details doch nicht mehr so präsent sind, wie man es eigentlich von sich selbst erwartet. Viel Erfolg!

Thoraxskelett

Die knöchernen Bestandteile des Thorax führen durch Absorption und Streuung zu einer stärkeren Schwächung des Röntgenstrahls als die Weichteile oder das Lungengewebe. Daher wird die Bildverstärkerfolie hinter den Wirbelkörpern **(26)**, Rippen **(22)**, Claviculae **(23)** oder Scapulae **(27)** weniger belichtet, und die Bildschwärzung fällt somit geringer aus. Deshalb stellen sich knöcherne Strukturen im Röntgenbild heller dar als z.B. das dunklere Lungenparenchym. In der Radiologie nennt man dies jedoch „Verschattungen" – es handelt sich also um „helle" Schatten **(Abb. 8.1)**.

Umgekehrt spricht man von „Aufhellungen", wenn eine regionale **Hyper**transparenz (= dunkler als normal) vorliegt, z.B. bei Lungenüberblähungen oder einer Emphysemblase („Bulla"). Die dorsalen Anteile der Rippen **(22 a)** verlaufen eher horizontal, während die ventralen Anteile **(22 b)** schräg von laterokranial nach ventrokaudal ziehen. Anfänger begehen gelegentlich den Fehler, den Anteil der Lungenspitzen, der sich innerhalb des ersten Rippenbogens darstellt (★), auf Grund der vermeintlichen Hypertransparenz als angebliche Emphysembulla (vgl. S.119) oder Spitzenpneumothorax (vgl. S.120) fehlzudeuten. Es handelt sich lediglich um ein Täuschungsphänomen, das durch den hohen Kontrast zur Dichte der 1. Rippe verursacht wird.

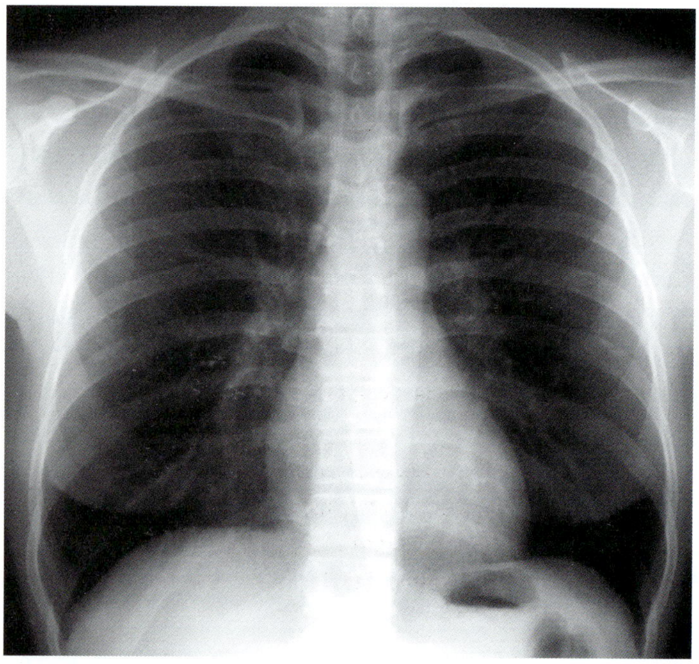

Abb. 8.1a

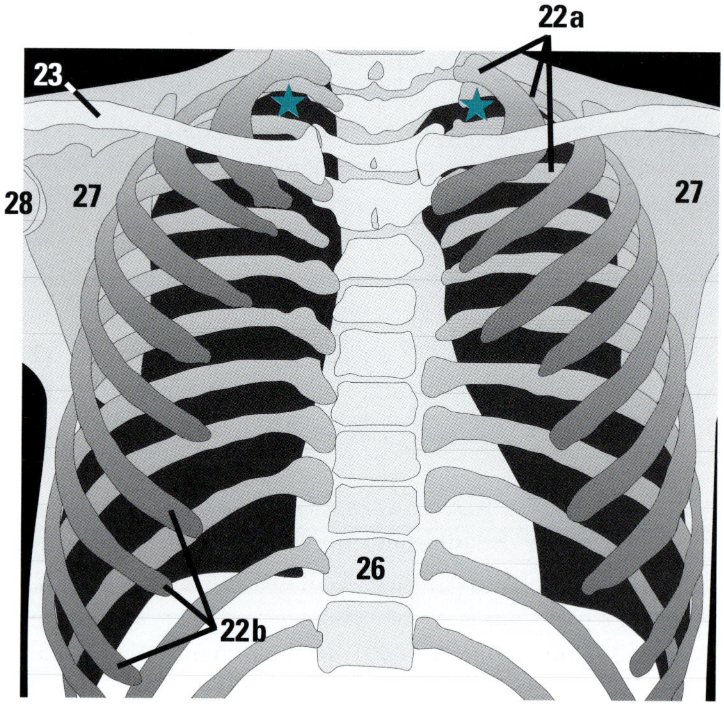

Abb. 8.1b

Die Darstellung der thorakalen Strukturen hängt demnach im wesentlichen von ihrer Dichte und von der Dicke des durchstrahlten Gewebevolumens ab: Während Areale mit hoher Dichte / Volumen (z.B. Knochenkortikalis) in einem weißen oder hellen Bildcharakter resultieren, werden Gebiete mit geringerer Dichte und damit besserer Strahlentransparenz (z.B. Luft in Alveolen) dunkel abgebildet **(Abb. 8.2)**:

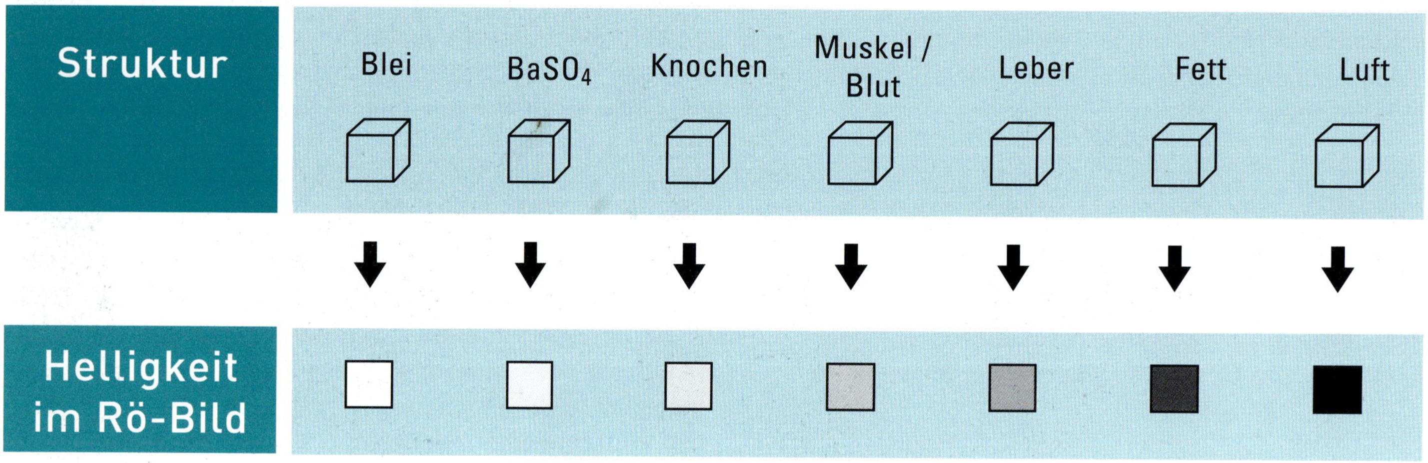

Abb. 8.2

Zusätzlich müssen Grenzflächen zwischen Geweben mit unterschiedlicher Dichte tangential von den Röntgenstrahlen getroffen werden, um als Grenzlinie auf der Röntgenaufnahme abgebildet zu werden **(Abb. 9.1)**. So liegt z.B. der Verlauf der Fissura horizontalis **(30)** in beiden Projektionen parallel zur Ausbreitungsrichtung der Röntgenstrahlen und ist daher in beiden Projektionen als dünne, weiße Grenzlinie sichtbar (**Abb. 8.1a** und **Abb. 9.2**). Genauso verhält es sich mit den Rippen: Im Normalfall werden nur die kranialen und die kaudalen Kortikalisgrenzen der Rippen zum Interkostalraum hin als Grenzlinien erkennbar, nicht jedoch der Dichteunterschied zwischen dem Zentrum der Rippen und der benachbarten Lunge oder dem benachbarten Weichteilmantel **(Abb. 9.1)**.

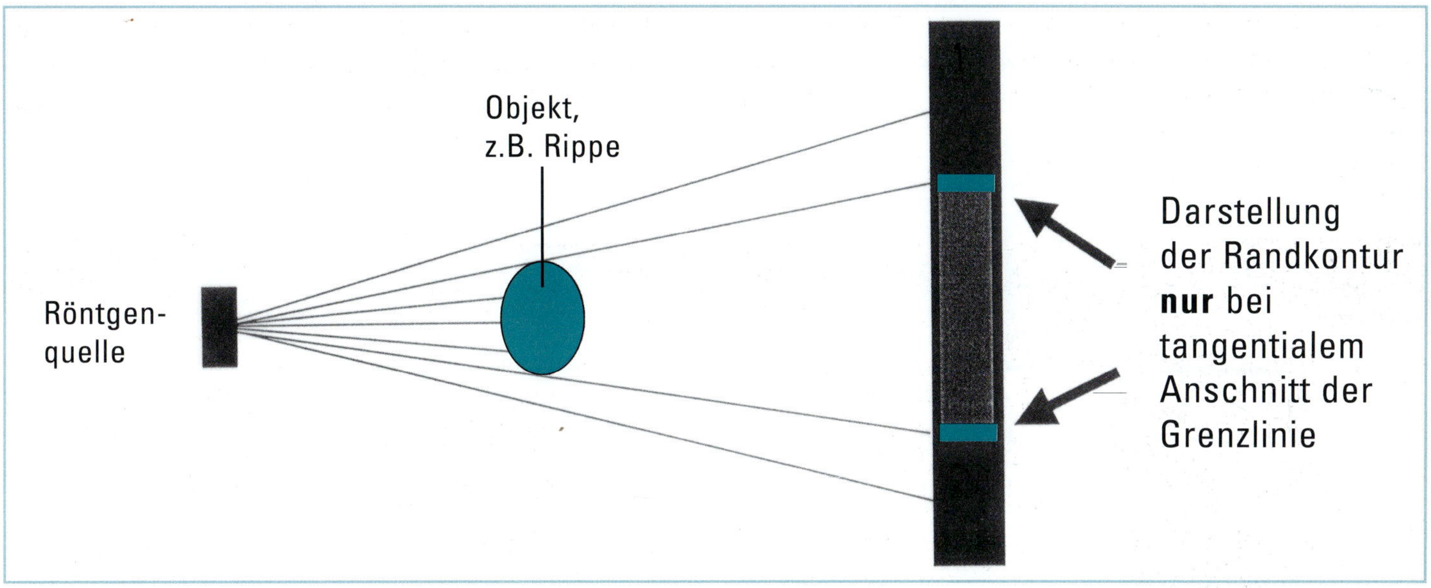

Abb. 9.1 **Merke:** Nur tangential getroffene Dichteunterschiede werden als Grenzlinie dargestellt.

In der lateralen Projektion werden neben den Grund- und Deckplatten der Brustwirbelkörper (BWK, **26**) auch das Sternum **(24)** und die Kortikalislinien der Scapulae **(27)** tangential getroffen und als weiße Grenzlinien erkennbar **(Abb. 9.2)**. Die Claviculae **(23)** sind hier meistens in der Summation des Weichteilschattens der oberen Thoraxapertur und der Halsweichteile nicht zu erkennen. Hinweise zur Differenzierung der linken versus rechten Rippen im Seitbild finden Sie auf Seite 42.

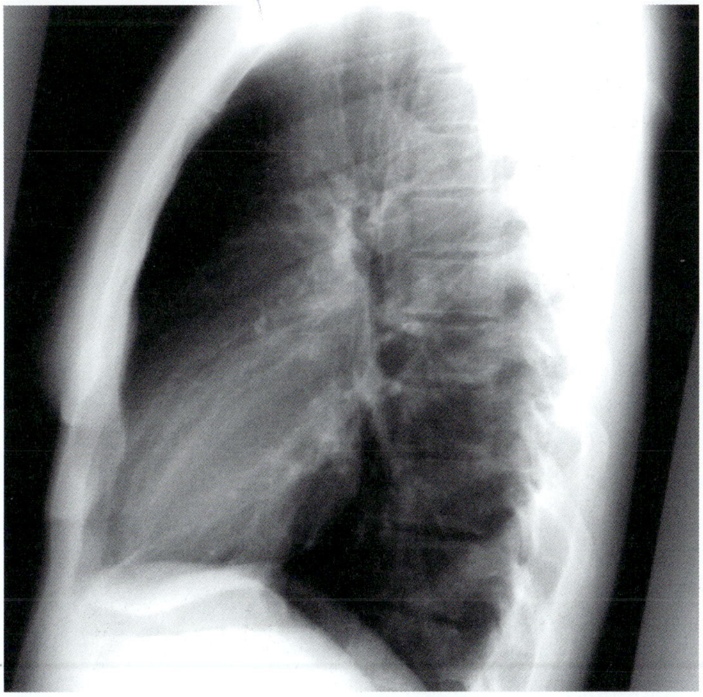

Abb. 9.2a

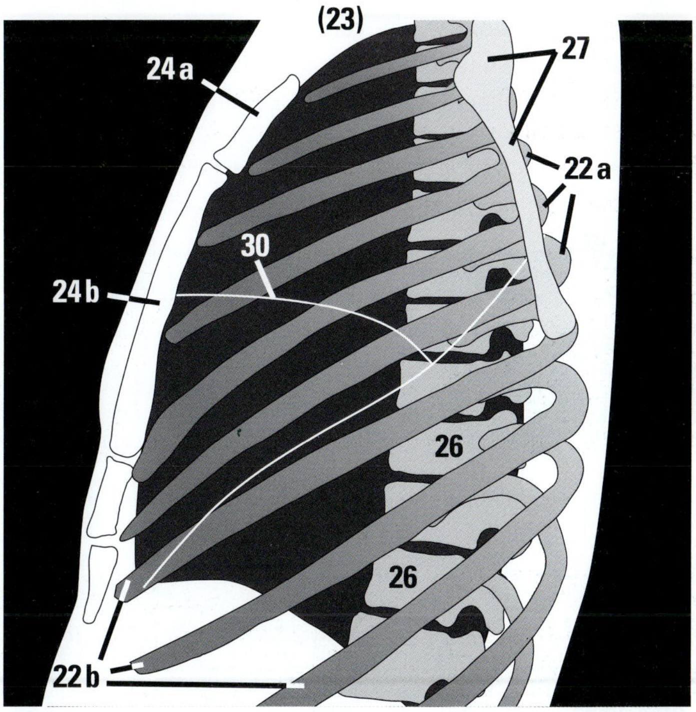

Abb. 9.2b

Grobe Aufteilung der Lunge

Generell wird in p.a.-Aufnahmen ein Lungen-Spitzenfeld **(SF)** oberhalb der Clavicula **(23)** vom sog. Oberfeld **(OF)** abgegrenzt, dass vom Unterrand der Clavicula bis zum Oberrand des Lungenhilus reicht **(Abb. 10.1)**. Daran schließt sich das Mittelfeld **(MF)** bis zur kaudalen Drittellinie der Lunge an, die in etwa mit dem kaudalen Ende des Lungenhilus indentisch ist. Von dort bis zur Zwerchfellkuppel **(17)** spricht man vom Unterfeld **(UF)** der Lunge.

Zusätzlich ist die Unterscheidung in die zentrale, hilusnahe **Lungenwurzel**, den Lungenkern und den peripheren Lungenmantel **(Abb. 10.2)** für die pathophysiologische Zuordnung einiger Veränderungen von Bedeutung. So unterscheiden sich zum Beispiel die Lymphabflusswege dieser Gebiete voneinander mit entsprechenden Konsequenzen für ihre lymphogenen Metastasierungswege.

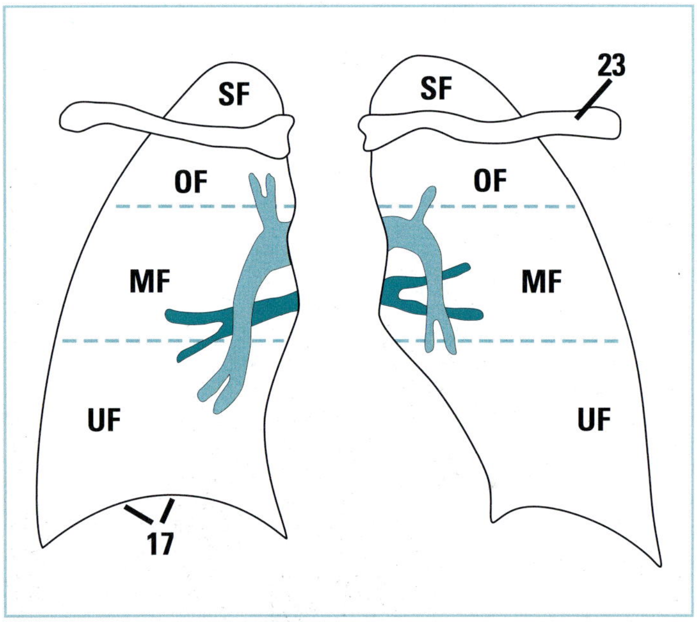

Abb. 10.1

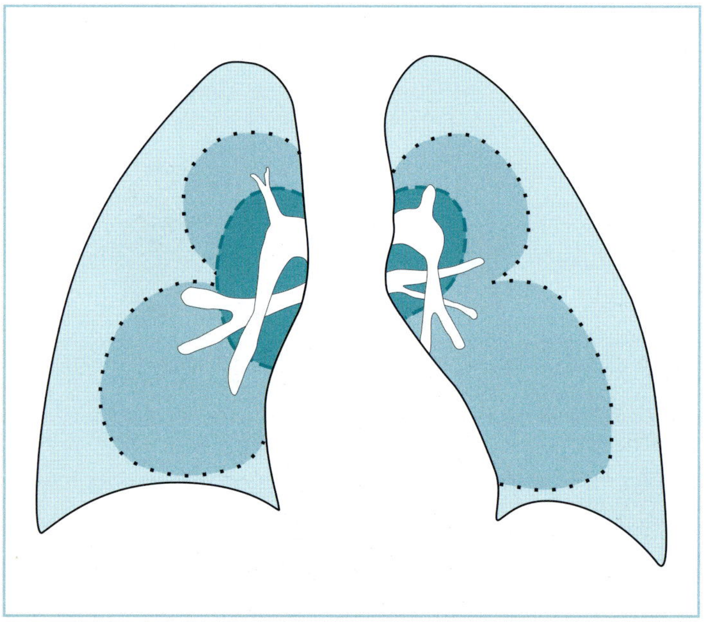

Abb. 10.2

Lappenanatomie

Die o.g. Einteilungen entsprechen jedoch nicht den Lappengrenzen. Hier ist bemerkenswert, dass beide Unterlappen **(34)** besonders in ihren dorsalen Anteilen deutlich weiter nach kranial reichen, als vom Anfänger initial vermutet **(Abb. 10.3)**. Das superiore UL-Segment Nr. 6 (vgl. S. 12) reicht dabei auf der linken Seite meistens noch etwas weiter nach kranial als das rechte und liegt damit beidseits deutlich weiter kranial als die typische Ausdehnung des rechten Mittellappens **(33)**.

Dies kann klinisch für eine korrekte Lappenzuordnung von besonderer Bedeutung werden, wenn z.B. ein röntgendichter Fremdkörper bronchoskopisch entfernt oder eine Biopsie auf diesem Weg entnommen werden soll.

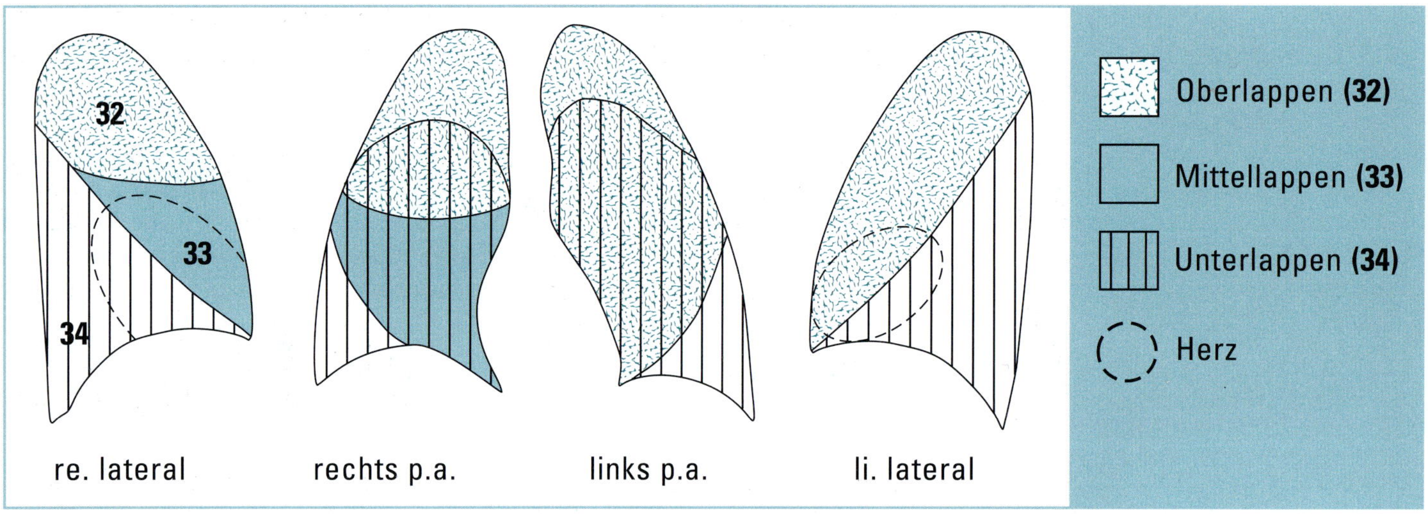

Abb. 10.3 Ausdehnung der Lungenlappen im Röntgenbild – Summation in der jew. Projektion

Lappenanatomie

Die **Abb. 11.1** zeigt den typischen Verlauf der interlobären Fissuren: Der tatsächliche Verlauf der Fissura obliqua **(30)** zwischen Ober- **(32)** und Unterlappen **(34)** erinnert etwas an ein Propellerblatt. Die gepunkteten Linien entsprechen dem mediastinalen Verlauf, die durchgezogenen Linien dem Verlauf an den Rippen **(Abb. 11.1)**. Die Fissura horizontalis **(31)** und der Mittellappen **(33)** existieren nur rechtsseitig.

Achten Sie auf die normaler Weise spitzwinklig zulaufende Konfiguration (⬇) des dorsalen Recessus, wenn keine Ergussbildung vorliegt **(Abb. 11.2)**. Auf das Röntgenbild projiziert, ergibt sich folgende Lappenprojektion von beiden Seiten **(Abb. 11.2, 11.3)**:

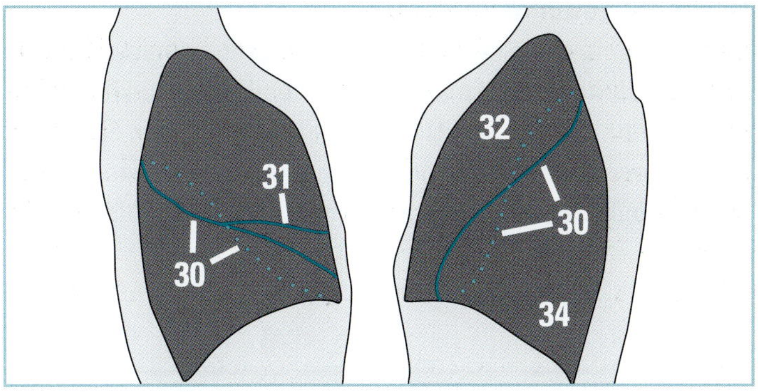

Abb. 11.1 Verlauf der Fissuren, Ansicht von lateral

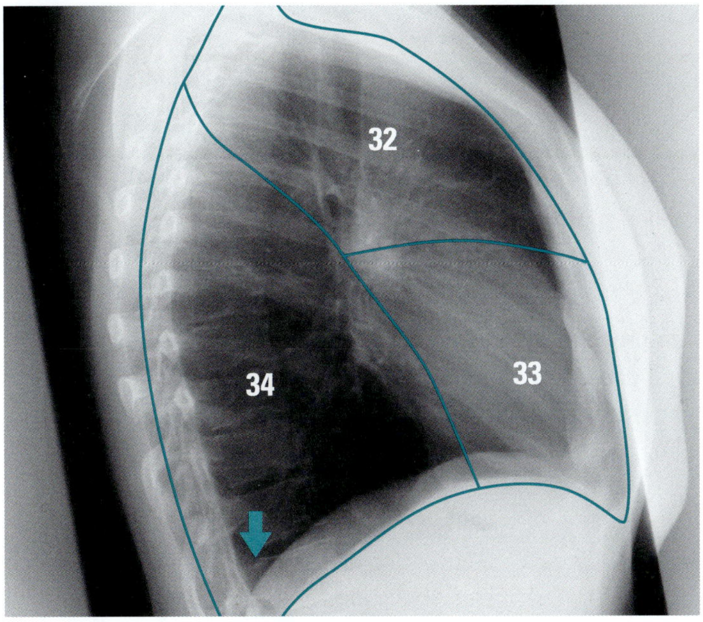

Abb. 11.2 Ansicht von rechts

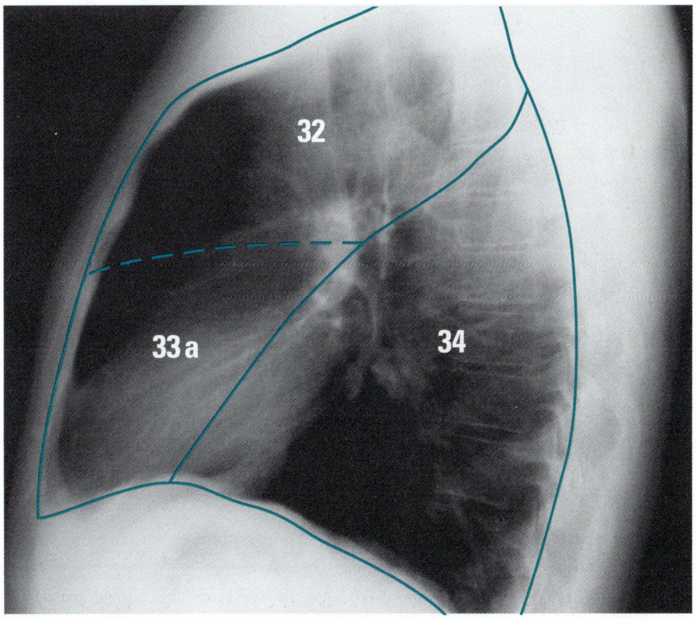

Abb. 11.3 Ansicht von links

Das bildmorphologische Korrelat einer z.B. entzündlichen Infiltration eines ganzen Lungenlappens („Lobärpneumonie") besteht in homogenen, lobären Verdichtungen, die von ventral und lateral gesehen jeweils typische Ausdehnungen aufweisen **(Abb. 11.4)**. Hierbei bleibt das Lappenvolumen und damit der Verlauf der Lappengrenzen meistens konstant oder das Volumen der Lappen nimmt leicht zu.

Anders verhält es sich bei Belüftungsstörungen (Dystelektasen) oder bei Atelektasen, wenn ein Lappen z.B. wegen eines Schleimpfropfes oder einer tumorös bedingten Bronchusobstruktion gar nicht mehr ventiliert (belüftet) wird: Dann resultiert nach einiger Latenzzeit eine Volumenabnahme des meistens homogen verdichteten Lungenbezirks (vgl. S.111-114).

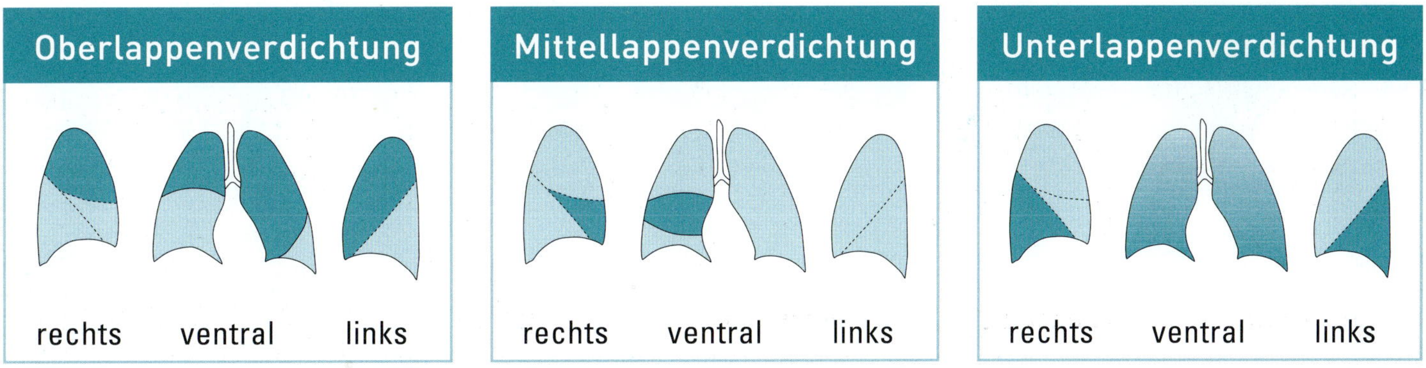

Abb. 11.4

Segmentanatomie

Es lohnt sich, die Segmentanatomie parat zu haben, um in seinen Befunden die Lokalisation eines Herdbefundes exakt angeben zu können. Um sich die Bezeichnung der einzelnen Lungensegmente einzuprägen, empfehlen wir Ihnen einen Merkspruch, der an Ihren sportlichen Ehrgeiz appelliert:

Wer an die Spitze will, muss sich von hinten nach vorne durchkämpfen, oft seitlich an der Mitte vorbei. Dann steht man auf dem Siegertreppchen ganz oben. Der Rest steht unten. Mal steht man auch ganz am Rand, Pech gehabt!

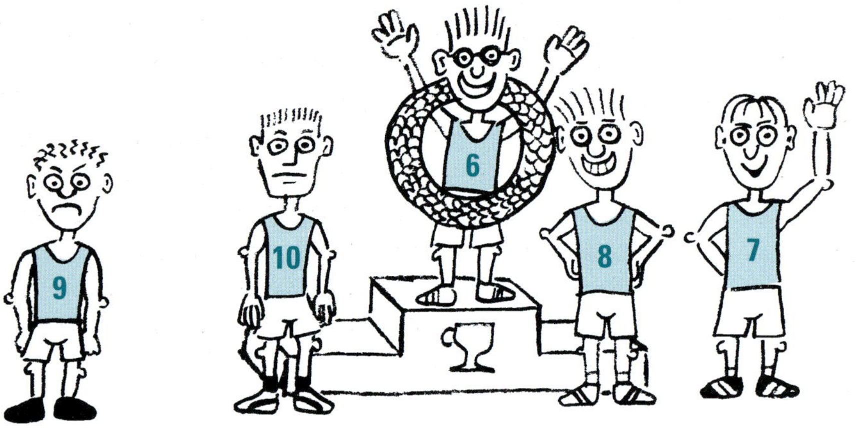

(1)	Spitze	apikal
(2)	hinten	posterior
(3)	vorne	anterior
(4)	seitlich	lateral
(5)	Mitte	medial
(6)	oben	superior
(7-10)	unten	basal:
(7)	**Mal**	**m**ediobas**al**
(8)	**a**uch	**a**nterobasal
(9)	Rand	laterobasal
(10)	**P**ech	**p**osterobasal

Abb. 12.1

Eine Variante ist relativ häufig: Oft haben linksseitig die Segmente 1 und 2 einen gemeinsamen Bronchusabgang und werden daher zum apikoposterioren OL-Segment zusammengefasst. Prägen Sie sich bitte die Lokalisation der einzelnen Segmente mit Hilfe dieses Schemas **(Abb. 12.2)** ein:

Am besten, Sie decken diese Seite danach ab, zeichnen die typische Segmentausdehnung aus der Erinnerung auf einem separaten Blatt Papier auf und korrigieren (natürlich erst danach) Ihr Bild mit Hilfe dieser Vorlage.

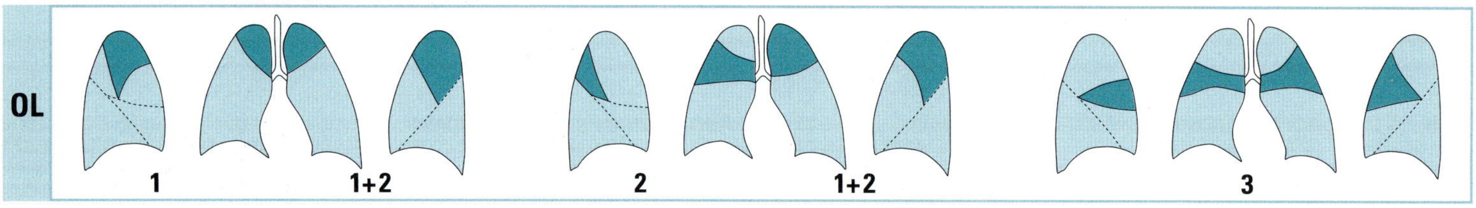

Aber Achtung: Passives Abzeichnen bringt wenig – aktive Erinnerung deutlich mehr, auch wenn es anstrengender / unbequemer ist.

Welches Segment fehlt auf der linken Seite und warum?

Die Segmente 4 (oberes) und 5 (unteres) werden auf der linken Seite auch als „Lingula“ bezeichnet.

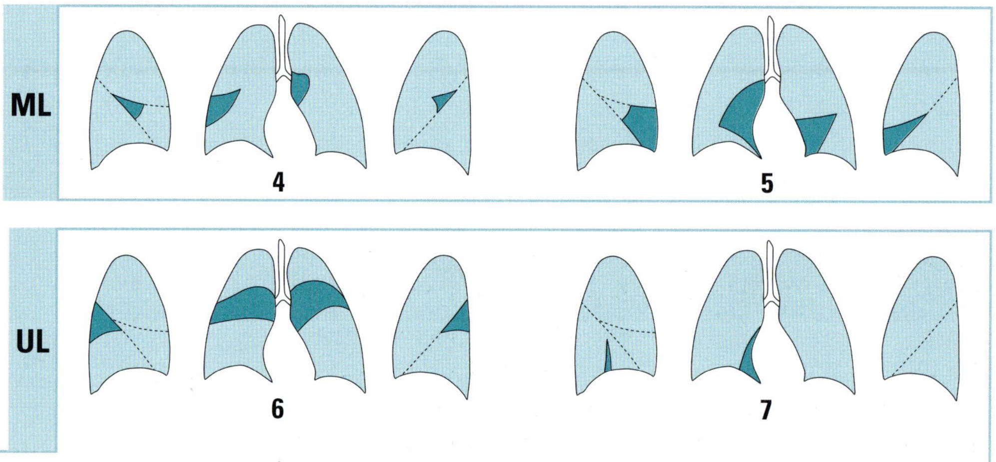

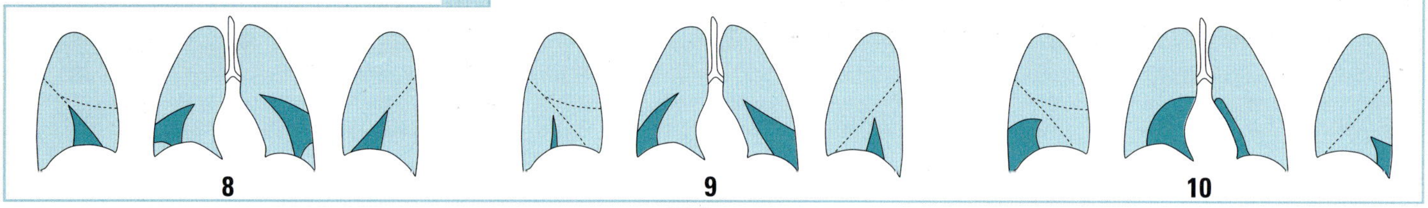

Abb. 12.2 Typische Ausdehnung der Lungensegmente

354

Tracheobronchialbaum

Die Trachea **(14)** wird durch 15-20 hufeisenförmige Knorpelspangen geschützt und gegen den inspiratorischen Unterdruck stabilisiert – nur die dorsale Paries membranacea ist davon ausgespart. Ihr Querschnitt ist in Exspiration dorsal etwas abgeflacht und rundet sich in Inspiration zu einem Durchmesser von ca. 26 mm bei Männern und 22 mm bei Frauen. Sie beginnt in Höhe des 6. oder 7. HWK und teilt sich nach etwa 10-12 cm an ihrer Bifurkation **(14c)** in Höhe des 4. bis 6. BWK in die beiden Hauptbronchien. Der normale Bifurkationswinkel in p.a.-Projektion beträgt 45-65° bei Erwachsenen, bei Kindern dagegen bis zu 70-80° [5.9]. Bis etwa zum 15. Lebensjahr teilen sich die Hauptbronchien symmetrisch, danach verläuft der rechte Hauptbronchus in der Regel steiler als der linke, so dass Aspirationen von Fremdkörpern häufiger in der rechten Lunge auftreten als in der linken. Aufspreizungswinkel über 90° sprechen für eine Raumforderung in Nachbarschaft der Karina.

Der rechte Hauptbronchus **(14a)** verläuft steiler nach kaudal und teilt sich bereits nach ca. 3 cm in den nach lateral gerichteten OL-Bronchus und den ca. 2-3 cm langen Bronchus intermedius. Der ML-Bronchus zweigt von diesem nach ventrolateral in gleicher Höhe ab wie der nach dorsal gerichtete Segmentbronchus zum superioren UL-Segment Nr. **6**, der sich als einziger in drei Subsegmentbronchien aufteilt (die übrigen Segmentbronchien teilen sich dichotom in jeweils nur 2 Subsegmentbronchien). Der linke Hauptbronchus **(14b)** teilt sich erst nach ca. 5 cm auf: Der linke OL-Bronchus zieht ebenfalls nach lateral – von ihm gehen in ca. 80% der Fälle die beiden ersten Segmentbronchien gemeinsam ab, daher die Bezeichnung „apikoposterior" für Segment **1** und **2** links. Das anteriore OL-Segment Nr. **3** zieht ventral ab und die Lingulasegmente **4** (obere) und **5** (untere) ziehen eher nach ventrolateral. Die Unterlappenbronchien ziehen beidseits steil nach kaudal und versorgen die basalen Segmente **7-10** bzw. **8-10 (Abb. 13.1)**.

1

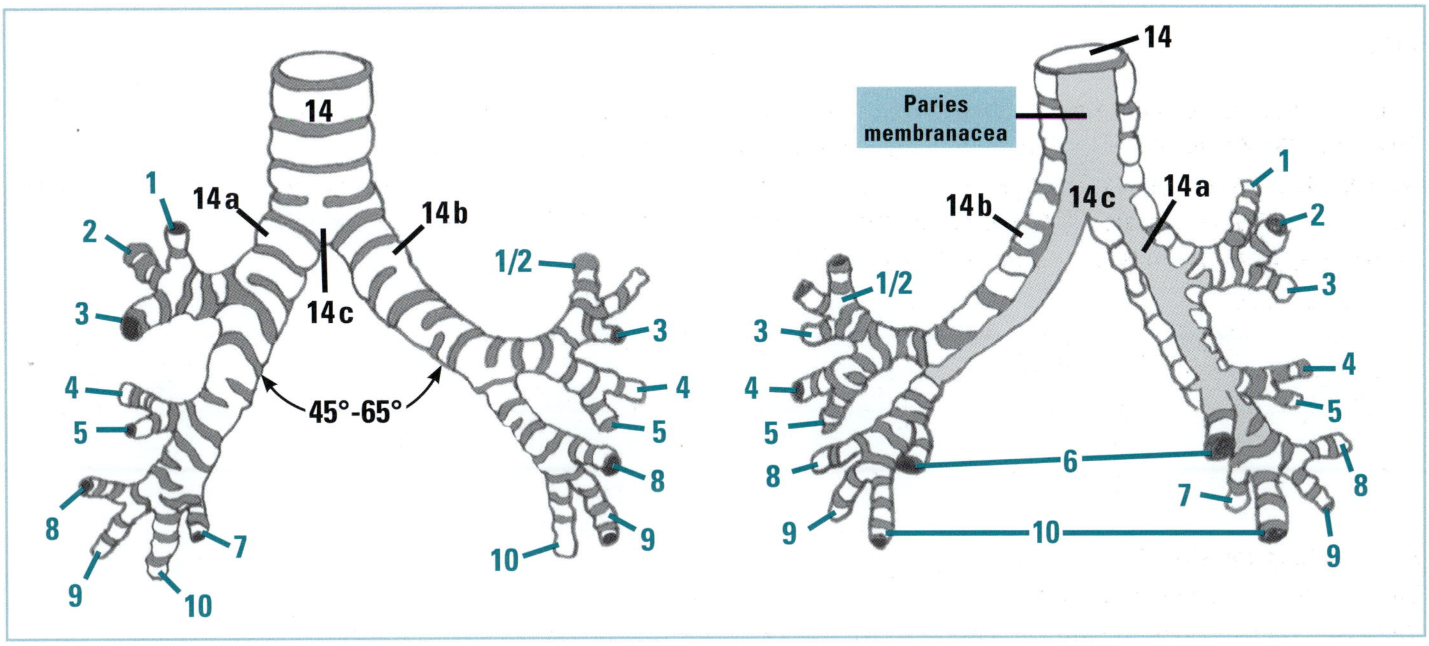

Abb. 13.1 Ansicht von ventral

Ansicht von dorsal

Da beide OL-Bronchien eher horizontal verlaufen, werden sie im Seitbild orthograd getroffen und stellen sich als rundlich-ovale transparente „Löcher" unterhalb des Trachealbandes dar. Der rechte OL-Bronchus liegt dabei in der Regel etwas höher als der linke OL-Bronchus **(Abb. 13.2)**. Im p.a.-Strahlengang wird linksseitig der anteriore Segmentbronchus Nr. **3** (↙) unmittelbar lateral neben der Begleitarterie orthograd angeschnitten.

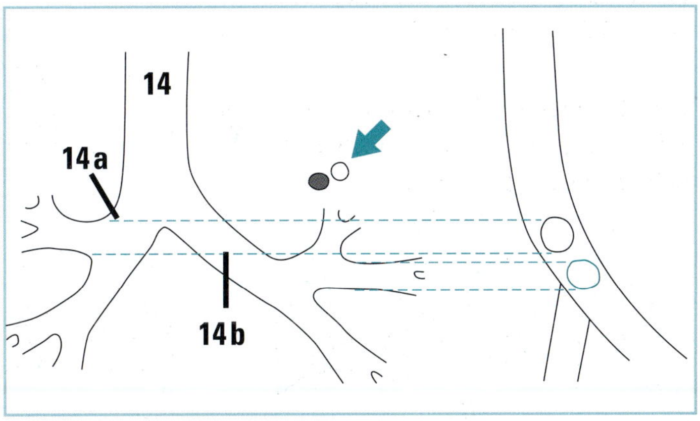

Abb. 13.2 OL-Bronchien im Seitbild

Segmentanatomie in der CT

In der Computertomographie (CT) können bei dünner Schichtrekonstruktion (HRCT = High Resolution Computed Tomography) sowohl die pulmonalen Gefäße als auch die Lappenspalten genau abgegrenzt werden: Die Fissurae horizontalis und obliqua (durchgezogene **grüne Linien**) sind anhand ihrer benachbarten Gefäßrarifizierung gut zu erkennen **(Abb. 14.1 bis 15.3)**.

Die **Grenzen zwischen den Lungensegmenten** sind jedoch normalerweise nicht zu erkennen und entsprechen hier den **gepunkteten grünen Linien**.

Die arabischen grünen Ziffern stehen für die Segmente und entsprechen daher nicht dem Ziffercode am Ende des Buches.

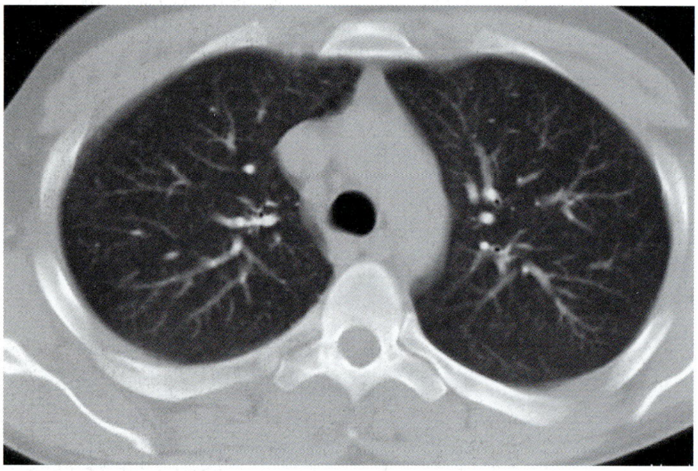

Abb. 14.1 a

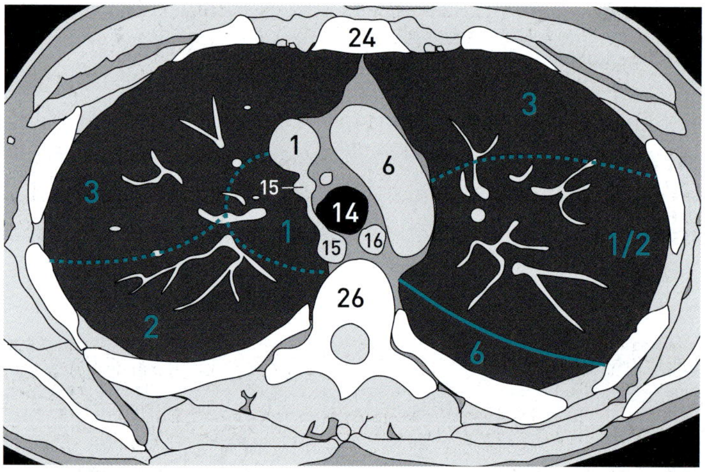

Abb. 14.1 b

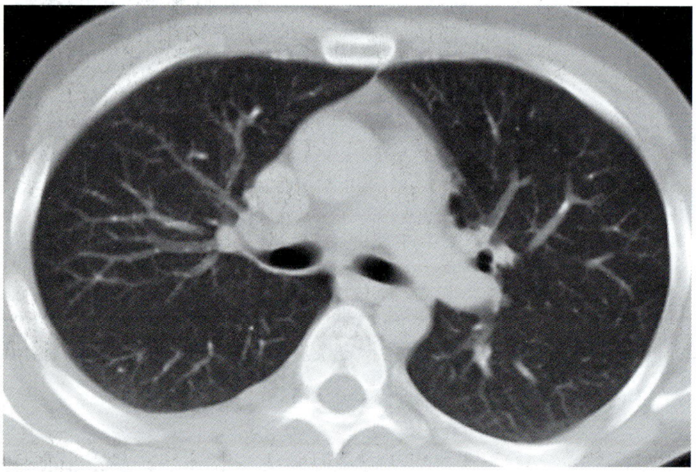

Abb. 14.2 a

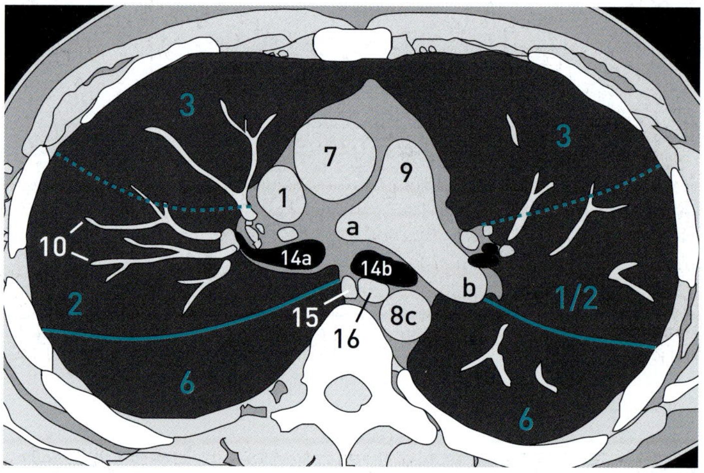

Abb. 14.2 b

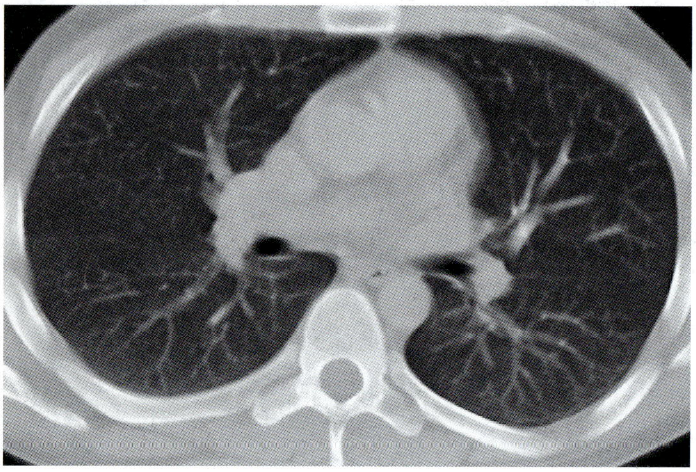

Abb. 14.3 a

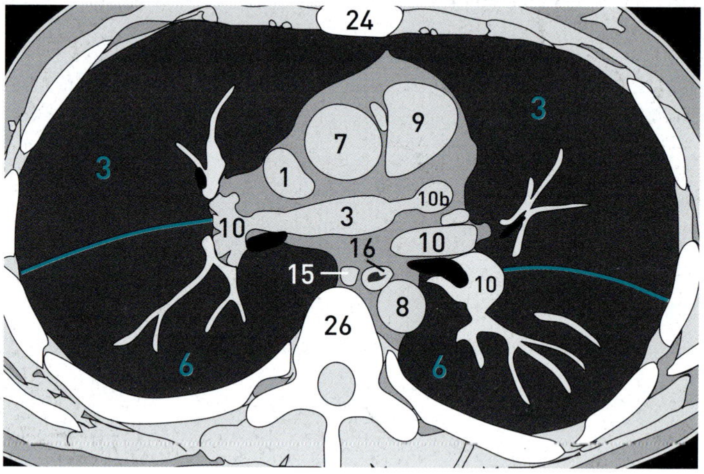

Abb. 14.3 b

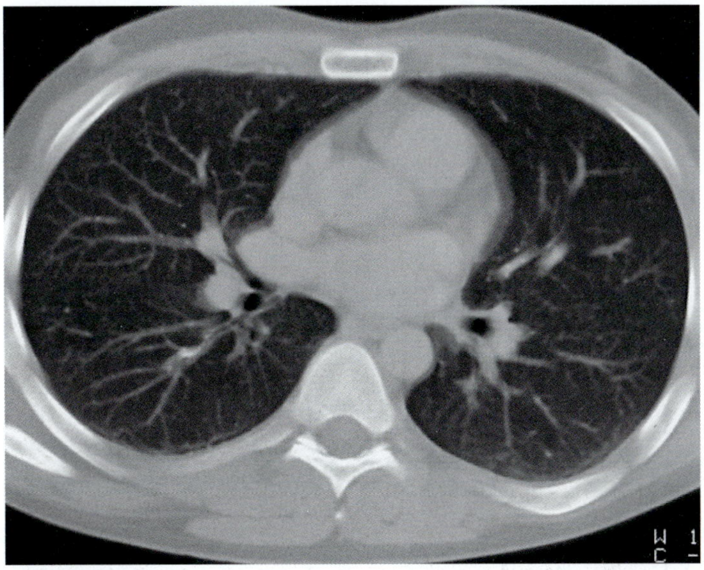

Abb. 15.1 a

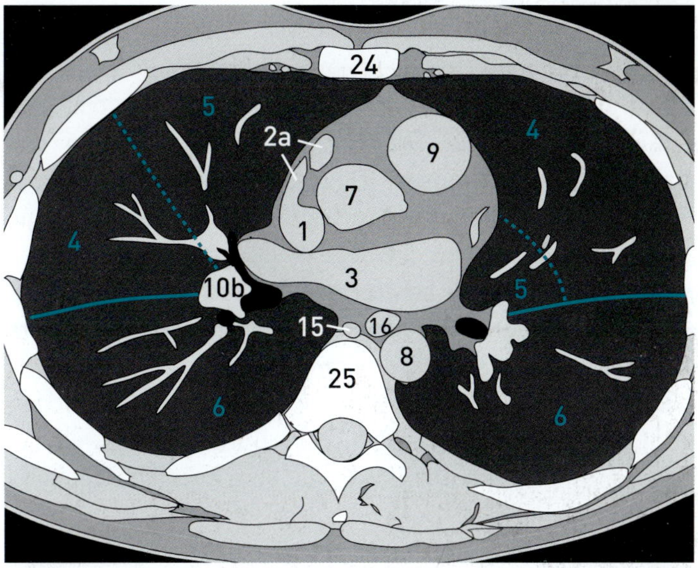

Abb. 15.1 b

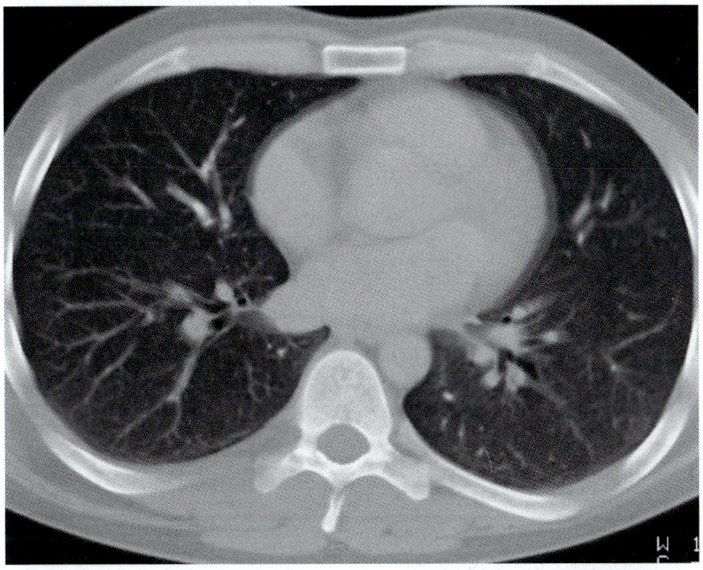

Abb. 15.2 a

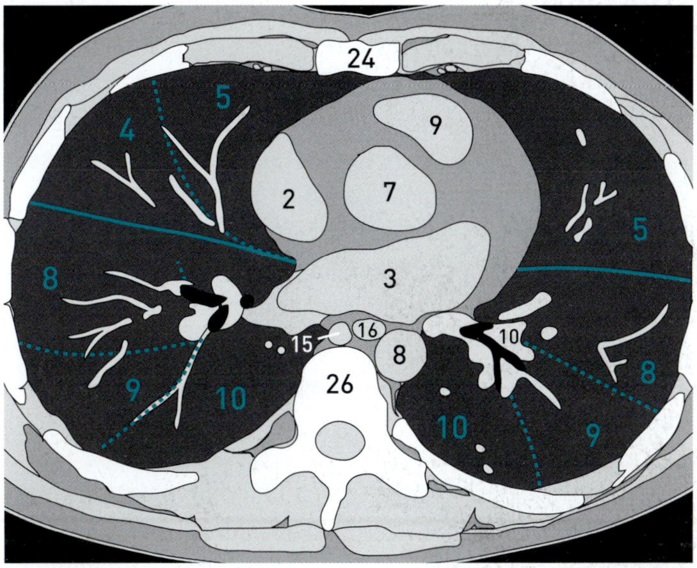

Abb. 15.2 b

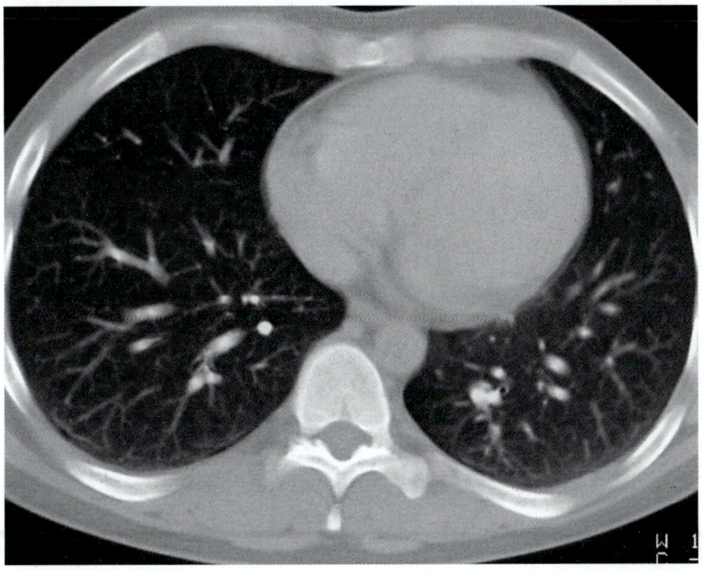

Abb. 15.3 a

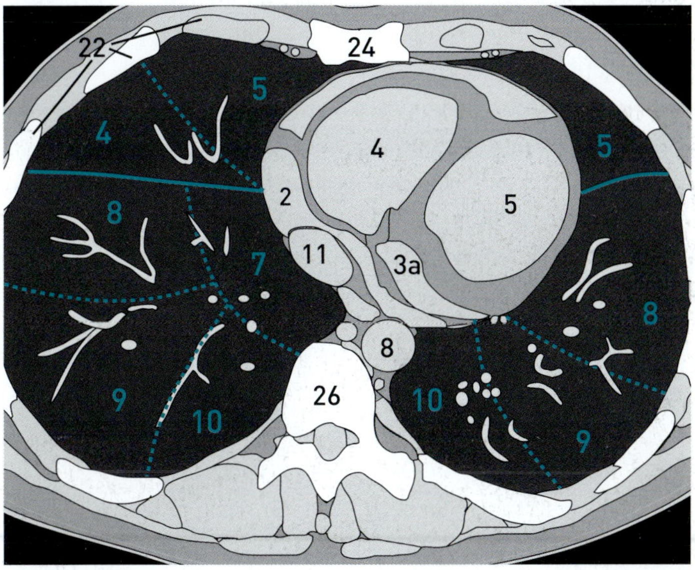

Abb. 15.3 b

1

Feingliederung der Lunge

Nach den Subsegmentbronchien erfolgt die weitere Aufzweigung und Luftleitung dichotom in etwa sieben Teilungsgenerationen über die Bronchioli lobulares (1,2 - 2,5 mm) in die Bronchioli terminales (1,0 - 1,5 mm Durchmesser). Nach deren Eintritt in die sekundären Lobuli (10 - 25 mm Durchmesser) erfolgt die weitere Aufteilung in mehrere Azini und die Bronchioli respiratorii nehmen mit Alveolarknospen bereits am Gasaustausch teil **(Abb. 16.1)**. Da hier der Querschnitt der Atemwege plötzlich stark zunimmt, verlangsamt sich der laminare Luftstrom, was den Gasaustausch begünstigt. Aus den respiratorischen Bronchioli gehen schließlich 2 - 11 Ductus alveolares mit jeweils zahlreichen Öffnungen zu den Sacculi alveolares hervor.

Die Azini stellen die nächste Untereinheit eines sekundären Lobulus dar und haben etwa eine Größe von 4 - 8 mm. Ein Azinus umfasst in der Regel ca. 400 Alveolen von 0,1 - 0,3 mm Durchmesser **(Abb. 16.2)**. In den Azini werden die Ventilation und Perfusion aufeinander abgestimmt (vgl. S. 29). Man schätzt, dass bei Erwachsenen insgesamt ca. 300 Millionen Alveolen zu 90 % für den Gasaustausch kapillarisiert sein können. Das entspricht mit ca. 80 m^2 etwa der Fläche eines Badmintonfeldes.
Da sich primäre Lobuli röntgenologisch nicht mehr abgrenzen lassen, sind azinäre Fleckschatten zwar größer als die kleinsten interstitiellen streifigen Verdichtungen, aber sie stellen die kleinste noch erkennbare alveoläre Verdichtungsform dar.

Das Alveolarepithel besteht zu ca. 95% aus membranösen Pneumatozyten Typ I auf der Basalmembran. Die Diffusionsstrecke zu den Kapillaren im benachbarten Interstitium beträgt an vielen Stellen nur 1 μm oder weniger. Die zahlenmäßig geringeren und granulären Pneumatozyten Typ II erfüllen reparative Aufgaben und bilden das Surfactant zur Minderung der Oberflächenspannung, um einen Alveolarkollaps zu verhindern. Verschiedene Kurzschlüsse erlauben eine Kollateralventilation: Benachbarte Alveolen stehen dafür mit ca. 5 - 15 μm großen Poren miteinander in Verbindung, ähnlich den Lambert-Kanälen zwischen den Ductus bzw. Sacculi alveolares.

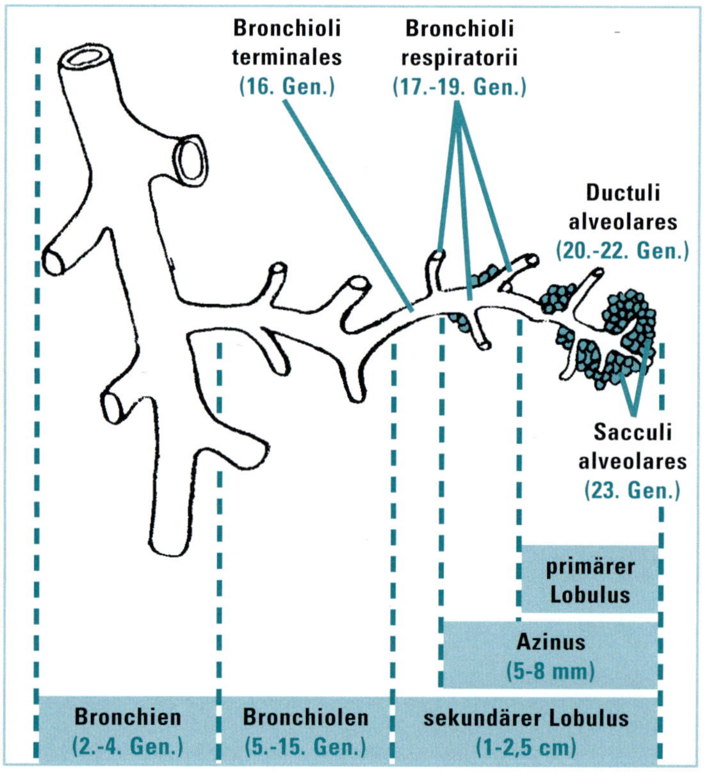

Abb. 16.1

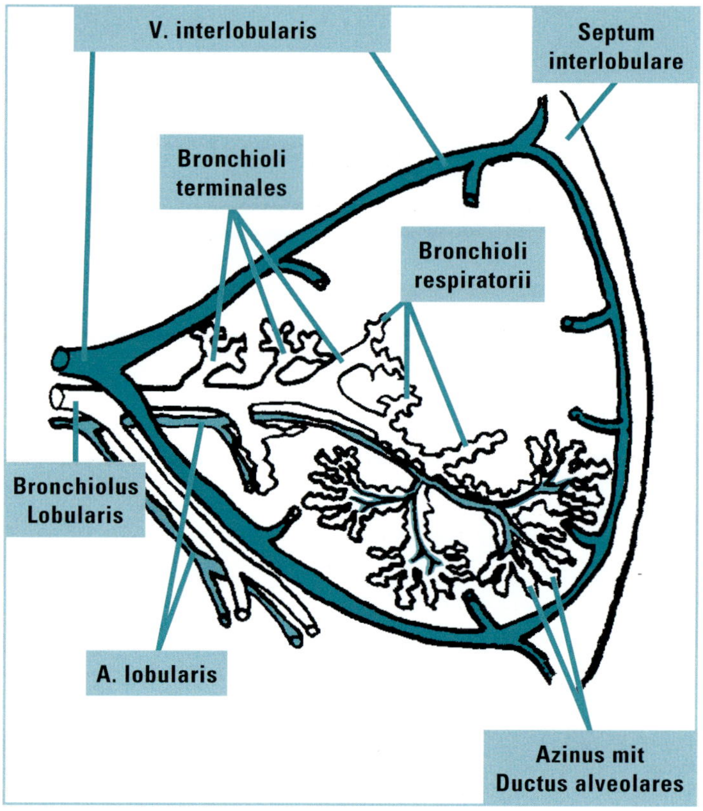

Abb. 16.2

Vasa publica

Die hellen Streifen im Lungenparenchym werden durch die „Schatten" der Lungengefäße **(10)** hervorgerufen, deren Kaliber sich im Normalfall durch die zunehmende Verzweigung vom zentralen Lungenhilus bis hin zur äußeren Peripherie harmonisch verjüngen sollten. Weil die Lungenarterien die Bronchien begleiten, ist die unmittelbare Nachbarschaft einer größeren Lungenarterie zu einem Bronchus im Querschnitt ein gutes Unterscheidungskriterium zu den Lungenvenen, die nicht im Zentrum, sondern zwischen den Segmenten verlaufen. In der Lungenperipherie sind kleinere arterielle von venösen Ästen jedoch kaum zu unterscheiden. Hilusnah können sie dagegen an ihrem Verlauf differenziert werden:

Gefäßverlauf in p.a.-Projektion:

1

Im Lungenunterfeld (UF) münden die Vv. pulmonales **(10b)** eher horizontal in den linken Vorhof und ziehen daher nahezu waagerecht oder nur leicht schräg durch das Lungenparenchym, während die Aa. pulmonales **(9a / 10a)** im Unterfeld steil nach kaudal ziehen (Abb. 18.1a). Umgekehrt verlaufen die Venen im Oberfeld (OF) etwas steiler und auch weiter lateral als die medialen Arterien am Mediastinalrand.

Gefäßverlauf in lateraler Projektion:

Im Seitbild (Abb. 18.1b) verlaufen kranial unmittelbar vor der Trachea **(14)** im prätrachealen Gefäßband die Vv. brachiozephalicae **(53)** und der Truncus brachiocephalicus **(58)** bzw. die linke ACC **(57)** und A. subclavia **(56)**. Weiter kaudal schließen sich ventral die rechte A. pulmonalis **(9a)** und der Zusammen-fluss der Oberlappenvenen **(10b)** an. Im retrokardialen Gefäßbündel des UF ziehen die Venen **(10b)** weiter ventral nach kaudal als die Arterien **(10a)**.

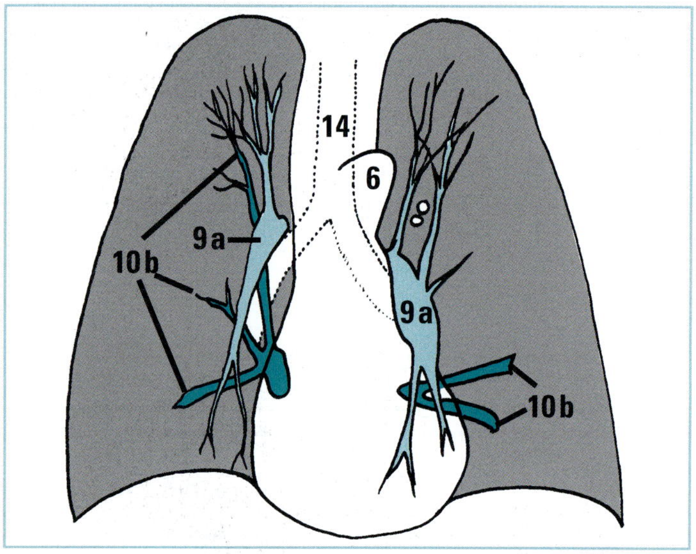

Abb. 18.1a

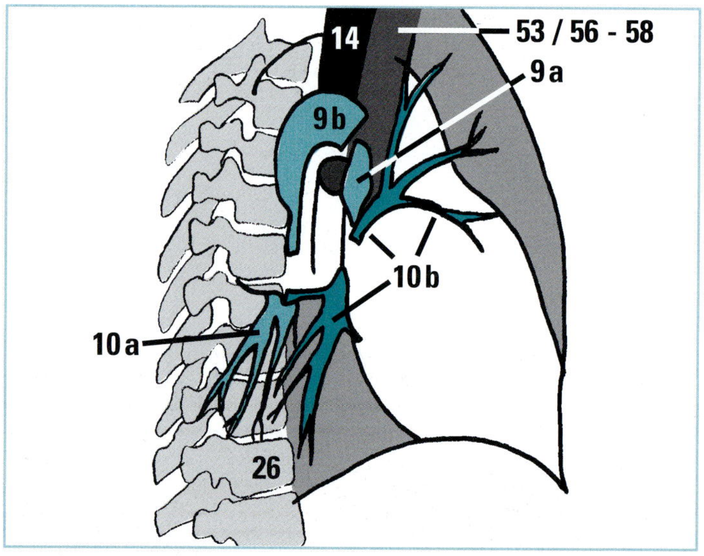

Abb. 18.1b

Für die Abschätzung der pulmonalen Perfusion eignet sich u.a. besonders die rechte UL-Arterie, da sie in p.a.-Projektion regelmäßig in ihrem Längsverlauf getroffen und nach medial gut zum Bronchus intermedius abgrenzbar ist. Der rechte Hilus steht in der Regel ca. 1-2 cm tiefer als der linke Hilus (vgl. Abb. 19.1).

Gemessen wird ihr Durchmesser im rechten Winkel zur Gefäßlängsachse (⟝⟞ in Abb. 18.2): Werte ab 16 mm bei Frauen und ab 18 mm bei Männern gelten als pathologisch und als Hinweis auf eine pulmonalarterielle Hypertonie. Bildbeispiele und Zeichen für eine pulmonal-venöse Stauung und ein Lungenödem finden Sie auf den Seiten 141-143.

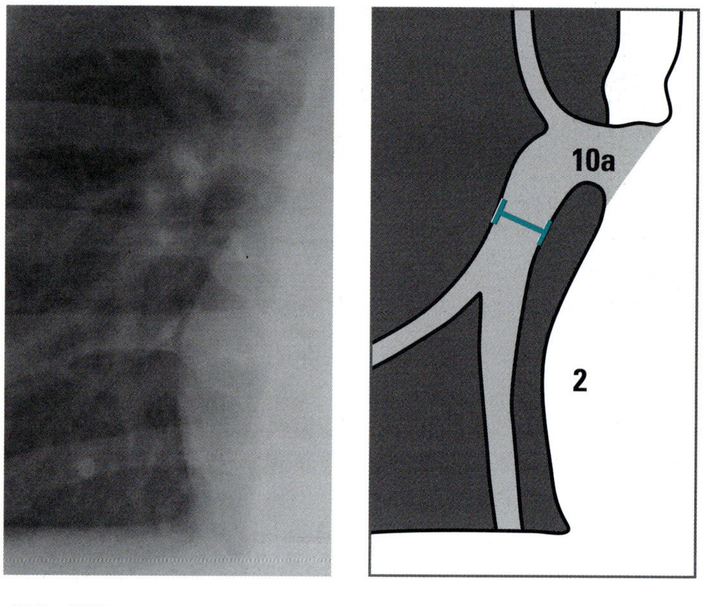

Abb. 18.2

Für eine angiografische Darstellung der Lungengefäße wird zur Kontrastmittelapplikation i.d.R. ein Katheter **(59)** venös in die Hohlvenen, in den rechten Vorhof oder bis in die Pulmonalstrombahn eingebracht. In den nachfolgenden Aufnahmen kann durch den Aufnahmezeitpunkt die arterielle **(Abb. 19.1)** gut von der venösen Perfusionsphase **(Abb. 19.2)** getrennt werden.

Achten Sie bitte auf prinzipielle Übereinstimmungen mit den Schemata auf der vorherigen Seite. Im Vergleich zum Normalbefund **(Abb. 19.1)** erkennt man in der CT bei einer Lungenembolie **(Abb. 19.3)** pathologische Kontrastmittelaussparungen durch die eingeschwemmten Thromben **(51)** nach aszendierender Beckenvenenthrombose.

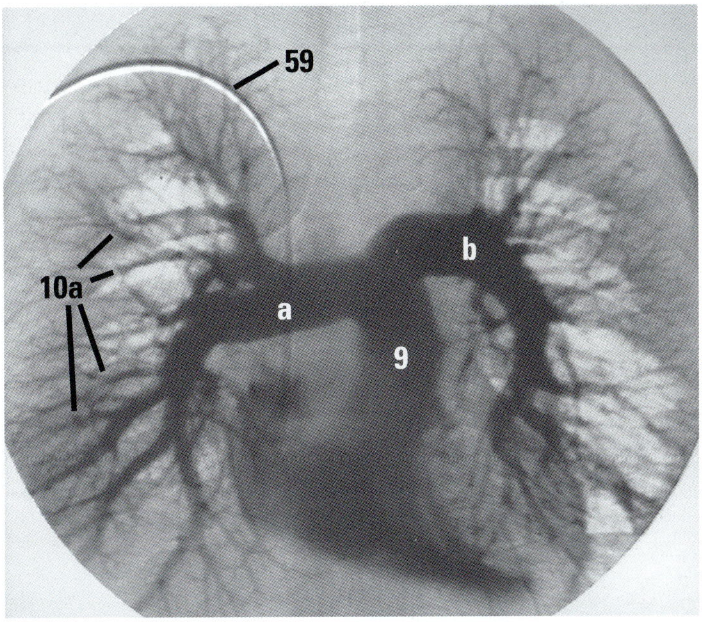

Abb. 19.1

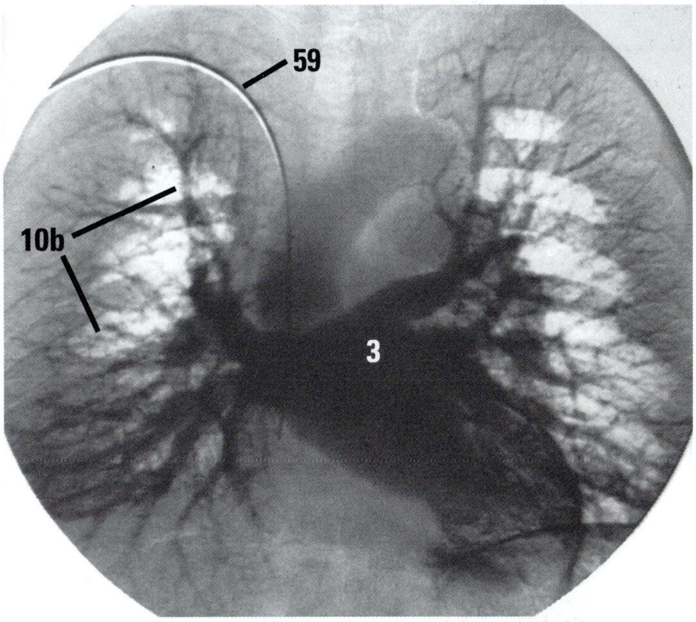

Abb. 19.2

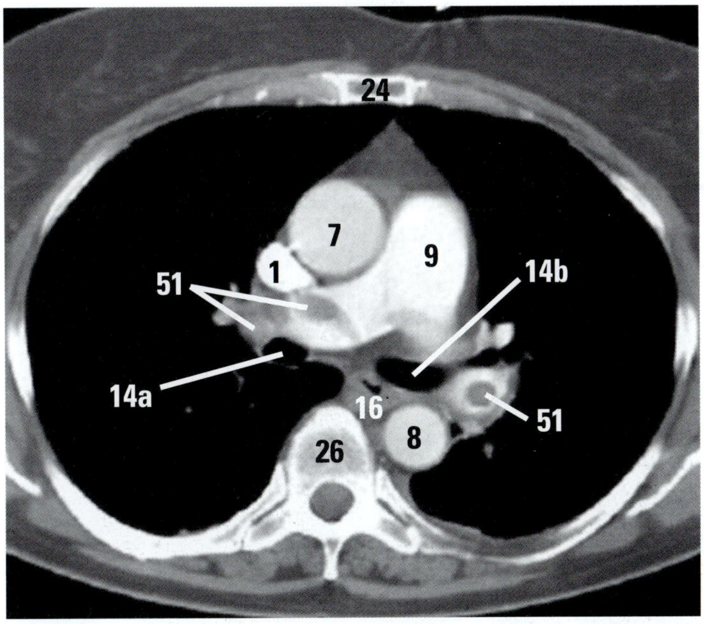

Abb. 19.3

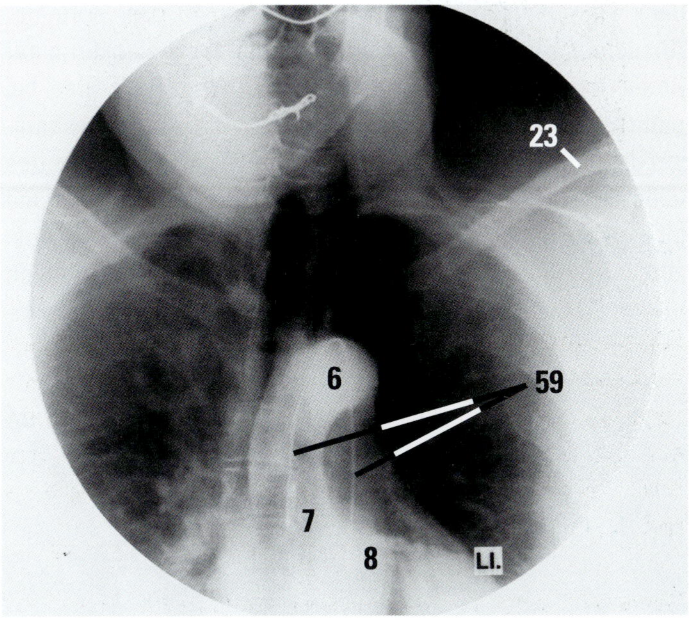

Abb. 19.4

Wird der Katheter **(59)** dagegen retrograd aus der A. femoralis oder A. brachialis gegen den arteriellen Blutstrom in die Aorta ascendens vorgeschoben, resultiert eine angiographische Kontrastierung des Aortenbogens und seiner Äste **(Abb. 19.4)**. Hier wird bereits gut erkennbar, dass der schräge Verlauf des Aortenbogens **(6)** von ventromedial nach dorsolateral für den Randschatten des oberen linken Mediastinums verantwortlich ist (der sog. „Aortenknopf"). Dies leitet auf die Frage über: Welche Mediastinalrandschatten werden jeweils wodurch verursacht (vgl. S.20)?

1

1

Mediastinale Randschatten

Die Randkonturen des Mediastinums in der p.a.-Projektion (Abb. 20.1) merkt man sich am besten in der Reihenfolge von kranial nach kaudal – erst die rechte, dann die linke Seite:

Rechter Mediastinalrand:	Linker Mediastinalrand:
V. cava superior **(1)** V. azygos **(15)** rechter Vorhof **(2)** V. cava inferior **(11)** (in p.a. nur fakultativ)	Aortenbogen **(6)** Pulmonalis: Truncus **(9)** bzw. li. A. pulm. **(9b)** linkes Herzohr **(3a)** linker Ventrikel **(5)** Fettanhängsel

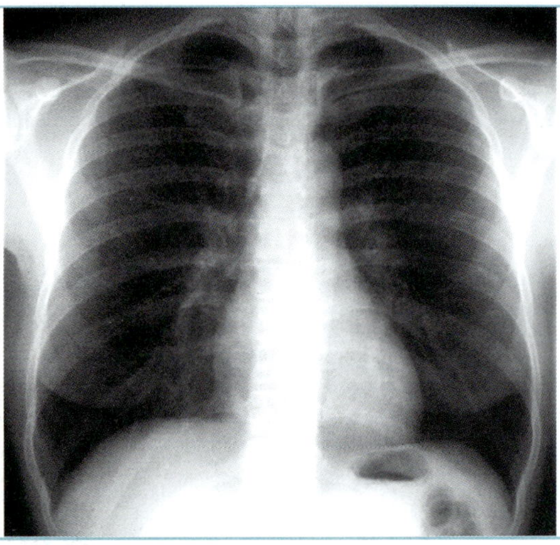

Abb. 20.1 a

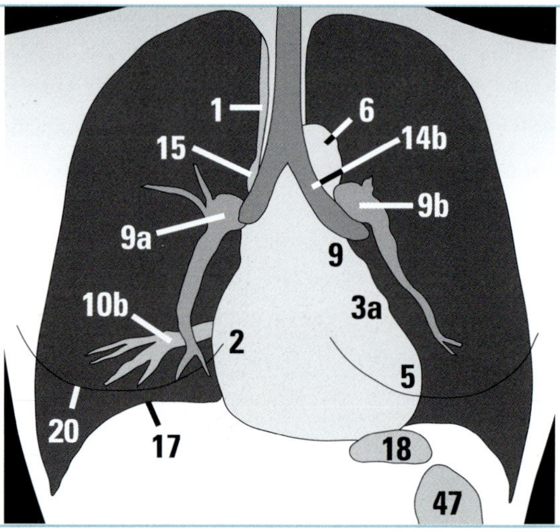

Abb. 20.1 b

In der lateralen Projektion liegt ventral unmittelbar hinter dem Sternum **(24)** der rechte Ventrikel **(4)**. Bei normaler Ausdehnung bleibt hinter dem Sternum ein dreieckförmiger Raum frei, der „retrosternale Raum" (= RSR **12**), der bei pathologischer Dilatation des rechten Ventrikels verschmälert bzw. verschattet würde. Die kraniale Fortsetzung des ventralen Herzschattens bildet die Aorta ascendens **(7)** mit ihrem Übergang in den Aortenbogen **(6)** nach dorsal (Abb. 20.2). Der dorsale Herzschatten wird kranial vom linken Vorhof **(3)** gebildet. Unmittelbar dahinter verläuft der Ösophagus **(16)** im retrocardialen Raum (= RCR **13**). Bei Dilatation des linken Vorhofes **(3)** würde der RCR verschmälert bzw. der Ösphagus konvexbogig nach dorsal (➡) verlagert (Abb. 20.3), sichtbar durch eine Ösophagus-Breischluck-Aufnahme (vgl. S. 85). Der linke Ventrikel **(5)** bildet im Seitbild dagegen nur den kaudalen Anteil der Herzrückwand bzw. den Unterrand. Wer genau hinsieht, erkennt die Einmündung der V. cava inferior **(11)** an einer kleinen, dreieckigen Transparenzminderung. Dieses sog. „Cavadreieck" wäre bei einer Dilatation des linken Ventrikels nicht mehr sichtbar.

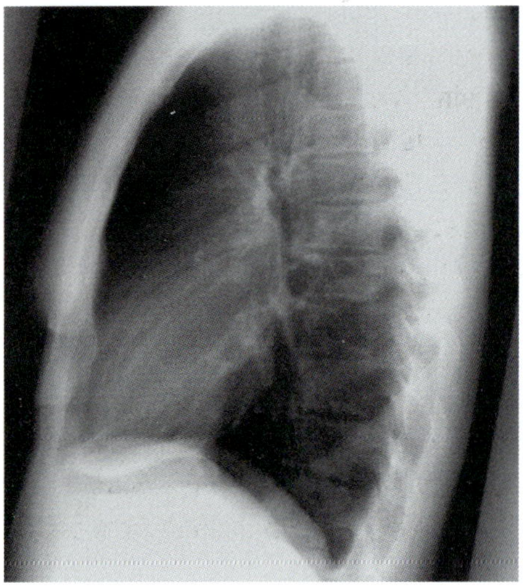

Abb. 20.2 a

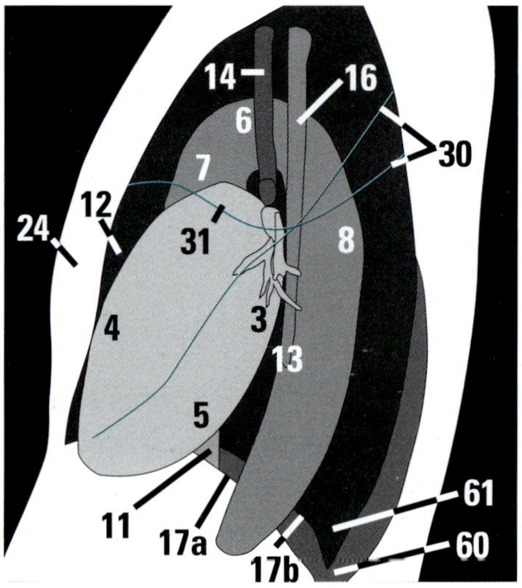

Abb. 20.2 b

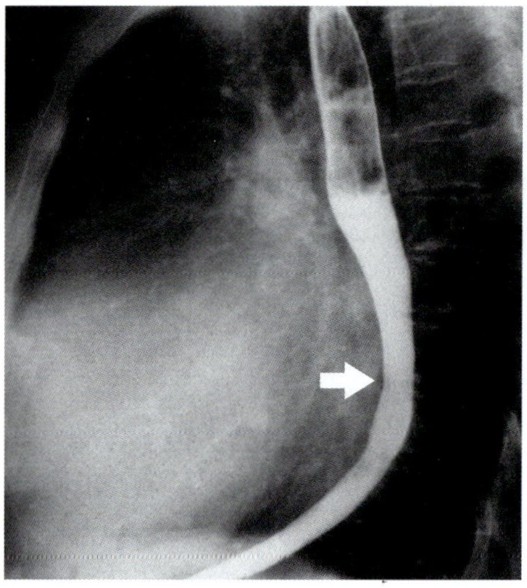

Abb. 20.3

Interstitium und Lymphabfluss

Das Interstitium der Lunge besteht aus Septen, Bindegewebsfasern und Lymphbahnen und wird in zwei Kompartments unterteilt: Das periphere Interstitium besteht aus dem subpleuralen Bindegewebe und den peripheren Interlobularsepten mit den peripheren Venen und Lymphbahnen. Der Lymphabfluss kann insbesondere vom rechten OL aus über die Pleura in Richtung von Lymphknoten (LK) um die V. (hemi-)azygos erfolgen, drainiert also in einem Viertel der Segmente nicht nach zentral, sondern direkt nach mediastinal. Eine weitere Besonderheit dieses subserösen lymphatischen Netzwerkes findet sich an der basalen, dem Zwerchfell zugewandten Lungenoberfläche: Hier drainiert die Lymphe über das Ligamentum pulmonale in subdiaphragmale und paraösophageale LK.

Das zentrale Interstitium umhüllt die bronchovaskulären Bündel und begleitet sie vom Hilus in das Lungenparenchym hinein – hier verlaufen die Lymphbahnen jedoch direkt zum zentralen Hilus. Im Parenchym stabilisiert es die Lobuli und steht mit dem oberflächlichen System in Verbindung. Der hilusgerichtete Lymphabfluss wird durch Atembewegungen, Klappen und durch aktive Kontraktionen der größeren Lymphgefäße gefördert. Ventrobasal ist er deutlich höher als apikal. Die Lymphdrainage beider Lungenflügel erfolgt zwar primär in Richtung des ipsilateralen Hilus, eine Kreuzung nach contralateral ist jedoch durchaus möglich. Die mediastinalen LK-Stationen sind auf der Folgeseite und den Seiten 72-75 näher beschrieben.

1

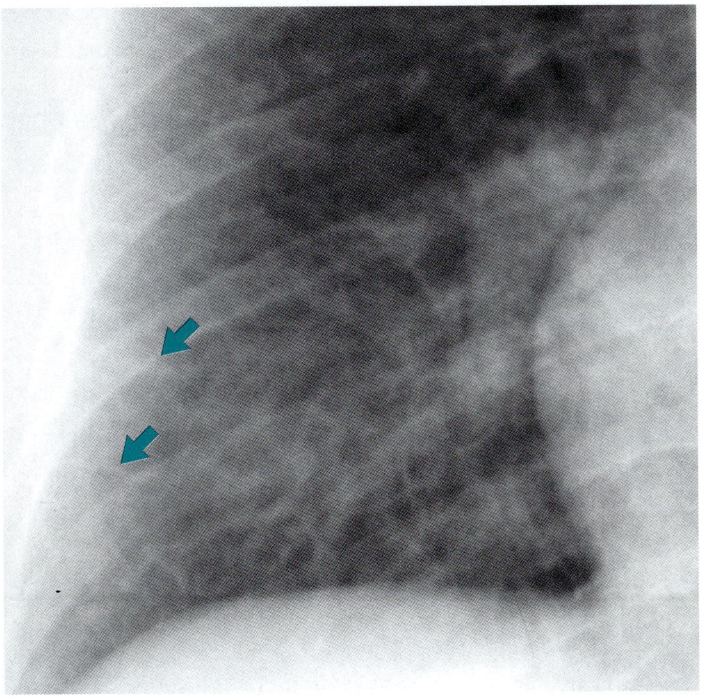

Abb. 21.1

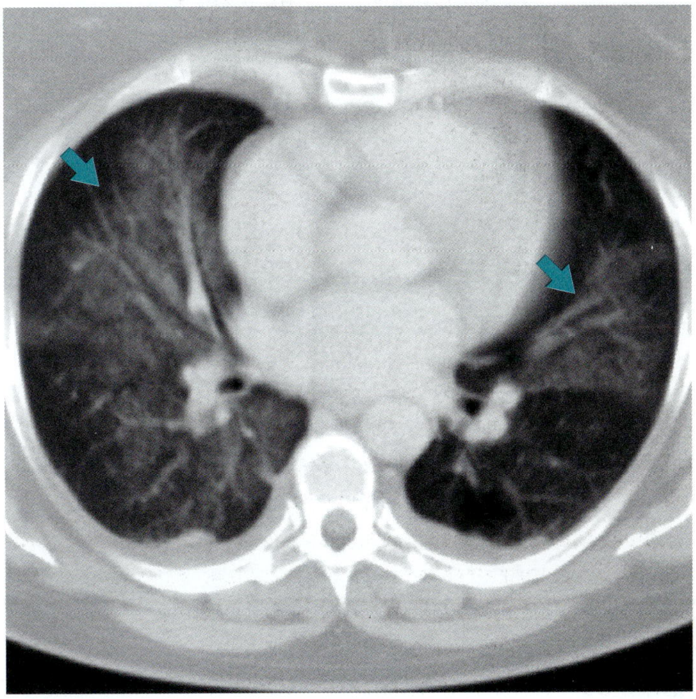

Abb. 21.2

Interstitielle Infiltrationsmuster

Am besten sind die oberflächlichen Lymphabflusswege an den UL sichtbar, wo sie die Lobuli begrenzen: Entsteht ein Ödem oder eine Erweiterung entlang dieser Septen, so werden sie z.B. als feine Kerley-B-Linien sichtbar: Typisch sind 1-2 cm kurze Verdichtungslinien (↙) nahe zur lateralen Thoraxwand **(Abb. 21.1)** im Unter- oder Mittelfeld.

Kerley-A-Linien ziehen hilufugal in die OL und sind oft etwas länger, jedoch nicht über 5 cm. Charakteristisch für eine interstitielle Erkrankung des Lungengerüstes ist ein retikulonoduläres Verdichtungsmuster mit netzförmigen Linien (Überlagerung von Interlobärsepten) und scharf begrenzten feinfleckigen Verdichtungsherden (vgl. S.144 - 147). Durch narbige Schrumpfungsprozesse bei chronisch-progressiven Verläufen resultieren eine herabgesetzte Beweglichkeit (Ventilation) der Lunge bis hin zu Lungenfibrosen mit Zwerchfellhochstand, zystisch-wabigem Umbau und Ausbildung eines Lungenemphysems.

In Frühstadien kann spirometrisch bereits eine restriktive Ventilationsstörung nachweisbar sein, ohne dass konventionell-radiologisch bereits eine Veränderung des Lungengerüstes erkennbar ist. Oft ist jedoch in der HRCT eine milchglasartige Trübung (↘) der betroffenen Lungenabschnitte nachweisbar **(Abb. 21.2)**, wie auch bei entzündlichen Exsudaten oder neoplastischen Infiltrationen.

Zur Stadieneinteilung eines Bronchialkarzinoms (BC) wurde die ursprüngliche Einteilung der American Thoracic Society mehrfach modifiziert, unter anderem wird die TNM-Klassifikation des American Joint Committee on Cancer (AJCC) und der Union Internationale Contre le Cancer (UICC) von 1996 verwendet [1.1]. Für die TNM-Klassifikation des BC galten bei Drucklegung dieses Werkes folgende Stadien (Tab. 22.1) in Bezug auf die lymphogene Ausbreitung:

Lymphogene Ausbreitung des Bronchialkarzinoms [1.2]:	
N1	ipsilaterale peribronchiale / hiläre LK
N2	ipsilaterale mediastinale / subcarinale LK
N3	kontralaterale mediastinale / hiläre LK ipsi- / kontralaterale Scalenus-LK oder supraclaviculäre LK

Tab. 22.1

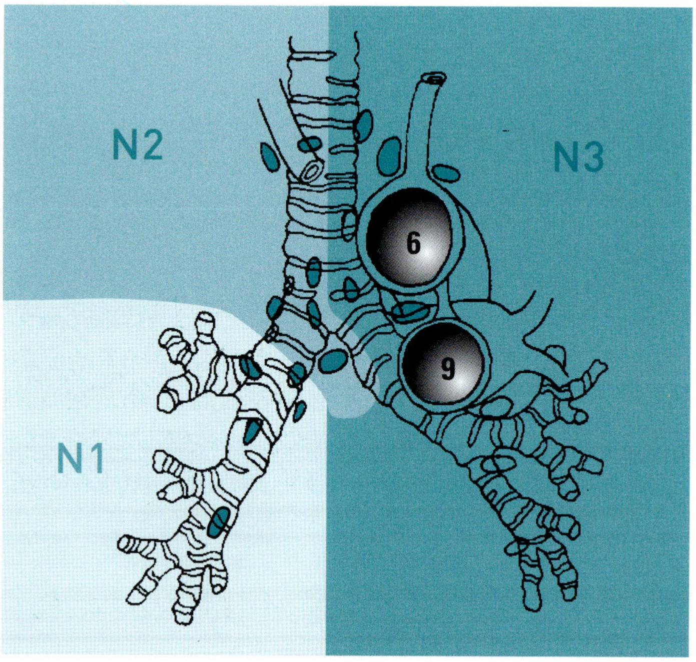

Abb. 22.2 N-Stadien für ein rechtsseitiges BC

In Abb. 22.2 sind diejenigen LK-Stationen dargestellt, die für die oben genannte TNM-Klassifikation vor allem für nicht-kleinzellige BC von Bedeutung sind.
Bei kleinzelligen BC wird eher die Stadieneinteilung „VLD" (very limited-), „LD" (limited-) und „ED I" bis „ED II b" (extensive disease) angewendet.

Vasa privata
Die Bronchialarterien erfüllen nutritive Funktionen und entspringen zu ca. 90% der Vorderseite der Aorta descendens, ziehen durch das mediastinale Fettgewebe zum Lungenhilus und begleiten die Bronchien bis zu den terminalen Bronchioli. Dort bestehen über das perialveoläre Kapillarnetz Verbindungen zum Gefäßnetz der Vasa publica (vgl. S. 18). Zu den zahlreichen Varianten zählen gemeinsame Abgänge und Ursprünge aus Interkostalarterien und Ästen der A. subclavia.
Die Bronchialvenen bilden sich aus peribronchialen Venenplexus und drainieren entweder über die Pulmonalvenen in den linken oder über die V. (hemi-)azygos in den rechten Vorhof.

Innervation
Die afferente autonome Innervation über den N. vagus entstammt aus Dehnungsrezeptoren der Alveolen und aus Rezeptoren in den Bronchiolen, Bronchien, Trachea und Larynx. Zusätzlich existieren Pressorezeptoren am Aortenbogen und Sinus caroticus und Chemorezeptoren am Glomus aorticum und caroticum.
Efferente Vagusfasern innervieren die glatte Muskulatur und die Drüsen der Trachea und der Bronchien und bewirken eine vermehrte Drüsensekretion und Bronchuskonstriktion. Als Gegenspieler bewirken efferente Sympathikusfasern eine bronchiale Dilatation und eine Hemmung der Drüsensekretion.

Matthias Hofer

Bildinterpretation

Lernziele dieses Kapitels:

Aufbauend auf der Bildanatomie widmet sich dieses Kapitel nun dem Verständnis einiger Basisregeln der Bildinterpretation, ohne deren Kenntnis eine systematische und qualifizierte Befundung von Röntgenaufnahmen des Thorax nicht möglich ist. Dazu gehören auch einige physiologische Zusammenhänge und zumindest eine grobe Übersicht, wie Röntgenbilder des Thorax angefertigt werden und welche Konsequenzen sich daraus für die Bildinterpretation ergeben. Nach Durcharbeiten dieses zweiten Kapitels sollen Sie u.a. anschließend in der Lage sein,

- die unterschiedlichen Techniken zur Erstellung von p.a.-Aufnahmen versus Liegendaufnahmen anzugeben,
- vier Einflussfaktoren auf die Herzgröße und die Weite der Pulmonalgefäße zu nennen,
- die Cardio-Thorakale Relation (CTR) in Thoraxaufnahmen korrekt zu bestimmen,
- einem Lernpartner oder Kollegen die Funktionsweise eines Streustrahlenrasters anhand einer selbst angefertigten Skizze anschaulich zu erläutern,
- den Euler-Liljestrand-Reflex und seine Bedeutung für die Lungenperfusion korrekt zu beschreiben,
- mit Hilfe einer schematischen Zeichnung das sog. „Silhouettenphänomen" zu erklären.

Anschließende Lernerfolgskontrolle:

Erst nachdem Sie auch dieses zweite Kapitel durchgearbeitet haben, überprüfen Sie bitte mit Hilfe der anschließenden Quizaufgaben, welche Inhalte und Prinzipien der ersten beiden Kapitel Sie spontan fehlerfrei reproduzieren können und daher tatsächlich verstanden haben. Am besten wiederholen Sie diese Überprüfung in aufsteigenden Zeitintervallen, z.B. am Folgetag, nach 3-5 Tagen und nach 2-4 Wochen noch einmal, um das Gelernte in Ihrem Langzeitgedächtnis zu verankern. Besonders die aktiven Elemente (Zeichenübungen, aktive Erklärungen mit lauter Verbalisierung mit einem Lernpartner) führen erfahrungsgemäß bei nur geringem Zeitaufwand zu erstaunlichen Lernerfolgen, wenn Sie diese aktiven Reproduktionen mit etwas sportlichem Ehrgeiz durchführen und jeweils anschließend mit Hilfe des Buches korrigieren.

a.p.- versus p.a.-Aufnahmen

Für die Frage, wie groß das Herz und die pulmonalen Gefäßkaliber in Röntgenaufnahmen abgebildet werden, ist vor allem der Objekt-Film- bzw. bei digitalen Systemen der Objekt-Detektor-Abstand von entscheidender Bedeutung: Eine p.a.-Aufnahme im Stehen wird so angefertigt, dass der Patient in ca. 180 bis 200 cm Entfernung mit dem Rücken zur Röntgenröhre steht. Dabei werden die Handrücken auf das dorsale Becken aufgelegt und die Ellenbogen nach vorne gezogen, damit sich die Scapulae **(27)** nach lateral drehen (↰ ↱) und nicht die Lungen-OF überlagern **(Abb. 24.1)**. Die ventrale Brustwand liegt unmittelbar der Aufnahmeeinheit an, so dass sich das Herz in nur geringer Entfernung zum Film bzw. dem Detektor befindet **(Abb. 24.4 a)**. Es resultiert nur ein geringer Vergrößerungseffekt für die Darstellung des Herzens.

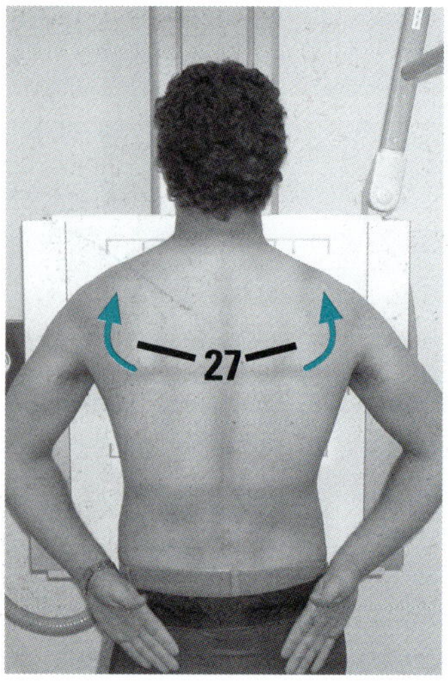

Abb. 24.1

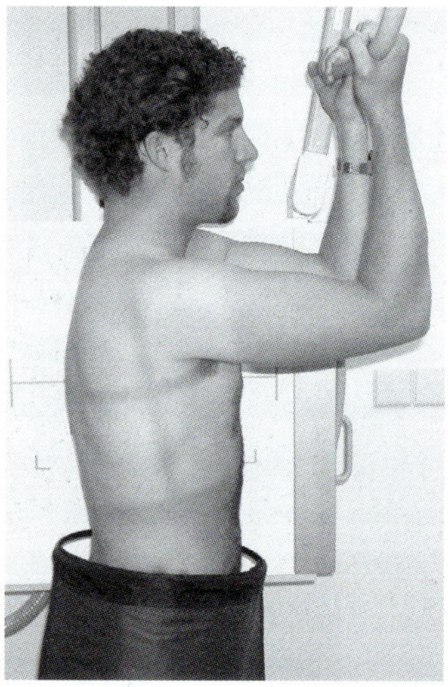

Abb. 24.2

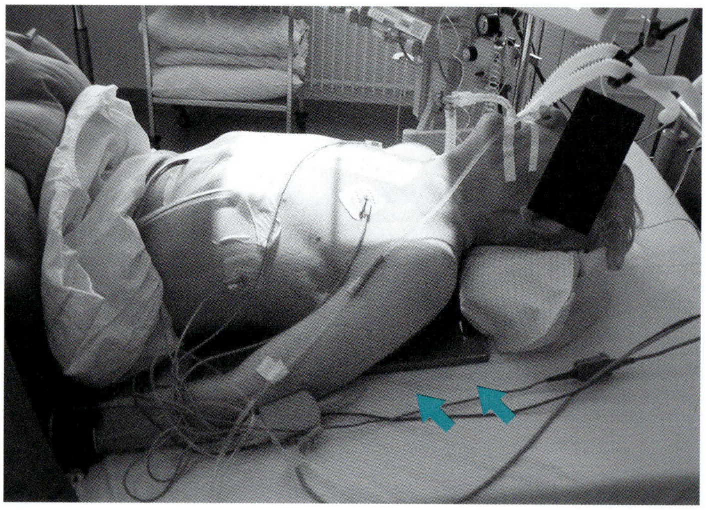

Abb. 24.3

Bei bettlägerigen oder sogar beatmeten Patienten muss die Filmkassette (↖ ↖) dem Patienten jedoch dorsal hinter seinen Rücken geschoben werden **(Abb. 24.3)**, so dass der Röntgenstrahl den Patienten von anterior nach posterior (a.p.) durchdringt. Das Herz ist daher weiter von der Filmkassette entfernt und wird stärker vergrößert abgebildet **(Abb. 24.4 b)**. Außerdem handelt es sich um einen geringeren Film-Fokus-Abstand – die konsekutiv größere Winkelaufspreizung hinter dem Herzen verstärkt den vergrößernden Effekt noch zusätzlich.

Um in Lateralaufnahmen einen solchen Vergrößerungseffekt des Herzens zu vermeiden, werden diese in der Regel von rechts nach links aufgenommen **(Abb. 24.2)**, damit sich das linksseitige Herz möglichst nah an der Filmkassette befindet.

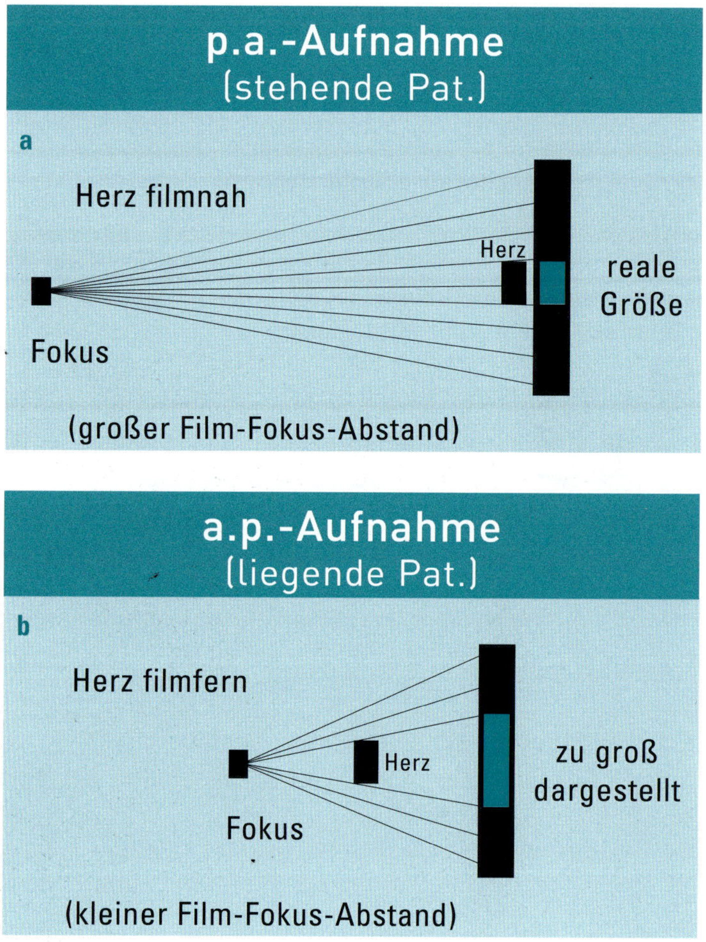

Abb. 24.4

Physiologische Faktoren für eine Größenzunahme von Herz- und Lungengefäßen in a.p.-Liegendaufnahmen

• **Zwerchfellstand**	(höher im Liegen)
• **Kranialisation**	(kraniokaudales Druckgefälle ↓)
• **Evtl. Exspirationsstellung**	(unzureichende Inspriration)
• **Vergrößerungseffekt a.p. höher**	(geringerer Film-Focus-Abstand)

Tab. 24.5

Weite der Gefäßlumina

Die Perfusion der pulmonalen Vasa publica ist in den Ober- und Unterfeldern nicht gleich, sondern nimmt im Stehen entsprechend dem hydrostatischen Druckgefälle von kranial nach kaudal zu: Um diesen Effekt anschaulicher zu verdeutlichen, hat sich ein Mitarbeiter auf den Kopf gestellt: Die normale, stehende p.a.-Aufnahme **(Abb. 25.1)** zeigt beidseits basal deutlich stärkere Gefäßkaliber (↘ ↘) als in beiden OF bzw. SF (vgl. S.10) im Sinne einer „Kaudalisation". In Kopfstandposition kurz danach **(Abb. 25.2)** resultiert dagegen eine deutliche Kaliberzunahme (↗ ↖) der Oberlappengefäße („Kranialisation") – dafür weisen beide UF deutlich schmälere Lungengefäße auf **(Abb. 25.3)**. Die Abhebung der Herzspitze vom Zwerchfell nach kranial (↑) bei normaler Herzgröße beruht ebenfalls auf dem Kopfstand.

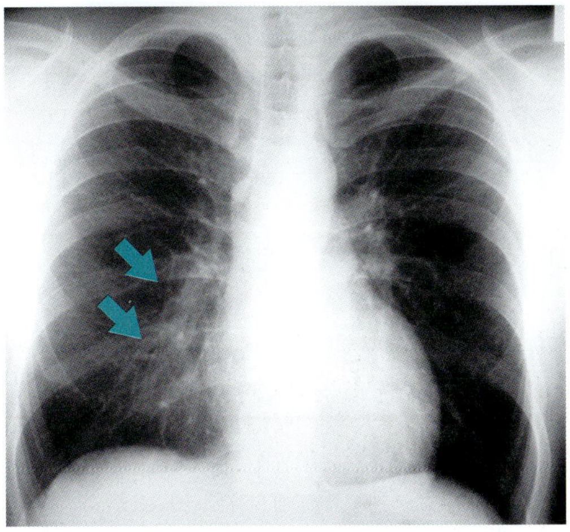

Abb. 25.1

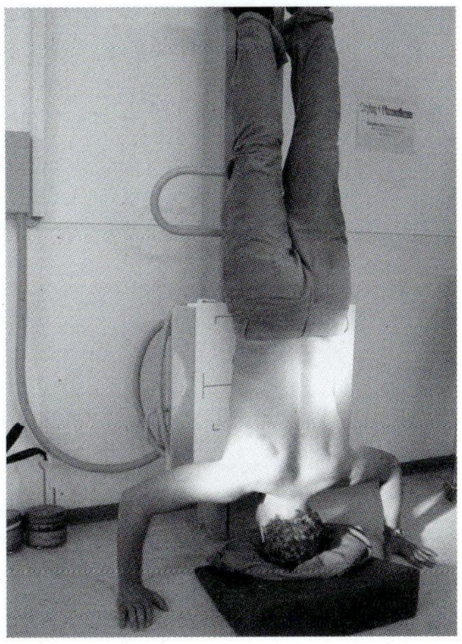

Abb. 25.2

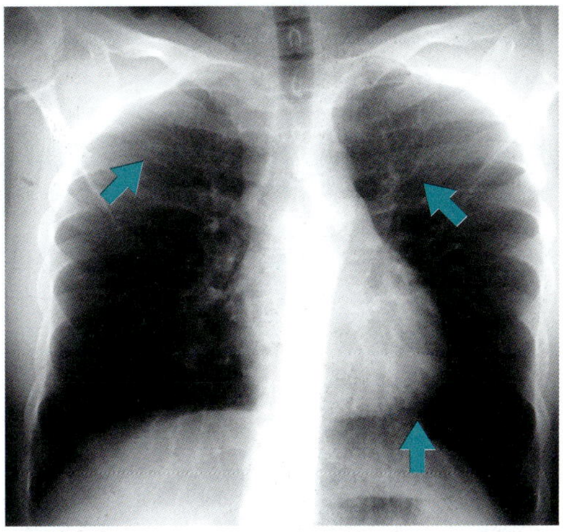

Abb. 25.3

Im Fall einer pulmonalvenösen (= p.v.) Stauung, z.B. im Rahmen einer Linksherzinsuffizienz, resultiert ein ähnliches Bild der „basoapikalen Umverteilung" mit Betonung der Gefäßzeichnung nicht nur beider Hili, sondern besonders auch beider Oberfelder. Weitere Bildbeispiele für eine Stauung finden Sie auf den Seiten 141-143.

Nun führt schon allein eine liegende Position wie in **Abb. 24.3** zu einer ähnlichen Betonung der Lungengefäße im Ober- und Spitzenfeld und sollte nicht mit einer tatsächlichen, patho-logischen Stauung verwechselt werden. Oft hilft zur Differenzialdiagnose der Vergleich mit Voraufnahmen, die besonders bei Patienten von Intensivstationen auch häufig verfügbar sind.

Eine Liegendaufnahme **(Abb. 25.4)** erkennen Sie oft daran, dass die beiden Spitzenfelder (↓ ↓) oberhalb der Claviculae **(23)** durch den schrägeren Aufnahmewinkel kleiner dargestellt werden als in Stehendaufnahmen (vgl. **Abb. 20.1 a**).

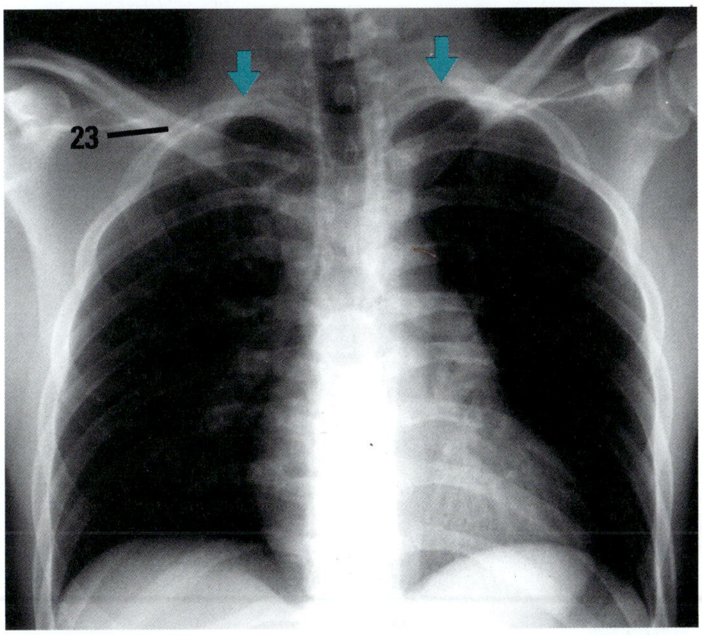

Abb. 25.4 Liegend in Exspiration

Inspirationstiefe

Hier handelt es sich zusätzlich noch um eine Exspirationsaufnahme **(Abb. 25.4)**: Durch den höheren Zwerchfellstand wird das Herz angehoben und erscheint vermeintlich verbreitert. Auch die pulmonalen Gefäße können durch den Zwerchfellhochstand so gestaucht werden, dass sie fälschlich als gestaut interpretiert werden.

Achten Sie daher bitte immer auf eine ausreichende Inspirationstiefe: Diese liegt dann vor, wenn die dorsale 9. Rippe frei zu erkennen ist, d.h. nicht von der Zwerchfellkuppel überlagert wird. Diese Unterscheidung wird vor allem bei der Interpretation von Liegendaufnahmen in Hinsicht auf die Herzgröße (vgl. S.27) und bei Aufnahmen von der Intensivstation (vgl. Kap.11) besonders wichtig.

Beim Abzählen der Rippen passieren dem Anfänger gelegentlich noch Zuordnungsfehler – falls Sie hierbei noch unsicher sein sollten, finden Sie Tipps dazu auf der Seite 42.

Streustrahlenraster

Bei Liegendaufnahmen gelingt es nicht so leicht, die Röntgenröhre exakt gegenüber der medianen Sagittalebene des Patienten zu positionieren, wie das in den festinstallierten Systemen von Thoramaten für Stehendaufnahmen möglich ist. Zur Verminderung von Streustrahlung enthalten die Filmkassetten meistens ein sogenanntes Streustrahlenraster (**SSR**), das Bildunschärfen durch im Patienten zufällig gestreute Röntgenstrahlen (↘ in **Abb. 26.1**) vermindern soll: Im optimalen Fall ist die Kassette genau rechtwinklig und nicht schräg zur Röntgenröhre positioniert und filtert nur die gestreute Strahlung heraus (**Abb. 26.2a**). Es resultiert eine seitengleiche Belichtung beider Lungen (**Abb. 26.3**).

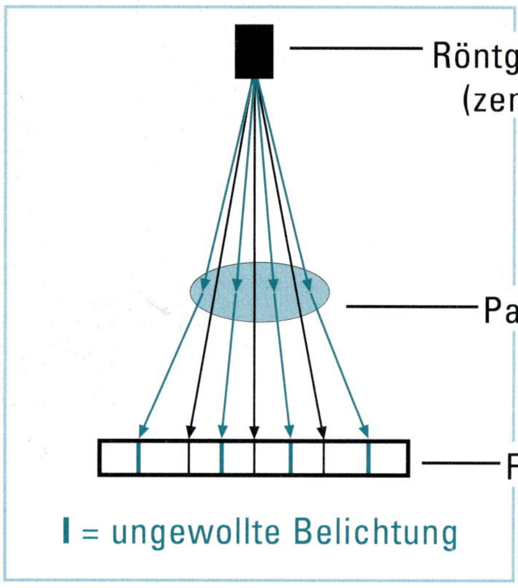

Abb. 26.1

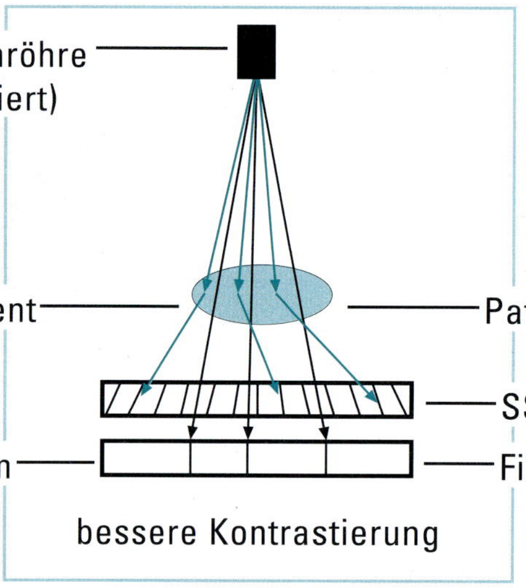

Abb. 26.2a

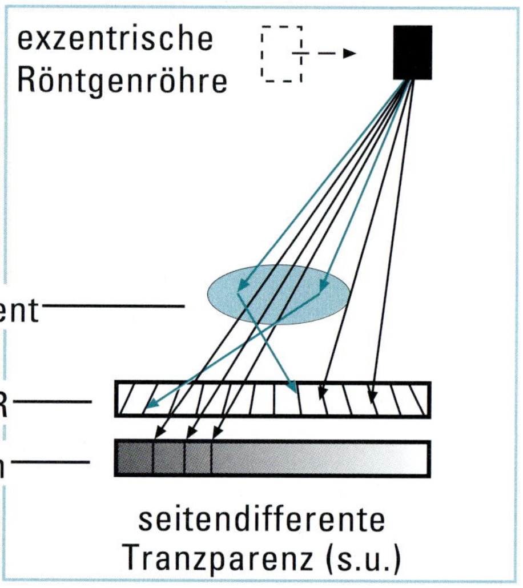

Abb. 26.2b

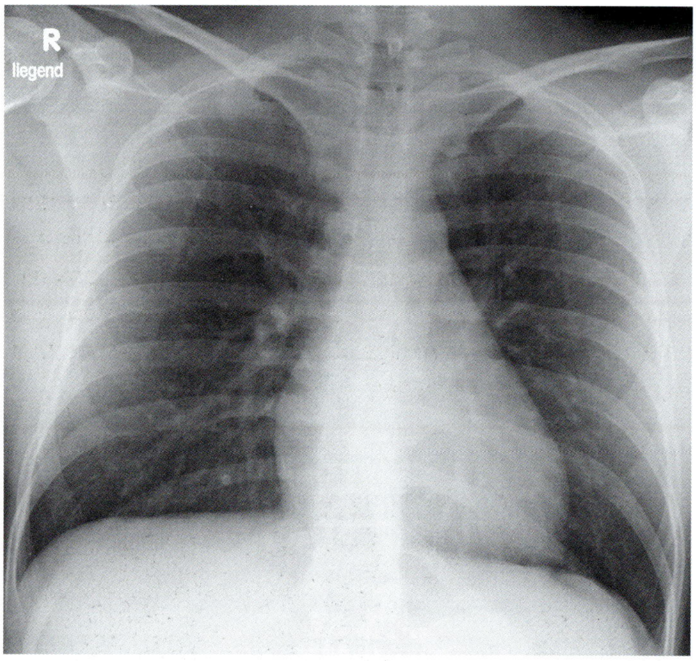

Abb. 26.3

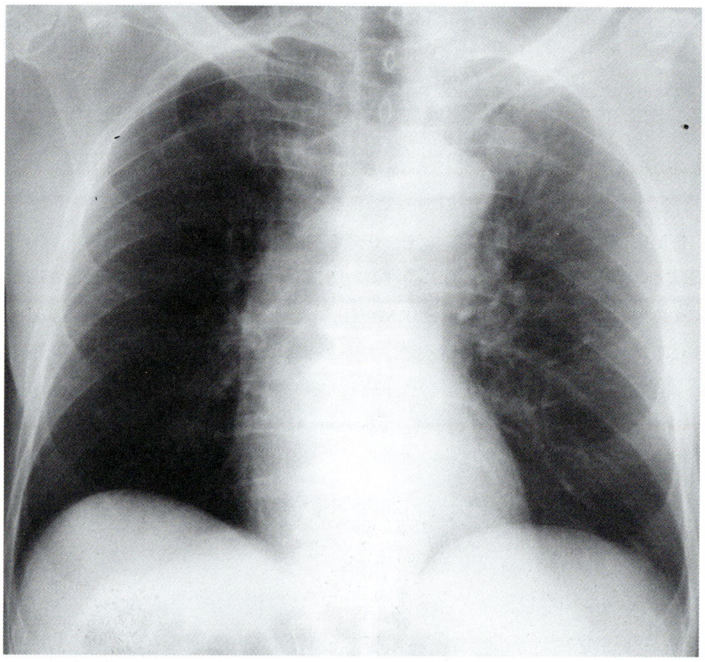

Abb. 26.4

Es kommt jedoch nicht selten vor, dass dies der MTRA trotz aller Sorgfalt nicht gelingt und die Kassette etwas schräg zur Einfallsrichtung der Röntgenstrahlen ausgerichtet ist. Dann wird auf einer Patientenseite mehr Strahlung das Filter passieren als auf der anderen Seite (**Abb. 26.2b**). Daraus resultiert ein Bildeindruck einer einseitig transparenzgeminderten Lunge (**Abb. 26.4**), der z.B. mit einem auslaufenden Pleuraerguss oder Hämatothorax der betroffenen Seite verwechselt werden könnte (vgl. S.106-108, 186). Hier ein Tipp zur Differenzialdiagnose:

Ein auslaufender Pleuraerguss dieses Ausmaßes verursacht meistens auch eine Unschärfe der ispilateralen Zwerchfellkuppel oder -winkel, die bei dem hier angesprochenen Phänomen fehlt.

Bestimmung der CTR

Zur Abschätzung der Herzgröße wird die sogenannte **c**ardiothorakale **R**elation „CTR" bestimmt: Dafür wird die Herzbreite in Relation gesetzt zur Breite der unteren Thoraxapertur. Man fällt an beiden Seitenrändern des Herzschattens dort ein senkrechtes Lot (– – –), wo der rechte Herzrand am weitesten rechts-lateral und der linke Herzrand am weitesten links-lateral begrenzt ist **(Abb. 27.1)**. Diese Stelle befindet sich am rechten Vorhof meistens etwas weiter kranial als am linken Ventrikel. Anschließend misst man die horizontale Distanz (◄· · · ·►), also nicht die schräge Distanz, als Maß für die Herzbreite **(C)**.

Danach wird die breiteste horizontale Distanz zwischen den Innenrändern der Rippen (◄──►) gemessen, also von Pleuragrenze zu Pleuragrenze **(T)**. Der abschließende Quotient $\frac{C}{T}$ zwischen Herz- und Thoraxbreite sollte beim Erwachsenen nicht über 0,5 liegen, d.h. die Breite des Herzens sollte nicht mehr als 50% des Thorax-Innendurchmessers betragen (vgl. S.81).

Bei Kleinkindern bis zum Alter von 2 Jahren ist das Herz in Relation zum Thorax größer, deshalb darf die CTR bei ihnen noch bis zu 0,65 (1. LJ) bzw. bis zu 0,60 (2. LJ) betragen [2.1].

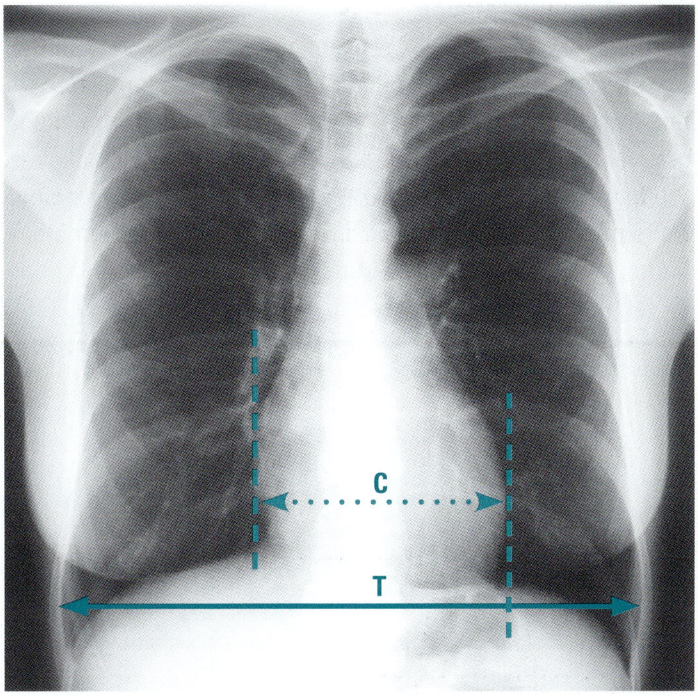

Abb. 27.1

$$CTR = \frac{C}{T} \leq 0.5$$

Einfluss des Alters

Auf den folgenden drei Aufnahmen verschiedener Patientinnen erkennen Sie von links nach rechts eine kontinuierliche Zunahme der Breite des jeweiligen Herzschattens. Es handelt sich jedoch nicht um einen pathologischen Prozess, sondern um eine Gegenüberstellung von Normalbefunden einer jungen, sehr schlanken 18-jährigen **(Abb. 27.2)**, einer schlanken Patientin Mitte 20 **(Abb. 27.3)** und einer älteren Dame **(Abb. 27.4)**. Dieser Vergleich soll verdeutlichen, dass sich die Breite des Herzschattens mit zunehmenden Alter und verschiedener Konstitution in einer gewissen physiologischen Schwankungsbreite bewegt. Bestimmen Sie bitte zur Übung die jeweilige CTR und vergleichen Sie Ihre Ergebnisse mit der Auflösung **O** auf Seite 210.

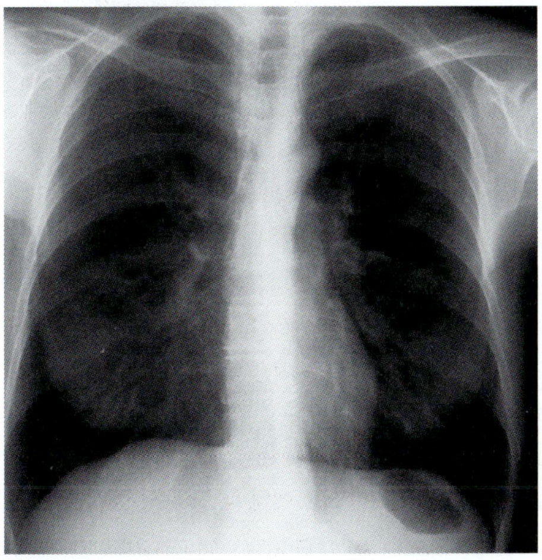

Abb. 27.2

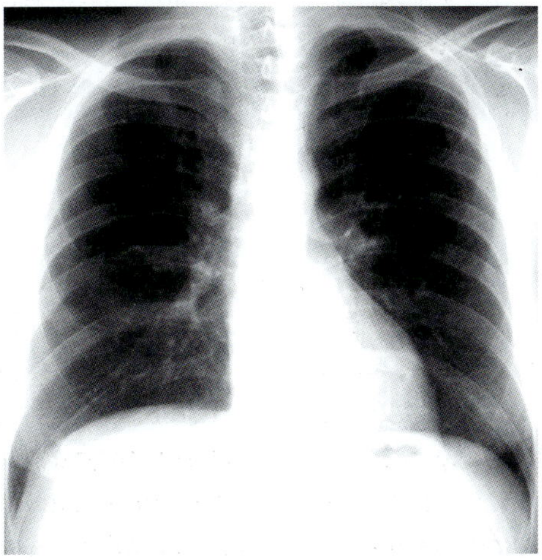

Abb. 27.3

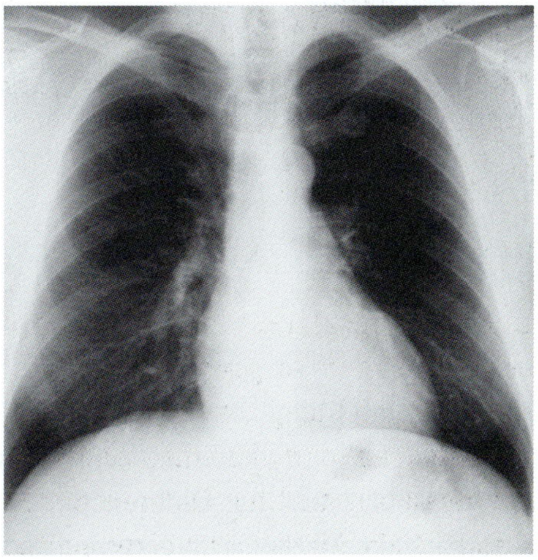

Abb. 27.4

Silhouettenphänomen

Sie hatten bereits auf Seite 9 gelesen, dass nur tangential getroffene Dichteunterschiede auf der Röntgenaufnahme als Grenzlinien dargestellt werden. Diese Tatsache kann man ausnutzen, um z.B. die Lokalisation einer entzündlichen Infiltration näher einzugrenzen. Häufig resultiert bei einer regionalen Dichteminderung im rechten UF der Lunge die Frage, ob es sich um eine Minderbelüftung oder Infiltration im rechten Mittel- oder Unterlappen handelt (vgl. S.112, 145). Betrachten Sie dazu die beiden CT-Querschnitte (Abb. 28.1) in Höhe des rechten Vorhofes **(2)**. Die erste Abbildung (Abb. 28.1a) zeigt eine Infiltration **(37)** im rechten Mittellappen **(33)**, unmittelbar an den rechten Vorhof **(2)** angrenzend. Durch die Infiltration mit begleitendem Ödem ist die Dichte des betroffenen Lungenareals angehoben und nähert sich der Dichte des benachbarten Herzens an. Es resultiert eine ähnliche Strahlenabsorption. Die Grenzlinie zwischen Lungenparenchym und rechtem Herzrand ist daher nicht mehr scharf erkennbar (Abb. 28.2).

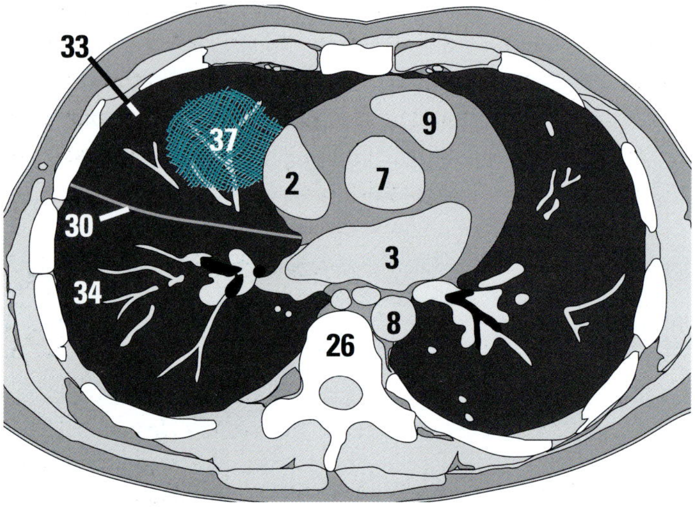

Abb. 28.1 a

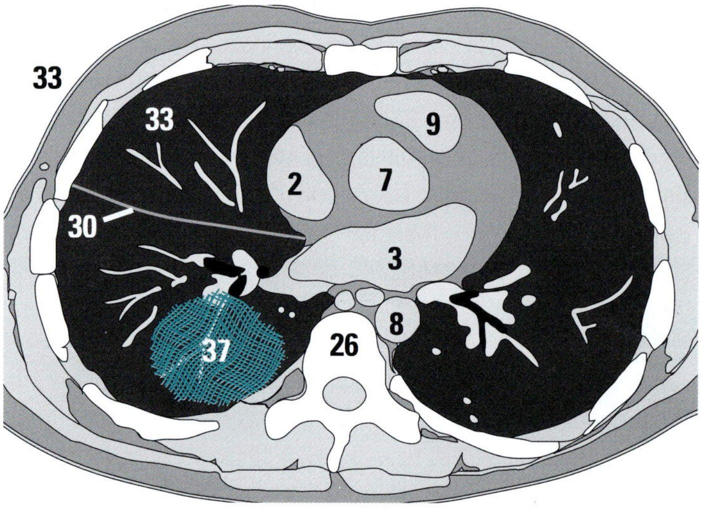

Abb. 28.1 b

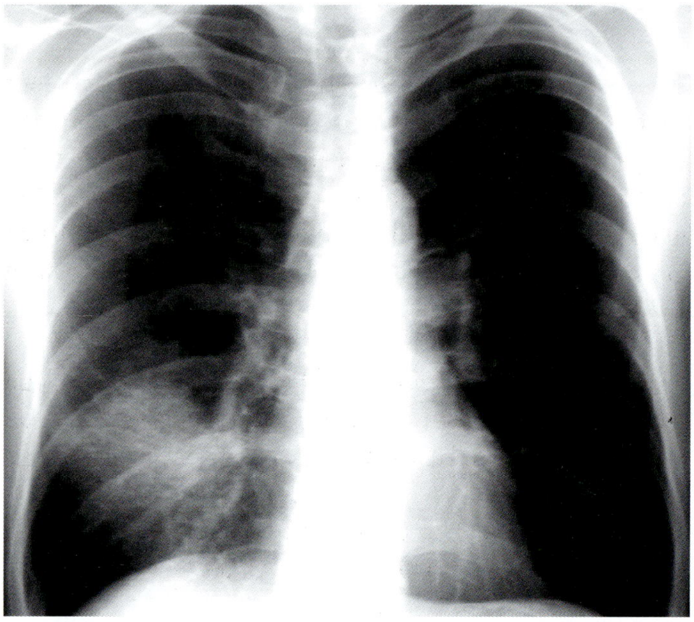

Abb. 28.2

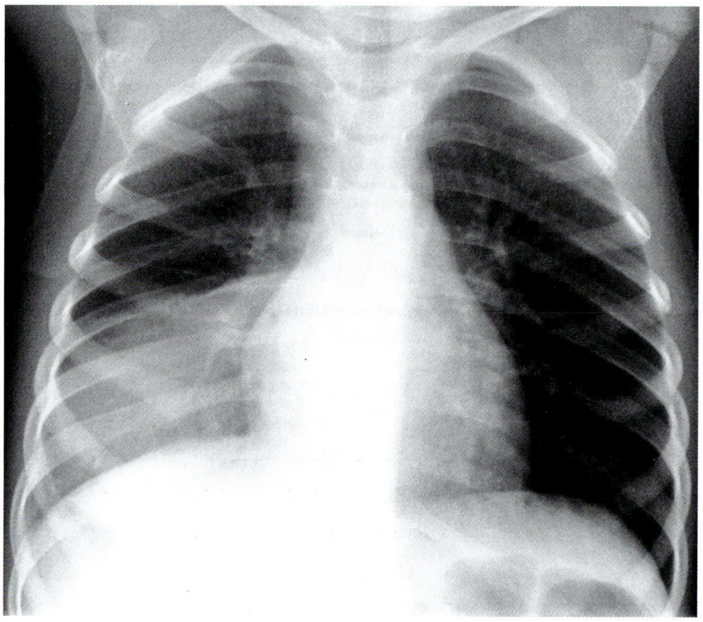

Abb. 28.3

Liegt die Infiltration dagegen weiter dorsal im UL **(34)** und daher **nicht** in unmittelbarer Nachbarschaft zum Herzen (Abb. 28.1b), bleibt der Dichteunterschied zwischen ML **(33)** und rechtem Vorhof erhalten, und die Grenzlinie zwischen rechtem Herzrand und Lunge ist noch erkennbar (Abb. 28.3).

Als Faustregel können Sie sich daher merken:
Ist eine Grenzlinie zwischen dem Lungenprozess und dem Herzen erkennbar, liegt der Herd im UL (dorsal) – ist die Grenzlinie nicht mehr erkennbar, liegt der Herdbefund im ML, also ventral.

Das Silhouettenphänomen erlaubt auch an zwei anderen Stellen die genauere Lokalisation einer pathologischen Veränderung: Sind bei hilusnahen Raumforderungen die Pulmonalarterien innerhalb der perihilären Verschattung noch abgrenzbar, liegt diese Raumforderung ventral oder dorsal des Hilus. Sind die Aa. pulmonales jedoch nicht abgrenzbar, liegt die Raumforderung unmittelbar am Hilus (Hilum overlay sign), wie z.B. an einem zentralen Bronchialcarcinom. Bei Raumforderungen an der oberen Thoraxapertur oberhalb der Claviculae zeigt das Silhouettenphänomen durch eine Schärfe versus Unschärfe seiner lateralen Randkontur an, ob sich die Raumforderung ventral der Trachea (unscharf nach lateral) oder dorsal der Trachea (scharfe Randgrenze) befindet (zervikothorakales Zeichen). Dies wird dadurch verursacht, dass die Lungenspitze dorsal weiter nach cranial reicht als ventral und dort einen schärferen Randkontrast bewirkt.

Perfusion und Ventilation

Perfusion: Der pulmonale Blutfluss wird vor allem durch die Schwerkraft bestimmt: Im Stehen und in tiefer Inspiration sind die apikalen Gefäße kaum perfundiert oder sogar kollabiert, während die kaudalen / basalen Gefäße weitgestellt sind. Die Durchmesser der pulmonalen Venen sind sehr dehnbar und nur in liegender Position in etwa gleich. Im Stehen sind sie im UF dreimal größer als im SF. Die Druckverhältnisse gibt die **Tab. 29.1** wieder.

Im Stehen resultiert beim normalen Erwachsenen von apikal zu basal eine Druckdifferenz von bis zu 22 mm Hg. Die basale Perfusion hängt daher vor allem von der arteriovenösen Druckdifferenz ab. Im Mittelfeld (MF) hängt sie eher vom Verhältnis des arteriellen Drucks ($\mathbf{P}_{art}$) zum intraalveolären Druck ($\mathbf{P}_{alv}$) ab – die arteriovenöse Druckdifferenz spielt hier kaum eine Rolle. Im Liegen und in Exspiration gleicht sich die Durchblutung von Lungenspitze und -basis wieder an.

Tab. 29.1 Druckverhältnisse (im Stehen in Inspiration)

OF:	$\mathbf{P}_{alv}$	>	$\mathbf{P}_{art}$	>	$\mathbf{P}_{ven}$
MF:	$\mathbf{P}_{art}$	>	$\mathbf{P}_{alv}$	>	$\mathbf{P}_{ven}$
UF:	$\mathbf{P}_{art}$	>	$\mathbf{P}_{ven}$	>	$\mathbf{P}_{alv}$

Anpassung bei Belastung: Der mittlere Druck in den Lungengefäßen liegt zwischen 5 und 20 mm Hg (= 0,7-2,7 kPa) und ähnelt damit eher dem venösen Druck im großen Kreislauf. In Ruhe sind nur ca. 25 % der Lungenkapillaren perfundiert und das HZV beträgt ca. 5 Liter / Minute. Wird das HZV stark gesteigert, werden die übrigen Kapillaren rekrutiert, so dass sich der mittlere Druck in den Gefäßen trotz des erhöhten Durchflusses zunächst kaum ändert.

Die Ventilation nimmt bei Belastung jedoch basal eher zu als apikal, weil die apikalen Alveolen bereits stärker vorgedehnt sind als die basalen, die sich leichter dehnen lassen. Dies beruht darauf, dass der Unterdruck im Interpleuralspalt apikal stärker negativ ist als basal. Werden jetzt einige Lungenabschnitte durch zähes Bronchialsekret, eine Tumorobstruktion oder Fremdkörper geringer oder gar nicht mehr ventiliert, wäre eine konstante Perfusion der betroffenen Lungenareale ineffizient, da hier kein Gasaustausch mehr stattfinden könnte. Daher führt ein barorezeptives System über den sog. Euler-Liljestrand-Reflex zu einer Vasokonstriktion minderbelüfteter Areale, um den Körper vor einer Hypoxämie zu schützen (vgl. S.141).

Wissen Sie noch, welche Anteile des vegetativen Nervensystems jeweils welchen Einfluss auf die Perfusion und Ventilation der Lunge nehmen? Nutzen Sie bitte einen Moment, um Ihre Erinnerung aus dem Gedächtnis aktiv aufzufrischen und notieren Sie hier noch einmal die Lösungen, **bevor** Sie sie auf der Seite 22 nachschlagen.

Efferente Vagusfasern bewirken:

Efferente Sympathikusfasern bewirken dagegen:

Reihenfolge der Befundung

Es existieren mehrere Empfehlungen zur systematischen Reihenfolge der Befundung von Röntgen-Thorax-Aufnahmen, die sich bewährt haben. Das Entscheidende ist wahrscheinlich nicht eine bestimmte („die einzig richtige“) Reihenfolge, sondern die Einhaltung eines gewissen Schemas, um durch diese routinemäßige Sorgfalt nicht etwaige Veränderungen zu übersehen: Manchmal springt der wichtige Hauptbefund etwas weniger ins Auge, als ein auffälligerer (Neben-) Befund mit jedoch geringerer Relevanz. Wir schlagen Ihnen daher das folgende Befundungsschema vor, zunächst in seiner groben Gliederung:

Systematik der Befundung

I. Art und Qualität der Aufnahme
II. Thoraxmantel: Weichteile und Skelett
III. Zwerchfell und Pleuragrenzen
IV. Mediastinum und Hili
V. Lungenparenchym
VI. Fremdmaterial

Für die einzelnen Fragestellungen möchten wir Ihnen dabei jeweils folgende Schritte (➜) empfehlen:

I Art und Qualität der Aufnahme

- p.a.- oder a.p.-Aufnahme ➜ Randnotiz der MTRA, Größe der SF kranial der Claviculae (s.S. 24)?
- Rotationsfehlstellung ➜ Proc. spinosus zwischen Claviculae korrekt zentriert (äquidistant)?
- Ausreichende Inspirationstiefe? ➜ 9. bzw. 10. Rippe dorsal frei von Zwerchfellüberlagerung?
- Adäquate Belichtung ➜ Wirbelkörper hinter dem Herz und Lungengefäße gut abgrenzbar?

II Thoraxmantel: Weichteile und Skelett

- Hals ➜ Trachea mittelständig und normal weit, SD-/LK- Verkalkungen? (DD: intrapulmonale Herde)
- Schultergürtel ➜ Claviculae; Scapulae korrekt herausgedreht? (DD pulmonale Verdichtung)
- Rippen ➜ normale Stellung und Verlauf? kontinuierlich verfolgbar?
- BWS ➜ Osteolysen? Keilwirbel, Grund- oder Deckplatteneinbrüche, Bogenwurzeln alle erkennbar?
- Mammae ➜ Mammaschatten symmetrisch, Mammillen erkennbar? (DD: Lungenrundherde)
- Thoraxmantel ➜ Weichteilemphysem, Symmetrie, Hautfalten? (DD: Pneumothorax)
- Abdomen ➜ freie subphrenische Luft? Luft im Magenfundus: Distanz zum Zwerchfell < 1 cm? Spiegelbildung?

III Zwerchfell und Pleuragrenzen

- Zwerchfellkuppeln ➜ harmonisch gebogen, bds. glatt konturiert, rechts meist etwas höher als links?
- Randwinkel ➜ spitzwinklig, frei einseh- und scharf abgrenzbar? (DD: Erguss / Randschwiele)
- Pleura ➜ Verkalkungen? Subpleurales Fett? (DD Hautfalten, Bettlakenfalten bei a.p.-Aufnahmen)
- Fissuren ➜ normaler Verlauf des kleinen und der großen Lappenspalten? Breite < 2 mm?

IV Mediastinum und Hili

- Oberes Mediastinum ➜ Breite / Lage insgesamt und Größe von Aorta, VCS und V. azygos?
  ➜ Lage / Breite von Trachea und Stammbronchien, Bifurkationswinkel 55-70°?
- Herz ➜ Größe: CTR sowie Weite des RSR und RCR (vgl. S. 20)?
  ➜ Lage und Konfiguration? (DD vitientypische Veränderungen, vgl. S. 82-85)?
  ➜ Koronar- oder Klappenkalk?
- Hili ➜ Konfiguration & Lage: meistens links höher als rechts; re. UL-Arterie < 16 bzw. < 18 mm?

V Lungenparenchym

- Lungengefäße ➜ regionale Weite in den UF >> OF (bei stehenden / Inspirationsaufnahmen)?
  ➜ kontinuierliche Abnahme der Gefäßkaliber vom Hilus zur Peripherie?
- Fokale / diffuse Veränderungen ➜ sorgfältige Durchmusterung (DD: extrapulmonale Herde)

VI Fremdmaterial

- ZVK ➜ korrekte Position in Höhe der V. azygos-Einmündung (vgl. S.158)? Schleifenbildung?
  ➜ Pneumothorax als Komplikation der ZVK-Anlage (evtl. nur schmaler Spitzenpneu)?
- Tubus ➜ korrekte Position 2-4 cm vor der Bifurkation (vgl. S.177)?
- Pleuradrainagen ➜ Position? Letztes Loch intrathorakal (vgl. S.204-206)?
- Schrittmacher ➜ Sondenposition, Vorhof- / Ventrikelsonde (vgl. S.167-170)? Kabellücke?

Eine besondere Herausforderung stellt die Befundung von Thorax-Aufnahmen Frühgeborener dar: Auch bei Säuglingen müssen die Aufnahmen entweder „im Hängen" mit Hilfe einer Hilfsperson oder durch vorsichtiges, kurzfristiges Einspannen in einer röntgentransparenten Halteschale angefertigt werden.

Kleinkinder können dagegen auf einer Sitzgelegenheit durch eine Hilfsperson (z.B. die Mutter, falls verfügbar) mit erhobenen Armen gehalten werden **(Abb. 31.1)**. Besonders Säuglinge sind von dieser notwendigen Prozedur natürlich nicht immer begeistert – dadurch kann es vorkommen, dass die Aufnahme mitunter im Moment eines „Protestschreis" und somit in Exspiration ausgelöst wird.

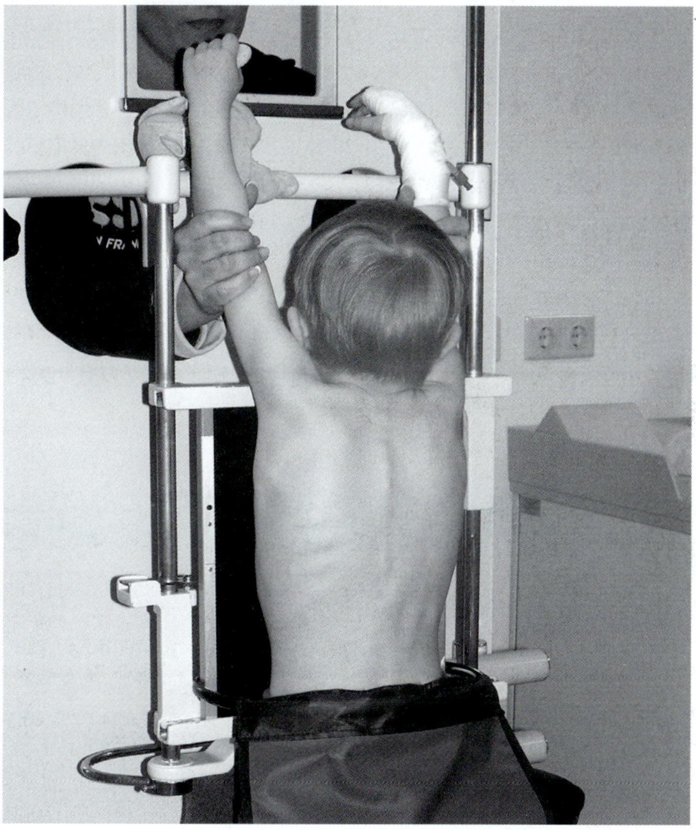

Abb. 31.1

„Schreilunge" (Pädiatrie)

Wenn der Säugling oder das Kleinkind schreit, besteht ein exspiratorischer Zwerchfellhochstand – unter Umständen kollabieren einzelne Lungenabschnitte sogar. Dadurch wirken die Lungengefäße konsekutiv gestaucht bzw. vermeintlich betont **(Abb. 31.2a)**. Der Bildeindruck könnte auch als pneumonische Infiltrate (vgl. S. 144 ff) oder als eine Mekoniumaspiration (vgl. S. 133) fehlgedeutet werden.

Wenn Sie also Thorax-Aufnahmen von Säuglingen befunden, achten Sie bitte stets darauf, in welcher Atemstellung diese angefertigt worden sind: Eine Kontrollaufnahme zeigt absolut normale Lungenverhältnisse **(Abb. 31.2b)** ohne Hinweise auf Infiltrate oder eine Stauungskomponente, lediglich die vor Aufregung verschluckte Luft ist gut im Magen **(18)** erkennbar.

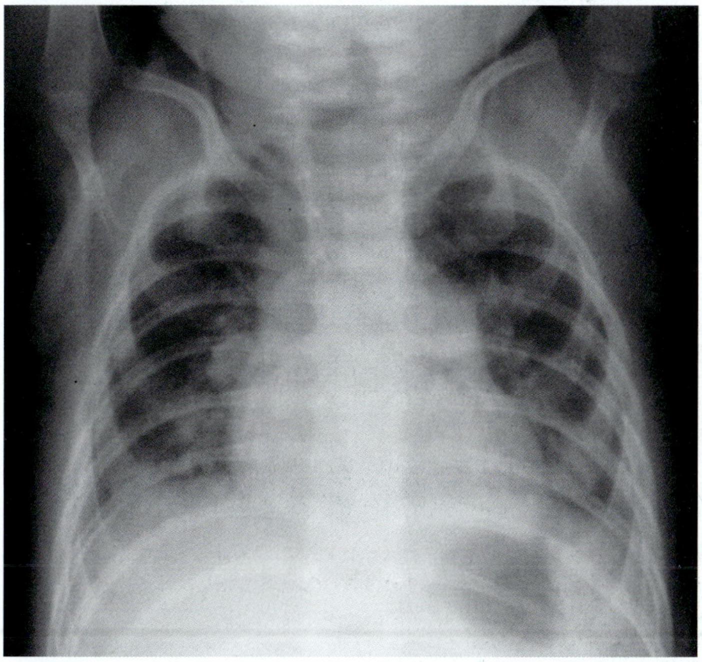

Abb. 31.2a

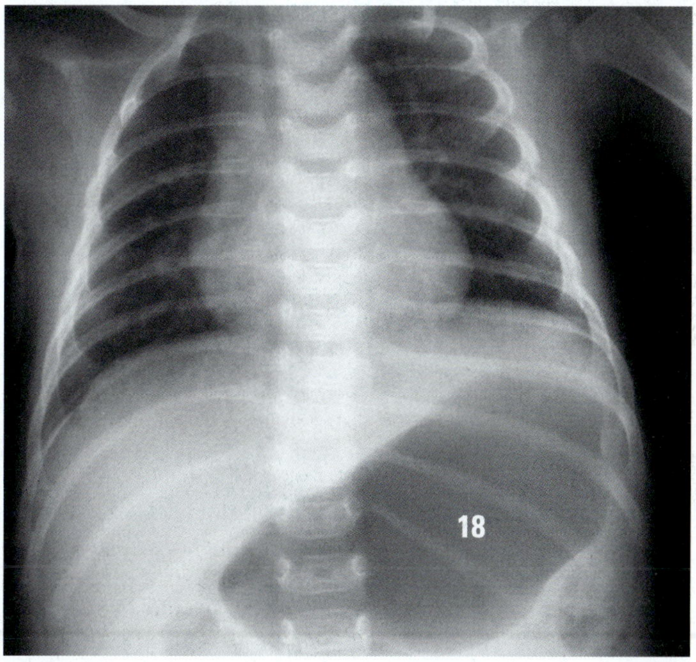

Abb. 31.2b

Die folgenden Seiten dienen dazu, die Halbwertszeit Ihrer Kenntnisse durch gezielte, aktive Wiederholungen zu verlängern. Außerdem erhalten Sie dadurch eine Rückmeldung, welche der Lerninhalte der beiden vorangegangenen Kapitel Sie wirklich aktiv, korrekt und vollständig reproduzieren können. Aktivieren Sie daher bitte zunächst Ihr Gedächtnis und bearbeiten Sie zunächst **alle** Quizaufgaben, **bevor** Sie die Lösungen am Ende des Buches oder auf den vorherigen Seiten nachschlagen – eine nur passive Wiederholung durch z.B. verfrühtes Nachschlagen hätte kaum einen positiven Lerneffekt. Viel Erfolg!

1 Bitte zeichnen Sie in diese drei Skizzen die Ausdehnung der OL, UL und des ML ein. Vergleichen Sie bitte erst am Ende aller Quizaufgaben Ihr Ergebnis mit der Abb. 10.3.

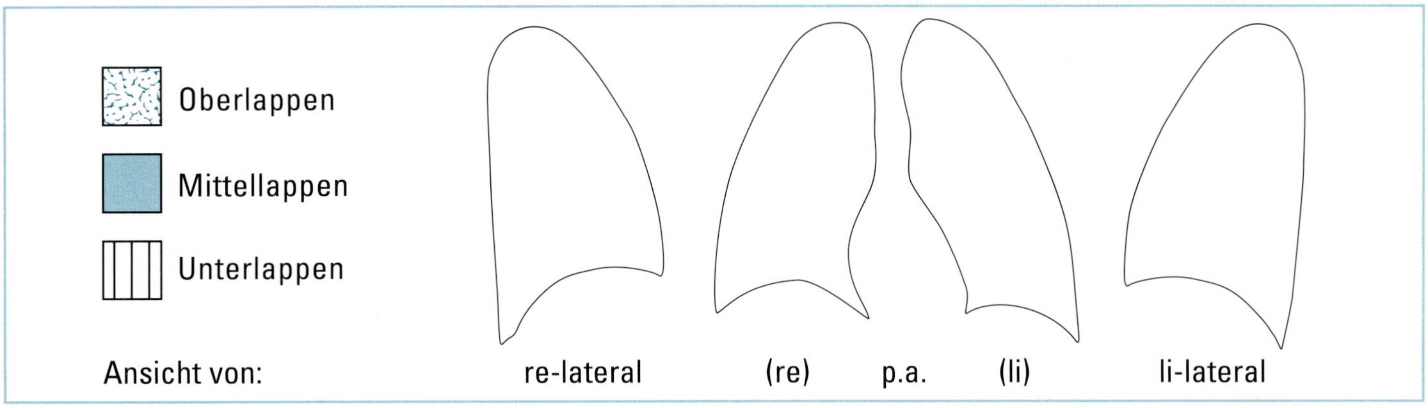

Abb. 32.1

2 Beschriften Sie bitte diesen Tracheobronchialbaum mit Segmentziffern und -namen. Erinnern Sie sich noch an einen Merkspruch für Sportler, der Ihnen dabei helfen könnte? Wie lautet dieser? Bitte hier notieren:
(Auflösung s. S. 12/13)

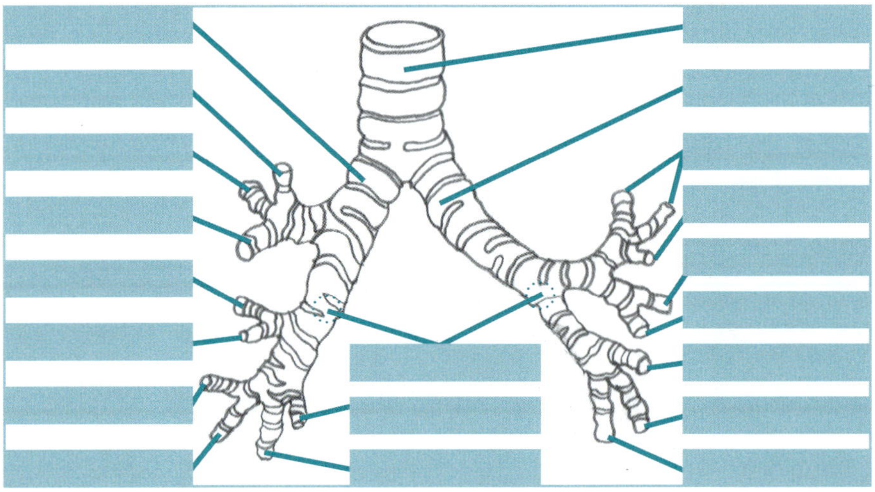

Abb. 32.2

3 Wie unterscheiden sich die pulmonalen Arterien und Venen bezüglich ihres Verlaufs bzw. ihrer Lokalisation in p.a.-Projektion? Bitte tragen Sie die Unterschiede hier stichwortartig ein (Auflösung s. S. 18):

	Aa. pulmonales	Vv. pulmonales
OF		
UF		

4 Bitte vervollständigen Sie diese beiden Skizzen und beschriften Sie die Randkonturen der Mediastinalränder:

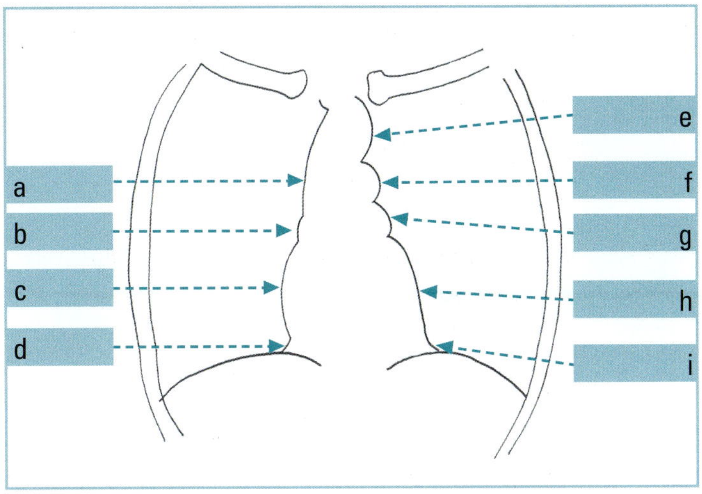

Abb. 33.1 a

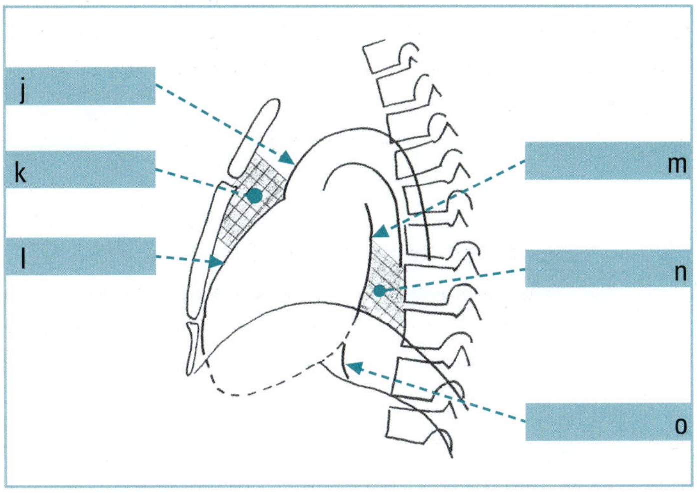

Abb. 33.1 b

Jetzt notieren Sie jeweils, bei welcher Vorwölbung / Veränderung jeweils welche Ursachen in Frage kommen:

a		f		k	
b		g		l	
c		h		m	
d		i		n	
e		j		o	

5 Bitte notieren Sie hier vier Einflussfaktoren auf die Darstellung der Herzgröße und die Weite der pulmonalen Gefäße in **Liegend a.p.**- versus **Stehend p.a.**-Aufnahmen:

-
-
-
-

6 Beschreiben Sie hier bitte schriftlich die unterschiedliche Lungenperfusion der Ober- versus Unterfelder in liegender bzw. stehender Position. Was ändert sich und warum?

2

7 Was unterscheidet diese beiden Röntgenaufnahmen **desselben Patienten** voneinander, die im Abstand von wenigen Tagen angefertigt worden sind? Bitte bestimmen Sie mit Hilfe eines Lineals beide CTR und zeichnen Sie auch Ihre Messwerte ein, die Sie bei der Bestimmung des Quotienten zu Grunde gelegt haben.

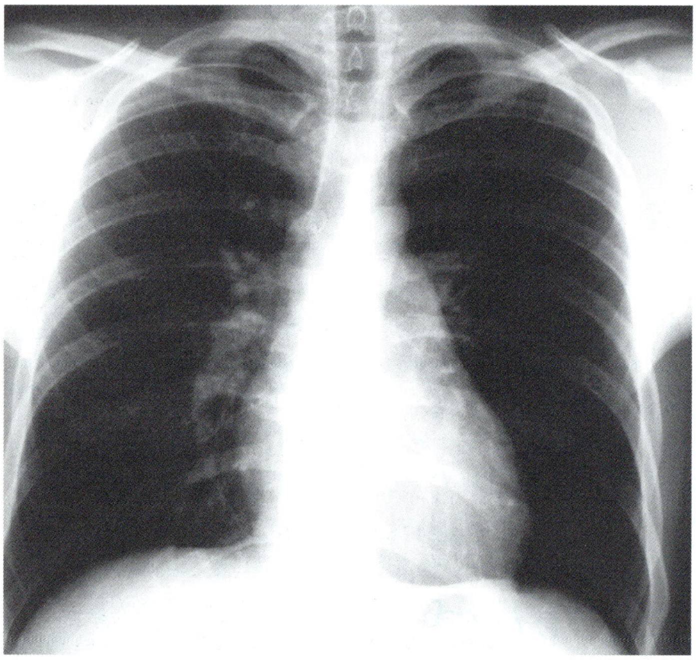

Abb. 34.1 a

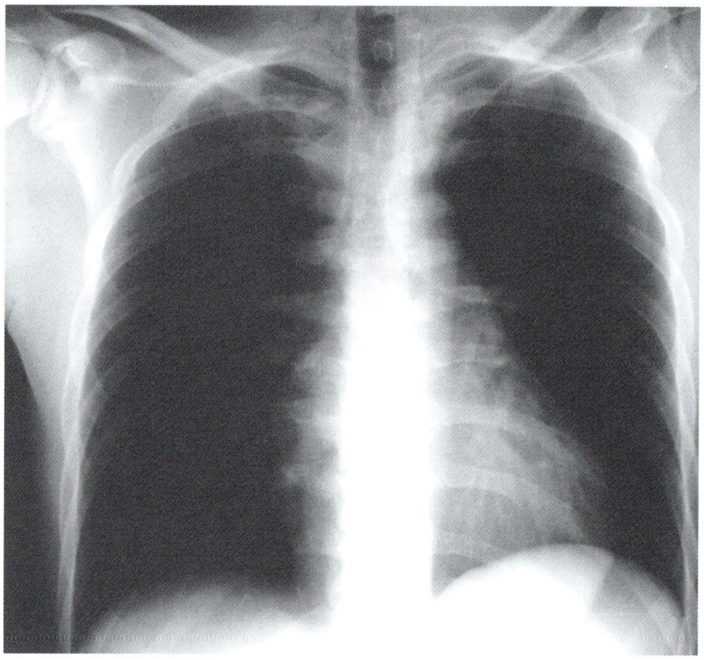

Abb. 34.1 b

8 Betrachten Sie die folgende Liegendaufnahme eines Intensivpatienten bei Z.n. kardiochirurg. OP vor einigen Tagen genau und beschreiben Sie bitte **zunächst nur radiomorphologisch**, was Ihnen auffällt. Erst im zweiten Schritt erstellen Sie bitte eine Liste möglicher Differenzialdiagnosen (DD) und entscheiden sich dann für eine Verdachtsdiagnose (V.a.):

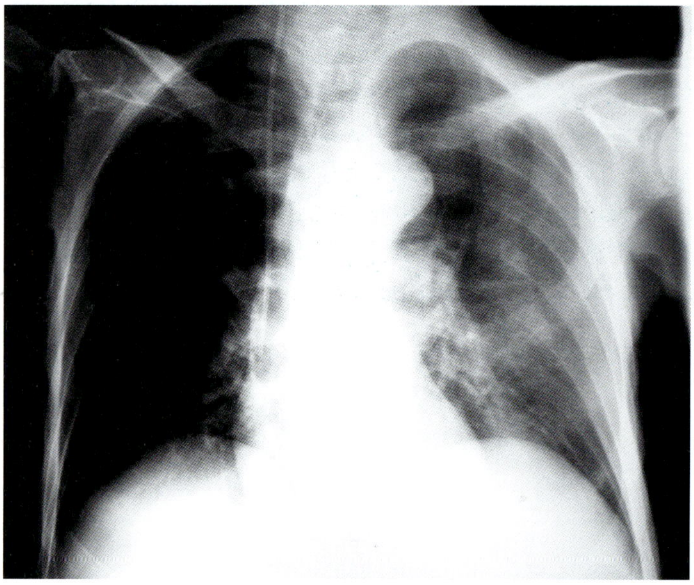

Abb. 34.2

Beschreibung:

DD:

V.a.:

Q

Matthias Hofer

Thoraxmantel

Lernziele dieses Kapitels:

Zu einer vollständigen Beurteilung des Röntgenbildes gehören auch Veränderungen der Weichteile und des Thoraxskelettes. Da die Weichteile in der normalen Thoraxaufnahme nur als kontrastarmer, grauer Hintergrund erscheinen, sollte auf Veränderungen im Erscheinungsbild geachtet werden.

Auch wenn viele Veränderungen des knöchernen Skeletts gut erkannt werden, sollte Ihnen bewusst werden, dass die gewählte Hartstrahltechnik für die Darstellung der Knochen nicht optimiert ist. Daher sind bei unklaren Skelettbefunden auf der Thoraxaufnahme oder bei speziellen Fragestellungen ergänzende Spezialaufnahmen der gewünschten Region oder eine CT-Untersuchung hilfreich.

Nach Durcharbeiten der folgenden Seiten sollten Sie in der Lage sein:

- physiologische Unterschiede im Weichteilmantel von einer echten Veränderung zu unterscheiden,
- pathologische Luftansammlungen im Gewebe zu erkennen und zu differenzieren,
- Veränderungen im Bereich des Thoraxskelettes zu erkennen und nötigenfalls weitere diagnostische Schritte einzuleiten,
- auf dem Röngtenthoraxbild sichtbare Pathologien des Abdomens bei Ihrer Befundung nicht zu übersehen.

Einseitige Transparenzunterschiede

Zur vollständigen Untersuchung des Thorax gehört auch die Beurteilung des Weichteilmantels sowie des Thoraxskeletts, einschließlich der mit dargestellten Anteile der unteren Halswirbelsäule. Der eigentliche Weichteilmantel des Thorax ist in seiner Dicke und Dichte individuell sehr unterschiedlich ausgeprägt, je nach Geschlecht, Trainings- und Ernährungszustand.

Eine einseitig erhöhte Strahlentransparenz kann verschiedene Ursachen haben: Bei Patientinnen mit Ablatio mammae erkennt man eine erhöhte Strahlentransparenz des betroffenen Lungenunterfeldes (★) und das Fehlen des Mammarandschattens im Vergleich zur gesunden Gegenseite (↑ ↑ ↑ in **Abb. 36.1 a**). Achten Sie in Zweifelsfällen auf eventuelle axilläre Metallclips (↘) als indirekten Hinweis auf das Tumorgeschehen nach Ausräumung axillärer Lymphknoten **(Abb. 36.1 b)**. Der resultierende Transparenzunterschied der Lungenunterfelder kann entweder sehr stark ausgeprägt sein **(Abb. 36.2)** oder auch geringer ausfallen wie bei der linksseitigen Ablatio in **Abb. 36.3**. Wichtig ist nur, dass eine solche Seitendifferenz nicht als intrapulmonale Verdichtung oder auslaufende Ergussbildung fehlinterpretiert wird (vgl. S. 106-109).

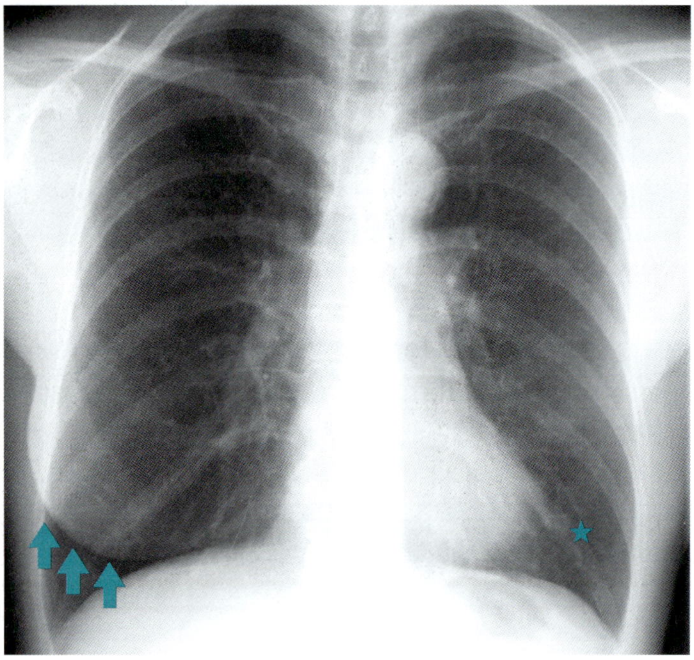

Abb. 36.1 a

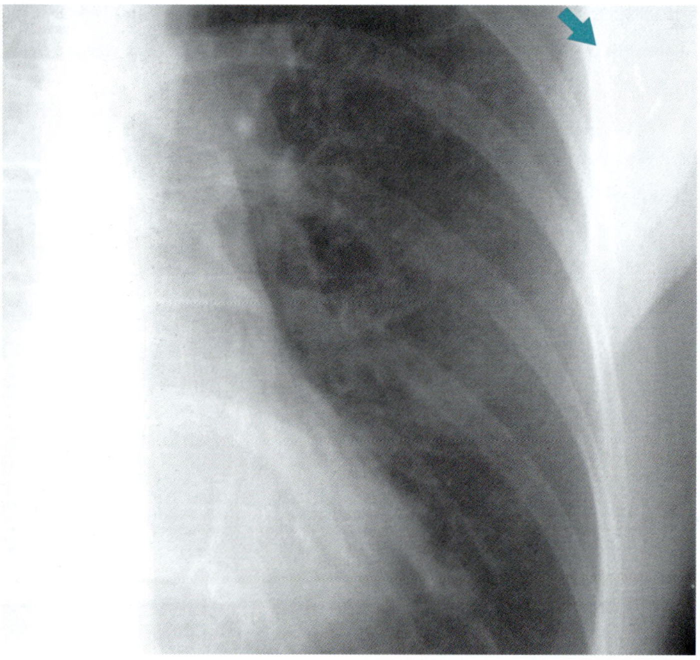

Abb. 36.1 b

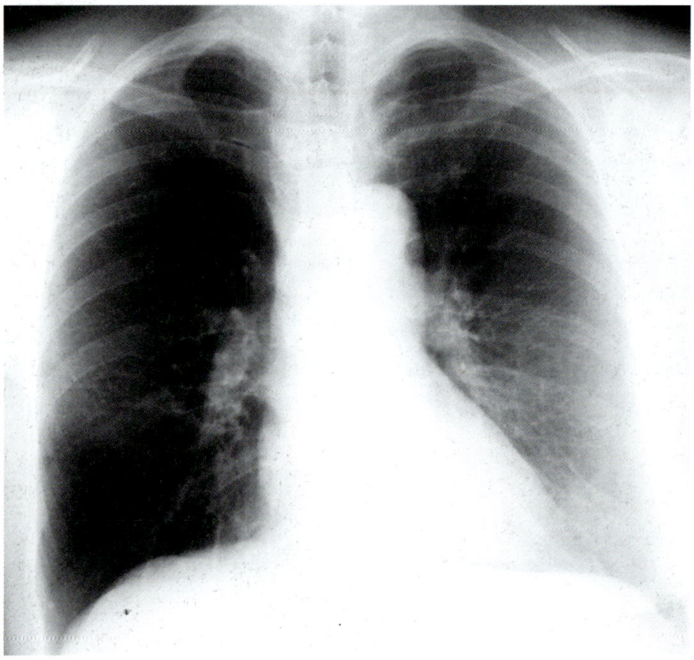

Abb. 36.2

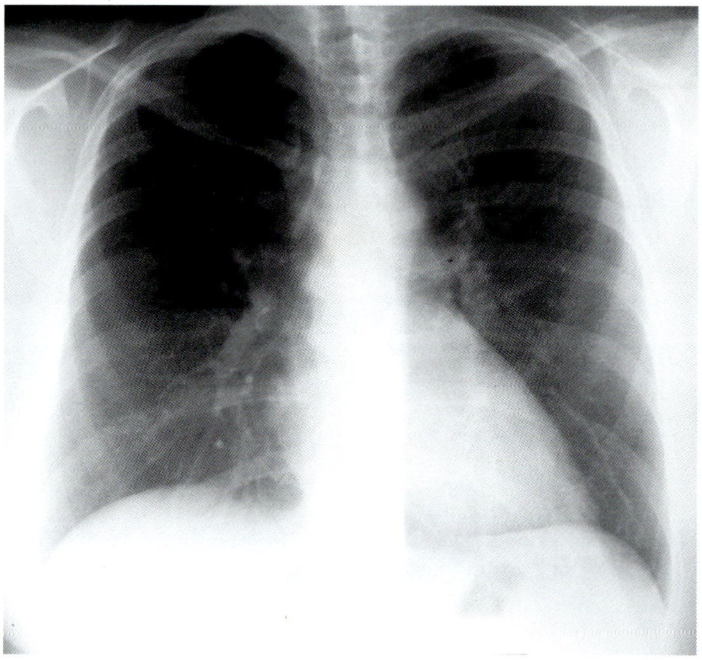

Abb. 36.3

Andere Ursachen sind der Z.n. radikaler Neck dissection, posttraumatische Brustwandhämatome oder umschriebene Muskelhyper- oder -atrophien. Fällt Ihnen noch ein weiterer Grund für eine einseitig erhöhte Strahlentransparenz einer Lunge bei Liegendaufnahmen ein? Wenn nicht, schlagen Sie zur Wiederholung im Kapitel 2 auf Seite 26 nach.

Andere Weichteileffekte

Eine weitere Verwechslungsmöglichkeit stellen die Mamillen (➡) dar, die als vermeintliche intrapulmonale Rundherde imponieren können **(Abb. 37.1 a)**. In Zweifelsfällen kann die Aufnahme nach zwischenzeitlicher Metallmarkierung der Mamillen wiederholt werden **(Abb. 37.1 b)**. Auch ein Haarzopf **(Abb. 37.2)** oder Haarsträhnen (⬇) können zu Überlagerungsfiguren führen, die vom Erscheinungsbild her einem Haut- oder aufsteigendem Mediastinalemphysem ähneln (vgl. S.99).

Nach Amputation des Armes sieht man im Seitbild typischerweise eine kolbenartige Verdichtung (▶) in Projektion auf das obere Mediastinum **(Abb. 37.3)**, die mit dortigen Raumforderungen verwechselt werden kann.

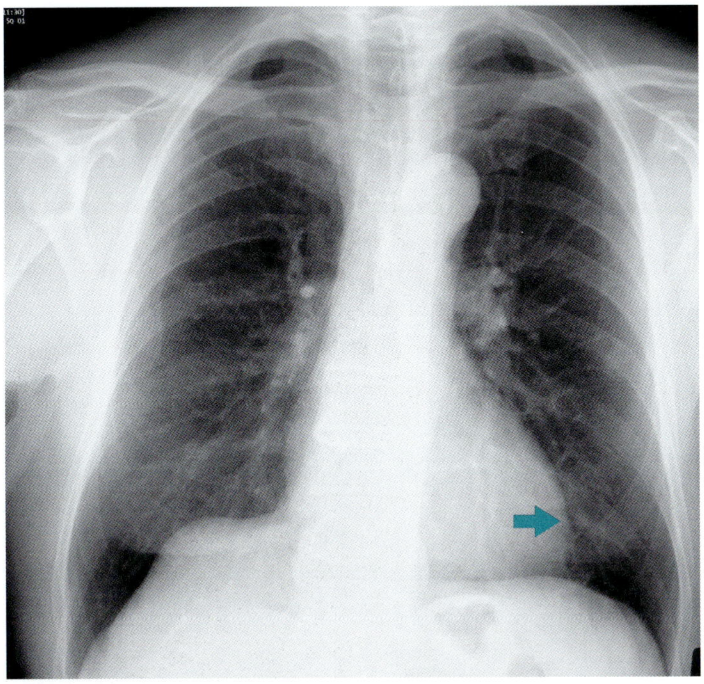

Abb. 37.1 a

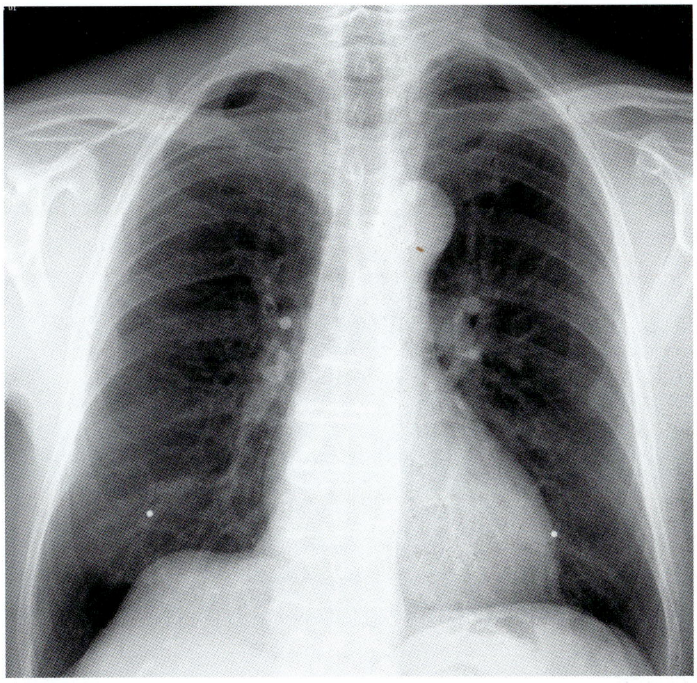

Abb. 37.1 b

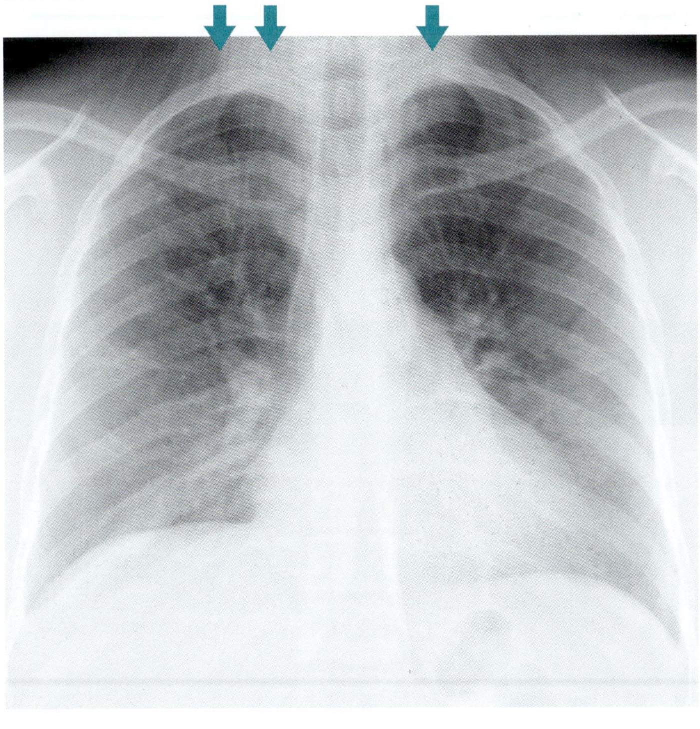

Abb. 37.2

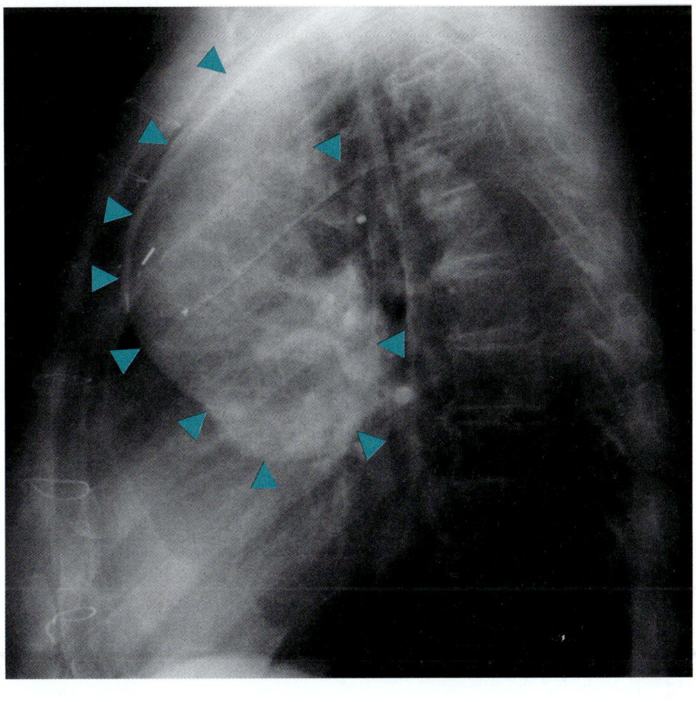

Abb. 37.3

Luftansammlung im Weichteilgewebe

Innerhalb der Weichteile ist auf das eventuelle Vorliegen pathologischer Luftansammlungen zu achten. Die häufigste Ursache für ein Pneumomediastinum ist ein spontanes Pneumomediastinum [3.1]. Es gibt jedoch noch eine Vielzahl weiterer Ursachen, die in **Tab. 38.1** aufgeführt sind. Auf die Diagnostik des traumatischen Weichteilemphysems wird im Kapitel 10 (Seite 193) näher eingegangen.

Mögliche Ursachen eines Pneumomediastinums

Spontan:	Schreien, Erbrechen, Hyperventilation, Valsalva-Manöver, starke Phonation bei Sängern
Posttraumatisch:	Rippenfraktur, Trachearuptur, Barotrauma, Fremdkörper
Tumorös:	Ösophagusperforation, Arrosionen der Atemwege
Iatrogen:	Beatmung, Endoskopie
Entzündlich:	Absteigende Retropharyngealabszesse

Tab. 38.1

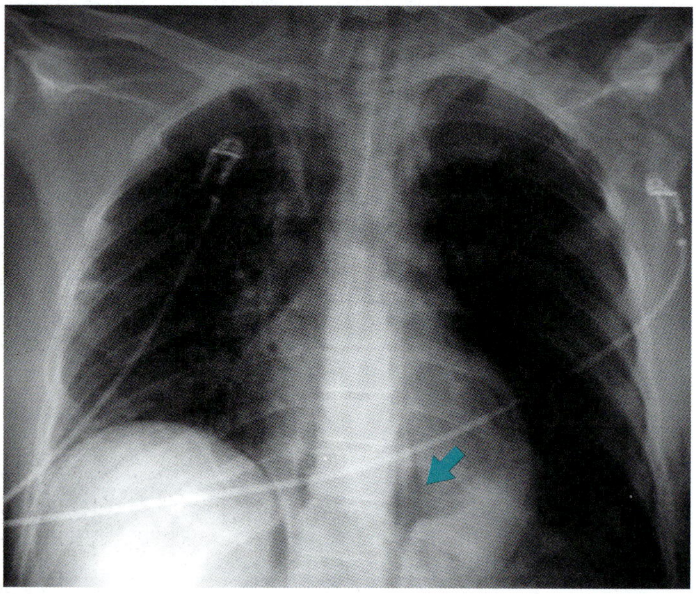

Abb. 38.2

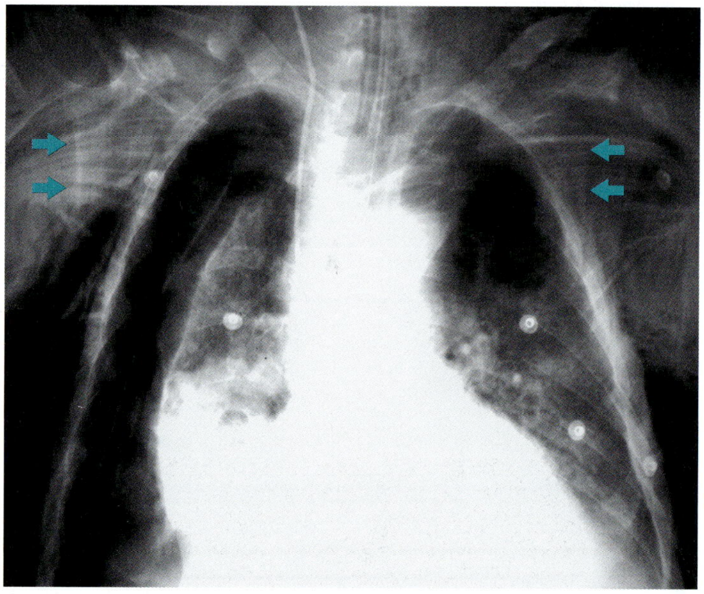

Abb. 38.3

In der p.a.-Projektion zeigen sich Hypertransparenzen vor allem entlang der Herzgrenze und / oder entlang der Aorta (↙) mit Abhebung der Pars mediastinalis der parietalen Pleura **(Abb. 38.2)**. Bei massiver Ausprägung breitet sich die Luft auch in die pectoralen Muskeln aus, so dass sich deren Fiederung (→ ←) deutlich hervorhebt **(Abb. 38.3)**. Die typischen radiologischen Zeichen eines Pneumomediastinums sind in **Tab. 38.4** zusammengefasst. In der p.a.-Projektion werden jedoch rund die Hälfte der Fälle mit Pneumomediastinum nicht diagnostiziert, weshalb oft eine Seitaufnahme indiziert ist.

Am sensitivsten ist die Computertomographie, mit der sich selbst kleinste mediastinale Luftansammlungen **(38)** darstellen lassen **(Abb. 38.5)** [3.2].

Radiologische Zeichen eines Pneumomediastinums

- Zervikales Weichteilemphysem
- Parakardiale / paraaortale Hypertransparenz mit lateraler Begrenzung durch die Pleura parietalis
- Sub- / retrokardiale Luft mit kontinuierlicher Darstellung des Zwerchfells
- Thymus-Segel-Zeichen beim Kind („spinnaker sign")
- Pneumothorax
- Pneumoperikard
- Luft um Pulmonalarterienring (Seitaufnahme)

Tab. 38.4

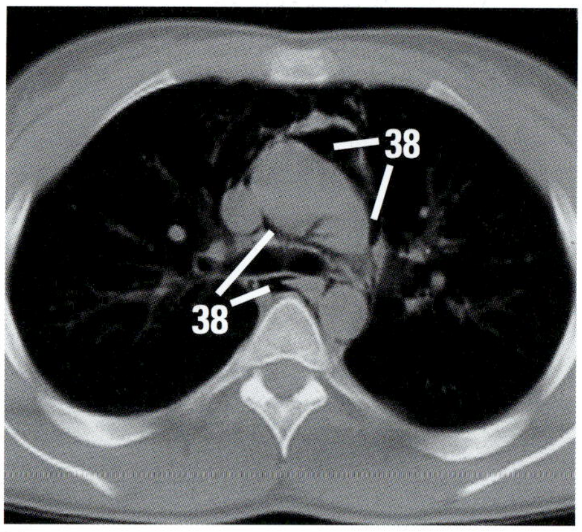

Abb. 38.5

Varianten des Thoraxskeletts

Die oberen und unteren Rippengrenzen sind in der p.a.-Projektion normalerweise scharf berandet. In den mittleren und unteren Thoraxabschnitten ist allerdings eine leichte Randunschärfe durchaus normal. Verkalkungen an den Knorpel-Knochengrenzen (←) der Rippen finden sich bereits vom 16. Lebensjahr an in unterschiedlichen Ausprägungen, meist symmetrisch und bei Frauen häufiger als bei Männern **(Abb. 39.1, 39.2)**.

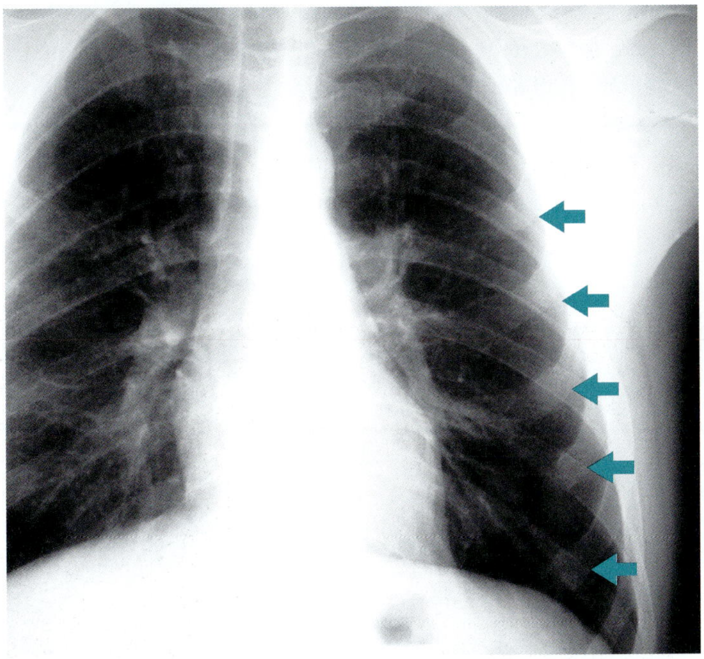

Abb. 39.1

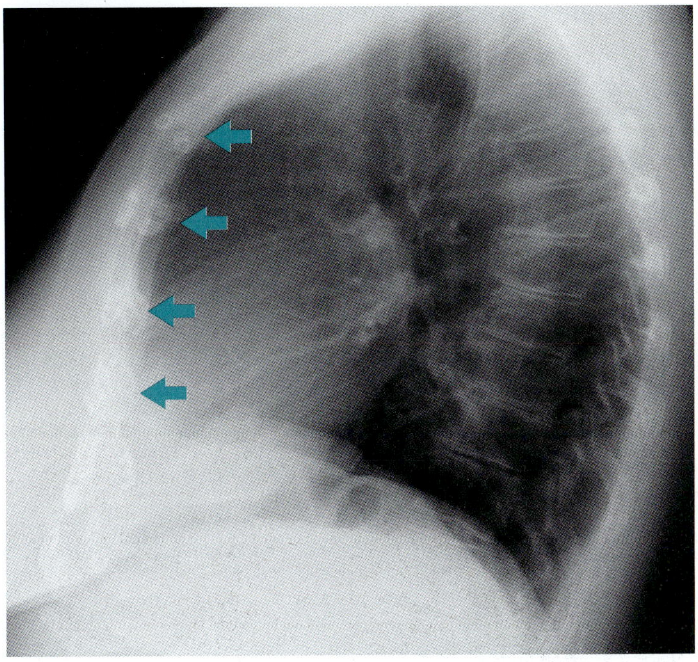

Abb. 39.2

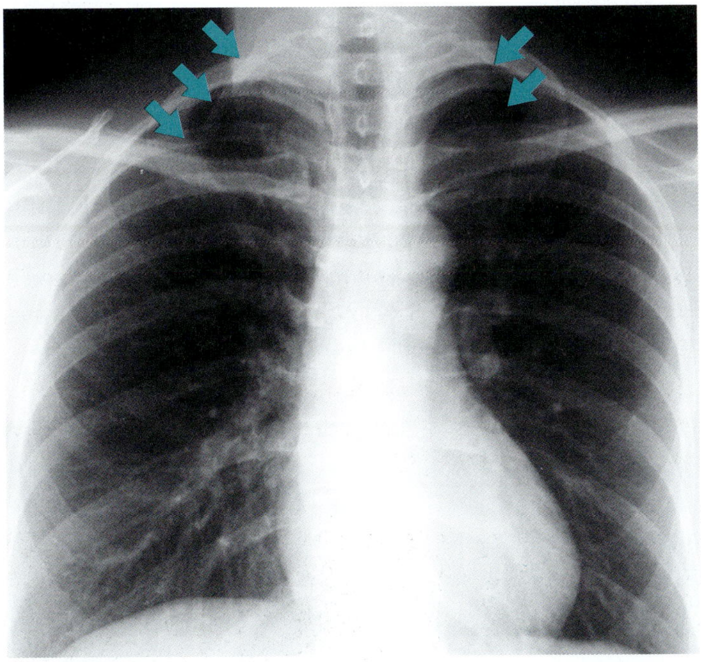

Abb. 39.3

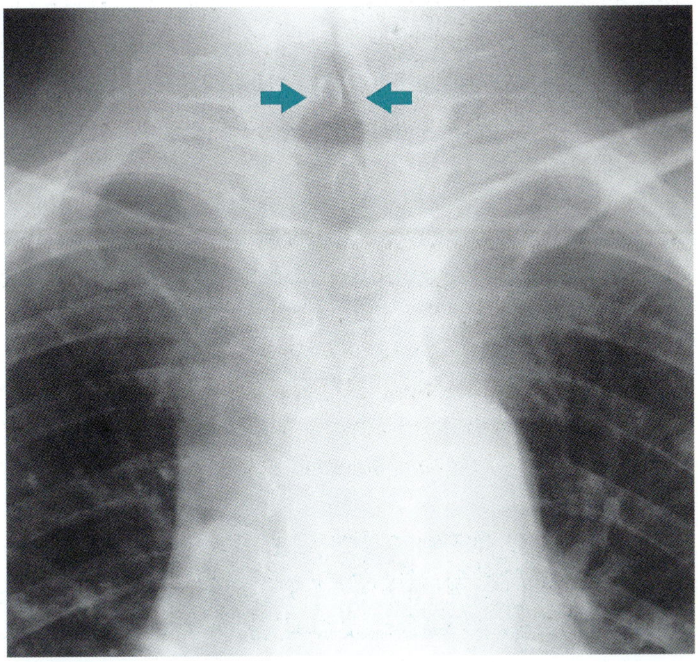

Abb. 39.4

Halsrippen treten hauptsächlich am siebten Halswirbel auf, sind meistens symptomfrei und Zufallsbefunde auf der p.a.-Übersichtsaufnahme: Sie sind nicht immer so deutlich ausgeprägt (↘) wie auf der rechten Seite in **Abb. 39.3**, sondern können auch diskreter bzw. kürzer ausgebildet sein (↙). Sie können jedoch für ein „Thoracic outlet syndrome" verantwortlich sein und sollten daher ggf. im schriftlichen Befund erwähnt werden [3.3, 3.4].

Ein weiterer Zufallsbefund kann ein unvollständiger Bogenschluss (→ ←) sein **(Abb. 39.4)**, der isoliert sowohl am cervicothorakalen als auch am thorakolumbalen Übergang vorkommt.

Clavicula:

Claviculafrakturen (↘) zählen zu den häufigen Verletzungen des thorakalen Skeletts und verlaufen in der Regel komplikationslos. Sie entstehen entweder durch direkten Aufprall bei Verkehrs- oder Sportunfällen oder indirekt durch Sturz auf Schulter oder Arm **(Abb. 40.1 a)**. Typisch sind Schräg- oder Keilfrakturen im mittleren Drittel. Das mediale Fragment disloziert durch den Zug des M. sternocleidomastoideus nach kranial (↑ in **Abb. 40.1 a**, **Abb. 41.2**). Sie werden meist konservativ durch einen Rucksackverband therapiert. Der gewünschte Druck von oben auf das mediale Fragment (↙) entsteht durch das Festziehen der Verbandsschlaufe (⤺⤻ in **Abb. 40.1 b**). Nur in seltenen Fällen ist eine osteosynthetische Versorgung notwendig. Vorsicht ist bei Frakturen der ersten drei Rippen bzw. ersten zwei Rippen plus Clavicula geboten: Dieses Verletzungsmuster kann zu Verletzungen des Plexus brachialis und der dort verlaufenden Gefäße führen [3.5].

3

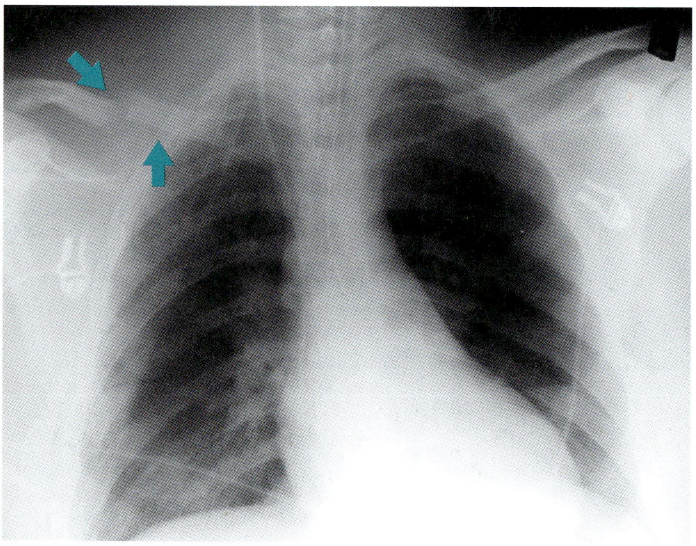

Abb. 40.1 a

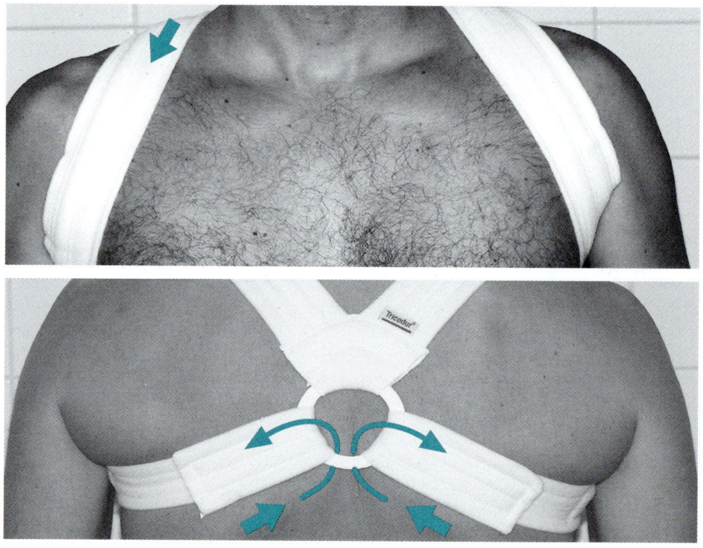

Abb. 40.1 b

Schultereckgelenk

Am lateral gelegenen Acromioclaviculargelenk (AC-Gelenk) treten auch isolierte Rupturen der Gelenk-stabilisierenden Bänder zwischen Clavicula und Acromion bzw. zwischen Clavicula und Proc. coracoideus auf (s. **Abb. 41.2**). Durch den Zug des M. sternocleidomastoideus ragt die Clavicula über das Acromion hinaus **(Abb. 40.2 a)**, und es entsteht eine sichtbare Stufe, die sich federnd reponieren lässt („Klaviertastenphänomen").

Die Schultereckgelenksprengung wird nach Tossy in drei Grade unterteilt. Mit der erweiterten Einteilung nach Rockwood können zusätzliche seltenere Typen klassifiziert werden (s. **Tab. 41.1**, [3.6, 3.7]). Zur Abschätzung der resultierenden Gelenkstufe nimmt der Patient 5 kg-Gewichte in beide Hände, die für entsprechenden Zug am Acromion nach kaudal (↓) sorgen **(Abb. 40.2 c)**. Die operative Versorgung erfolgt z.B. mittels Hakenplatte **(Abb. 40.2 b)**.

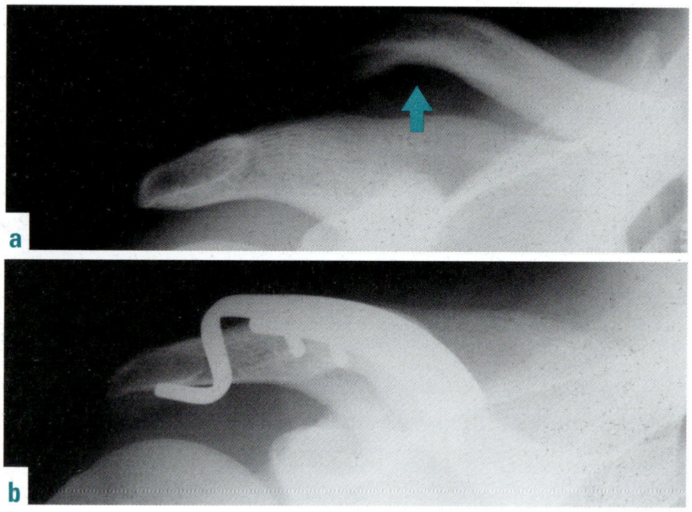

Abb. 40.2

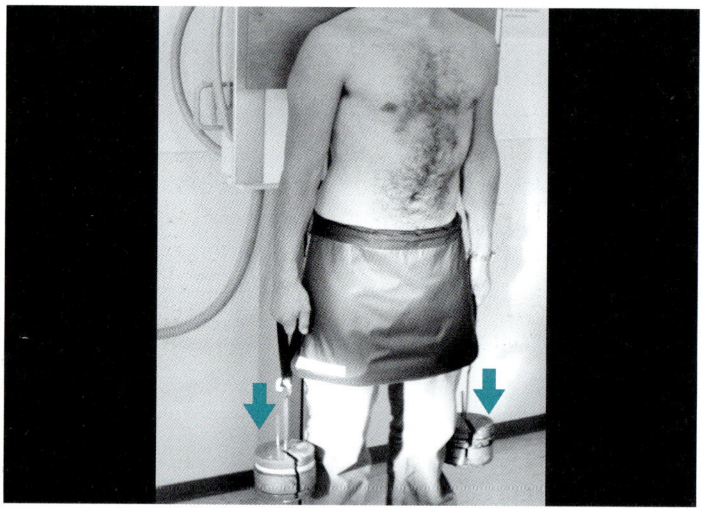

Abb. 40.2 c

Einteilung der Schultereckgelenksprengung (nach Tossy I-III / Rockwood IV-VI)		
Grad	**Betroffene Bänder**	**Rö-Zeichen unter Zug (5kg)**
I	Überdehnung Ligg. acromio- und coracoclaviculare	keine
II	Ruptur Lig. acromioclaviculare Dehnung Lig. coracoclaviculare	Clavicula-Dislokation um halbe Gelenkhöhe
III	Ruptur beider Ligg.	Dislokation um eine Schaftbreite
IV	wie Tossi III, aber Dorsalverschiebung des lateralen Endes der Clavicula	
V	wie Tossi III, aber extremer Dislokation	
VI	Luxation der Clavicula unter das Akromion (selten)	

Tab. 41.1

Humerus

Subcapitale Humerusfrakturen entstehen in der Regel durch indirekte Krafteinwirkung beim Sturz auf Hand oder Ellenbogen und seltener durch direkten Schlag. Sie sind bereits in normalen Thoraxaufnahmen gut erkennbar und sollten daher nicht aus Nachlässigkeit übersehen werden. In der p.a.-Projektion unseres Beispiels **(Abb. 41.3a)** fällt auf, dass der proximale Humerusschaft nicht wie üblich zentral unterhalb des Humeruskopfes **(28)** liegt, sondern nach medial disloziert (➔) ist. In der lateralen Projektion **(Abb. 41.3b)** fällt besonders die frei endende proximale Randkontur (⬅) des Humerusschaftes ins Auge. Subcapitale Humerusfrakturen treten besonders bei älteren Damen (mit Osteoporose) nach Sturz auf den Arm auf.

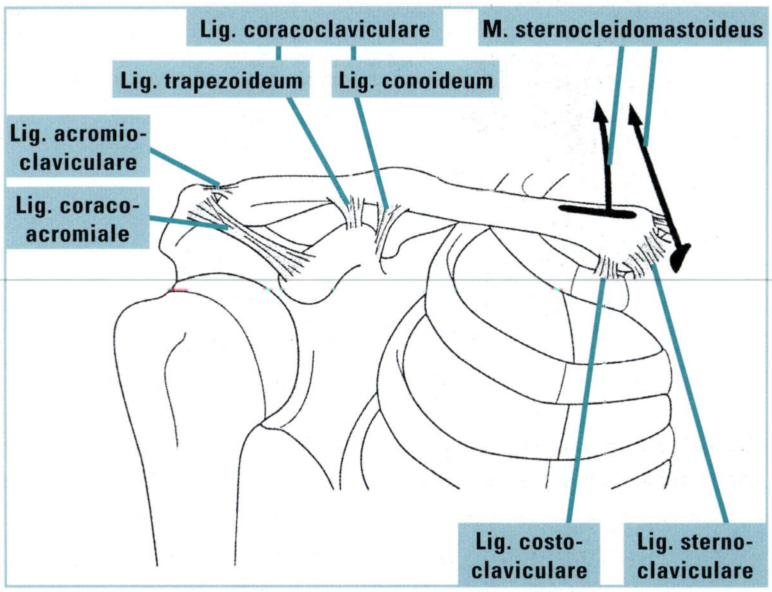

Abb. 41.2

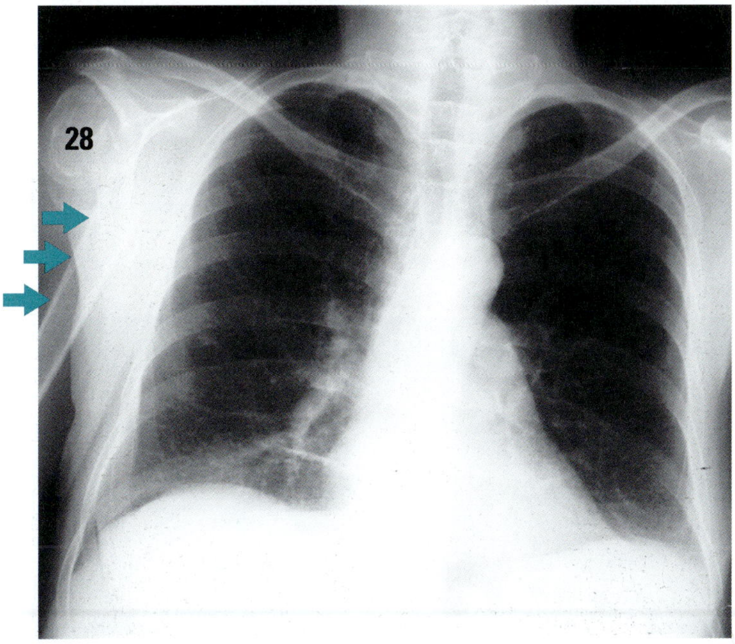

Abb. 41.3a

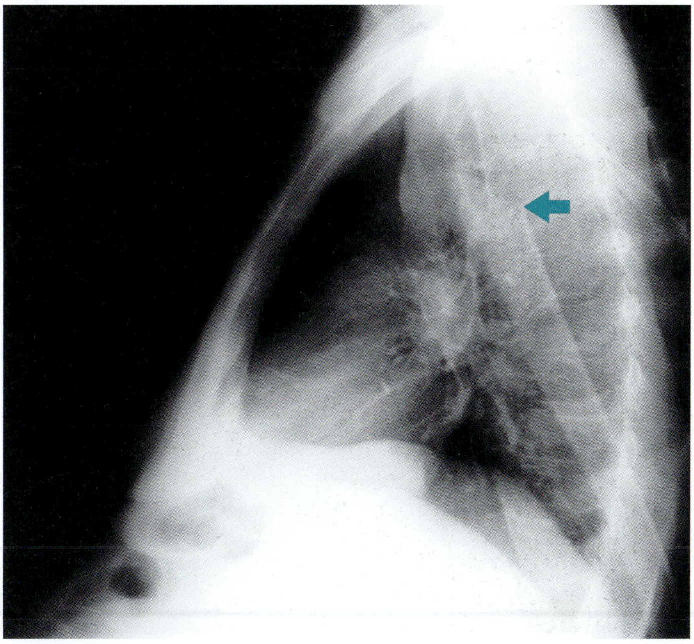

Abb. 41.3b

Korrektes Abzählen der Rippen in p.a.-Projektion: Solange sie noch nicht verkalkt sind, kontrastieren sich bei jüngeren Patienten die schrägen, ventralen Rippenanteile oft deutlich schlechter zur Thoraxwand als die horizontalen, dorsalen Anteile. Beim Abzählen in p.a.-Projektion wird oft die 1. Rippe übersehen, da sie sich mit der 2. Rippe und der Clavicula überlagert **(Abb. 42.1)**, so dass Fehlbestimmungen bei Frakturen oder Osteolysen vorkommen (vgl. S. 184-187). In seitlicher Projektion kann eine korrekte Zuordnung an der oberen und unteren Thoraxapertur durch Überlagerung mit Weichteilen der Oberarme oder des Abdomens durchaus erschwert sein **(Abb. 42.2)**.

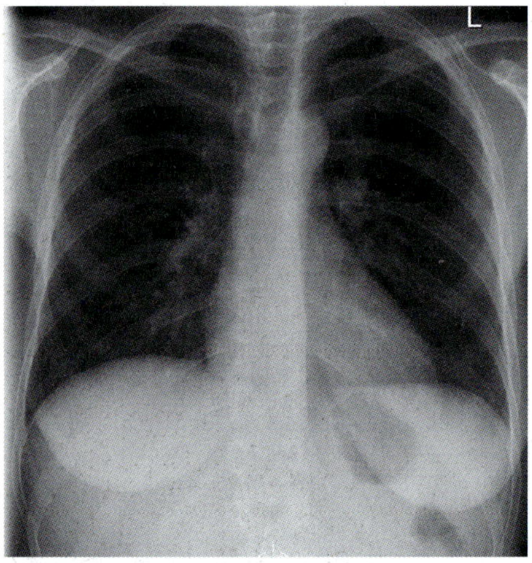

Abb. 42.1 a Rippenverlauf in p.a.

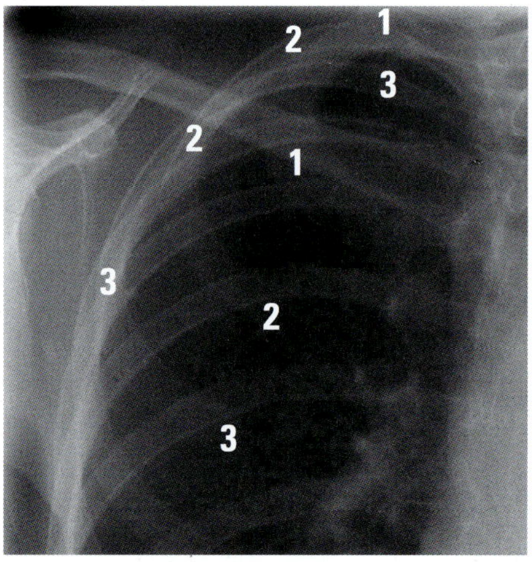

Abb. 42.1 b Rippe Nr. 1 bis 3

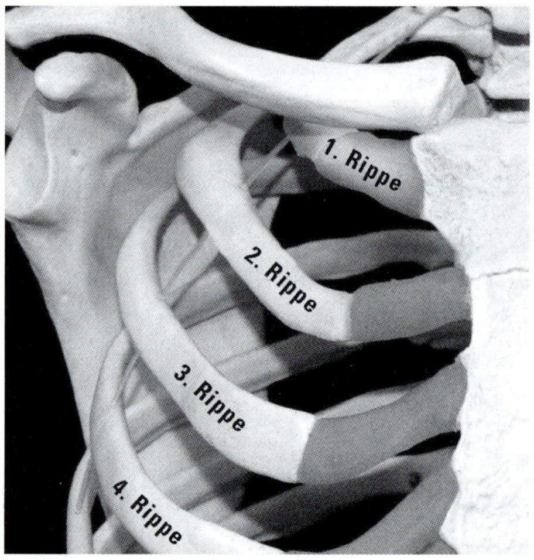

Abb. 42.1 c Skelettvergleich

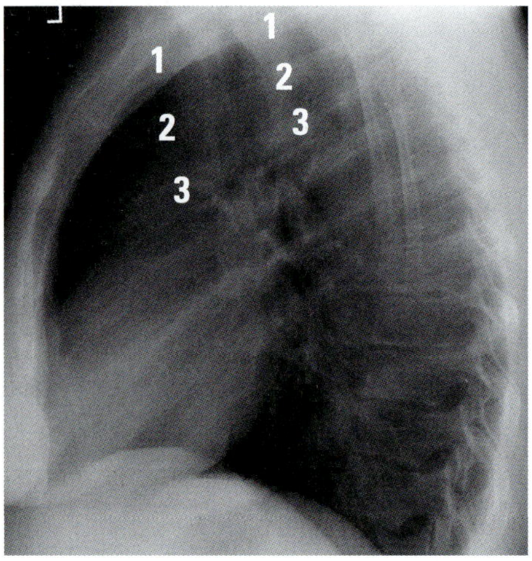

Abb. 42.2 a laterale Projektion

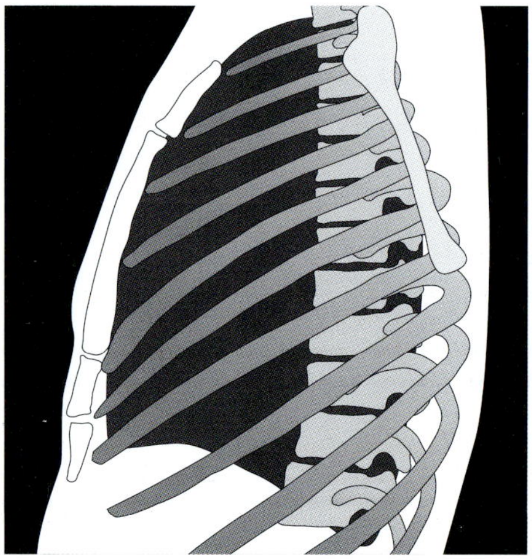

Abb. 42.2 b Rippenverlauf lateral

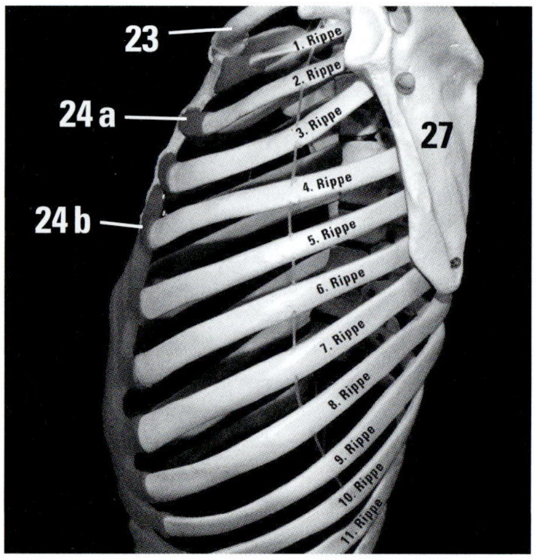

Abb. 42.2 c Skelettvergleich

Zuordnung der Rippen in lateraler Projektion: In der Regel werden Seitaufnahmen so angefertigt, dass sich der digitale Detektor an der linken Thoraxwand befindet und die Strahlenquelle auf der rechten Seite des Patienten, damit der radiographische Vergrößerungseffekt durch einen geringeren Objekt Film-Abstand des Herzens möglichst gering ausfällt (vgl. S. 24). Dies führt dazu, dass die **rechtsseitigen Rippen** in Seitaufnahmen größer als die **linksseitigen Rippen** und (bei exakt lateraler Einstellung) auch weiter dorsal abgebildet werden **(Abb. 42.3)**. Außerdem werden dadurch die rechtsseitigen Rippen vertikal auseinander gespreizt dargestellt **(Abb. 42.4)**.

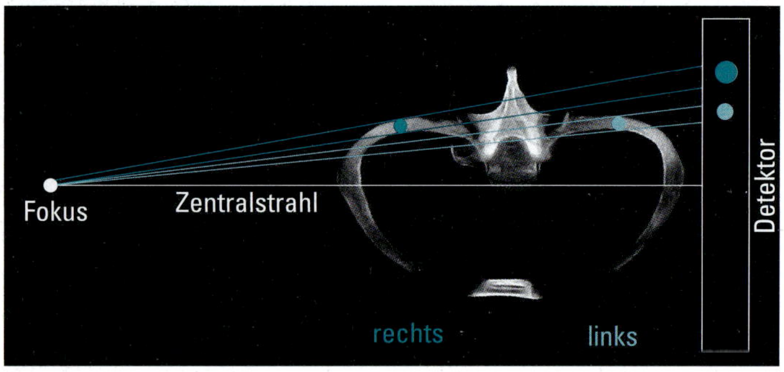

Abb. 42.3 Darstellung der **rechten** Rippen lateral: größer und weiter dorsal als die **linken**

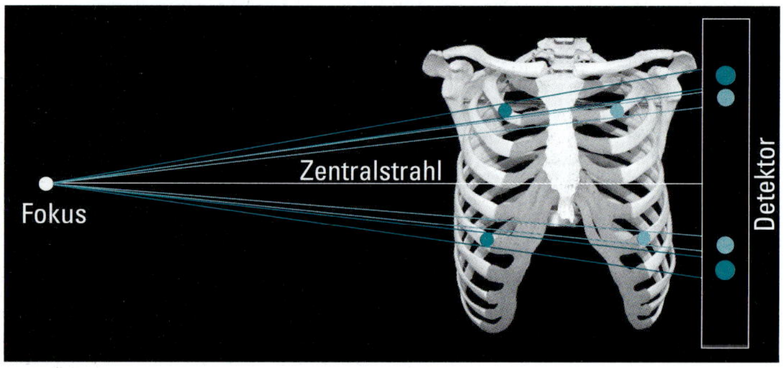

Abb. 42.4 Darstellung der **rechten** Rippen lateral: cranial über / caudal unter den **linken**

Die **Abb. 43.1** verdeutlicht das sogenannte „big rib sign" in starker Vergrößerung: Die **rechtseitige Rippe** kommt weiter dorsal und größer zur Darstellung als die **linksseitige Rippe**.

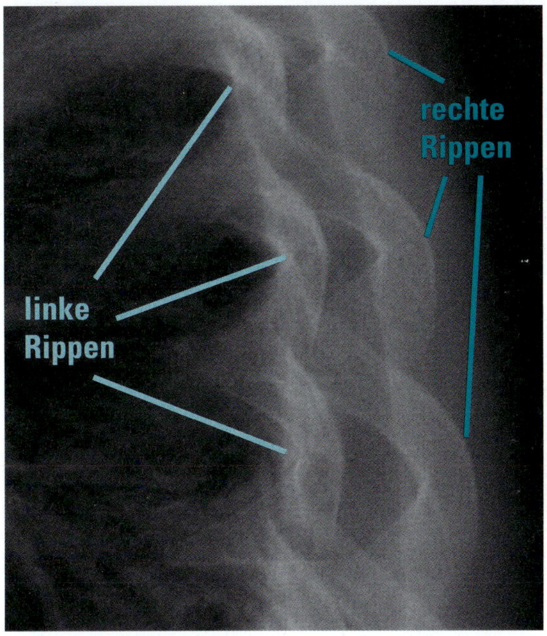

Abb. 43.1 „big rip sign"

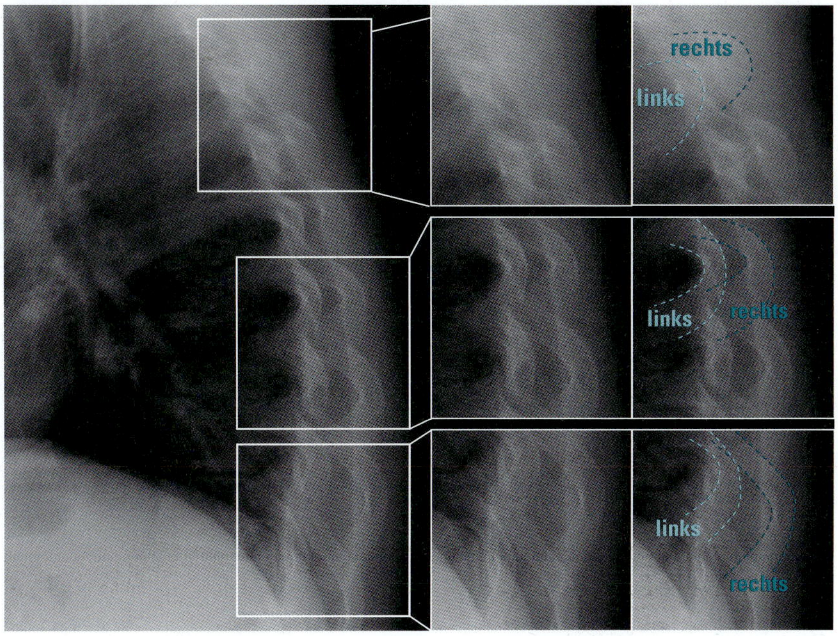

Abb. 43.2 Vertikal gespreizte Darstellung der rechtsseitigen Rippen

Durch die zunehmende Aufspreizung der Röntgenstrahlen (vgl. **Abb. 42.4**) werden die rechten Rippen in der cranialen Thoraxhälfte etwas über den linken Rippen und in der caudalen Thoraxhälfte etwas nach caudal versetzt dargestellt.

Degenerative Wirbelsäulenveränderungen

Ab einem gewissem Alter lassen sich degenerative Veränderungen der Wirbelsäule in nahezu jeder Thoraxröntgenaufnahme ausmachen **(Abb. 43.1, 43.2)**. Im Rahmen der natürlichen Alterung verliert der im Inneren der Disci intervertebrales gelegene Nucleus pulposus zunehmend an Elastizität. Neben einer Gelenkspaltverschmälerung (= Chondrose) kommt es dabei zu diskusnahen Knochenveränderungen im Sinne einer Osteochondrose mit bandförmiger Sklerosierung (⬇ ⬇ ⬇) sowie Konturirregularitäten (⬆ ⬆ ⬆) der benachbarten Deck- und Bodenplatten. Die Folge ist eine reaktive Knochenneubildung (↘), die als Spondylosis deformans bezeichnet wird und der drohenden Instabilität der Wirbelsäule entgegenwirkt.

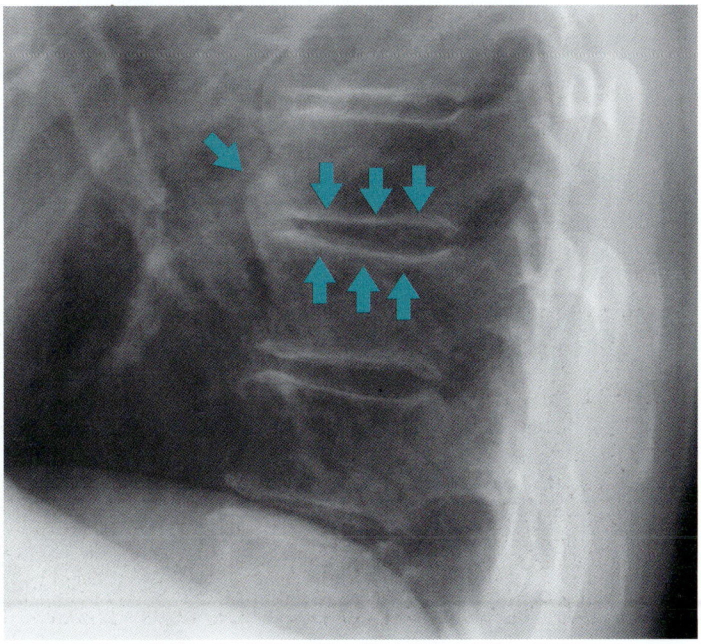

Abb. 43.1

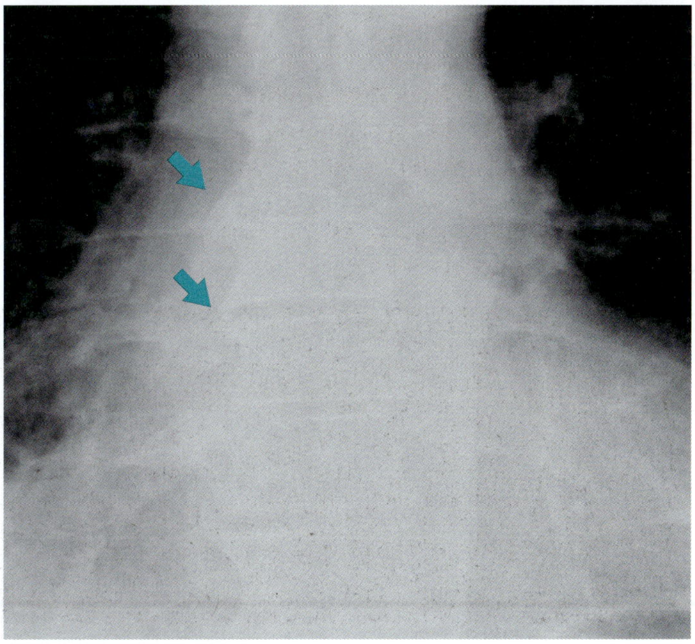

Abb. 43.2

Häufig findet sich ventral an der Wirbelsäule eine Verkalkung und Verknöcherung des vorderen Längsbandes mit fließenden Hyperostosen (→ in **Abb. 44.1**). Wenn sich eine solche Veränderung über mindestens vier Wirbelkörper erstreckt und nicht mit weiteren degenerativen Veränderungen der Bandscheiben (Osteochondrose, Prolaps) vergesellschaftet ist, spricht man von einer diffusen idiopathischen Skeletthyperostose (DISH) oder auch von Morbus Forestier. Prädilektionsstellen einer DISH sind der thorakolumbale Übergang sowie die untere Halswirbelsäule.

Als Skoliose (**Abb. 44.2**) bezeichnet man eine fixierte, seitliche Verbiegung der Wirbelsäule (→ ←). Die einzelnen Wirbelkörper sind dabei gegeneinander verdreht und zeigen eine Versteifung in diesem Abschnitt. Neben der idiopathischen Form, die in jedem Lebensalter auftreten kann, gibt es noch eine Vielzahl sekundärer Ursachen für eine Skoliose (Infektionen, rheumatische Erkrankungen, traumatische oder metastatische Wirbeldeformierungen).

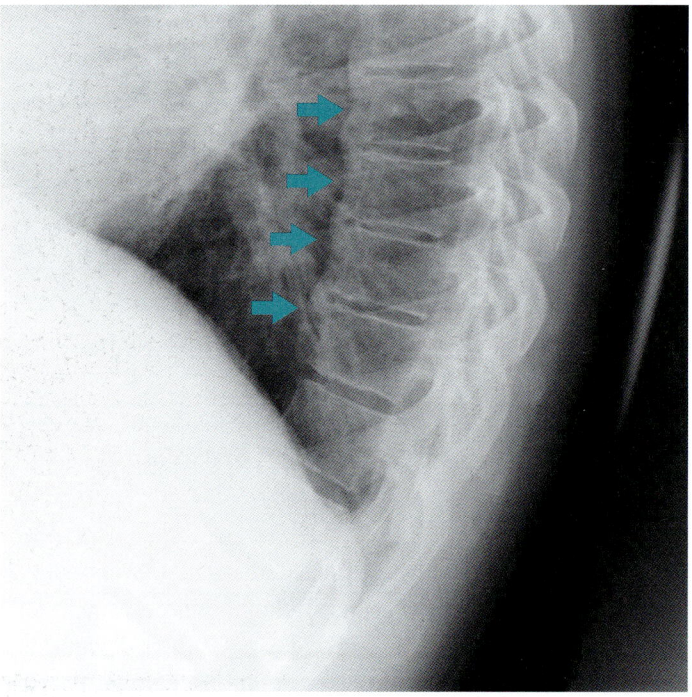

Abb. 44.1

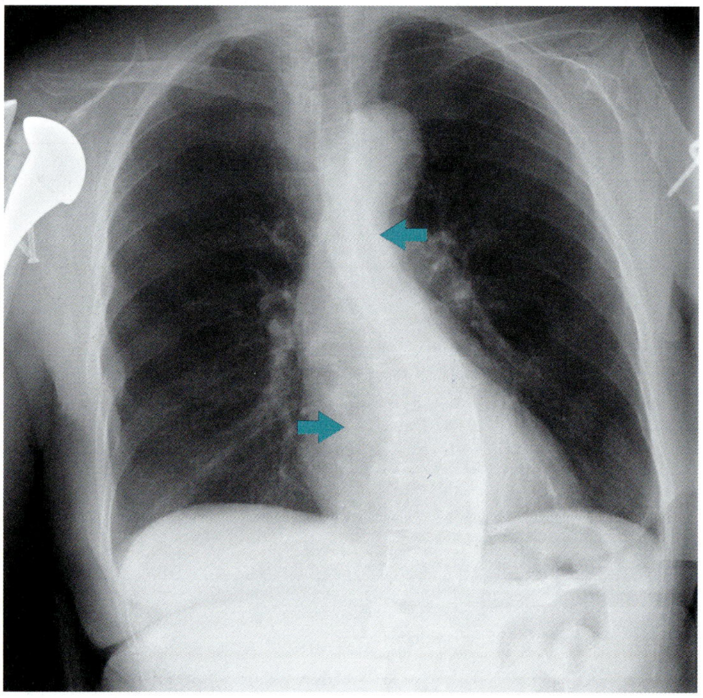

Abb. 44.2

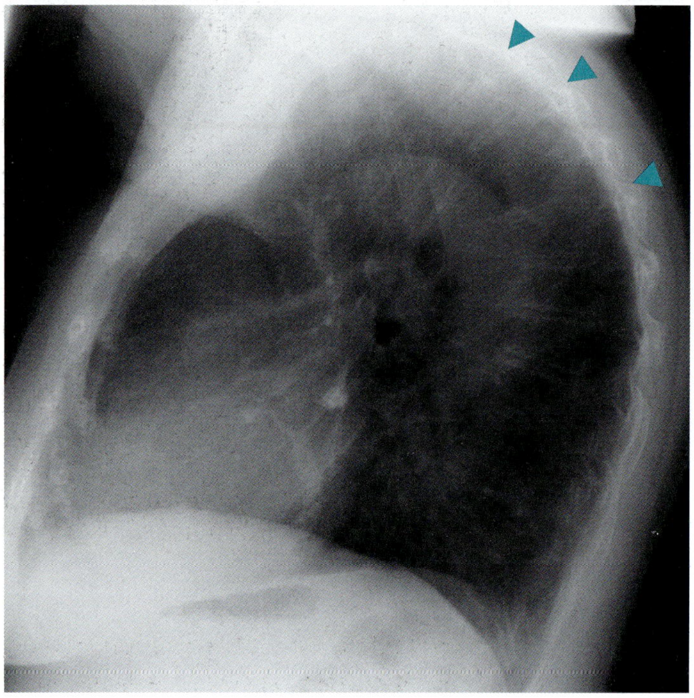

Abb. 44.3

Morbus Scheuermann

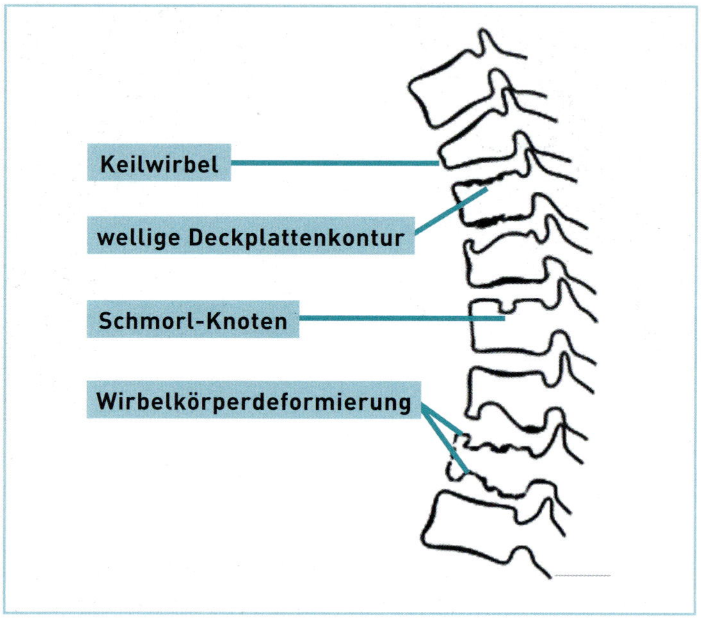

Abb. 44.4

Rippen

Radiologische Zeichen einer Rippenfraktur sind Kontinuitätsunterbrechungen bzw. Stufenbildungen (↖) der röntgendichten Kortikalislinie im ansonsten harmonisch-kontinuierlichen Rippenverlauf. Dies bereitet in der Regel keine diagnostischen Schwierigkeiten, wenn es sich um komplette und dislozierte Frakturen handelt **(Abb. 45.1)**.

Eine ausführlichere Darstellung hierzu finden Sie im traumatologischen Kapitel (s. S.184-186). Als Rippenusuren bezeichnet man randständige, scharf begrenzte, 2-4 mm breite Osteolysen (↑), die typischerweise in den lateralen bzw. laterodorsalen Abschnitten an der unteren Rippenkontur zu finden sind **(Abb. 45.2)**. Diese werden durch mechanischen Druck dilatierter Intercostalarterien hervorgerufen, wie sie z.B. bei Aortenisthmusstenose als Kollateralkreislauf vorkommen (vgl. S.88).

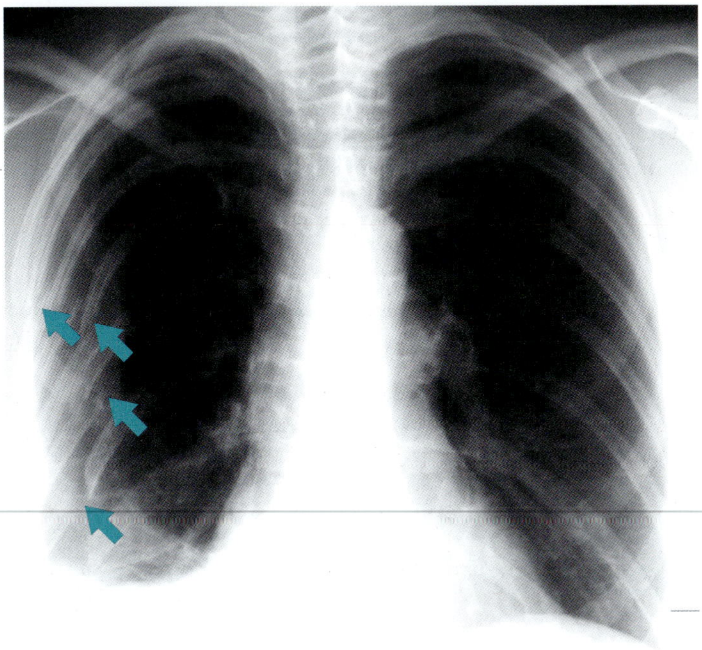

Abb. 45.1

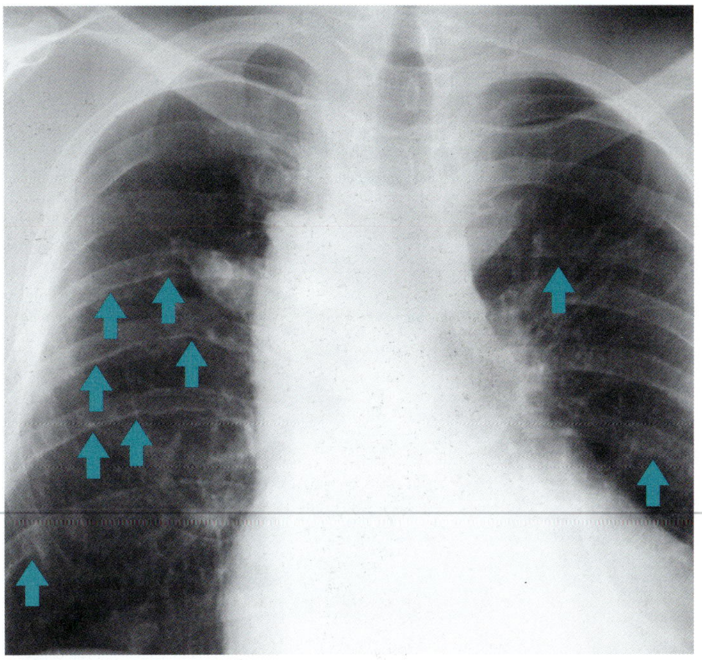

Abb. 45.2

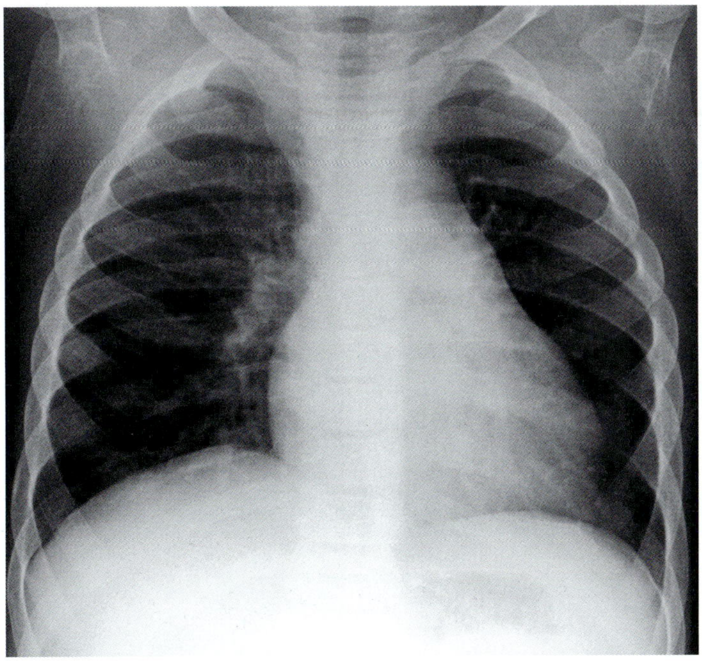

Abb. 45.3

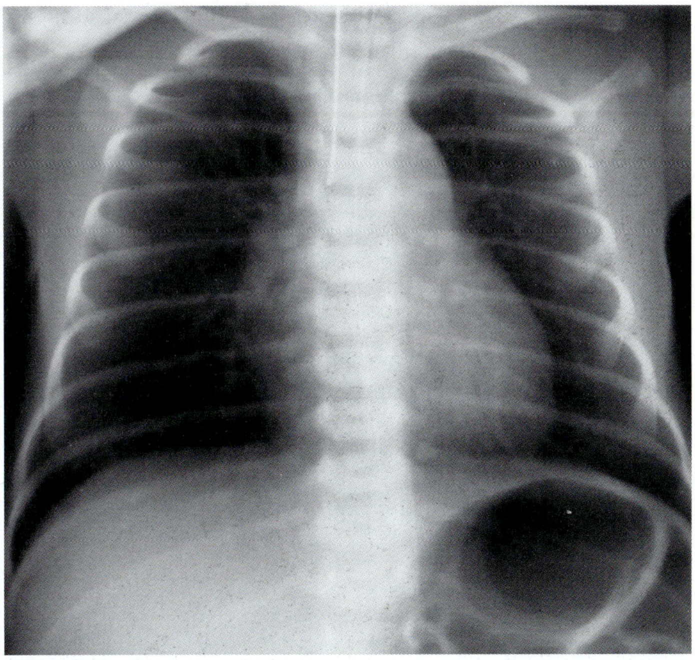

Abb. 45.4

Achten Sie außerdem auf die Kaliberstärke der Rippen: So führt eine extramedulläre Blutbildung z.B. im Rahmen einer Thalässämie zu einer Zunahme der Rippendicke **(Abb. 45.3)**.

Im Gegensatz dazu beobachtet man z.B. bei einigen Formen der angeborenen Skelettdysplasie bei Kindern eine deutliche Verschmälerung sämtlicher Rippen **(Abb. 45.4)**.

Rippenmetastasen

Beim älteren Menschen sind hämatogene Metastasen die häufigsten Tumoren im Bereich des Thoraxskeletts. Insbesondere die Skelettabschnitte, die rotes Knochenmark enthalten (Rippen, Sternum, Wirbelsäule), sind hiervon betroffen. Achten Sie wieder auf Kontinuitätsunterbrechungen (↖) und kolbige Auftreibungen der Rippen wie in **Abb. 46.1**: Die Detailaufnahme im Abstand von drei Monaten **(Abb. 46.1b)** zeigt eine deutliche Progredienz sowohl der Corticalislücke als auch der tumorösen Auftreibungen im Vergleich zur Voraufnahme **(Abb. 46.1a)**. Verwechseln Sie diesen Befund nicht mit spindelförmigen Verdickungen ohne begleitende Osteolyse bei älteren, mit Kallusbildung ausgeheilten Rippenfrakturen (↑ in **Abb. 46.2**).

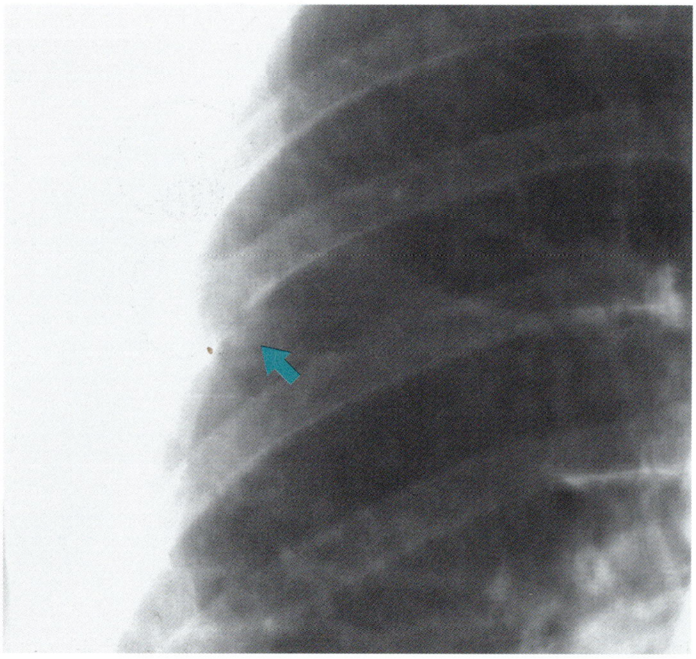

Abb. 46.1a

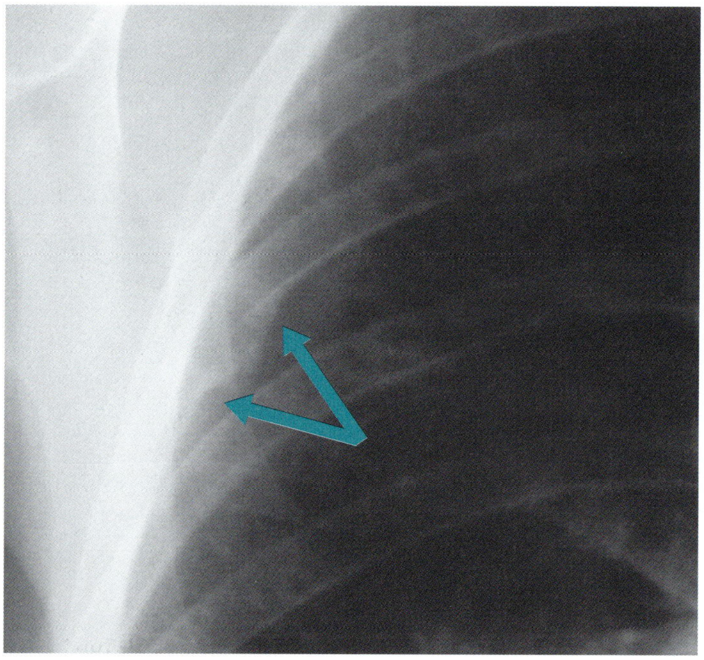

Abb. 46.1b

Achten Sie bei Tumorpatienten daher auch auf Osteolysen oder Höhenminderungen (↓) thorakaler Wirbelkörper wie in **Abb. 46.3**: Diese werden in p.a.-Projektion **(Abb. 46.3a)** häufig übersehen, kommen jedoch in der lateralen Projektion **(Abb. 46.3b)** meistens klarer zur Darstellung.

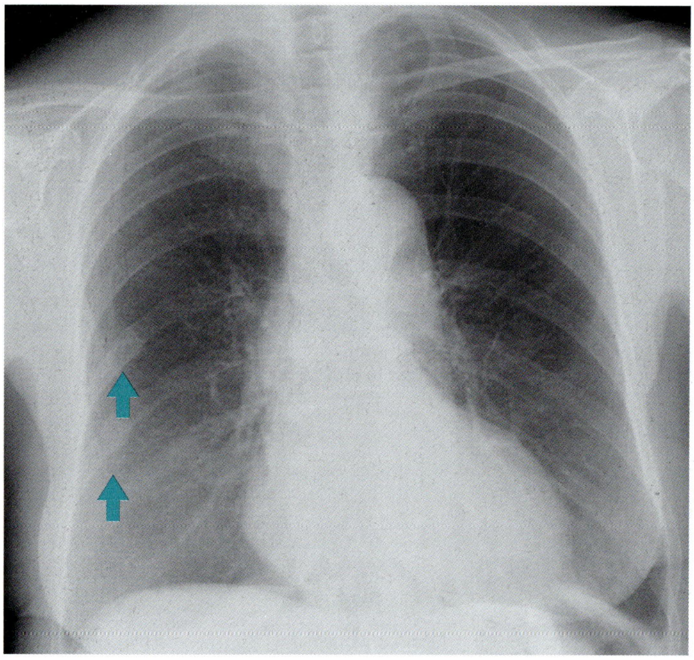

Abb. 46.2

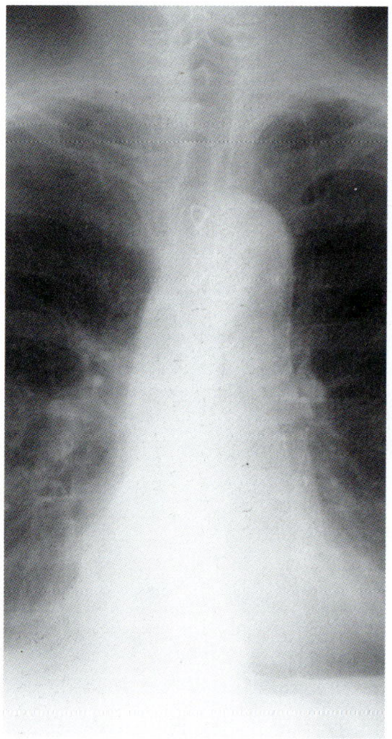

Abb. 46.3a

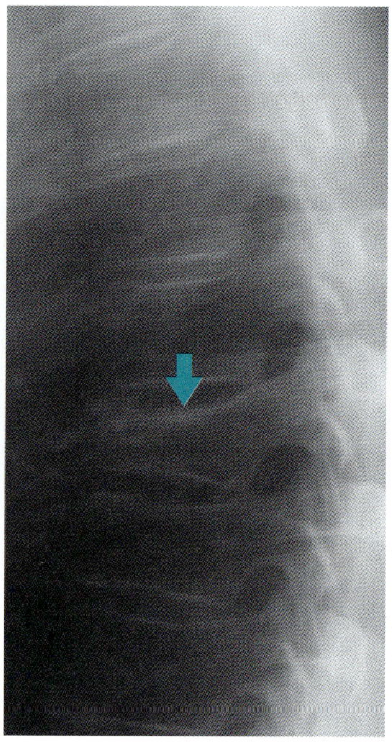

Abb. 46.3b

Für die Suche nach möglichen Primärtumoren hilft die Unterscheidung, ob es sich um osteolytische oder osteoblastische Metastasen handelt. Osteolytische Metastasen treten im Rahmen des Multiplen Myeloms und bei Karzinomen der Lunge, Mamma, Schilddrüse und Niere auf (Nieren-Ca immer osteolytisch). Osteoblastische Metastasen stammen typischerweise von den nachfolgenden Tumorarten (**Tab. 47.1**):

Primärtumoren osteoblast. Metastasen: „5 Bienen lecken Pollen"

1. **B**	**B**rust (Mamma-Ca)
2. **B**	**B**rain (Medulloblastom)
3. **B**	**B**ronchien (Bronchial-Ca)
4. **B**	**B**auch (GIT-Tumor, Carcinoid)
5. **B**	**B**lase (Harnblasen-Ca)
lecken	**L**ymphom
Pollen	**P**rostata-Ca

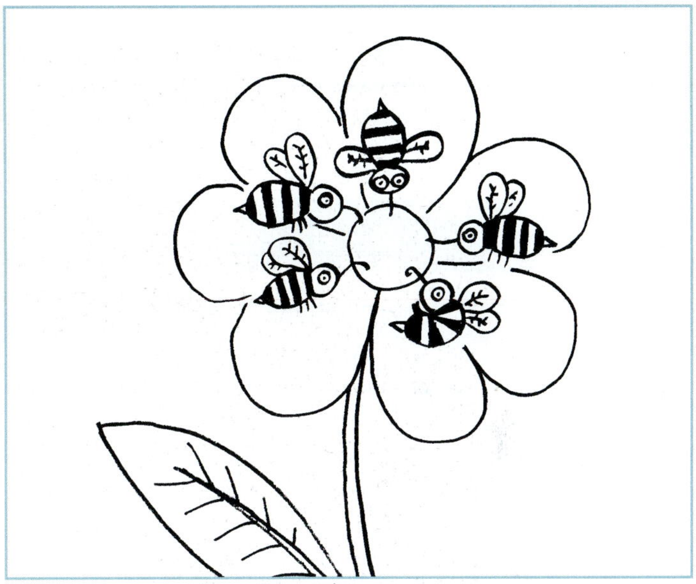

Tab. 47.1

Falls Sie sich für ähnliche Merksprüche und Cartoons mit hohem Erinnerungswert interessieren, werfen Sie einen Blick in die Buchserie „Markante Merkhilfen für Mediziner" (s. S.45, 50).

In **Abb. 47.2** finden Sie ein Beispiel einer ausgeprägten Skelettmetastasierung bei fortgeschrittenem Prostatakarzinom. Wenn Sie dieses Bild mit anderen Bildern vergleichen, erkennen Sie eine diffuse Dichtezunahme sämtlicher Skelettabschnitte. Im Bereich der Wirbelsäule spricht man auch von Elfenbeinwirbeln. Zusätzlich zu den vorherrschenden osteoblastischen Metastasen finden sich auch einzelne lytische Herde (➔). Man spricht in diesem Fall von einem gemischt lytisch-blastischen Typ, der neben dem Prostatakarzinom auch bei Mamma-Ca und bei gastrointestinalen Tumoren zu finden ist. In diesem Stadium haben sich bei dem Patienten bereits ausgeprägte maligne Pleuraergüsse (★) gebildet, die auf der rechten Seite in das horizontale Interlobium auslaufen (vgl. S.106-107).

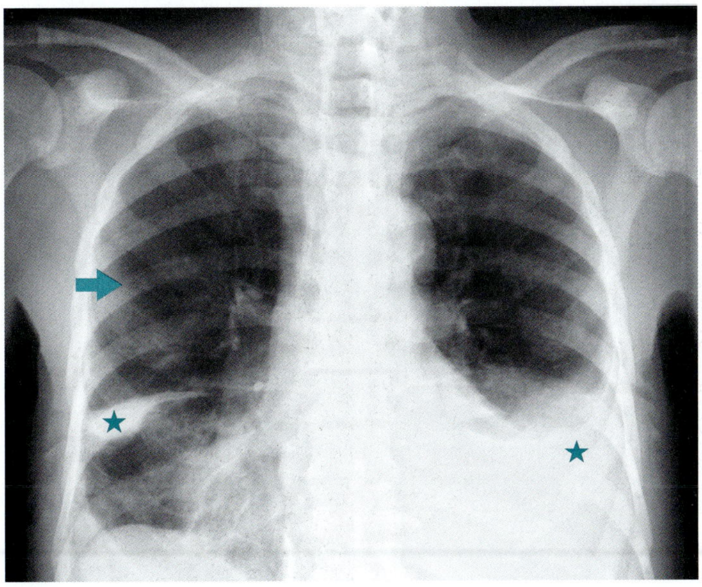

Abb. 47.2a

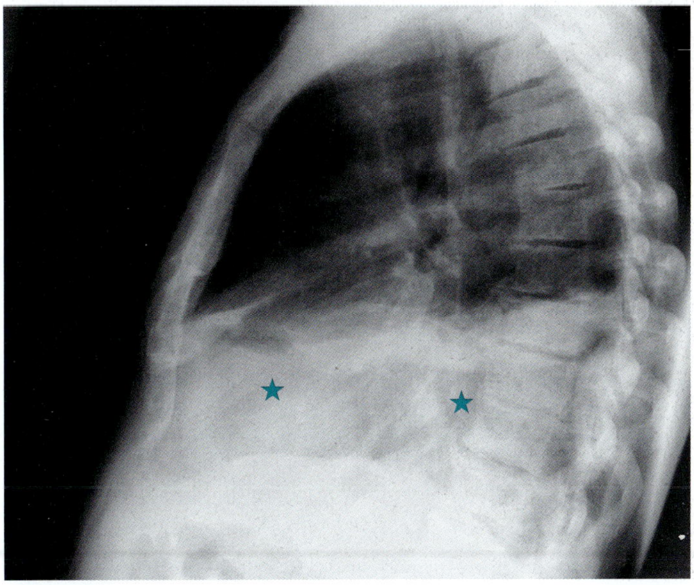

Abb. 47.2b

Kommt es zu einer verstärkten, dorsal konvexen Krümmung der Brustwirbelsäule (◀) spricht man dagegen von einer Hyperkyphose **(Abb. 44.3)**. Auch bei der Hyperkyphose gibt es neben angeborenen Formen und der häufigen altersbedingten Variante eine Vielzahl weiterer sekundärer Ursachen (Rachitis, Spondylitis ankylosans, tuberkulöse Spondylitis). Zusätzlich zur Kyphose erkennt man in unserem Beispiel noch zwei weitere alterstypische Veränderungen. Haben Sie sie gefunden? Die Auflösung finden Sie am Ende des Buches. Bei einer Hyperkyphosierung im Jugendalter sollte man auch an eine sog. Adoleszentenkyphose (Morbus Scheuermann) denken: Der Morbus Scheuermann hat die Kyphose der BWS als Leitsymptom. Später erkennt man zusätzlich eine wellige Kontur der Wirbelkörperdeckplatten sowie sog. Schmorl-Knoten. Diese finden sich in der Mitte oder im vorderen Anteil der Deck- und Bodenplatte und entsprechen knorpelig umgewandelten Bandscheibeneinbrüchen. Schreitet die Erkrankung weiter fort, kann es im Endstadium zu einer ausgeprägten Wirbelkörperdeformierung kommen. Eine Übersicht über die röntgenologischen Zeichen bei Morbus Scheuermann finden Sie in **Abb 44.4**.

Intraabdominell gelegene Befunde

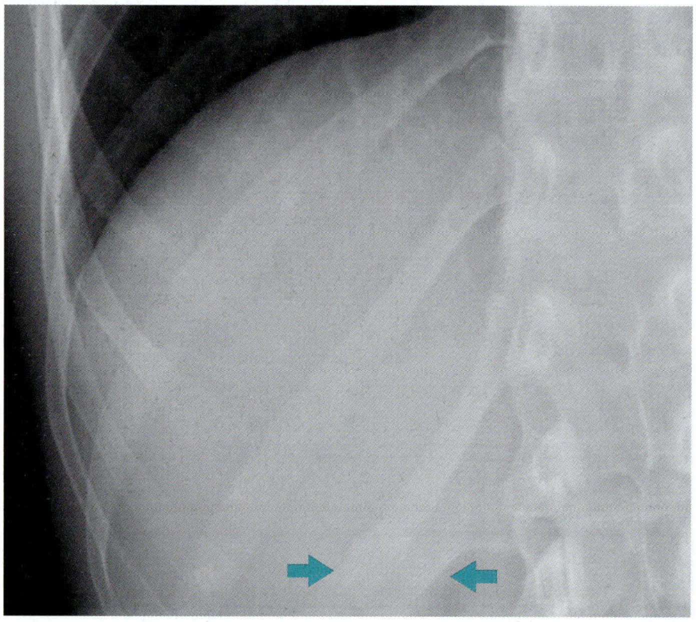

Abb. 48.1

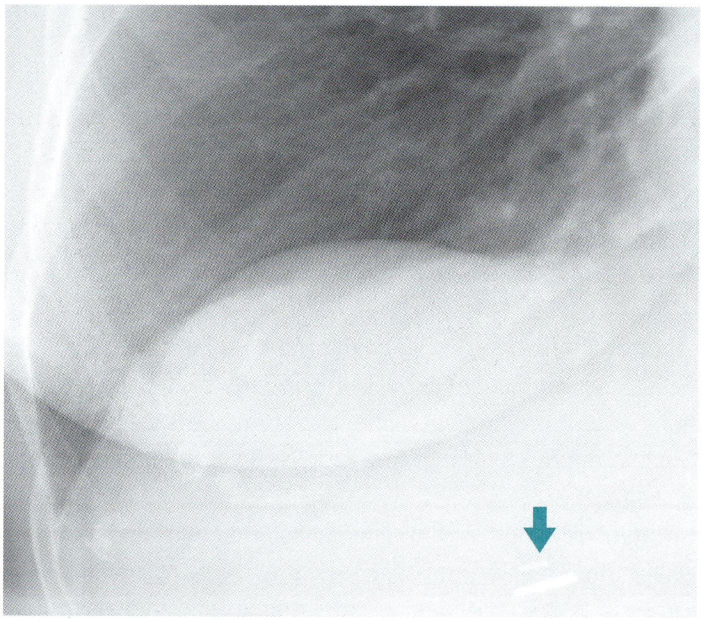

Abb. 48.2

Neben den Befunden an Herz- und Lunge bzw. des Weichteilmantels und des Skeletts gibt es auch intraabdominelle Befunde, die Sie bei der Beurteilung eines Thorax-Röntgenbildes erwähnen sollten. Auch wenn Sie im Rahmen einer Cholezystolithiasis **(Abb 48.1)** nur röntgendichte Steine (➔ ⬅) erkennen können (die Sonographie ist hier die deutlich sensitivere Untersuchung), ist das Clipmaterial (⬇ in **Abb. 48.2**) nach einer chirurgischen Intervention meist gut zu erkennen.

Als ein Beispiel eines Fremdkörpers im Abdomen sehen Sie auf der **Abb. 48.3** den Zustand nach einer operativen Verengung des Mageneingangs („Gastric Banding") bei morbider Adipositas. Mit Hilfe des Ventilmechanismus ist es möglich, die Weite des Ringes den individuellen Bedürfnissen anzupassen. Eine ausführliche Darstellung intrathorakaler Fremdkörper finden Sie im Kapitel 9.

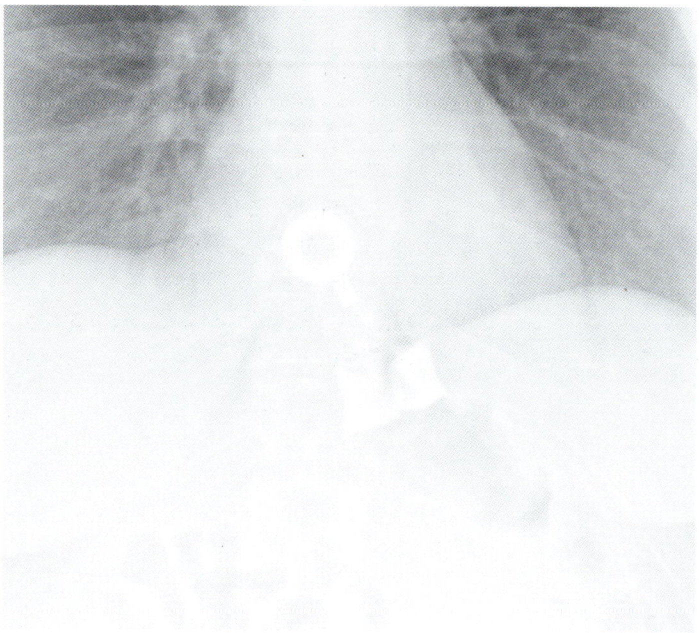

Abb. 48.3

In **Abb. 49.1** erkennen Sie direkt unterhalb der linken Zwerchfellkuppel und in unmittelbarer Nachbarschaft zur Magenblase eine annähernd halbkreisförmige, kalkdichte Struktur (↖ ↗). Dieser Befund entspricht einer harmlosen Milzzyste mit einer verkalkten Wand. Normaler Weise sollte der Abstand zwischen der Magenluftblase und der Zwerchfellkuppel maximal 1 cm betragen (↕ in **Abb. 49.1**) und nicht so unregelmäßig verbreitert sein wie in **Abb. 49.2**.

Der Morbus Ménétrier ist eine gastrointestinale Erkrankung unbekannter Ursache mit vermehrter Schleimbildung sowie einer Schleimhauthypertrophie mit charakteristischen Riesenfalten. Das konventionell-radiologische Korrelat dieser Riesenfalten erkennen Sie in **Abb. 49.2** im Sinne einer auffällig unregelmäßig konfigurierten Magenblase. Da es beim Morbus Ménétrier in 10% der Fälle zu einer malignen Entartung kommt, ist eine rechtzeitige Diagnose der Erkrankung von großer Bedeutung.

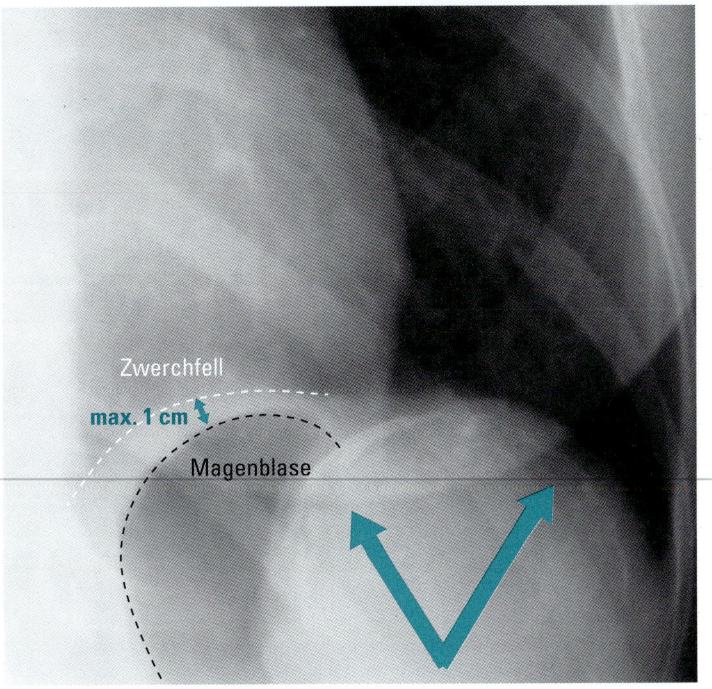

Abb. 49.1

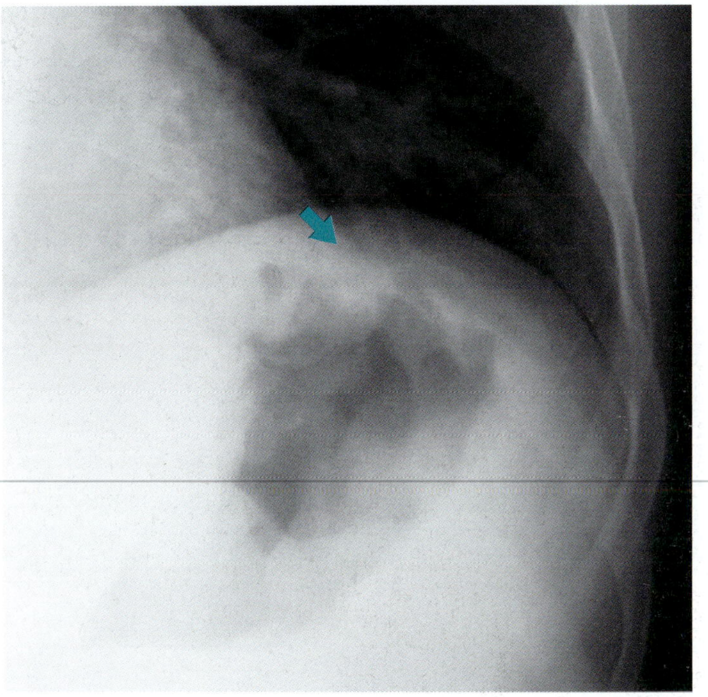

Abb. 49.2

Quiz – Testen Sie sich selbst!

9 Nutzen Sie die **Abb. 50.1** als Herausforderung, sich nicht von zwar offensichtlichen aber klinisch hier nicht entscheidenden Nebenbefunden ablenken zu lassen und finden Sie die tatsächlich relevanten Pathologien.

10 Das Röntgenbild in **Abb. 50.2** stammt von einer 27-jährigen Patientin mit Asthma bronchiale seit der Kindheit und rezidivierenden Pneumonien. Mit dem klinischen Verdacht einer erneuten pneumonischen Infiltration erfolgte die stationäre Aufnahme. Welchen zusätzlichen Befund erkennen Sie auf der Thoraxübersicht?

11 Auch bei dem Befund in **Abb. 50.3** gibt es neben der offensichtlichen bilateralen pulmonalen Metastasierung einen weiteren wichtigen Befund. Welchen? Die Auflösungen finden Sie am Ende des Buches.

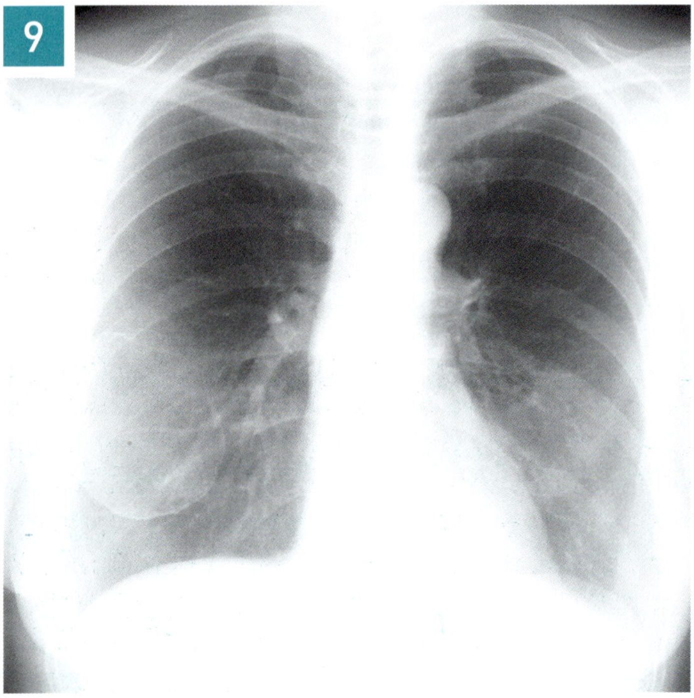

Abb. 50.1

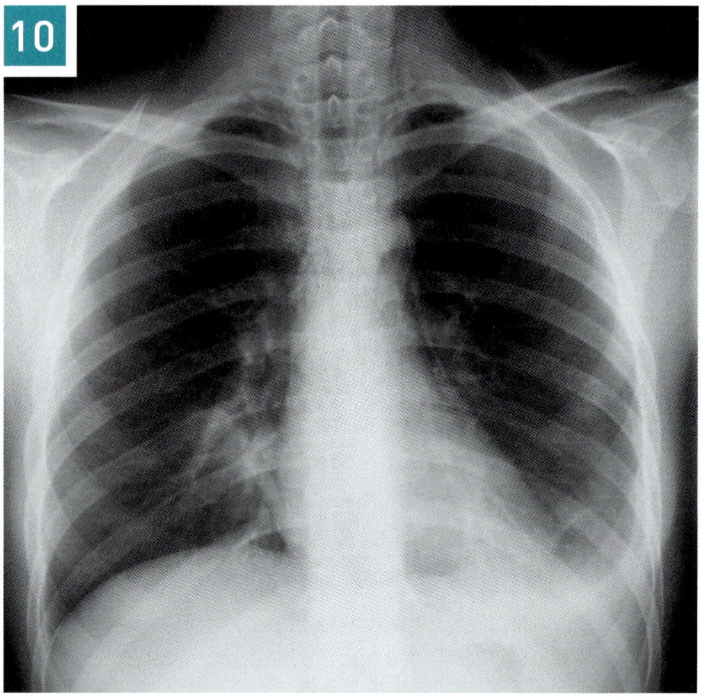

Abb. 50.2

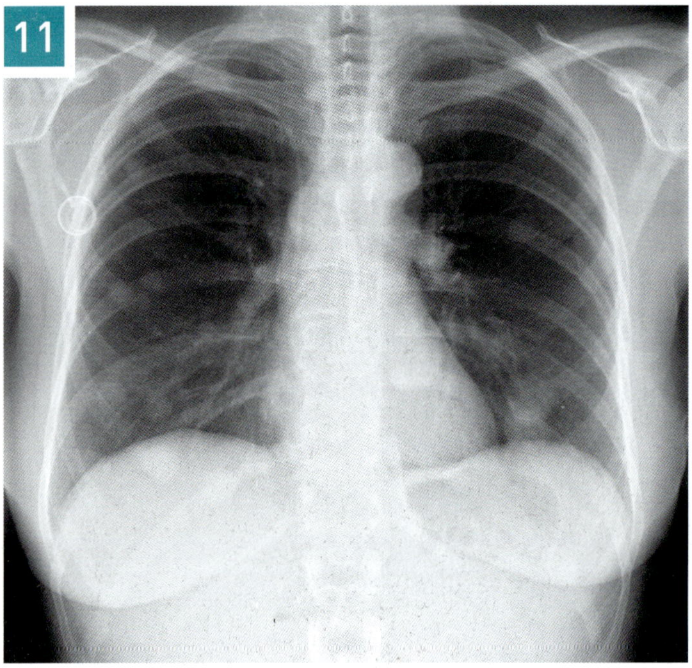

Abb. 50.3 a

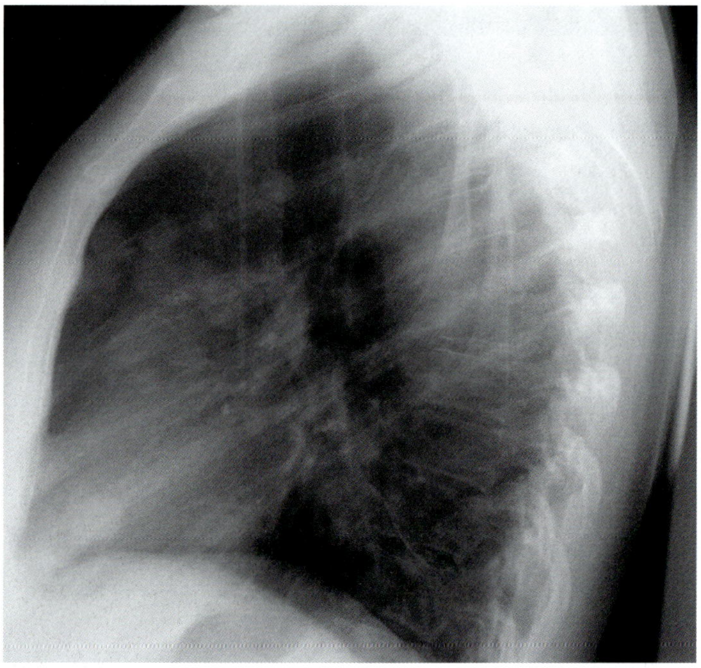

Abb. 50.3 b

Nadine Abanador
Matthias Hofer

Pleura

Lernziele dieses Kapitels:

In diesem Kapitel werden die wichtigsten Differenzialdiagnosen und Erscheinungsformen von Pleuraverdickungen behandelt. Da dieses Buch nach bildmorphologischen Kriterien aufgebaut ist, finden Sie Pleuraergüsse im Kapitel „Flächige Verschattungen". Nach Durcharbeiten der folgenden Seiten, sollten Sie in der Lage sein:

- eine physiologisch gesunde Pleura von einer pathologisch veränderten zu differenzieren,
- die verschiedenen Erscheinungsformen pleuraler Verdickungen zu unterscheiden,
- die Schweregrade zu erkennen und die klinische Relevanz von Pleuraverdickungen zu beschreiben,
- intrapulmonale Prozesse von pleuralen Raumforderungen zu unterscheiden.

Normalbefunde

Die Pleura dient der reibungsarmen Bewegungsübertragung zwischen Thoraxwand und Lunge und besitzt normalerweise eine Breite von ca. 0.2 bis 0.4 mm. Ist sie nicht pathologisch verbreitert, so wird die dünne Pleuralinie nur dort sichtbar, wo sie tangential getroffen ist: In **Abb. 51.1** ist der paraaortale Streifen (◀) deutlich zu erkennen. Dieser entspricht der Pleuraumschlagsfalte dorsal an der Aorta descendens **(8)**. Zusätzlich wird die hintere Umschlagsfalte apikal deutlich: In Fortsetzung der dorsalen, zweiten Rippe beidseits nach medial ist die Pleuralinie (↗ ↖) zu erkennen, die sich cranial des Aortenbogens **(6)** zu einer vertikalen Linie vereint. Im Seitbild **(Abb. 51.2)** wird der retrotracheale Streifen (→) am dorsalen Rand der Trachea **(14)** sichtbar. Ausserdem zeigt sich basal im RSR **(12)** ein retrosternaler Streifen (▶). Dieser wird meist durch epikardiales Fett gebildet und darf nicht mit einer Pleuraverdickung verwechselt werden. Weiter cranial ist die parietale Pleura (←) durch eine wellige Linie zu erkennen. Diese entsteht durch physiologische Einziehung der Pleura in die Interkostalräume.
Normalerweise ist die Pleura dünn, glatt und als regelmäßige Linie erkennbar.

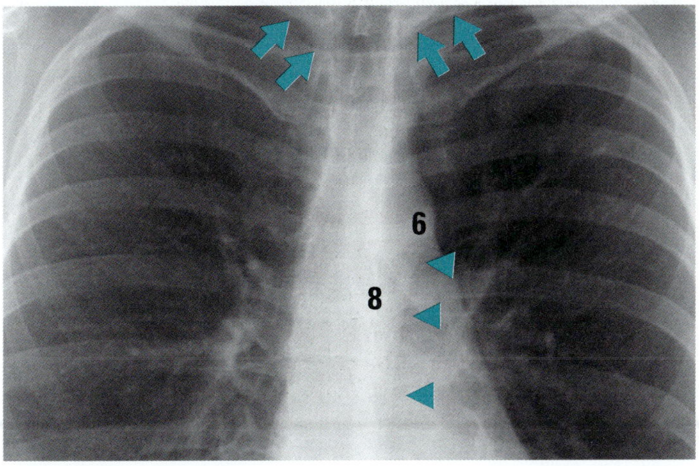

Abb. 51.1

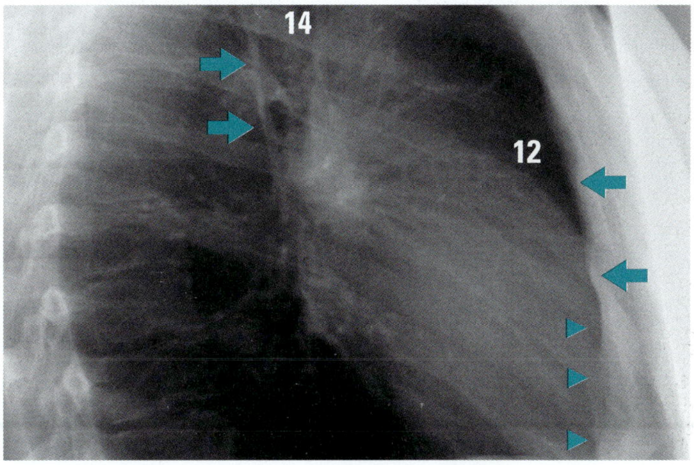

Abb. 51.2

An folgenden Stellen kann sie jedoch verbreitert oder unregelmäßig sein – hier darf sie nicht mit einer pathologisch bedingten Pleuraverdickung verwechselt werden: Die wellige Linie der Pleura parietalis (▷) ist besonders deutlich in der p.a.-Aufnahme **(Abb. 52.1)** zu erkennen. Diese wird ebenfalls durch physiologische Einziehung der Pleura in die Interkostalräume verursacht (vgl. **Abb. 51.2**). Durch tangentialen Anschnitt ist in **Abb. 52.2** die apikale Pleura (↑) caudal der zweiten Rippe **(22)** als Begleitschatten dargestellt.

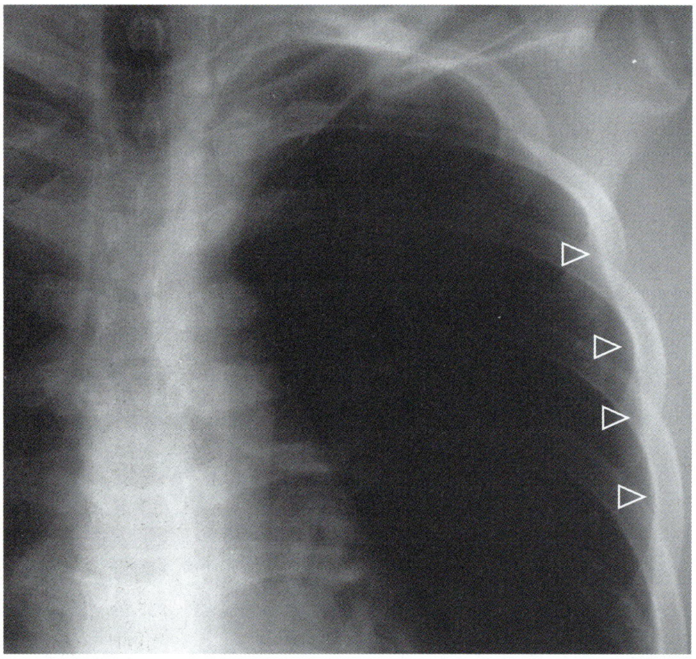

Abb. 52.1

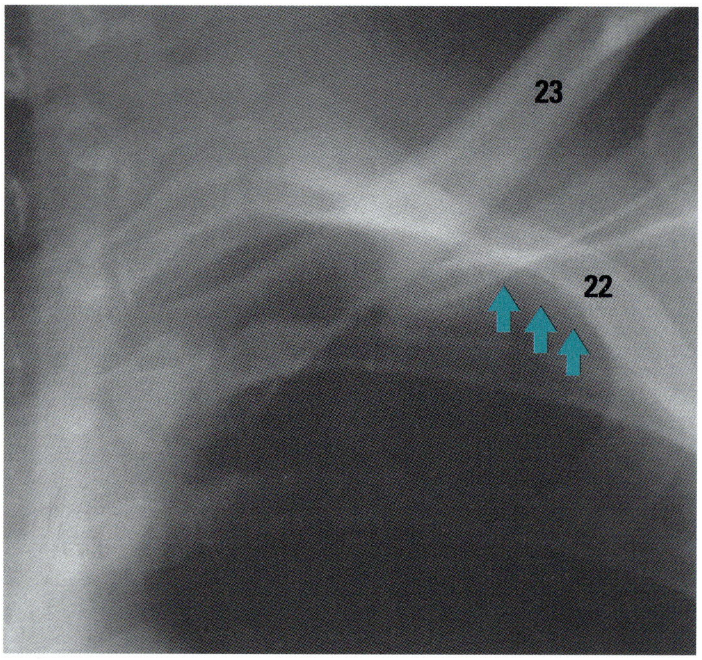

Abb. 52.2

Dagegen handelt es sich bei dem Claviculabegleitschatten (↙) in **Abb. 52.3** um tangential getroffene Haut über der Clavicula **(23)** und **nicht** um Pleura. Der Claviculabegleitschatten stellt sich umso ausgeprägter dar, je tiefer die Grube cranial der Clavicula ist. In **Abb. 52.4** ist eine vertikale Linie (→) cranial, auf Höhe der rechten Pleurakuppe dargestellt. Diese wird durch den tangential getroffenen M. sternocleidomastoideus verursacht und ist ebenfalls physiologisch. Sowohl der Claviculabegleitschatten, als auch der vertikale Schatten des M. sternocleidomastoideus dürfen daher nicht mit einem pathologischen Pleuraschatten verwechselt werden.

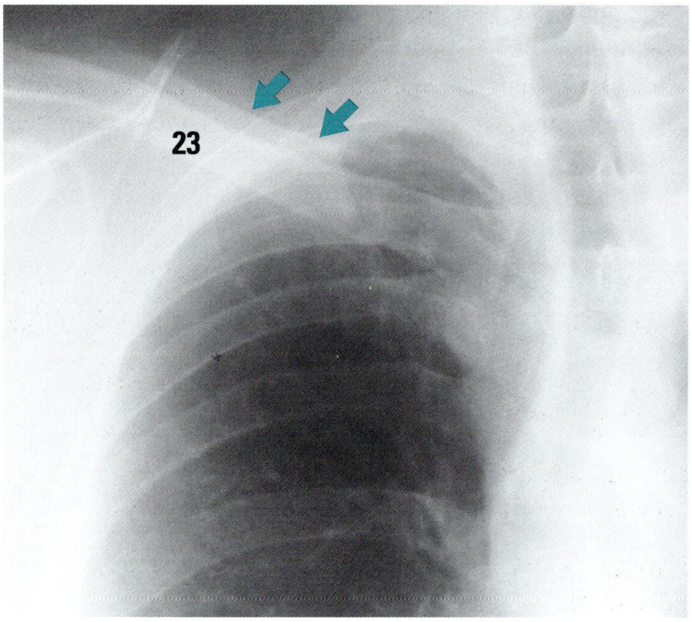

Abb. 52.3

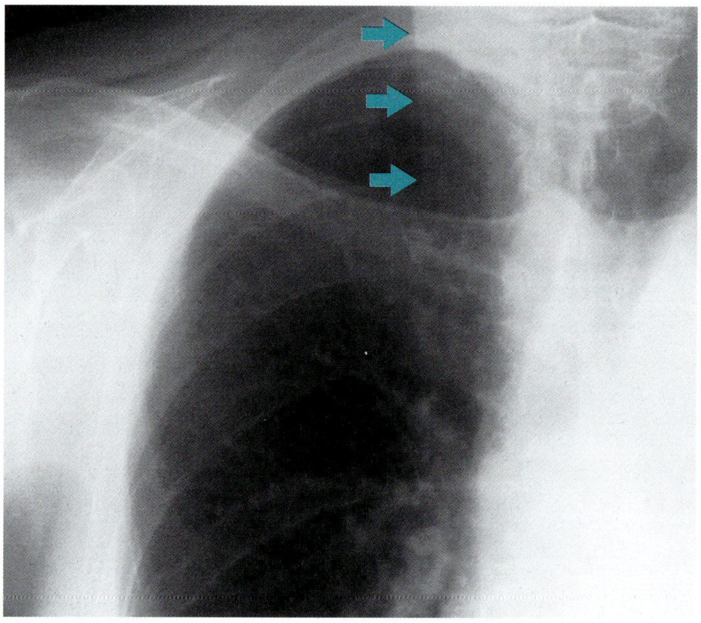

Abb. 52.4

Pleuraverdickungen können fokal oder generalisiert auftreten. Die Ursachen reichen von postentzündlichen Residuen – die häufigste Ätiologie – bis hin zu Pleuratumoren. Je nach Lokalisation und Morphologie können sie sich unterschiedlich darstellen: Werden Pleuraverdickungen bei der p.a.-Aufnahme tangential von den Röntgenstrahlen getroffen (z. B. an der lateralen Thoraxwand), so können sie scharf abgegrenzt werden: In **Abb. 53.1** ist die Pleuraverkalkung (←) an der rechten Thoraxwand zu erkennen. Das anliegende Lungenunterfeld (↙), sowie das Zwerchfell **(17)** sind dadurch leicht verzogen. Liegen Pleuraverdickungen dagegen ventral oder dorsal, so werden sie im p.a.-Strahlengang flächenhaft getroffen. Hierbei entstehen diffuse, umschriebende, teilweise auch flächige Verschattungen.

Abb. 53.2 zeigt bilaterale Pleuraverkalkungen (↗), die sich durch ihre ventrale und dorsale Lage in das Lungenfeld projizieren. Diese dürfen nicht mit intrapulmonalen Pathologien verwechselt werden (vgl. Kap. 7). Zusätzlich sind beidseitige, tangential getroffene Pleurasaumverbreiterungen zu erkennen (→).

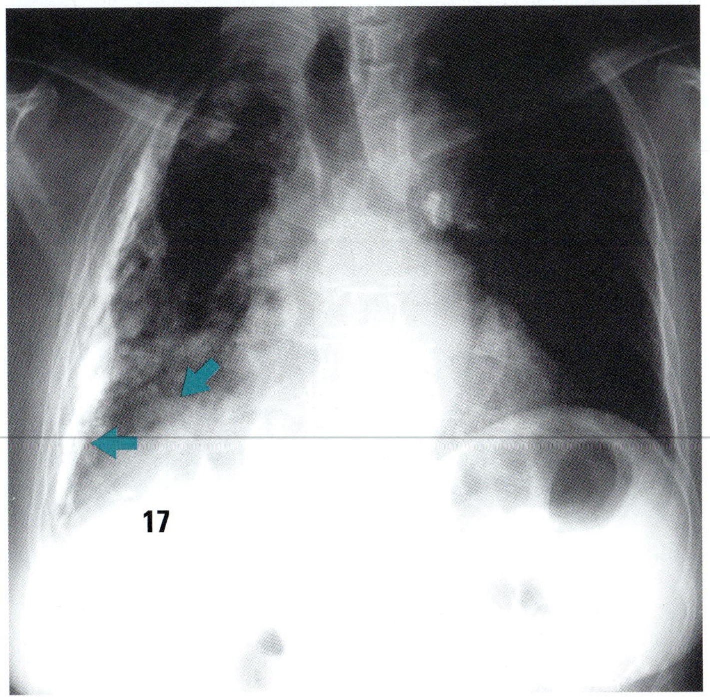

Abb. 53.1

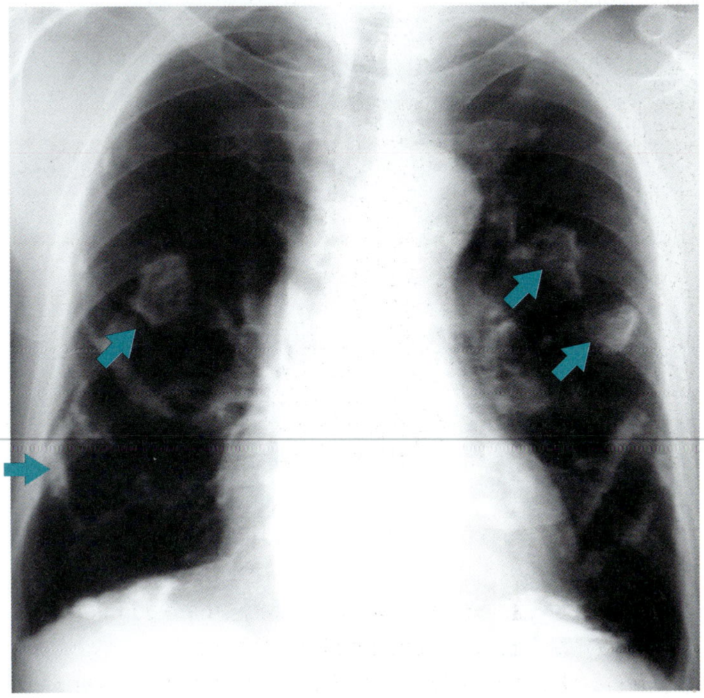

Abb. 53.2

Tumorverdacht besteht bei fokalen Pleuraverdickungen über 1 cm [4.1]. Im Ultraschall oder der Durchleuchtung können viscerale und parietale Pleuraverdickungen differenziert werden:

Prozesse der Pleura visceralis folgen bei jeder Bewegung der Lunge, während sich Prozesse der Pleura parietalis oder des extrapleuralen Raumes dagegen mit den Rippen und der Thoraxwand bewegen. Pleuraverdickungen über 3 mm sollten durch CT-Aufnahmen weiter abgeklärt werden [4.4]. Diese erlauben eine genauere Abgrenzung der Pleuraprozesse von Veränderungen in den benachbarten Geweben.

Charakteristika der Pleuraverdickung

Bildmorphologie	• diffus, unscharf abgrenzbar bei dorsal bzw. ventral getroffenen Plaques • scharf abgrenzbar bei tangential getroffenen Plaques
Häufige Ursachen	• postentzündliche (postpleuritische) Residuen: typischerweise meist unifokale Pleuraverdickungen
Wichtige Grenzwerte	• CT-Indikation bei unklaren Pleuraverdickungen > 3 mm • Tumorverdacht bei Pleuraverdickungen > 1 cm

Tab. 53.3

Pleuraschwielen entstehen durch Fibrosierungen nach entzündlichen Pleuraveränderungen oder -ergüssen vorwiegend an der Pleura visceralis [4.1]. Sie bestehen aus Granulationsgewebe und können sekundär verkalken. Primär besitzen sie keinen Krankheitswert. Verschiedene Schweregrade werden im Folgenden dargestellt: Ventrobasale Schwielen (↙) wie in **Abb. 54.1 b** sind oft nur in der Lateralaufnahme zu erkennen, da sie in der p.a.-Projektion **(Abb. 54.1 a)** vom Herzschatten überlagert werden. Hier handelt es sich um postinflammatorische Residuen nach vorangegangener ACVB-und Klappen-OP, auch wenn die Op-Clips **(52)** hier nur schwer zu erkennen sind.

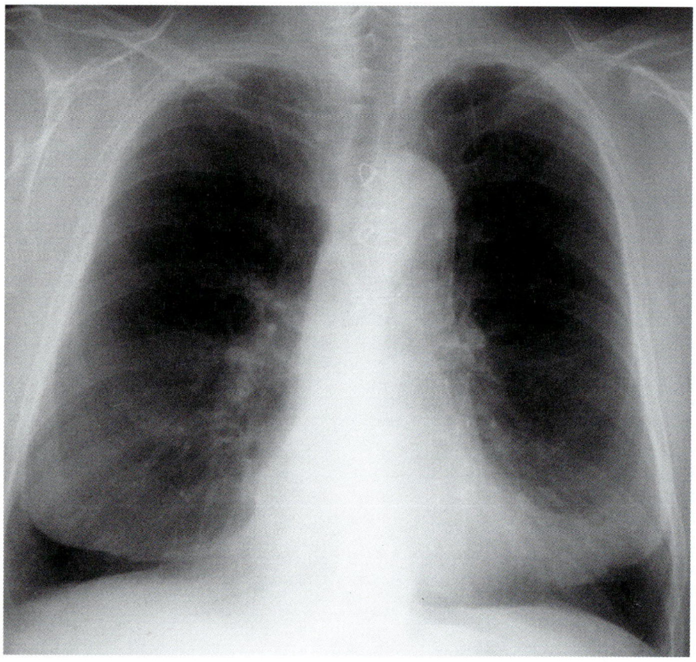

Abb. 54.1 a

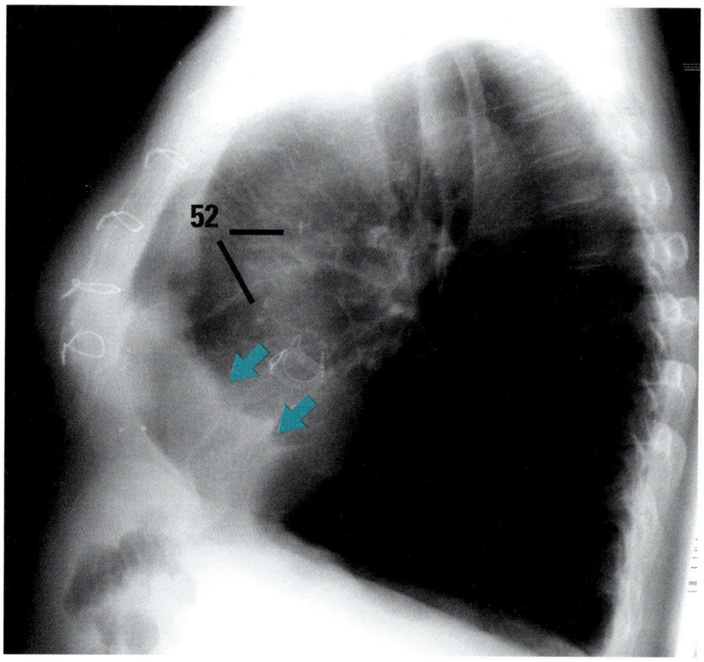

Abb. 54.1 b

Pleuraschwielen können aber auch reaktiv nach langjähriger Bestrahlungstherapie auftreten [4.2]:
In **Abb. 54.2 a** ist links apikal eine deutliche Pleurakuppenschwiele (↑) zu erkennen. Diese führt zu einer narbigen Verziehung des ipsilateralen Hilus **(10)** nach apikal (↗). Bei dieser Patientin wurde vor Jahren eine Radiatio wegen Mamma-Ca und eine zusätzliche Mamma-Rekonstruktion mit Prothese (△) durchgeführt.
Durch Überlagerungsphänomene ist die Pleurakuppenschwiele (↑) in der Lateralaufnahme **(Abb. 54.2 b)** im Gegensatz zur p.a.-Aufnahme schwieriger zu erkennen und kann dort daher schnell übersehen werden.

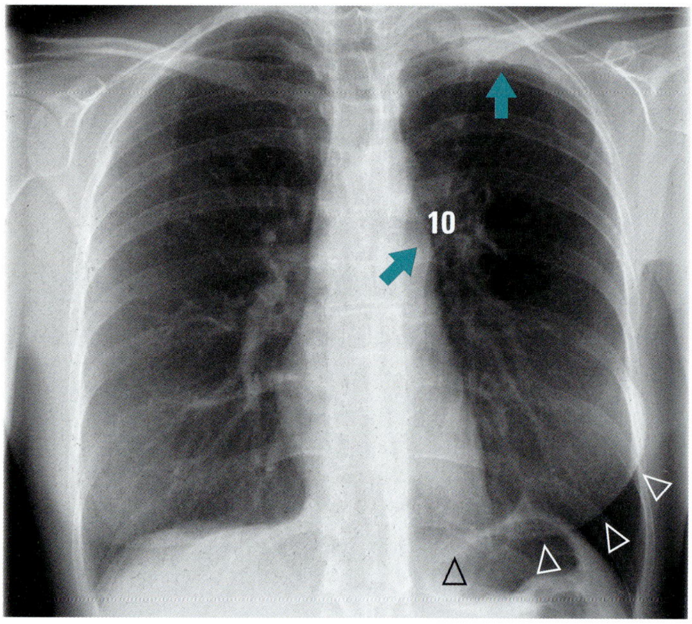

Abb. 54.2 a

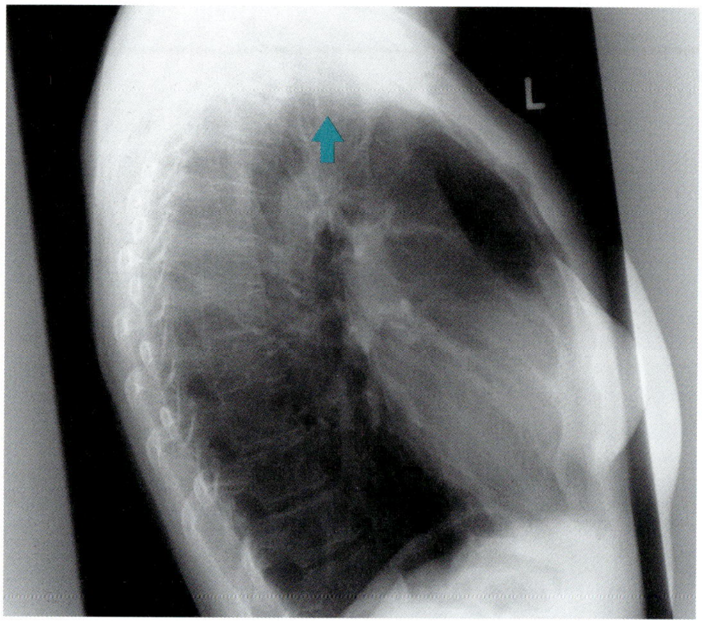

Abb. 54.2 b

Eine links basale Pleuraschwiele (↘) ist als nächstes Beispiel in **Abb. 55.1** dargestellt. Gerade basale Pleuraverän-derungen können durch die Abrundung der Randwinkel kleinere Ergüsse vortäuschen. Interlobärschwielen (↓) sind beidseits durch lufthaltige Lungenanteile begrenzt und können daher gut abgegrenzt werden **(Abb. 55.2)**. Zusätzlich zeigt sich links eine laterale Pleurasaumverbreiterung (→) mit begleitendem Pleuraerguss **(41)**, vgl. S.106-109.

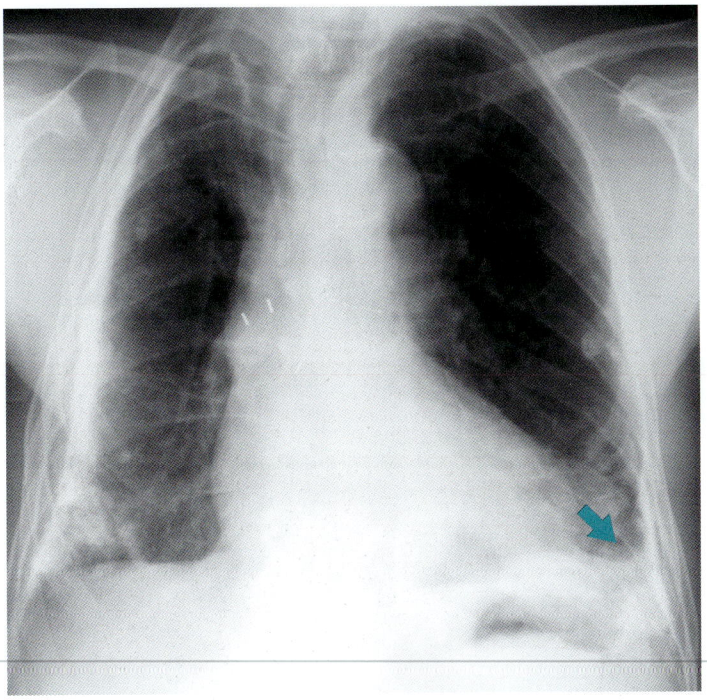

Abb. 55.1

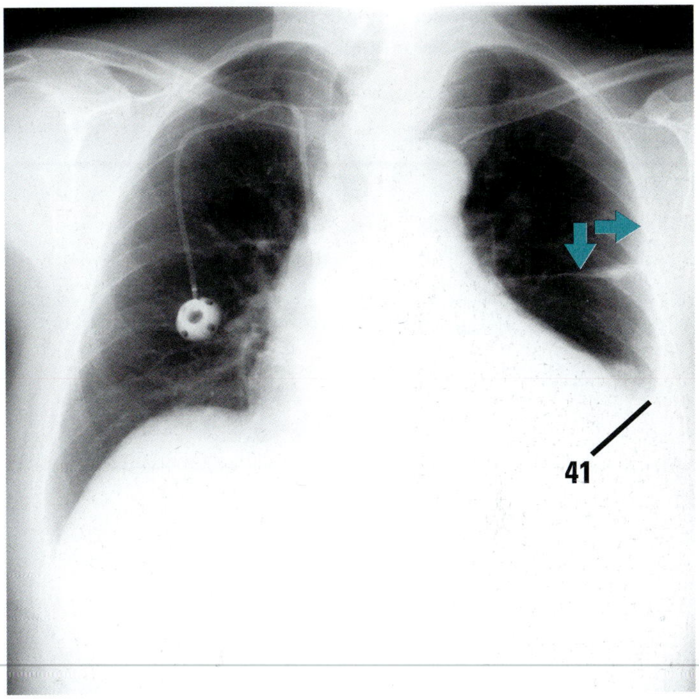

Abb. 55.2

Pleurakuppenschwielen kommen im fortgeschrittenen Alter häufiger vor, sprechen jedoch nur dann für eine Tuberkulose (TBC), wenn eine zusätzliche intrapulmonale Beteiligung vorkommt [4.1]. Dann kommt es zu ausgeprägteren Befunden: **Abb. 55.3 a** zeigt deutliche bilaterale Pleurakuppenschwielen (↖ ↗) bei einem Patienten mit bekannter TBC. Die apikale Verschwielung führt aufgrund eines Narbenzugs zu einer konsekutiven Raffung beider Lungehili (↑) nach cranial. Im Seitbild wird der streifige Charakter (←) des verdichteten Lungengerüstes deutlich **(Abb. 55.3 b)**. Zusätzlich projizieren sich ventro-basale Schwielen (↙) auf den Herzschatten.

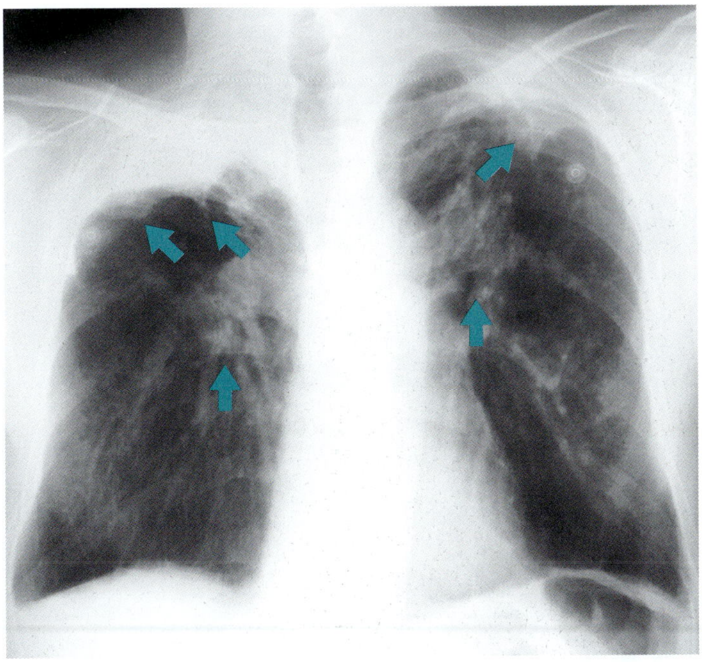

Abb. 55.3 a

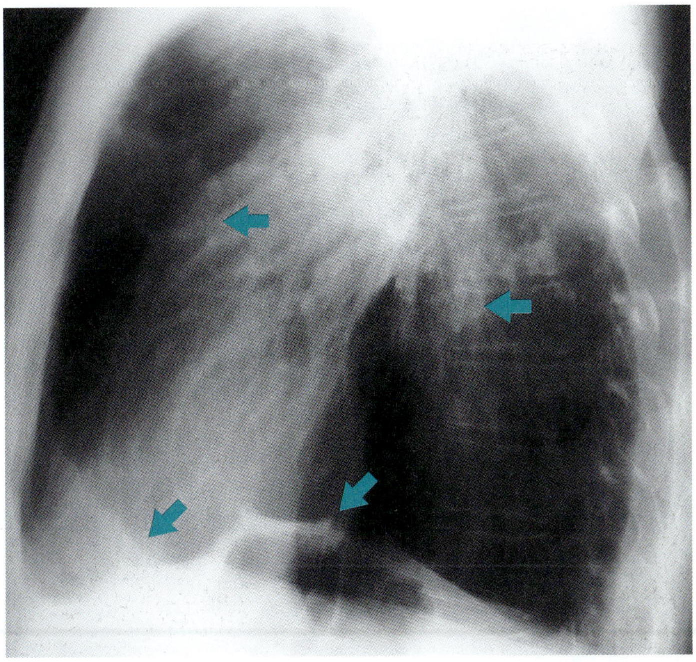

Abb. 55.3 b

Pleuraplaques

Pleuraplaques sind fokale Pleuraverdickungen der Pleura parietalis. Es handelt sich um Ansammlungen von hyalinisierten Kollagenfasern fast ausschließlich nach Asbest-assoziierter Proliferation [4.1 und 4.3]. Häufig entstehen sie an der lateralen Thoraxwand sowie basal, zwerchfellnah. Im Gegen-satz zu postentzündlichen Residuen führen Asbest-assoziierte Pleuraveränderungen („Pleura-Asbestose") häufig zu einer bilateralen Verdickung der Pleura parietalis [4.2]. Der Patient in **Abb. 56.1** hatte beidseits diaphragmale (↓) Pleuraplaques und weitere in Nachbarschaft zum Pericard (↙). Mögliche pleurale Manifestationen einer Asbestose sind in **Abb. 56.2** zusammengestellt.

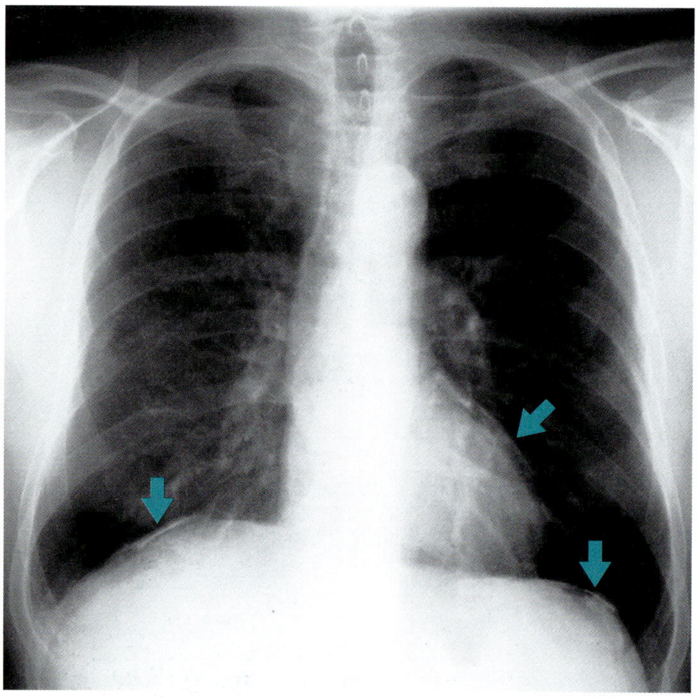

Abb. 56.1

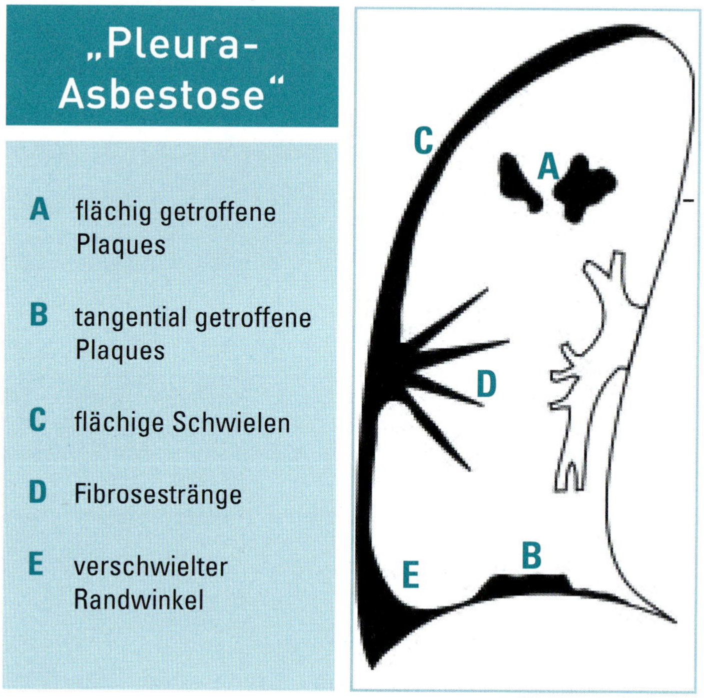

Abb. 56.2

Abb. 56.3a zeigt eine asbest-assoziierte Pleurasaumverbreiterung bei flächigen Schwielen (←, ↗). Das korrespondierende CT in **Abb. 56.3b** bestätigt die Verschwielungen (→) des lateralen Pleurasaums der linken Lunge mit mehreren septalen Ausziehungen (↗).

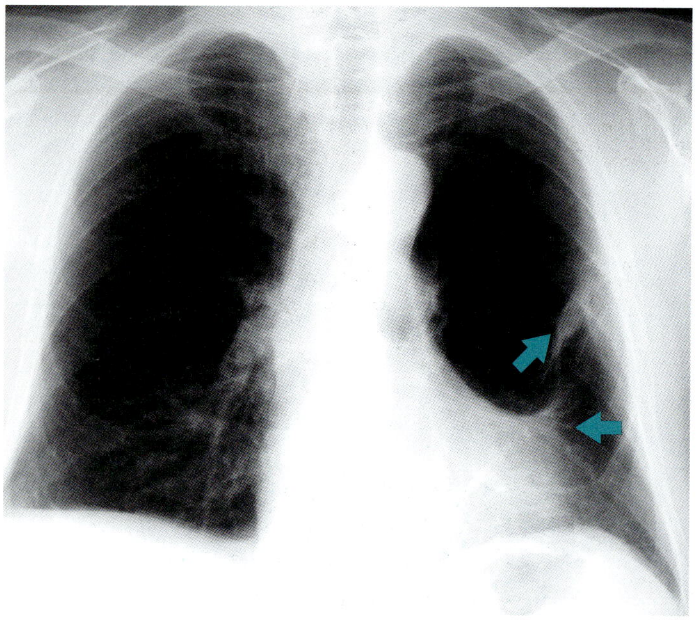

Abb. 56.3a

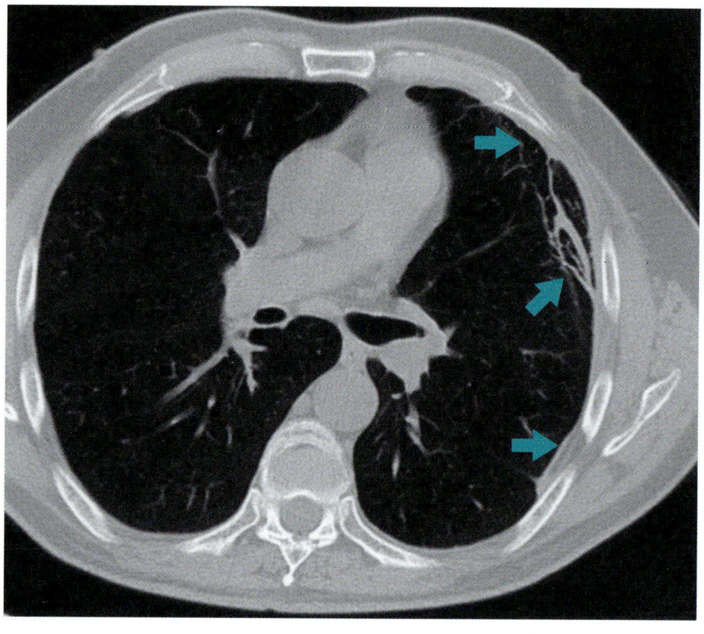

Abb. 56.3b

Haben Sie Interesse an der Computertomographie?

Mit diesem Buch finden Sie den idealen Einstieg: Praxisnah und leicht verständlich!

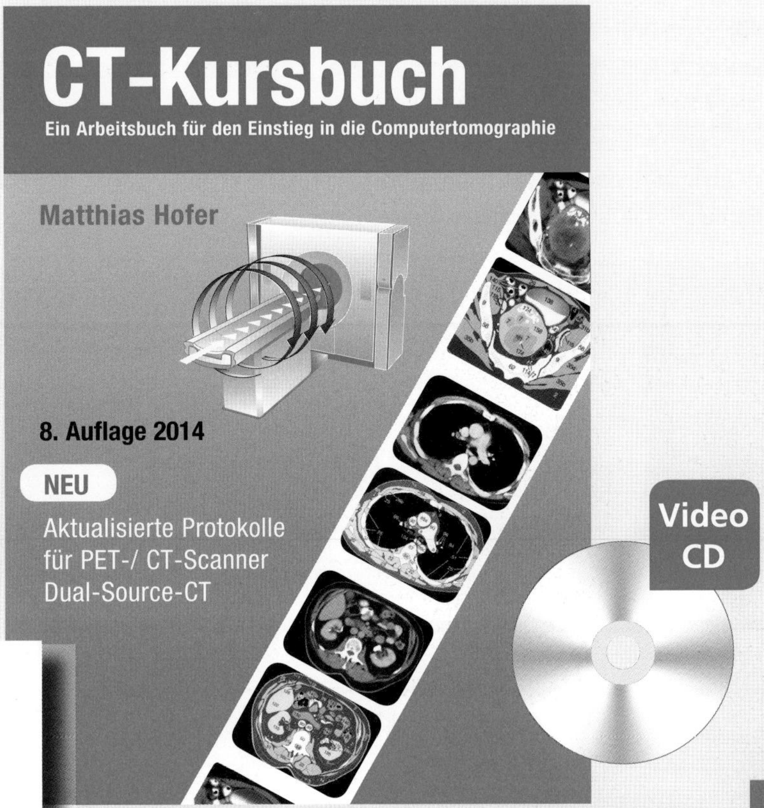

8.
aktualisierte und erweiterte Auflage

8. Auflage 2014
ISBN 978-3-938103-23-4
240 Seiten mit über 1200 Abb. + 30 Tab.
NEU CD mit spannenden Quizfällen

€ **39,90**
44 € (A), 50 CHF (CH)

- Fast jede der ca. **500 (!) CT-Bildbeispiele** wird durch eine detailgetreue Begleitskizze erläutert:

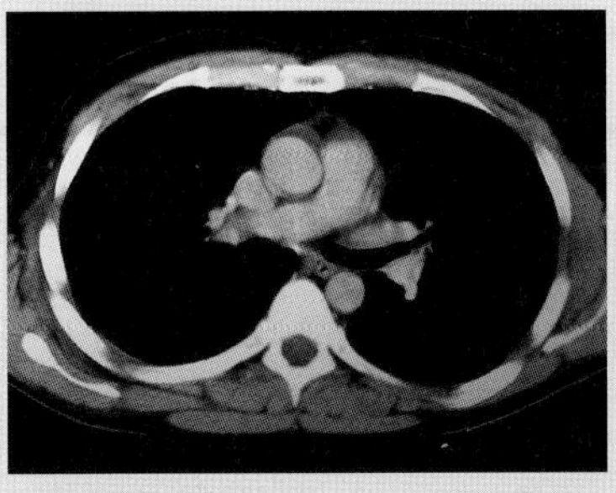

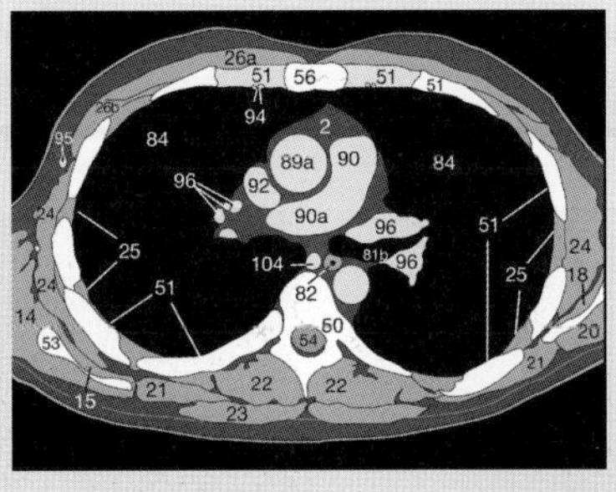

- **Topogramme** erleichtern die anatomische Orientierung:

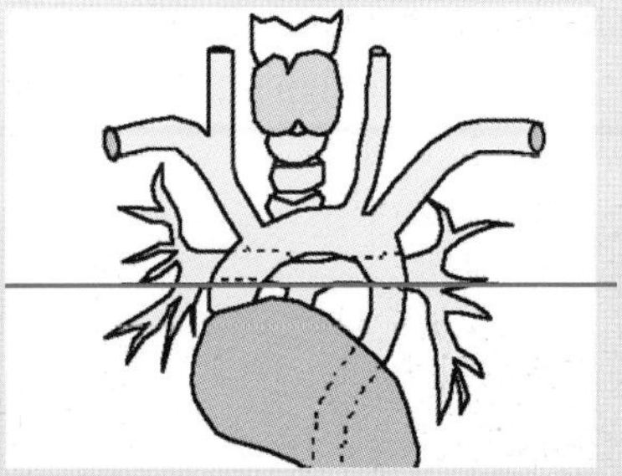

- Knifflige **Testaufgaben** mit zahlreichen Rätselbildern zur Selbstkontrolle nach jedem Kapitel.
- Im großen **Atlasteil** identifizieren Sie leicht jede Struktur anhand der numerierten Begleitskizzen.
- Alles Wissenswerte zur Technik der **Mehrzeilen-Spiral-CT** und der **Dual Source-CT**
- Aktuelle Untersuchungsprotokolle für 6-, 16-, 64- und 128-Zeiler sowie für Dual Source Scanner
- CT-Angiographie und Strahlenschutz
- **NEU** Einführung in die **PET-CT**

- **Checklisten** im Kitteltaschenformat:
  - systematische Befundungsreihenfolgen
  - Patientenvorbereitung vor einer CT-Untersuchung
  - Therapieschemata bei Kontrastmittelreaktionen
  - Lymphknoten-Normalgrößen

DIDAMED Verlag GmbH

www.didamed.de

Pleuratumoren gehen primär vom Mesothel der Pleura aus. Allerdings sind sekundäre Tumoren wesentlich häufiger [4.4]. Sie entstehen durch metastatischen Befall von Primärtumoren in Pulmo, Mammae, Pancreas, Ovar, Colon oder durch Invasion maligner Tumoren in die Pleurahöhle. Mögliche Invasionswege sind in **Abb. 58.1** dargestellt. Während periphere Bronchialcarcinome (BC) überwiegend die Pleurahöhle infiltrieren, breiten sich zentrale BC eher in die Hiluslymphknoten aus (vgl. S.73). Im Sonographiebild **Abb. 58.2** ist eine Pleurametastase **(21)** mit begleitendem malignem Pleuraerguß **(41)** bei bekanntem BC zu erkennen: Die Metastase befindet sich auf der thorakalen Seite des Zwerchfells **(17)** an der Pleura parietalis, cranial der Milz **(44)**.

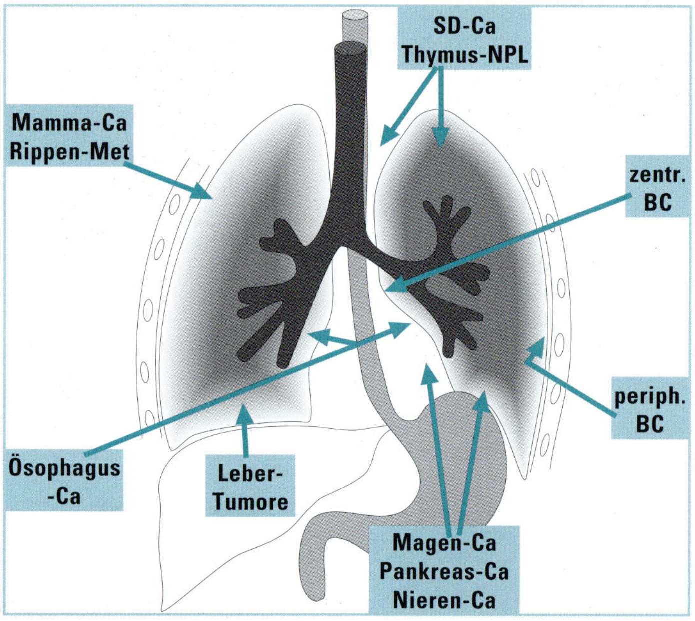

Abb. 58.1

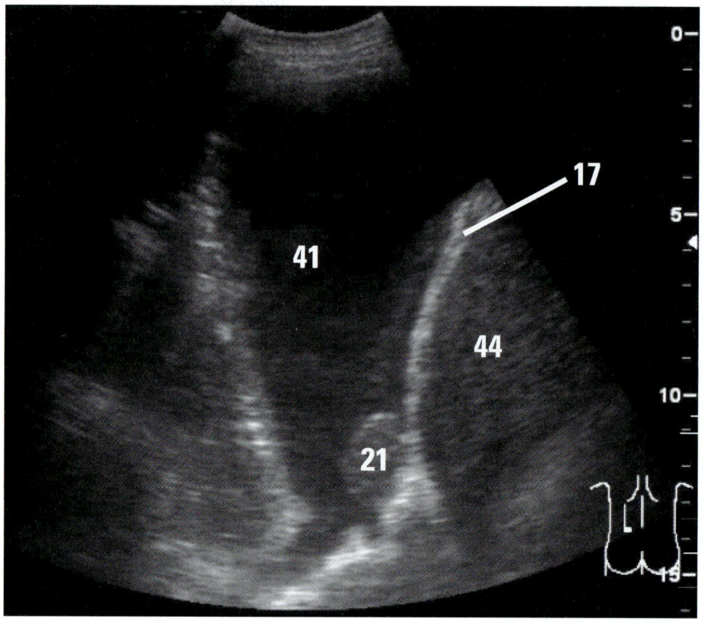

Abb. 58.2

Detaillierte Angaben liefern Schnittbildverfahren: **Abb 58.3a** zeigt einen Patienten mit Pancoast-Tumor **(21)** der rechten Lungenspitze.
Ursache des ipsilateralen Zwerchfellhochstandes (⬆) war eine tumorbedingte Phrenicusparese rechts (vgl. S.117)

Im CT wird die Infiltration des Weichteilmantels (➘) deutlich **(Abb. 58.3b)**. Außerdem ist die inhomogene Tumorstruktur **(21)** und die Mediastinalverlagerung nach links (➡) erkennbar. Im Lungenfenster **(Abb. 58.3c)** zeigte sich allerdings noch keine Arrosion der cranialen Rippen **(22)**.

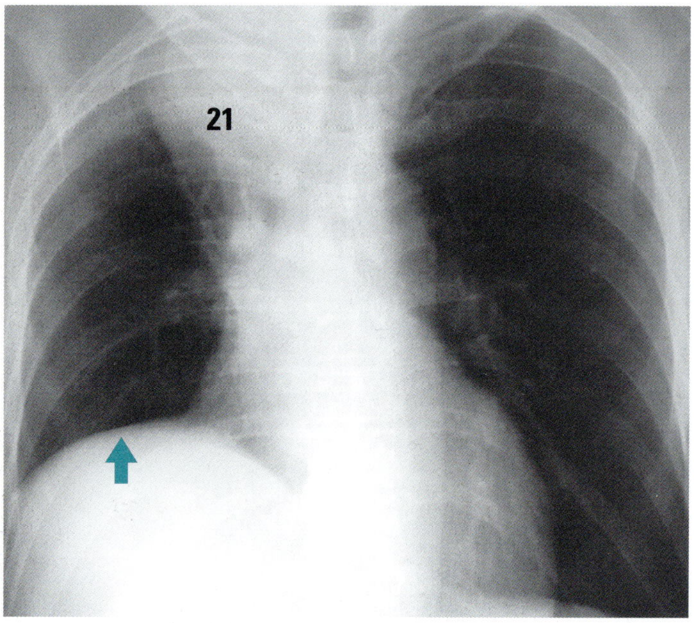

Abb. 58.3a

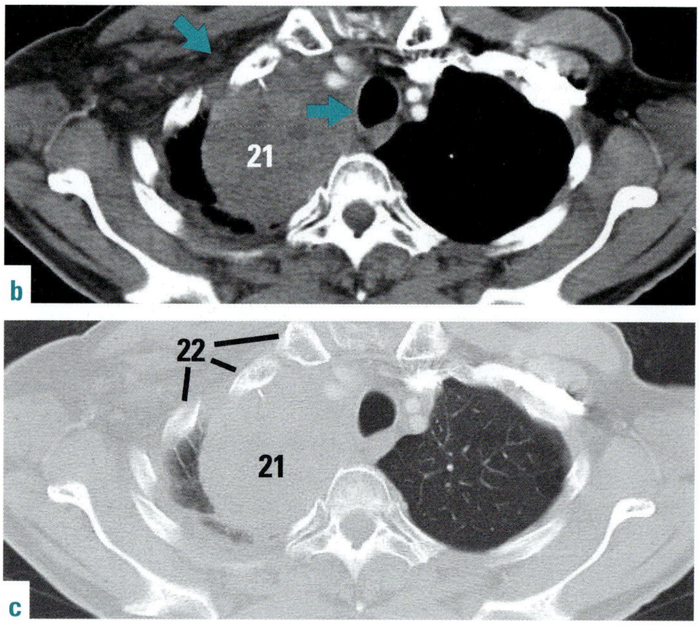

Abb. 58.3b+c

Die sogenannten Lenk'sche Regel (**Abb. 59.1**) gibt einen Hinweis auf einen pleuralen oder pulmonalen Ursprung von intrathorakalen Raumforderungen (**21**). Dabei bilden tangential getroffene pleurale Raumforderungen im Bereich der lateralen Thoraxwand einen stumpfen Winkel über 90° mit der Thoraxwand (**Abb. 59.2a**). Dagegen bilden pleuranah gelegene, intraplumonale Raumforderungen einen spitzen Winkel unter 90° mit der lateralen Thoraxwand (**Abb. 59.2b**).

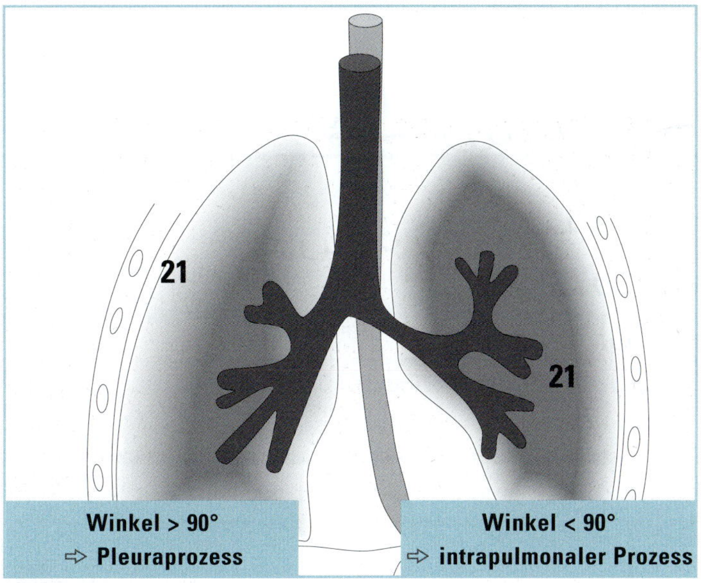

Abb. 59.1

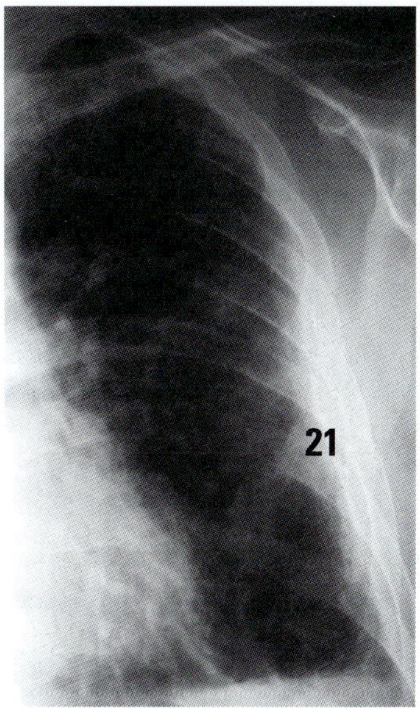

Abb. 59.2a

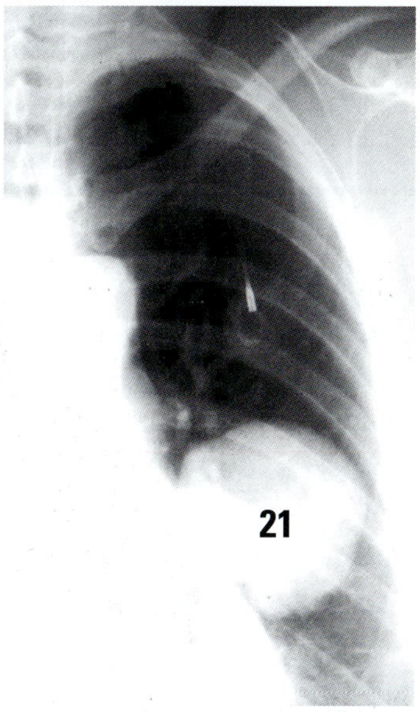

Abb. 59.2b

Pleuramesotheliome sind überwiegend maligne Pleuratumore, die oft aus Asbest-assoziierten Pleuraveränderungen entstehen [4.6]. Typisch sind unilaterale, diffus lokaliserte, noduläre Pleuraverdickungen am Lungen- bzw. Mediastinalrand, sowie am Zwerchfell und Interlobium. Begleitergüsse sind häufig. Für Spätstadien sprechen bilaterale Beteiligungen, Infiltrationen der Lunge und des Pericards [4.5]. In **Abb. 59.3** sind rechts thorakal deutliche noduläre Pleuraverdickungen (↙) am Lungenrand zu erkennen, ebenso ein ipsilateraler Randwinkelerguß (↑). **Abb. 59.4** zeigt ein Pleuramesotheliom (↓), welches bei ausgeprägtem Wachstum bereits große Anteile der linken Lunge verdrängt hat und vom linken Herzrand nicht zu differenzieren ist. Bei fraglichen Befunden sollte immer ein CT, eventuell mit zusätzlicher Biopsie herangezogen werden.

Mit Hilfe der Dichtemessung ist es möglich, einfache Pleuraschwielen von Mesotheliomen oder sekundären Tumoren (**21**) zu unterscheiden: Neoplasien zeigen typischerweise eine Dichtesteigerung von ca. 40 HE nativ auf ca. 80 HE nach i.v. Kontrastmittelgabe.

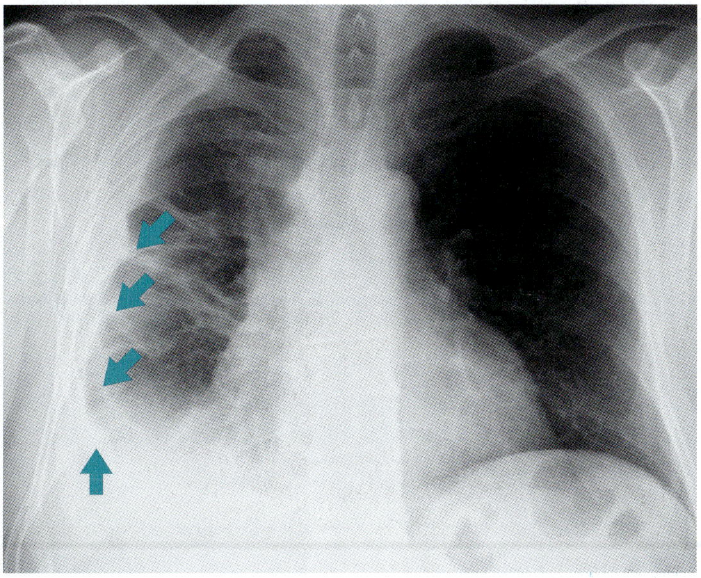

Abb. 59.3

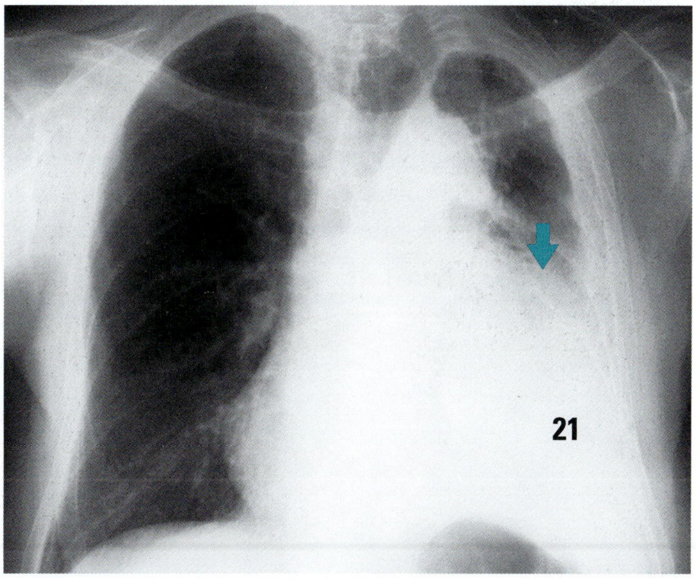

Abb. 59.4

Pleurapunktion

Punktionen pleuraler Ergüsse werden entweder aus diagnostischen Gründen (bildet sich ein Empyem oder sind maligne Zellen nachweisbar als Hinweis auf einen malignen Erguss?) oder zur Entlastung der Lunge i.R. einer Herzinsuffizienz durchgeführt, wenn z.B. eine Diuretikagabe keinen ausreichenden Erfolg gezeigt hat. Die Punktion erfolgt üblicher Weise in der hinteren Axillarlinie (HAL) unter Sonographiekontrolle am Oberrand einer Rippe, um die interkostalen Leitungsbahnen nicht zu gefährden **(Abb. 60.1)**.

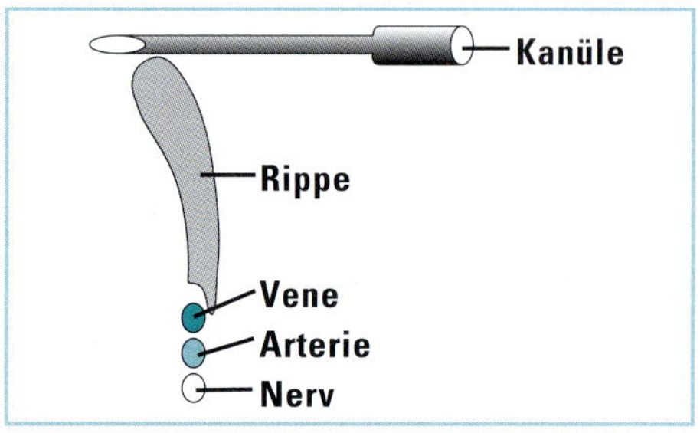

Abb. 60.1

Der vorbereitete, sterile Tisch umfasst neben der Lokalanästhesie **(A)**, sterilen Kompressen **(B)** und einem Skalpell zur Stichinzision **(C)** auch eine Braunüle oder Viggo mit aufgesetzter Spritze zur späteren Aspiration **(D)**. Viele Pleurapunktionssets enthalten auch eine starre Punktionsnadel **(E)**, die jedoch eine größere Gefahr birgt, die Pleura viszeralis der Lunge zu verletzen, wenn sich die Lunge bei zunehmenden Ablassen des Ergusses wieder der Thoraxwand annähert und entfaltet. Daher bevorzugen sehr viele Kollegen eine Braunüle, aus der die Nadel vor dem Ablassen entfernt wird (s.S.61). Zusätzlich werden ein Aspirationsschlauch **(F)** mit Dreiwegehahn **(G)**, ein Auffangbeutel **(H)**, ein steriles Lochtuch **(I)** und sterile Handschuhe benötigt **(Abb. 60.2)**. Nach Sprühdesinfektion wird der geeignete Punktionsort unter Ultraschallkontrolle durch Eindrücken (!) z.B. eines Kugelschreibers in Form einer Hautdelle am Oberrand einer Rippe markiert **(Abb. 60.3)**. Ein Aufmalen auf der Haut hätte dagegen den Nachteil, dass diese Markierung durch die nachfolgende, zweite Hautdesinfektion wieder verwischen würde. Das Ultraschallbild zeigt die Ausdehnung des echofreien (= schwarz abgebildeten) Ergusses **(41)** kranial des Zwerchfells **(17)** und (hier) der Milz **(44)** um die kaudalen Lungenanteile **(34)** herum **(Abb. 60.4)**. Eine semiquantitative Bestimmung der Ergussmenge ist durch die folgende Kalkulation möglich: Sie bestimmen die maximale Distanz vom kranialen Ergussende (↓) bis zur kaudalen Spitze (↙) des Recessus costodiaphragmaticus (hier 9,5 cm) und die minimale Distanz (↕) zwischen der Lunge **(34)** und dem Diaphragma (**17**, hier 1,1 cm), addieren beide und multiplizieren das Ergebnis mit dem Faktor 70, um die ungefähre Ergussmenge [ml] zu erhalten, hier demnach: 9.5 + 1,1 = 10,6 x 70 = ca. 740 ml.

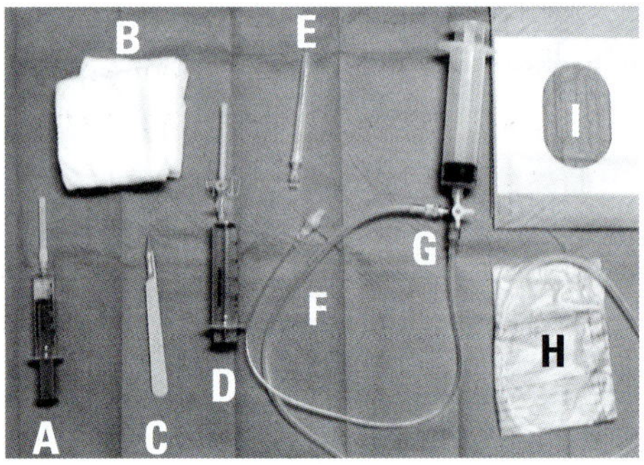

Abb. 60.2

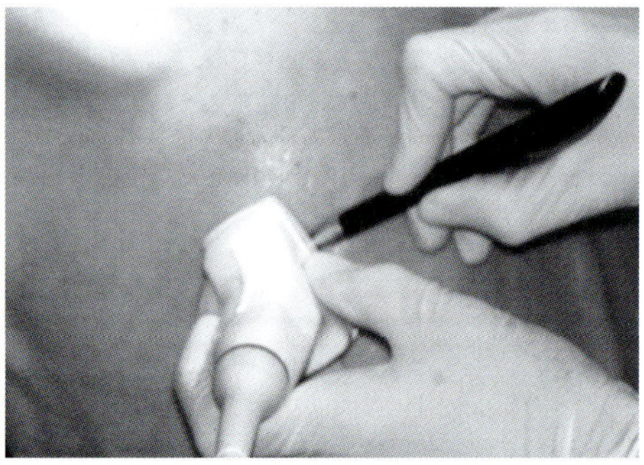

Abb. 60.3

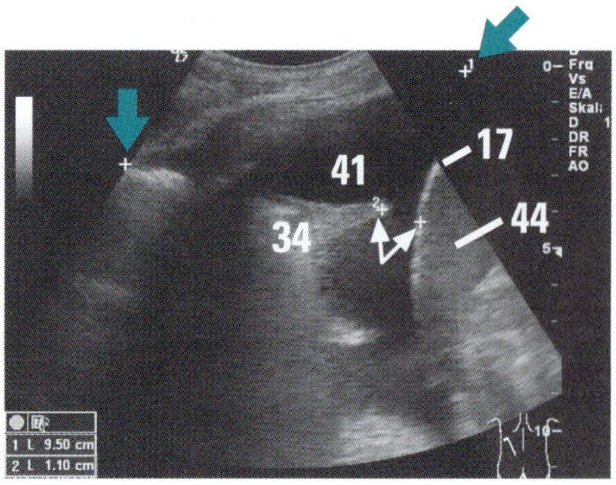

Abb. 60.4

Nach steriler Abdeckung und erneuter Hautdesinfektion **(Abb. 60.5)** wird mit dünner Nadel eine kutane Quaddel des Lokalanästhetikums gesetzt **(Abb. 60.6)** und anschließend der Stichkanal bis einschließlich der Pleura parietalis damit infiltriert (↗), bis die (in der Regel gelbliche) Ergussflüssigkeit aspiriert (↙) werden kann **(Abb. 60.7)**: Dabei stützt sich der Punkteur mit dem Mittel- und Ringfinger der linken Hand (↑) an der Thoraxwand ab, um das Vorschieben der Nadel langsam und wohldosiert durchführen zu können.

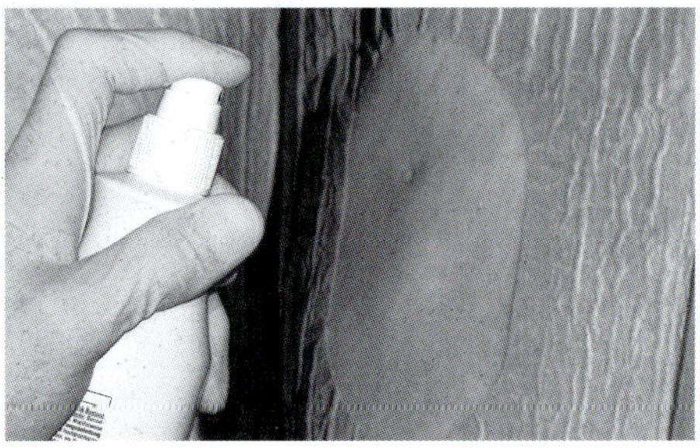

Abb. 60.5

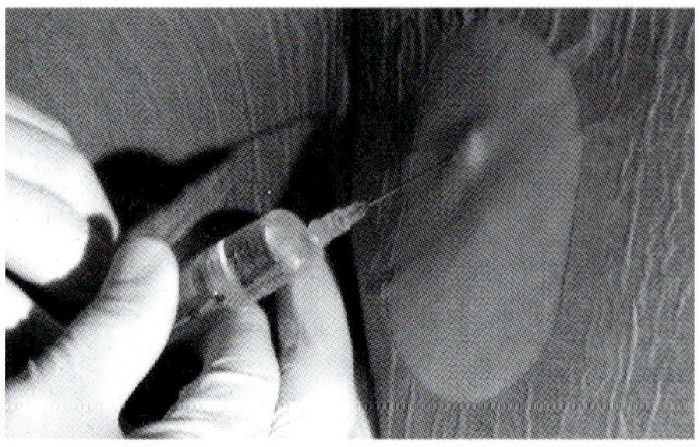

Abb. 60.6

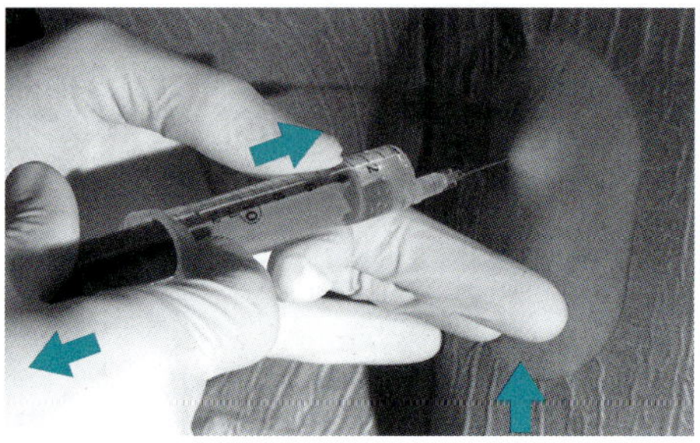

Abb. 60.7

Jetzt erfolgt die horizontale Stichinzision **(Abb. 61.1)** und ein vorsichtiges Vorschieben (→) der Braunüle unter gleichzeitiger Aspiration (←), bis gelbliche Flüssigkeit in die Spritze gerät **(Abb. 61.2)**. Der nachfolgende Moment ist dann etwas kritisch, da sofort nach dem Entfernen der Metallnadel die Braunüle mit einem Finger verschlossen werden muss **(Abb. 61.3)**, um keinen relevanten Pneumothorax zu erzeugen. Gleiches gilt natürlich beim anschließenden Aufschrauben des Aspirationsschlauches auf die Braunüle. Dieser Moment ist der einzige Grund, der einen alternativen Einsatz einer festen Punktionsnadel (**E** in **Abb. 60.2**) eventuell noch rechtfertigen könnte, da hierbei der Schlauch bereits vor der Punktion verbunden werden kann. Erfahrungsgemäß sind die in den Pleuraspalt eindringenden Luftmengen jedoch so gering, dass dieser vermeintliche Nachteil nahezu vernachlässigbar ist.

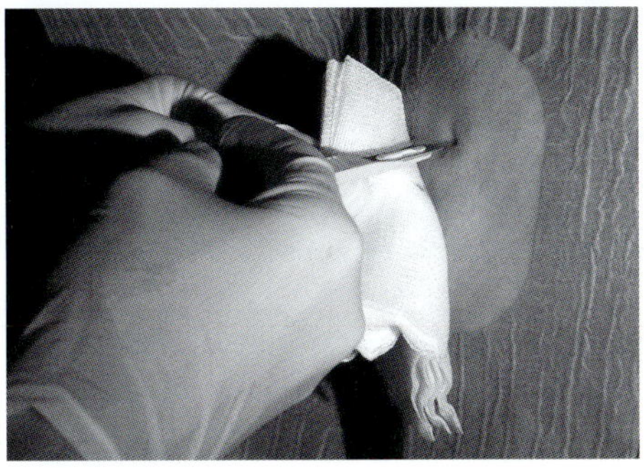

Abb. 61.1

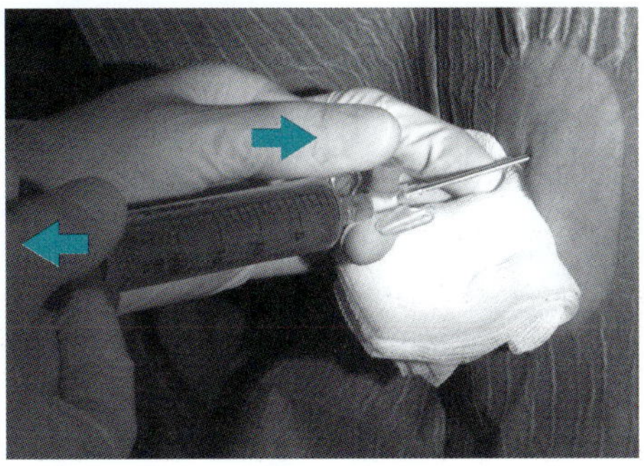

Abb. 61.2

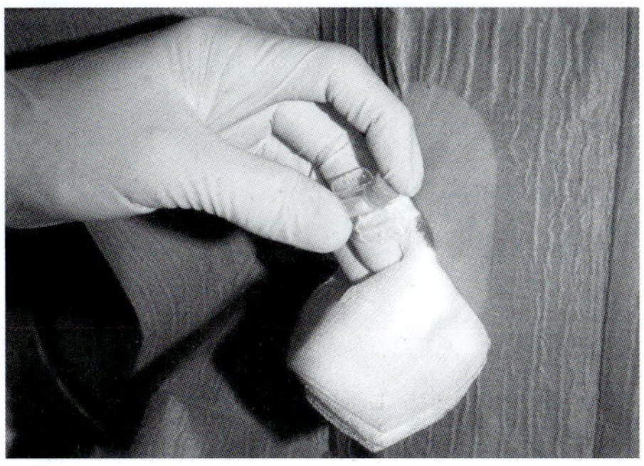

Abb. 61.3

Dann wird der Erguss abwechselnd langsam und vorsichtig (!) aspiriert (↗ in **Abb. 61.4**) und nach Drehen des Dreiwege-hahns (↶) in den Auffangbeutel gedrückt (↙ in **Abb. 61.5**). Achten Sie darauf, den Stempel (↓) **nicht** bis zum Anschlag zurückzuschieben **(Abb. 61.6)**, damit eine „Reserve" für den Fall verbleibt, dass sich die Plastikspitze an der viszeralen Pleura festsaugt. Dadurch können Sie die Braunülenspitze durch leichtes Rückwärtsspülen wieder von der viszeralen Pleura lösen und ggfs. die Braunüle leicht zurückziehen bzw. weiter nach kaudal neigen wie in **Abb. 61.7**. Mit zunehmender Entfaltung der Lunge wird sich die Lunge der Braunüle anlegen, so dass kein weiterer Erguss mehr aspiriert werden kann. Dann wird die Braunüle entfernt, die Punktionsstelle steril verbunden **(Abb. 61.8)** und mit Hilfe der abschließenden Ultraschallkontrolle **(Abb. 61.9)** das Ausmaß des Restergusses (↘) kontrolliert. In einer Sitzung sollten zur Sicherheit nicht mehr als 1000 ml abgelassen werden, um Entfaltungstraumen der Lunge vorzubeugen (vgl. S. 205). Hier betrug die Punktatmenge ca. 730 ml.

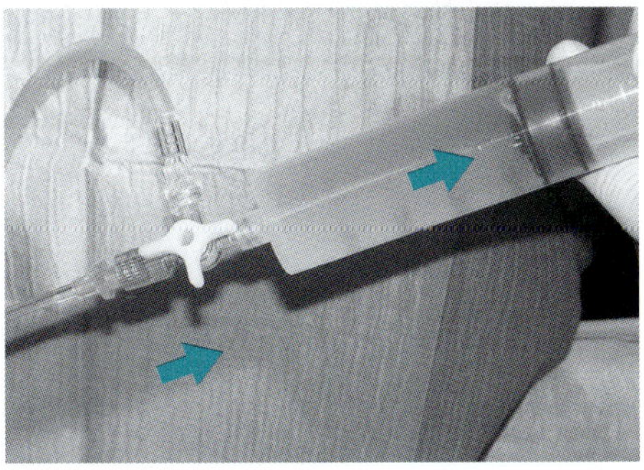

Abb. 61.4

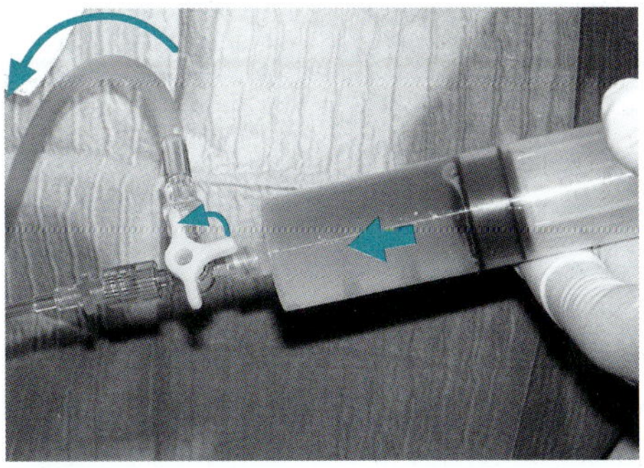

Abb. 61.5

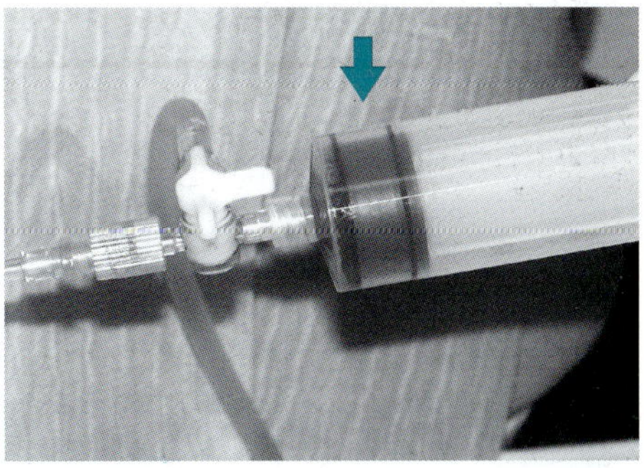

Abb. 61.6

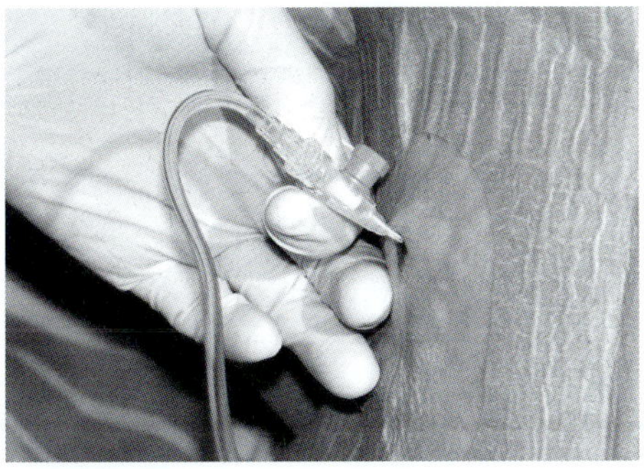

Abb. 61.7

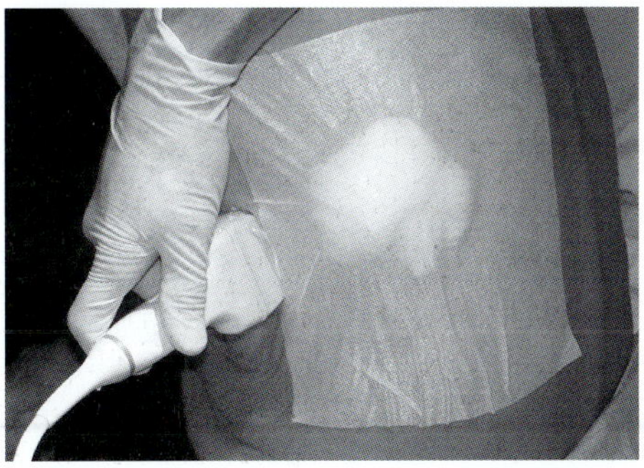

Abb. 61.8

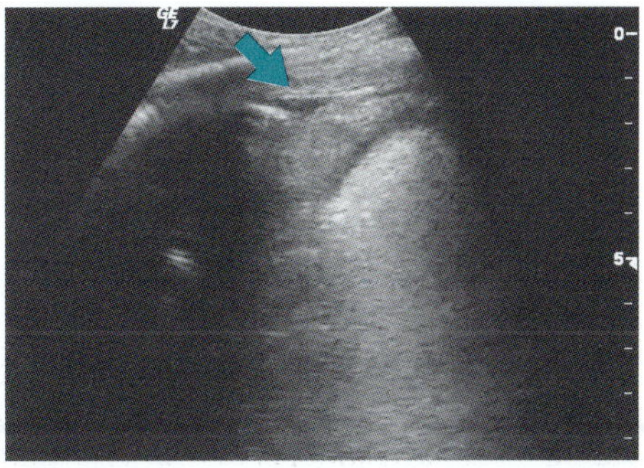

Abb. 61.9

12 Welche Befunde können Sie erkennen?

Analysieren Sie bitte diese p.a.- und lateral-Aufnahme desselben Patienten (Die Lösungen finden Sie anschließend am Ende des Buches):

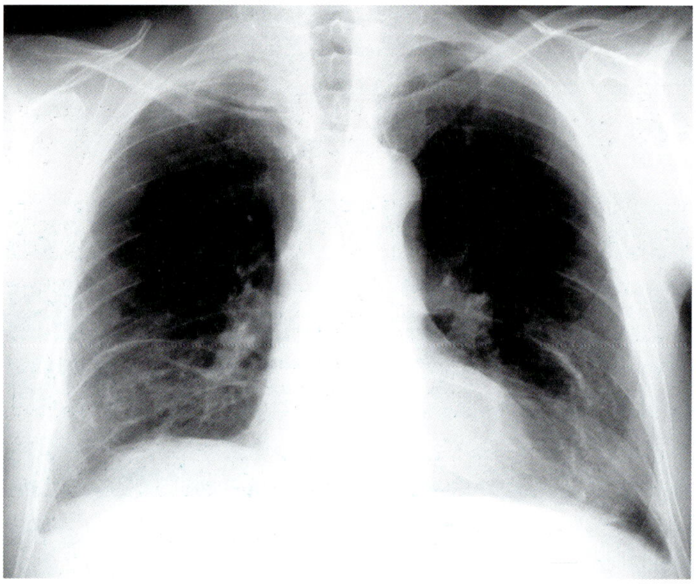

Abb. 62.1 a

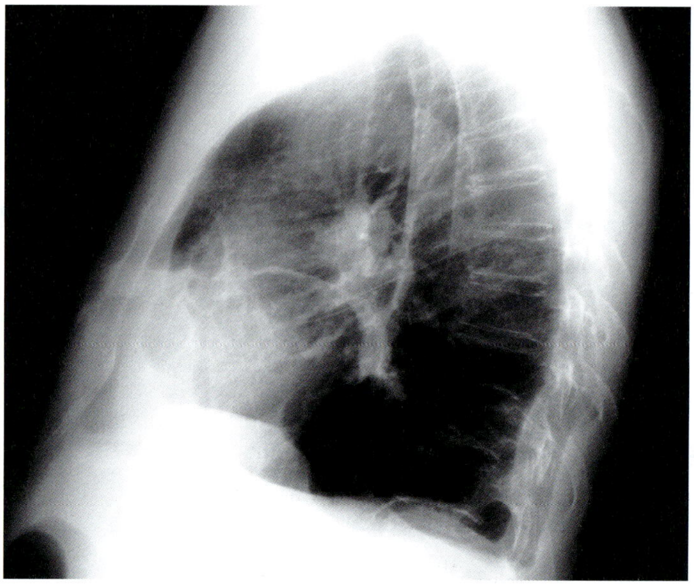

Abb. 62.1 b

13 Nennen Sie bitte zwei wichtige Grenzwerte von Pleuraverdickungen, bei deren Überschreitung weitere (bildgebende) Diagnostik indiziert ist:

14 Nennen Sie bitte häufige Primärtumoren (mindestens zehn), die in die Pleurahöhle metastasieren:

15 Wie können Sie einen pleuralen von einem pulmonalen Ursprung einer intrathorakalen Raumforderung im p.a.-Bild voneinander unterscheiden?

Pleuraprozess:	Intrapulmonaler Prozess:

Lars Kamper
Matthias Hofer

Mediastinum

Lernziele dieses Kapitels:

In diesem Kapitel wird zum einen der Normalbefund des Mediastinums auf dem Röntgen-Bild behandelt, sowie auch verschiedene Pathologien, die zu einer Verbreiterung, Verlagerung oder einem Emphysem führen können. Nach Durcharbeiten der folgenden Seiten sollten Sie in der Lage sein:

1. die **physiologische** Darstellung der Mediastinalkonturen in p.a.-Aufnahmen und die Grenzen der Mediastinalräume in Seitaufnahmen zu erkennen,

2. häufige mediastinale **Pathologien** auf dem Röntgen-Bild diagnostizieren zu können, z.B.:

   - häufige, mediastinale Raumforderungen zu erkennen,
   - typische mediastinale LK-Lokalisationen aufzuzählen,
   - häufige Ursachen von Hilusveränderungen voneinander zu unterscheiden,
   - häufige Ursachen für Cardiomegalie zu nennen,
   - wichtige Pathologien der Aorta zu diagnostizieren,
   - häufige Ursachen von Mediastinalverlagerungen voneinander zu differenzieren.

Zur Beurteilung des Mediastinums ist es notwendig, die Anatomie des normalen Mediastinalschattens zu wiederholen. Beschriften Sie dazu bitte die Ziffern in **Abb. 64.1a+b**. Versuchen Sie bitte zunächst, die Mediastinalkonturen aus dem Gedächtnis zu beschriften, auch wenn es teilweise mühsam sein sollte (wichtig für den Lerneffekt). Nur diejenigen Strukturen, die Ihnen wirklich nicht mehr geläufig sind, ergänzen Sie dann bitte mit Hilfe der **Abb. 20.1**?

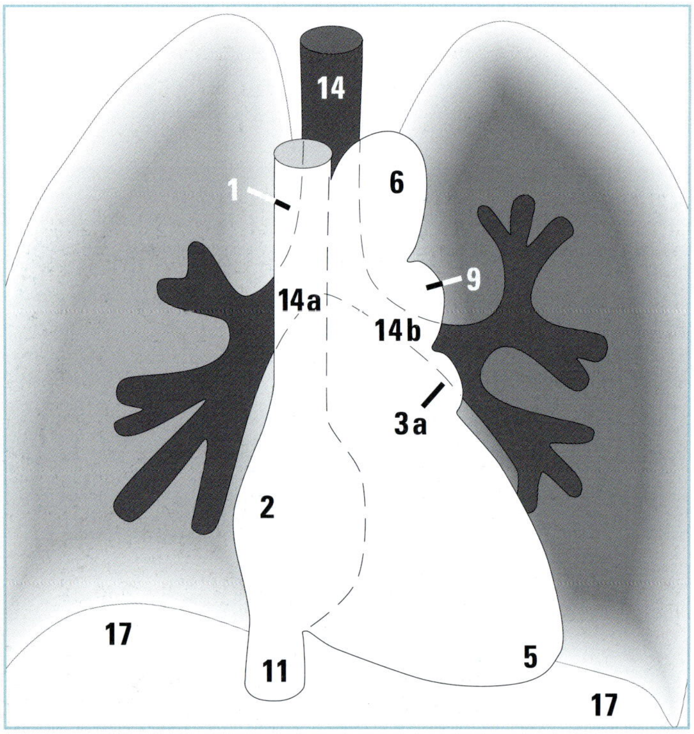

Abb. 64.1 a

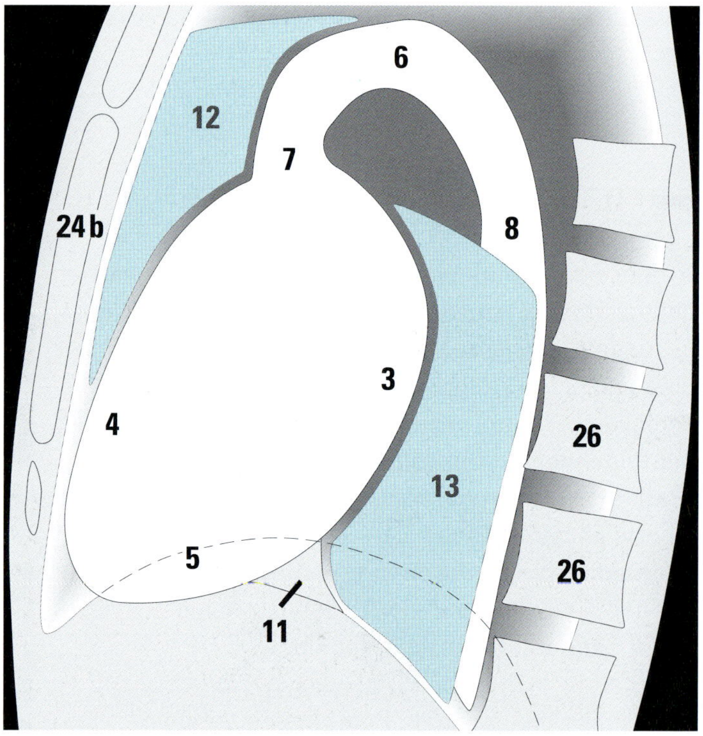

Abb. 64.1 b

p.a.-Aufnahme		Seitbild	
1		3	
2		4	
3a		5	
5		6	
6		7	
9		8	
11		11	
14		12	
14a		13	
14b		24b	
17		26	

Zur radiologischen Befundung hat sich die Einteilung in ein vorderes, mittleres und hinteres Mediastinum [5.1] bewährt **(Abb. 65.1a)**, weil sie Rückschlüsse auf mögliche Ursachen einer mediastinalen Raumforderung (RF) in der Praxis erheblich erleichtert **(Abb. 65.1b)**. Das anteriore Mediastinum (**I**) bildet den Raum hinter dem Sternum bis zur Herzvorderwand bzw. zur anterioren Grenze der brachiocephalen Gefäße. Das mittlere Mediastinum (**II**) enthält das Herz, die Aorta ascendens, den vorderen Aortenbogen, die Trachea und die obere Hohlvene sowie die brachiocephalen und pulmonalen Gefäße. Das posteriore Mediastinum (**III**) reicht von der Trachea- bzw. Herzrückwand nach dorsal. Es enthält die Aorta descendens, den Ösophagus, die V. azygos, autonome Ganglien und Nerven, sowie den Ductus thoracicus.

In **Abb. 65.1 b** wurden Erkrankungen, die in allen drei Anteilen vorkommen, nicht berücksichtigt. **Häufige Pathologien** sind im Gegensatz zu selteneren **fett** gedruckt.

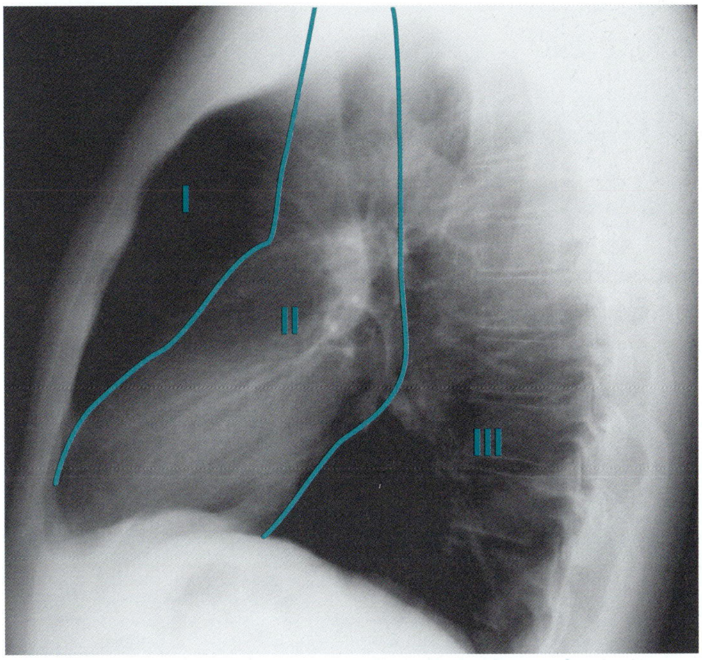

Abb. 65.1 a

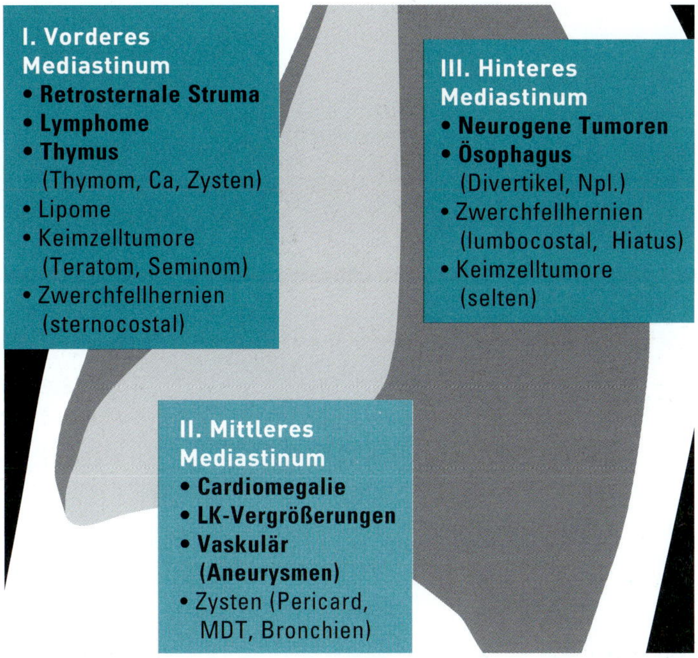

Abb. 65.1 b

Zusätzlich kann auch die Einteilung in ein oberes und unteres Mediastinum **(Abb. 65.2 a)** die ätiologische Zuordnung erleichtern. Als Grenze dient die Trachealbifurkation. In **Abb. 65.2 b** wurden diejenigen Krankheitsbilder zunächst ausgeklammert, die sich in beiden mediastinalen Etagen manifestieren können. Auch in dieser Aufstellung sind **häufige Pathologien** wieder durch **Fettdruck** hervorgehoben und seltenere Befunde dagegen nur im Normaldruck aufgeführt.

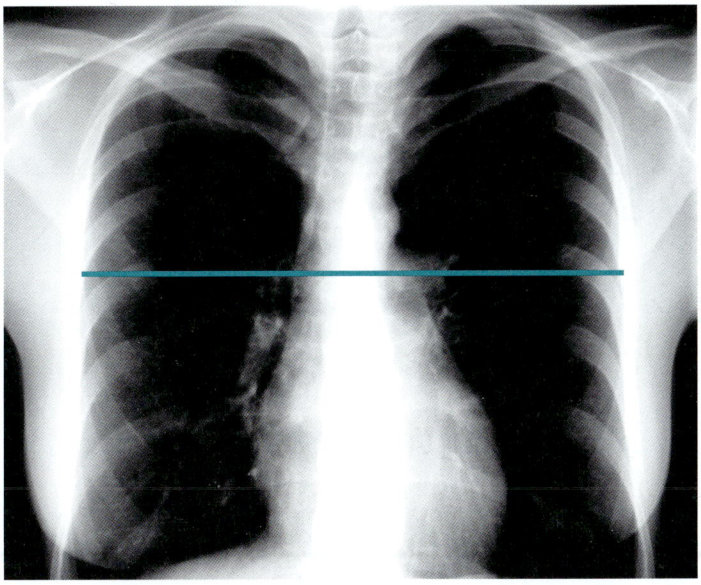

Abb. 65.2 a

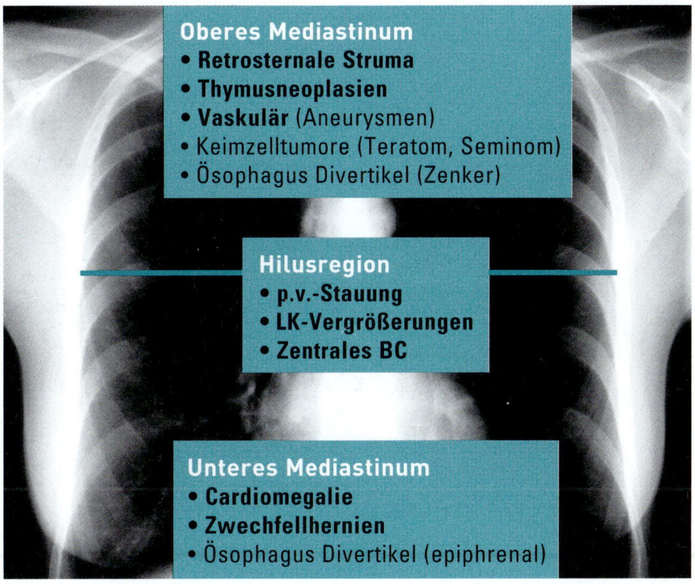

Abb. 65.2 b

5

Tabelle 66.1 dient als Interpretationshilfe von Mediastinalverbreiterungen. Die symptomorientierte, bildmorphologische Auflistung der Pathologien erleichtert die Differenzialdiagnose bei Mediastinalverbreiterungen und soll eine schnelle Orientierung innerhalb des Kapitels ermöglichen. Mehrfachnennungen sind dann notwendig, wenn einzelne Pathologien wie z.B. Lymphome in verschiedenen Kompartimenten auftreten können.

	Lokalisation	mögiche Ursachen	s.Seite
Seitbild	**Vorderes Mediastinum**	• **retrosternale Struma**	**68**
		• **Lymphome**	**69**
		• **Aorta ascendens Aneurysmen**	**93**
		• Thymus (Thymom, Ca, Zysten)	70
		• Keimzelltumore (Teratome, Seminome)	71
		• Weichteiltumore (z.B. Lymphangiome, Lipome)	71
		• Zwerchfellhernien (sternocostal)	98
	Mittleres Mediastinum	• **Cardiomegalie**	**81**
		• **LK-Vergrößerungen**	**72-75**
		• **Vaskulär (Aneurysmen)**	**83, 93**
		• Zysten (Pericard, MDT, Bronchien)	92
	Hinteres Mediastinum	• **Ösophagus (Divertikel, Npl.)**	**96-97**
		• **Neurogene Tumore**	**78**
		• **Lymphome**	**69**
		• Zwerchfellhernien (Hiatus, lumbocostal)	98
		• Keimzelltumore (selten)	71
		• Mediastinalabszess	79
p.a.-Bild	**Oberes Mediastinum**	• **retrosternale Struma**	**68**
		• Thymus	70
		• Keimzelltumore	71
		• Ösophagus-Divertikel (Zenker)	96
	Hilusregion	• **p.v.-Stauung**	**77**
		• **pulmonale Hypertonie**	**77**
		• **LK-Vergrößerungen**	**72-75**
		• **Zentrales BC**	**76**
		• Bronchiektasien und kongenitale Zysten	92
	Unteres Mediastinum	• **Cardiomegalie**	**81**
		• Zwerchfellhernien	98
		• Ösophagus-Divertikel (epiphrenal)	96

Tab. 66.1

Mediastinalverbreiterungen aufgrund neoplastischer Raumforderungen werden in der Regel fokal in einem der mediastinalen Kompartimente beobachtet. Generalisierte Verbreiterungen (◄--►) finden sich dagegen eher postoperativ nach Sternotomie **(Abb. 67.1)** und posttraumatisch (vgl. Kap.10). Eine generalisierte Verbreiterung des Mediastinalschattens mit unscharfer Berandung und streifigen Dichteanhebungen (↘) wird außerdem nach einer Strahlentherapie **(Abb. 67.2)** oder im Rahmen einer Mediastinalphlegmone **(Abb. 67.3a)** beobachtet. Ursache der phlegmonösen Mediastinitis in **Abb. 67.3a** war eine Ösophagusperforation, die im Seitbild **(Abb. 67.3b)** durch den Kontrastmittelaustritt (↙) nach Breischluck sichtbar wird.

Denken Sie daran, bei Verdacht auf Perforation nur wasserlösliches Gastrografin als orales Kontrastmittel einzusetzen (kein Bariumsulfat!).

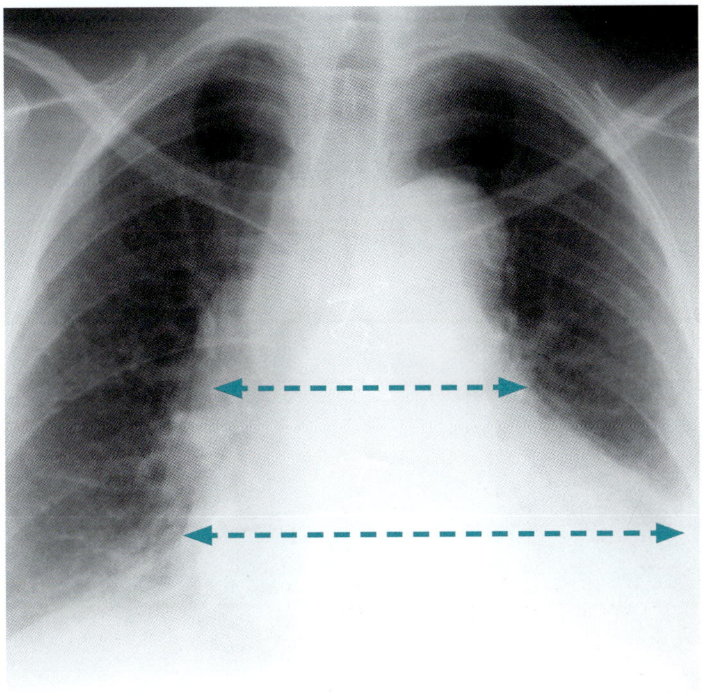

Abb. 67.1

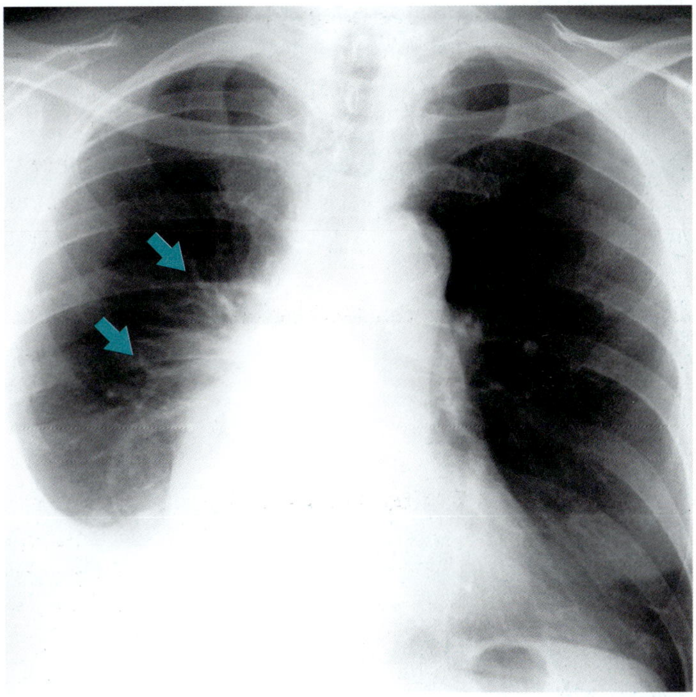

Abb. 67.2

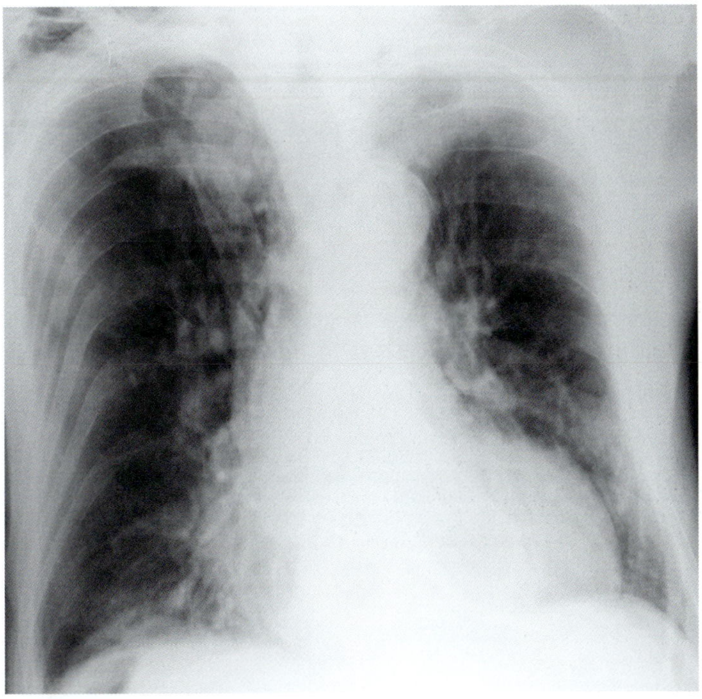

Abb. 67.3a

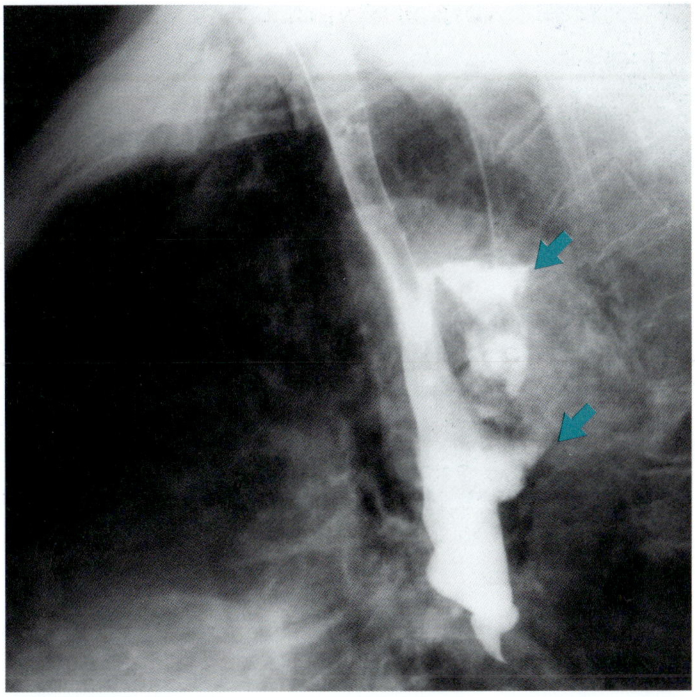

Abb. 67.3b

Retrosternale Struma

Intrathorakale (retrosternale) Strumen (↗) gehören zu den häufigsten Raumforderungen im oberen Mediastinum (Abb. 68.1). Die p.a.-Aufnahme zeigt die Mediastinalverbreiterung mit Verdrängung der Trachea (➔) nach links. Das Seitbild einer anderen Patientin (Abb. 68.2) verdeutlicht die Lage im oberen, vorderen Mediastinum (↖): Die Kompression der Trachea kann zu einer Erweichung der Knorpelspangen (Tracheomalazie) und dadurch zu einer inspiratorischen Lumenverschmälerung oder einem Trachealkollaps führen. Eine Tracheomalazie kann unter Durchleuchtungskontrolle nachgewiesen werden (Abb. 68.3): Der Patient wird dazu aufgefordert, bei geschlossenem Mund stoßartig die Luft einzuziehen (Schnüffeln) und anschließend ein Valsalva-Manöver durchzuführen. Die Lumenweite (↔) der Trachea sollte beim Schnupfversuch nicht um mehr als 50% kollabieren (➔ ← in Abb. 68.3). Solche Trachea-Zielaufnahmen sind heute größtenteils durch die Computertomographie (Abb. 68.4) ersetzt, da hier eine Trachealwandinfiltration und die genaue Struma- (▽) oder Tumorgröße beurteilt werden kann. Außerdem kann im CT nicht nur die Lumenweite, sondern auch die Öffnungsfläche der Trachea (**14**) bestimmt werden. Im CT gilt eine inspiratorische Verkleinerung der Öffnungsfläche um 70% als Indikator für eine Tracheomalazie [5.2].

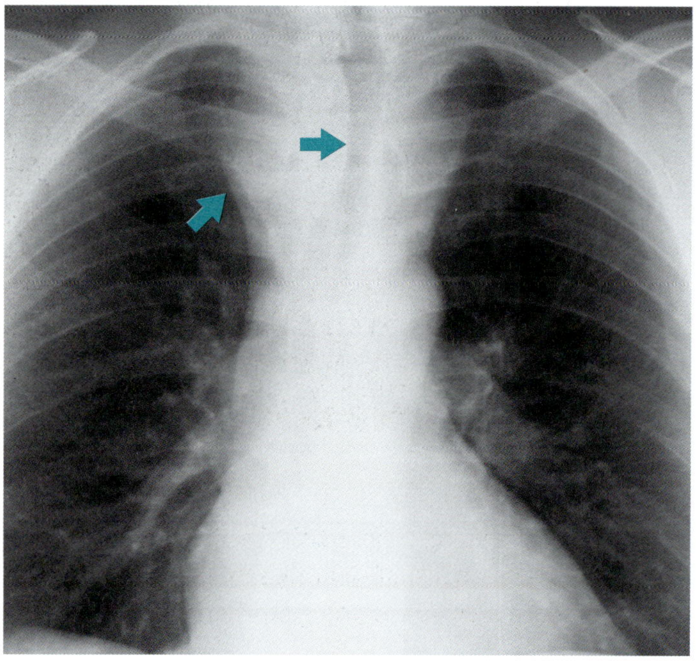

Abb. 68.1

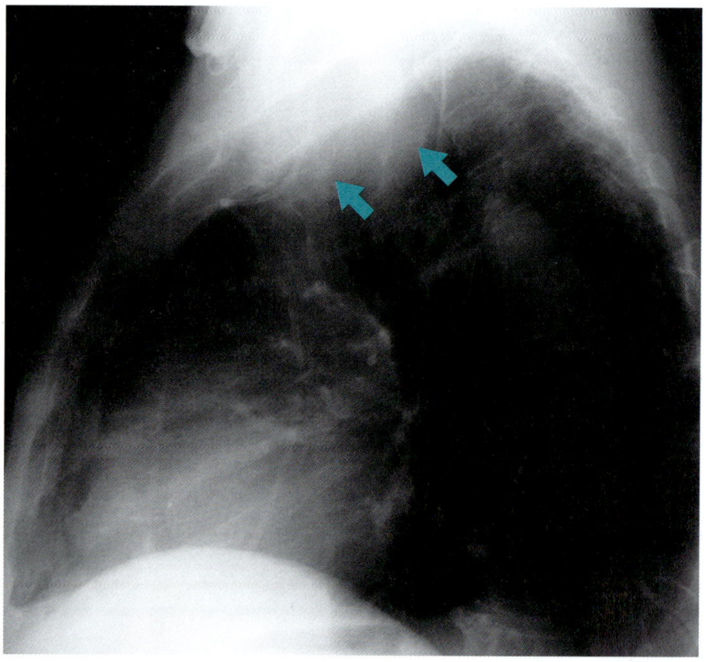

Abb. 68.2

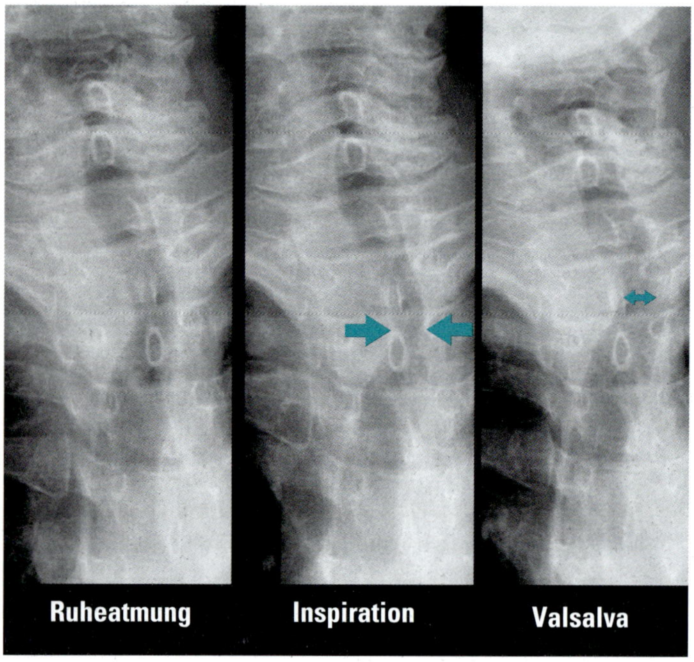

Abb. 68.3

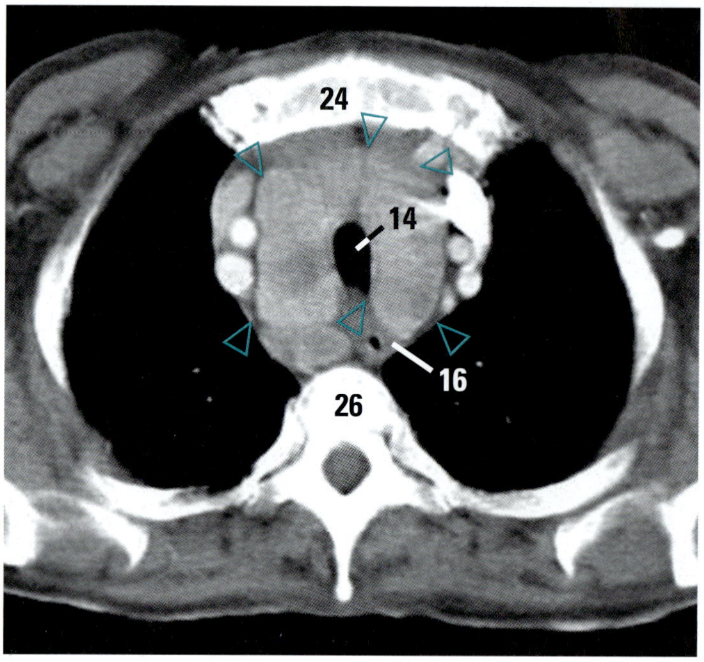

Abb. 68.4

Lymphome

Von den malignen Lymphomen zeigt besonders der Morbus Hodgkin **(Abb. 69.1)** häufig einen mediastinalen Befall [5.3]. Besonders häufig ist hierbei eine beidseitige, aber asymmetrisch ausgeprägte Mediastinalverbreiterung (◄--►) in der p.a.-Aufnahme **(Abb. 69.1 a)**, während im Seitbild **(Abb. 69.1 b)** die komplette Verschattung des RSR **(12)** deutlich wird. Außerdem kann es zu einer Manifestation im Hilusbereich (vgl. S.75) und allen anderen mediastinalen Kompartimenten (vgl. S.65) kommen [5.4].

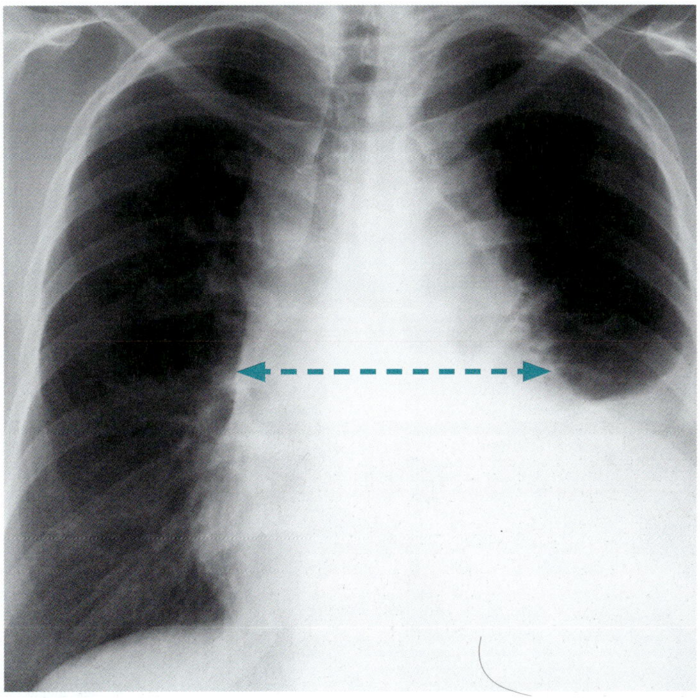

Abb. 69.1a

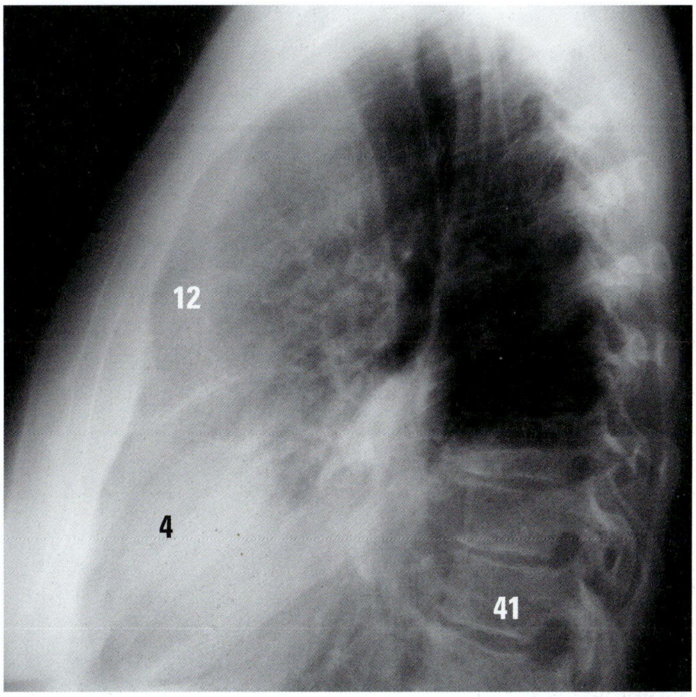

Abb. 69.1b

Die mediastinalen Lymphknotenvergrößerungen im Rahmen einer akuten Leukämie **(Abb. 69.2 a)** zeigen ein ähnliches Verteilungsmuster im oberen vorderen Mediastinum (⇨ ⇦), wie die malignen Lymphome.

Die MRT-Untersuchung **(Abb. 69.2 b)** bestätigt die retrosternale Lage der Lymphknotenvergrößerungen **(21/35)** und erlaubt eine genauere Beurteilung der Tumorausdehnung.

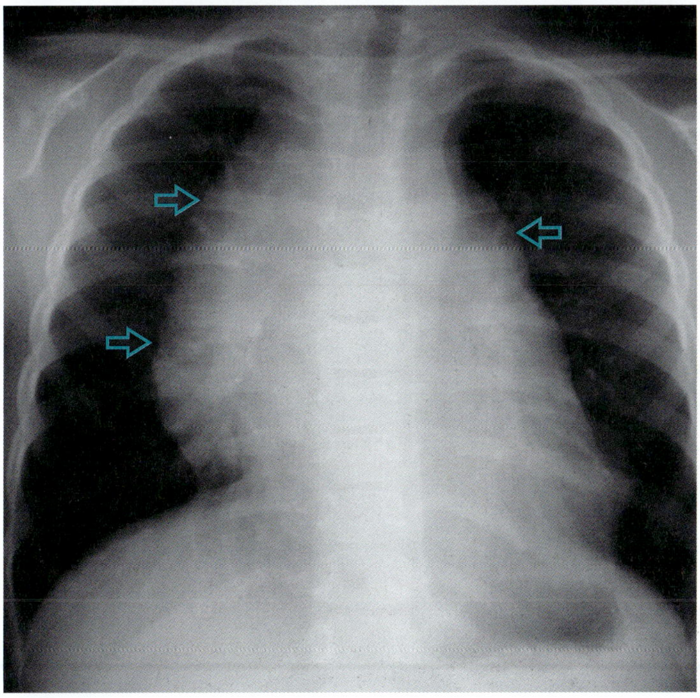

Abb. 69.2 a

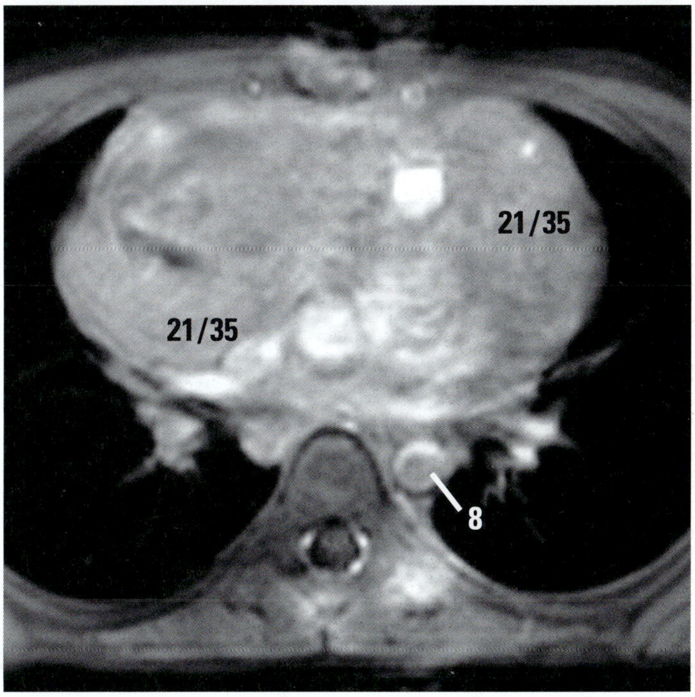

Abb. 69.2 b

5

Thymus

Die typische Erscheinungsform des normalen kindlichen Thymus im Röntgen Thorax ist für die meisten Untersucher ungewohnt, da Klein- und Schulkinder aus Strahlenschutzgründen eher im Ultraschall oder MRT untersucht werden. Anstelle der VCS bildet hier der Thymus (→) den rechten oberen Mediastinalrand **(Abb. 70.1)**. Die Thymusform wird erheblich von der Atmung beeinflusst. Bei tiefer Inspiration wird das Thymusgewebe durch die expandierenden Lungenflügel gestreckt und nach mediastinal gedrängt. Dadurch kann der rechte Herzrand partiell vom Thymus überlagert (↖) werden. Selbst in **Abb. 70.2** handelte es sich nur um einen prominenten Thymus (↗) und keine neoplastische Vergrößerung.

In Zweifelsfällen kann die Kompressibilität des retrosternalen Gewebes in der sonografischen Untersuchung herangezogen werden: Normales Thymusgewebe wird durch die Pulsation der Aorta ascendens komprimiert, während z.B. ein tumorös infiltrierter kindlicher Thymus oft keine puls-syn-chrone Formveränderung aufweisst, da das infiltrierte Gewebe von härterer Konsistenz ist.

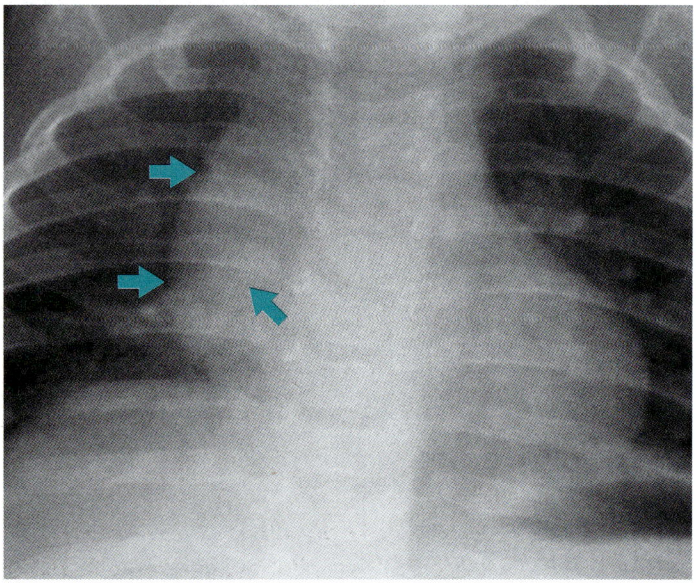

Abb. 70.1

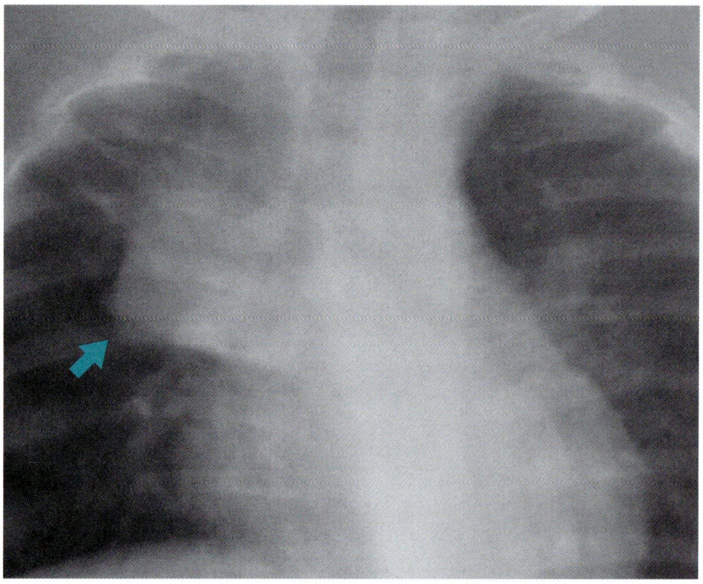

Abb. 70.2

Solche tumorösen Thymusvergrößerungen können im Rahmen eines Thymoms oder beim selteneren Thymus-Carcinom auftreten. Zusätzlich sind Lymphominfiltrationen des Thymus, besonders bei der nodulär sklerosierenden Form des Morbus Hodgkin [5.5], beschrieben.

Die Fettinvolution ist in der Regel nach der Pubertät abgeschlossen. Dennoch wird im CT, bei unter 30-jährigen Patienten regelmäßig Thymus-Restgewebe **(42)** im vorderen Mediastinum **(Abb. 70.3)** beobachtet.

Eine reaktive Thymushyperplasie bei Erwachsenen kann nach hochdosierter Cortison- oder Chemotherapie [5.6] und im Rahmen einer Myasthenia gravis [5.7] beobachtet werden. Diese fällt im CT als solide RF im vorderen Mediastinum (↘) auf **(Abb. 70.4 a)**.

In der Regel erreichen diese Veränderungen aber nicht die notwendige Größe, um im konventionellen Röntgen-Thorax **(Abb. 70.4 b)** als obere Mediastinalverbreiterung diagnostiziert werden zu können.

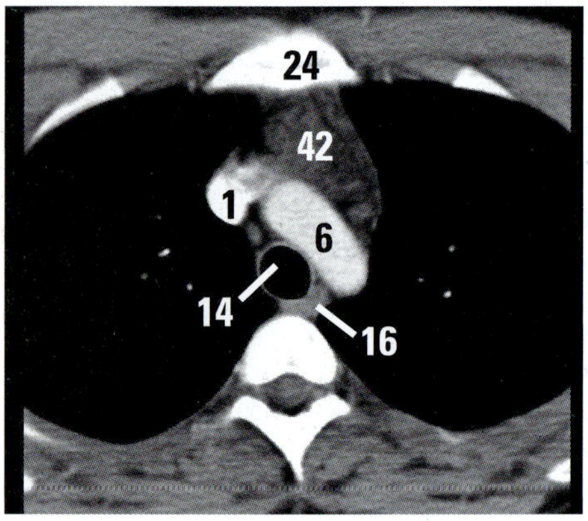

Abb. 70.3

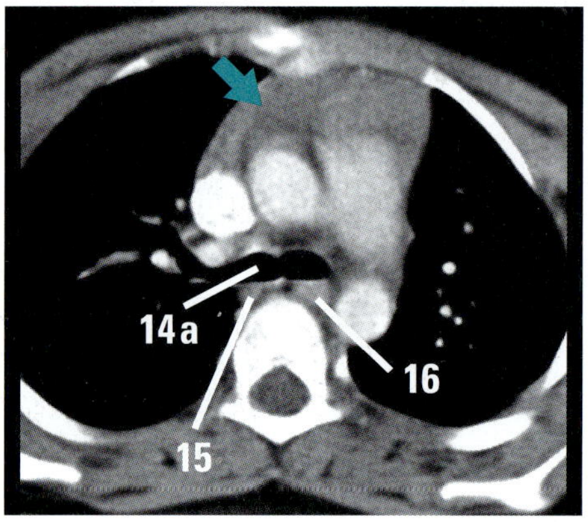

Abb. 70.4 a

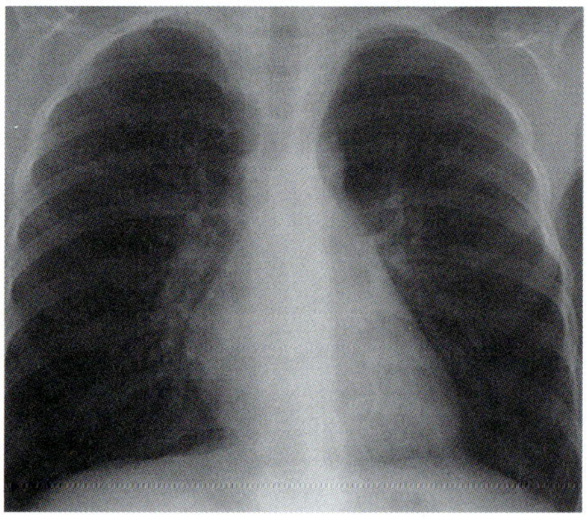

Abb. 70.4 b

Keimzelltumore

Der obere Bereich des anterioren Mediastinums ist die häufigste extragonadale Lokalisation von Keimzelltumoren. Darunter stellen benigne Teratome (►) mit 60-70% zwar die große Mehrheit [5.8], sind jedoch insgesamt relativ selten (Abb. 71.1 a, b). Da sie aus Geweben aller drei Keimblätter bestehen, können Teratome Knochen und Zähne enthalten, aber auch hauptsächlich aus Fettgewebe bestehen oder eine weichteilähnliche Dichte (▽) haben (Abb. 71.1 b).

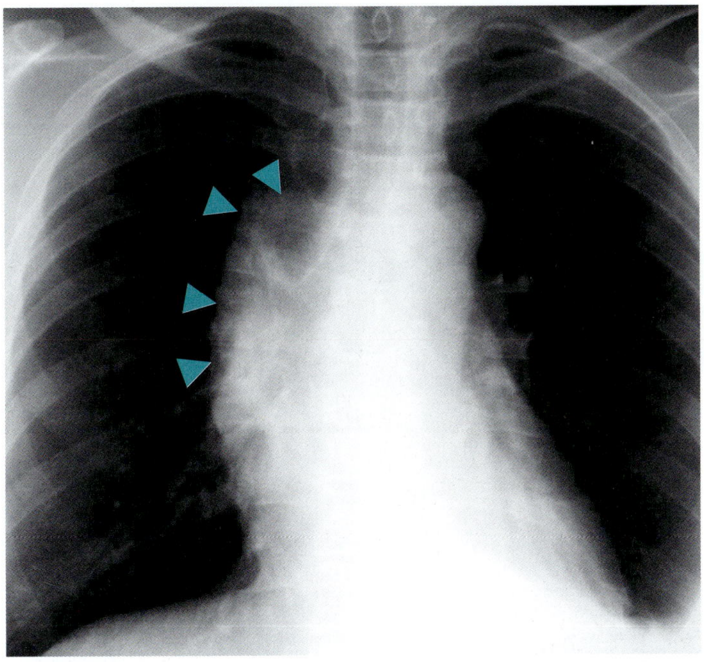

Abb. 71.1 a

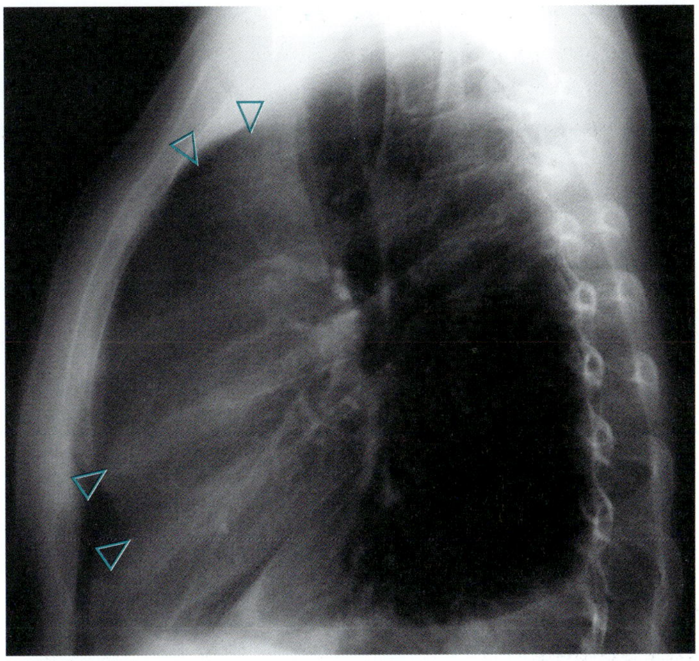

Abb. 71.1 b

Lymphangiom

Beim Lymphangiom handelt es sich um einen benignen Weichteiltumor, der Lymphgefäße. Das Lymphangiom in Abb. 71.2 bewirkte in der p.a.-Aufnahme eine scharf begrenzte Verbreiterung der kompletten rechten Mediastinalkontur (➜). Erst in der Computertomografie (Abb. 71.2) wird der zystische Charakter (✧) deutlich. Bei entsprechender Größe können Lymphangiome zu einer Verdrängung mediastinaler Strukturen, wie z.B. der Vena cava superior (1) oder der Aorta ascendens (7) führen [5.8].

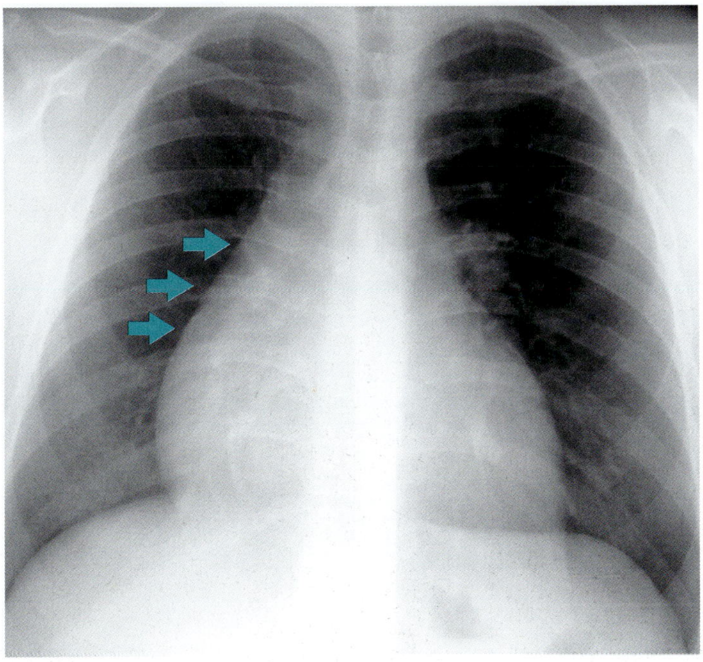

Abb. 71.2 a

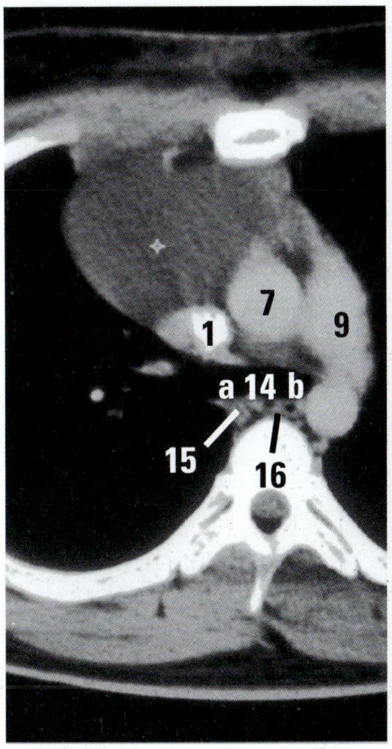

Abb. 71.2 b

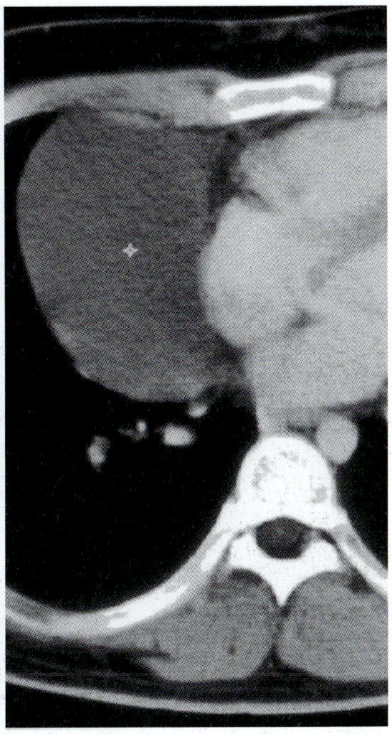

Abb. 71.2 c

LK-Vergrößerungen

Vergrößerte LK können in allen mediastinalen Kompartimenten auftreten. Die typischen mediastinalen Lokalisationen sind in **Abb. 72.1a** dargestellt: Es werden infracarinale **(35a)**, hiläre **(35b)**, sowie rechts und links paratracheale **(35c)** Lokalisationen unterschieden. Besonders infracarinal lokalisierte LK-Vergrößerungen **(35a)** entgehen in Thoraxaufnahmen häufig dem Nachweis, wie in **Abb. 72.1b**: Hier waren die geringgradigen LK-Vergrößerungen (↙) unklarer Genese nur in den ergänzenden CT-Aufnahmen **(Abb. 72.1c)** ventral der Trachealbifurkation **(14c)** erkennbar.

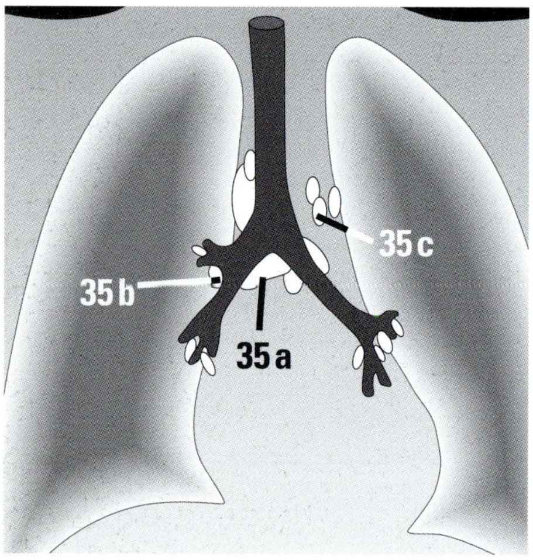

Abb. 72.1a

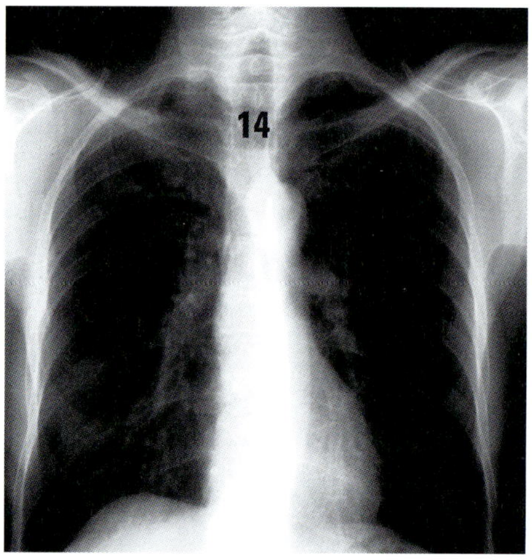

Abb. 72.1b

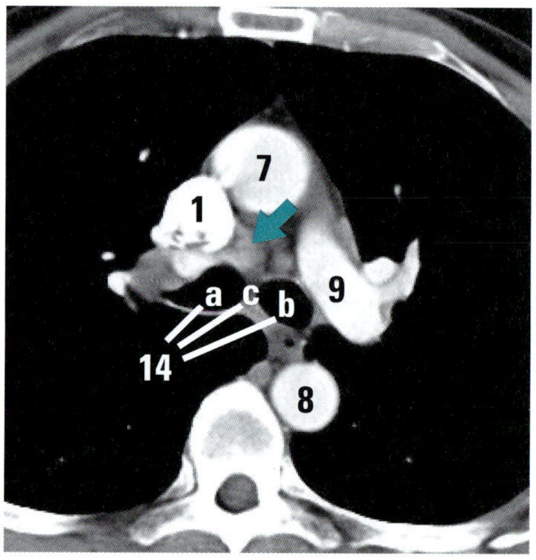

Abb. 72.1c

5

Erst bei zunehmender Größe **(Abb. 72.2)** werden die infracarinalen LK **(35a)** im konventionellen Seitbild **(Abb. 72.2c)** als Transparenzminderung (▶) im mittleren Mediastinum sichtbar. In **Abb. 72.2b** führten die infracarinalen LK-Metastasen eines links hilären BCs **(21)** sogar zu einer Aufspreizung des trachealen Bifurkationswinkels (↖↗), der beim Erwachsenen normalerweise zwischen 45° und maximal 65° liegen sollte [5.9].

Als DD bei trachealer Winkelaufspreizung kommt jedoch auch eine linksatriale Dilatation (vgl. S. 82) und ein großer Pericarderguss (vgl. S. 90) in Betracht. Insgesamt muss bei Verdacht auf mediastinale LK-Vergrößerungen eine Computertomografie zur Abklärung des mediastinalen LK-Status durchgeführt werden. **Abb. 72.2d** zeigt ein CT einer Patientin mit Mamma-Carcinom und massiven infracarinalen Lymphknotenmetastasen **(35a)**.

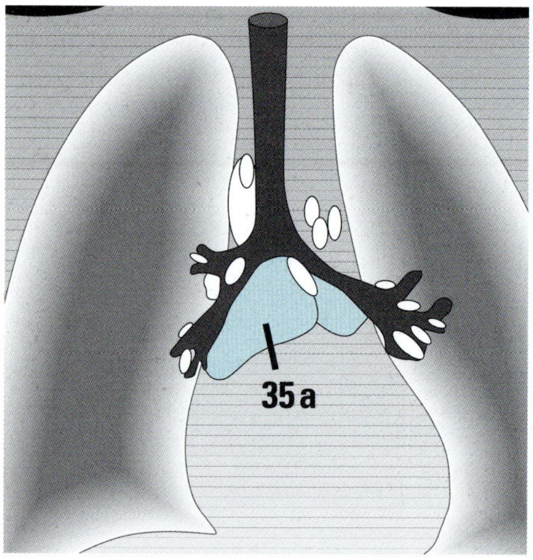

Abb. 72.2a

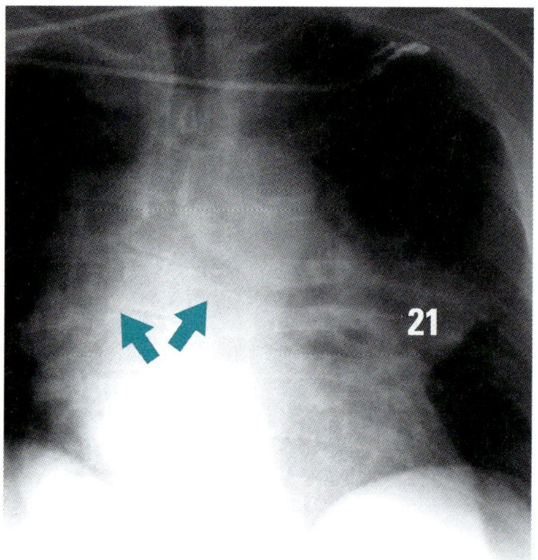

Abb. 72.2b

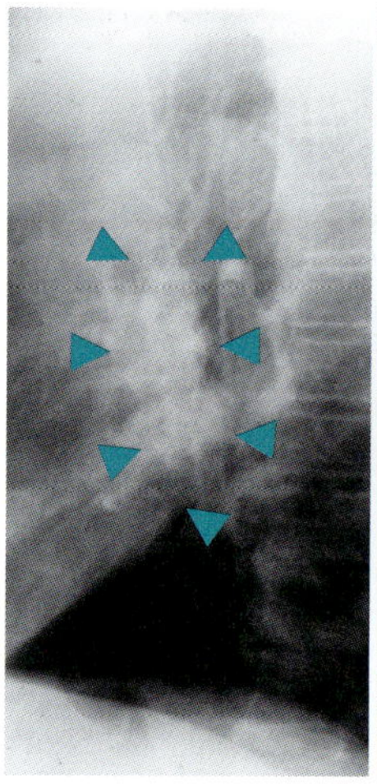

Abb. 72.2c

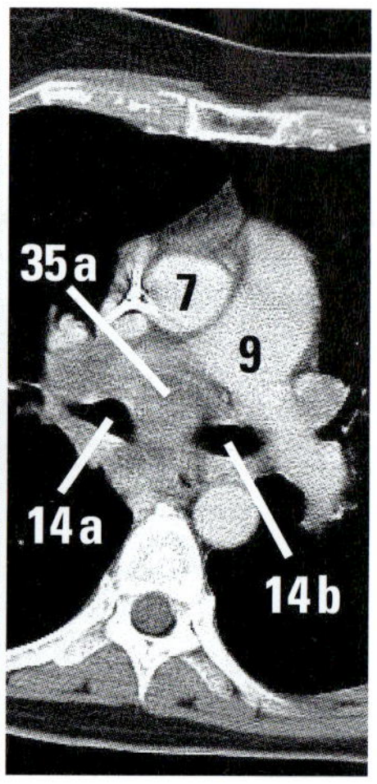

Abb. 72.2d

Hilusverplumpung

Hiläre Lymphknoten **(35b)** sind auf p.a.-Aufnahmen **(Abb. 73.1 a)** zwar besser zu erkennen als infracarinale LK, sie müssen aber von Hilusverbreiterungen anderer Genese (vgl. **Tab. 66.1**), wie z.B. einer p.v.-Stauung abgegrenzt werden. Im CT **(Abb. 73.1 c)** mit Kontrastmittel lassen sich die LK **(35)** gut von den Pulmonalarterien **(9a,b)** und anderen Gefäßanschnitten unterscheiden. Beachten Sie auch den begleitenden Pleuraerguss **(41)** mit benachbarter Dystelektese **(36)**.

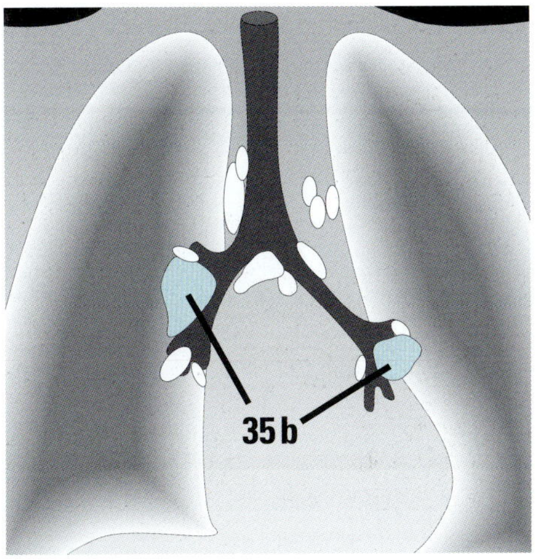

Abb. 73.1 a

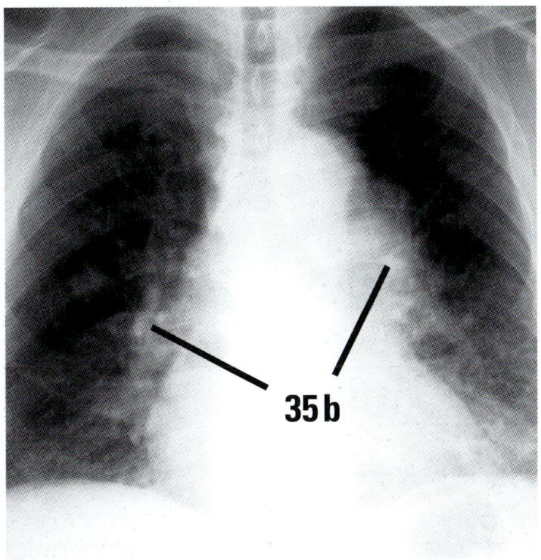

Abb. 73.1 b

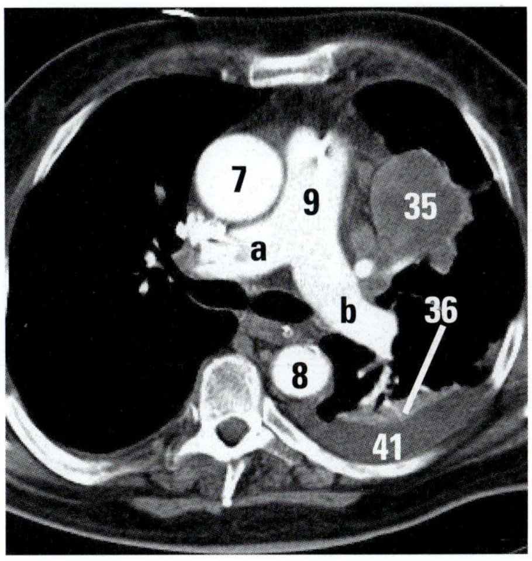

Abb. 73.1 c

Eine Vergrößerung paratrachealer LK **(35c)** ist in der Regel rechts **(Abb. 73.2 a)** leichter identifizierbar als links **(Abb. 73.2 c)**, weil die linksseitigen LK-Vergrößerungen durch Überlagerung des Aortenbogens bzw. anderer mediastinaler Weichteile eher kaschiert werden. **Abb. 73.2 b** zeigt einen rechts paratrachealen Lymphknoten (➡) genau am Übergang von der Trachea **(14)** zum rechten Hauptbronchus **(14a)** im Rahmen einer chronischen Tuberkulose. Eine Beurteilung auf einen gleichzeitigen links paratrachealen Lymphknotenbefall ist aufgrund der mediastinalen Überlagerung z.B. durch den Aortenbogen **(6)** hier nicht möglich.

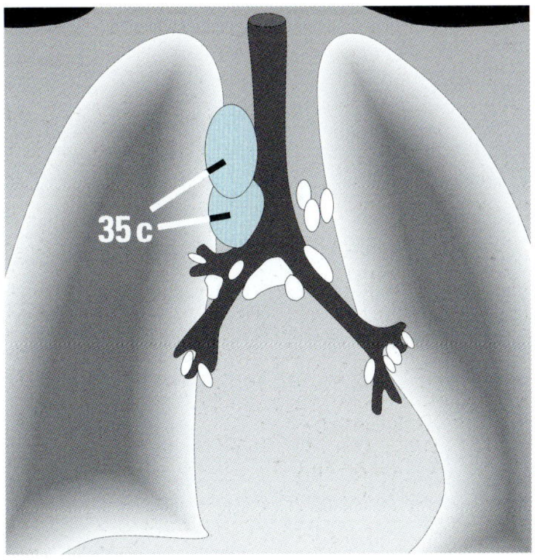

Abb. 73.2 a

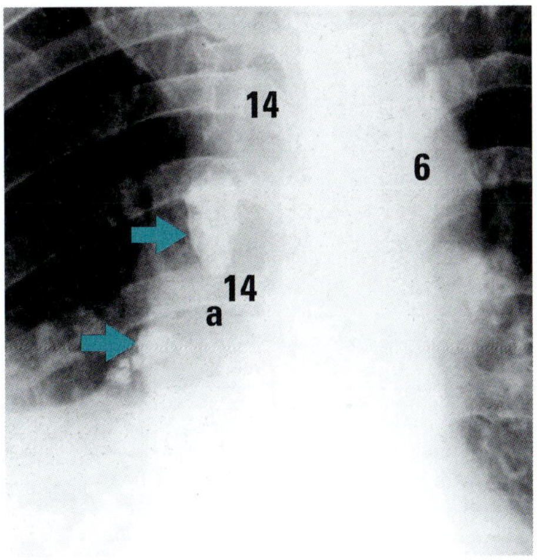

Abb. 73.2 b

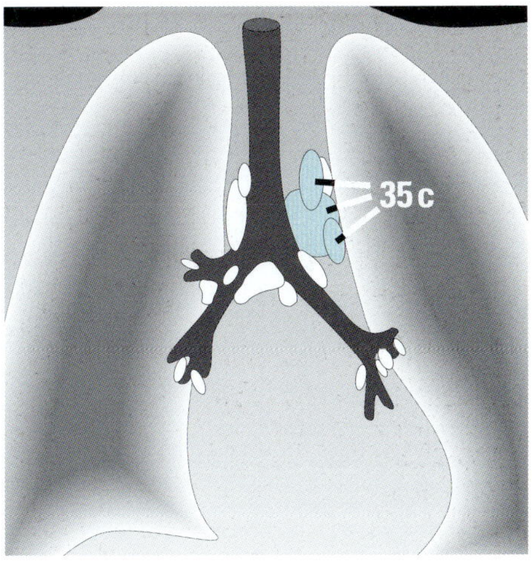

Abb. 73.2 c

Das differenzialdiagnostische Spektrum mediastinaler LK-Vergrößerungen umfasst akute, chronische Entzündungen (Sarkoidose, Tbc), lymphatische Systemerkrankungen (Morbus Hodgkin, Non-Hodgkin-Lymphom = NHL) und LK-Metastasen. Beidseitige, hiläre LK-Vergrößerungen **(35b)** sind ein klassisches Symptom bei Sarkoidose **(Abb. 74.1)**, besonders im Stadium I (vgl. S.131). Ein ausschließlich einseitiger Hilusbefall wird bei Sarkoidose seltener beobachtet [5.10]. Die sogenannte bihiläre Lymphadenopathie ist im Röntgen Thorax allerdings nicht immer eindeutig zu diagnostizieren **(Abb. 74.2)** und muss z.B. von einer zentral betonten Stauung (vgl. **Abb. 77.2**) abgegrenzt werden. Hier spricht das Fehlen von Kerley-B Linien, einer Cardiomegalie oder anderer Stauungszeichen gegen diese Differenzialdiagnose.

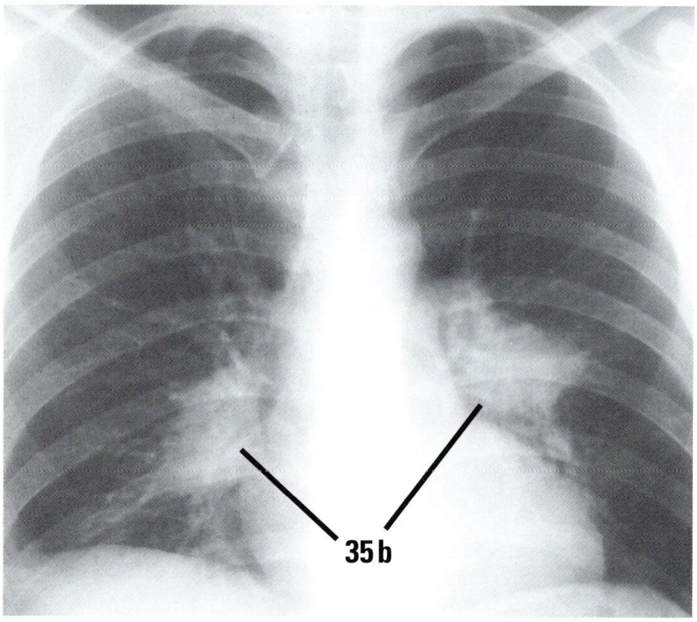

Abb. 74.1

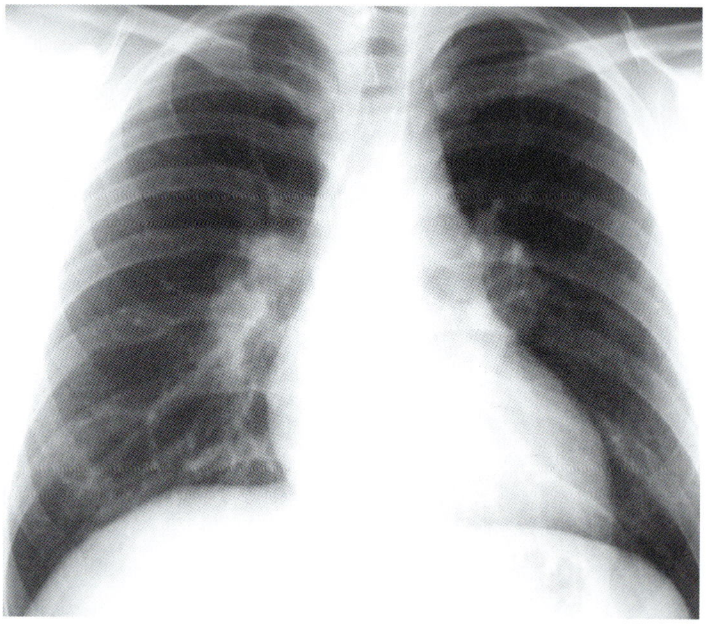

Abb. 74.2

Bei Hiluslymphknoten-TBC fehlen typische pulmonale Infektionszeichen (vgl. S.116). Einziger Befund im Röntgen Thorax ist dann eine hiläre LK-Infiltration (↘) **(Abb. 74.3)**. In späteren Krankheitsstadien können sich „krümelige" Kalkeinlagerungen in den hilären LK (➔) entwickeln (vgl. **Abb. 73.2b**). Bei der Silikose **(Abb. 74.4)** kommt es neben den pulmonalen Zeichnungsveränderungen (vgl. S.149) zu einer hilären LK-Beteiligung **(35)**. Bei Verkalkung des LK-Randsinus können dabei eierschalenförmige („egg-shell") Verkalkungen entstehen. Besonders bei Beschäftigten aus der Keramik-verarbeitenden Industrie oder dem Bergbau sollte auf LK-Veränderungen im Rahmen einer Silikose geachtet werden.

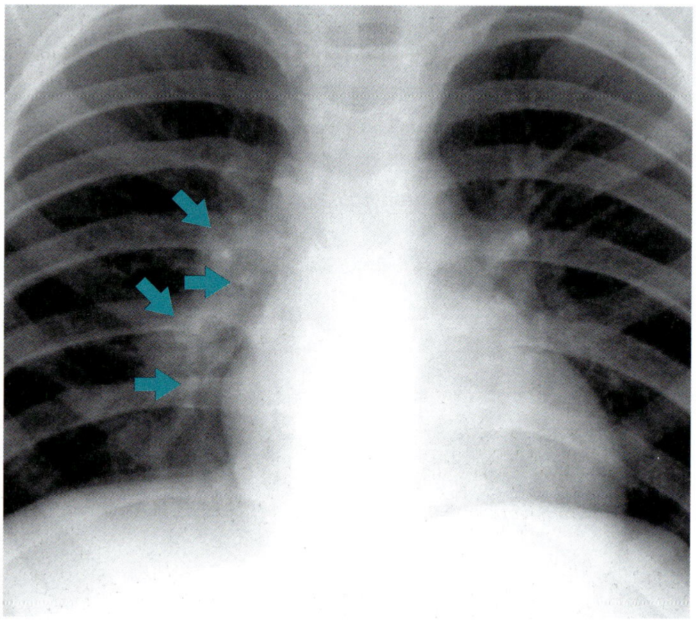

Abb. 74.3

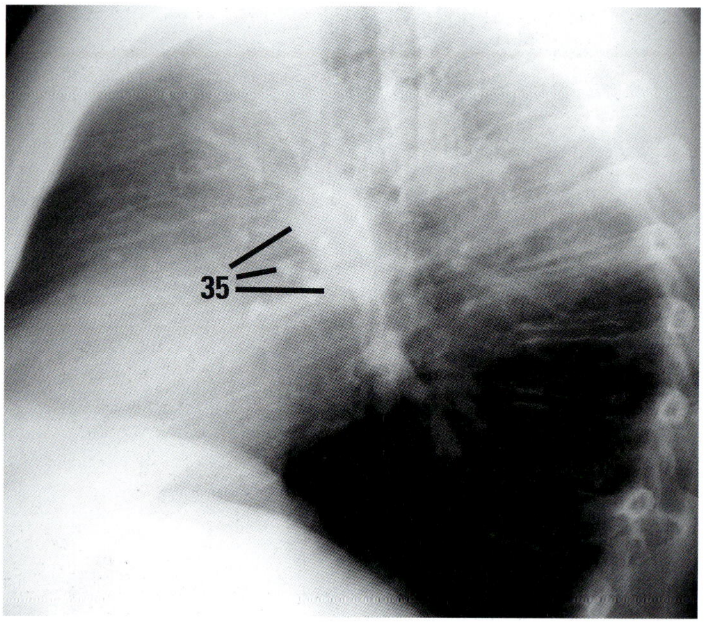

Abb. 74.4

Maligne Lymphome können in allen mediastinalen Kompartimenten auftreten (vgl. S.65 und 69). Bei einem hilären Befall kann es durch eine Größenzunahme der Lymphompakete **(Abb. 75.1 a-b)** im Verlauf zu Bronchusobstruktionen mit poststenotischer Minderbelüftung (hier rechts basal) oder eine Infiltration des Nervus phrenicus mit ipsilateralem Zwerchfellhochstand (↑) kommen **(Abb. 75.1 b)**. Zur Abschätzung einer Umgebungsinfiltration und zur Therapiekontrolle reichen Thoraxaufnahmen nicht aus, hierzu müssen CT oder MRT-Untersuchungen erfolgen [5.11].

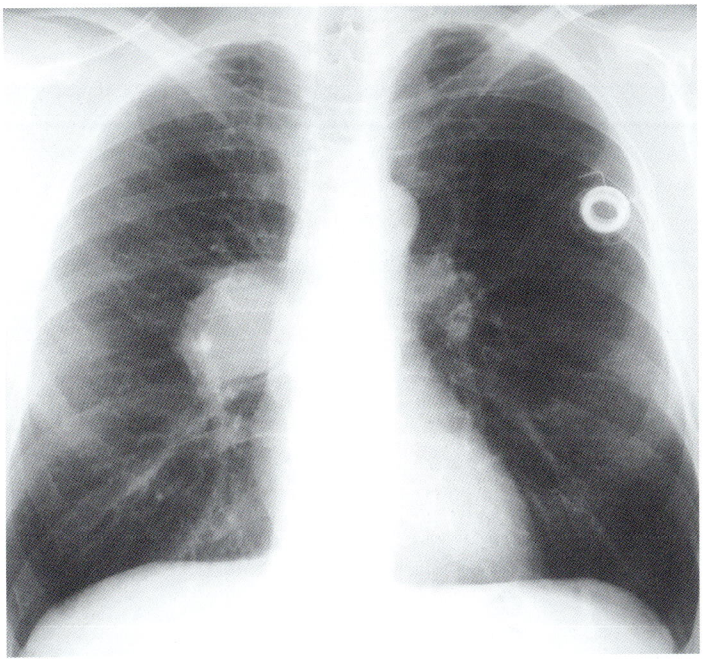

Abb. 75.1 a

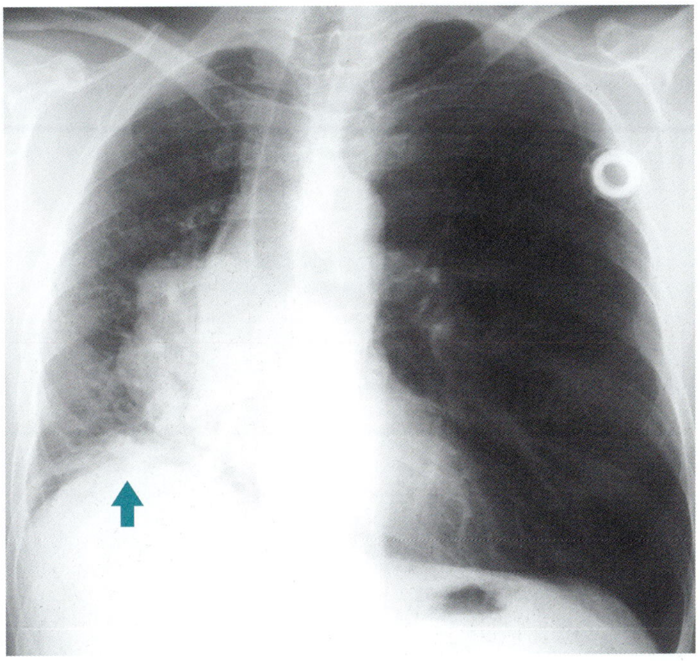

Abb. 75.1 b

Das Thorax-CT **(Abb. 75.2)** dieses Patienten zeigt die genaue Ausdehnung des Tumors **(21)** nach mediastinal und intrapulmonal, sowie die Minderbelüftung **(36)** des rechten Mittellappens mit resultierender Mediastinalverlagerung (←) zur betroffenen Seite. Metastatisch vergrößerte Hiluslymphknoten sind regelmäßig bei primären Bronchial-, Mamma- und Ösophagustumoren zu beobachten.

Beim Bronchialkarzinom (vgl. S.117) findet sich initial ein einseitiger Befall der mediastinalen LK. Beim kleinzelligen BC sind LK-Metastasen oft der einzige konventionell radiologisch fassbare Befund.

Mediastinale LK-Metastasen extrathorakaler Malignome werden dagegen seltener beobachtet [5.12] und stammen aus dem MDT oder dem Urogenitaltrakt.

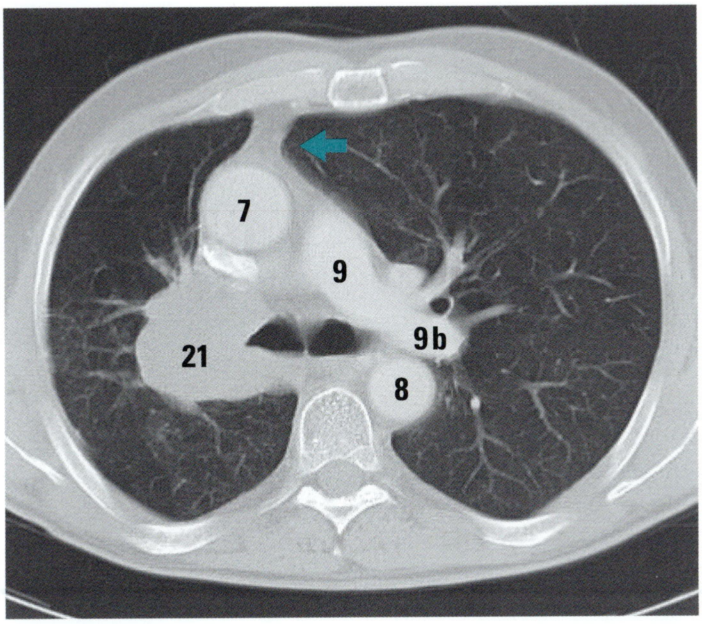

Abb. 75.2 a

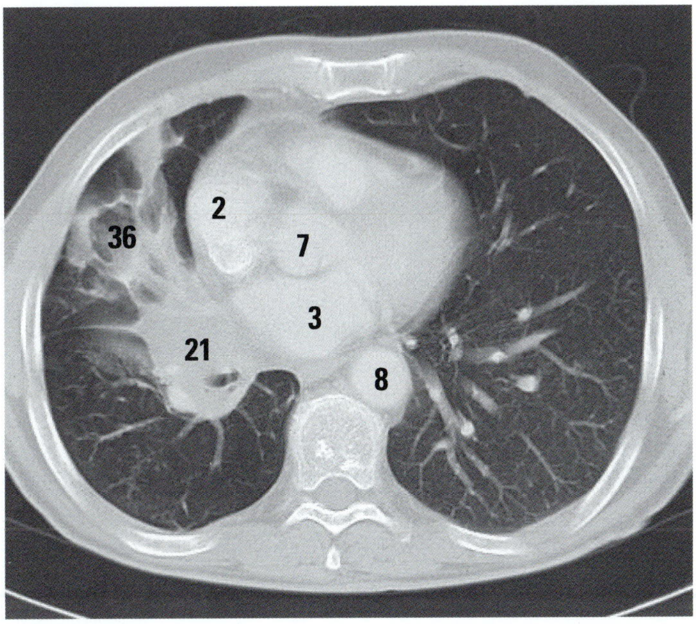

Abb. 75.2 b

5

Zentrale Bronchialcarcinome

Zentrale, in Hilusnähe gelegene Bronchialcarcinome **(Abb. 76.1)** führen zu einer Hilusverplumpung (←). Besonders bei einseitigen Befunden muss eine mögliche maligne Ursache in Betracht gezogen werden. Bei der Patientin in **Abb. 76.1 a** war durch die Bronchusstenose das apicoposteriore Segment (Segment I + II) des linken Oberlappens atelektatisch verändert **(36)**. Bei progredientem Tumorwachstum zeigt die Verlaufsuntersuchung nach 10 Monaten **(Abb. 76.1 b)** eine Totalatelektase **(36)** des linken Oberlappens, einen linksseitigen Pleuraerguss (↘), eine Metastasierung in die kontralateralen Hilus-LK (→), sowie einen progredienten, ipsilateralen Zwerchfellhochstand (↑).

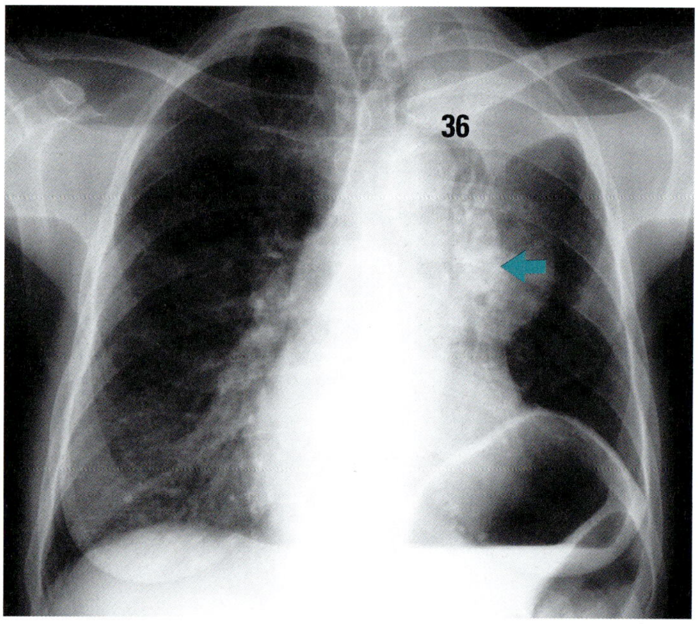

Abb. 76.1 a

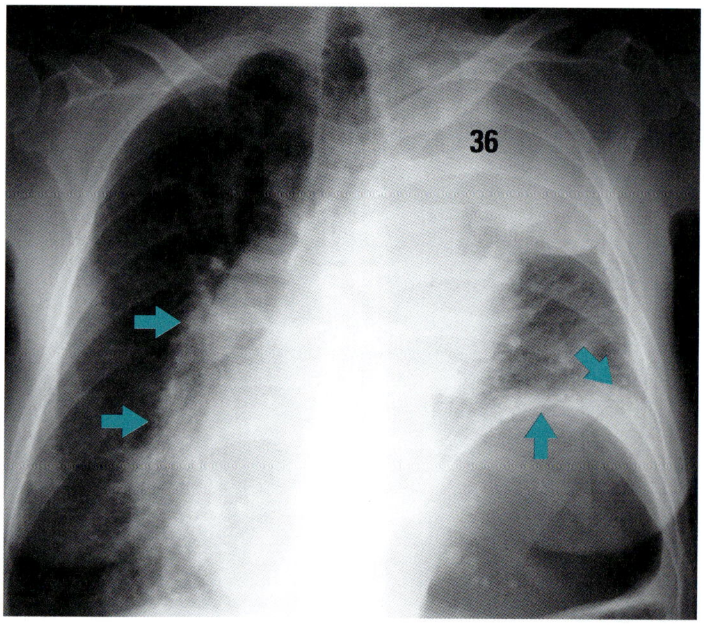

Abb. 76.1 b

Abb. 76.2a zeigt ein zentrales BC am rechten Hilus **(21)**. Als Therapie wurde eine Unterlappenresektion mit anschließender Radiatio durchgeführt. In der Kontrolluntersuchung nach sieben Monaten **(Abb. 76.2 b)** sind die Folgen der Strahlen-therapie an streifigen Dichteanhebungen an der rechten Mediastinalkontur (↖) und ein rechts basaler Erguss **(41)** zu erkennen. Weitere häufige Komplikationen einer thorakalen Radiatio sind eine Strahlen-Pneumonitis (vgl. S.153) oder eine Ösophagitis.

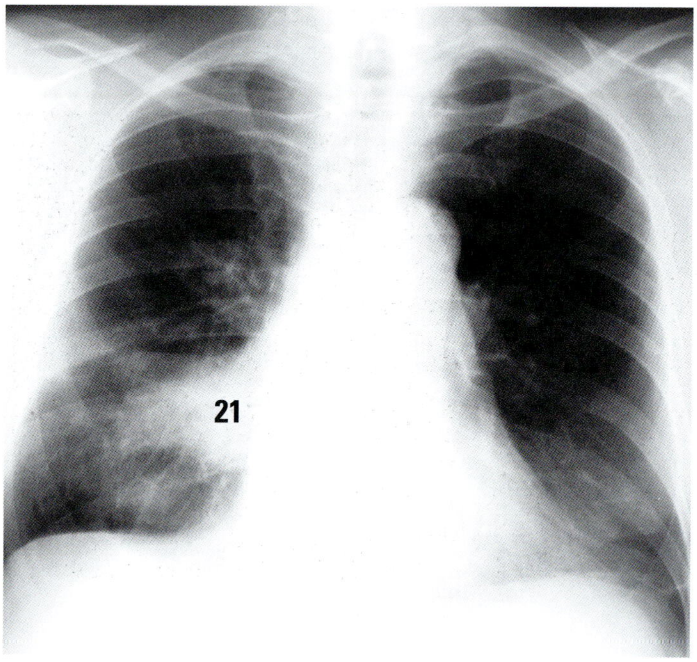

Abb. 76.2 a

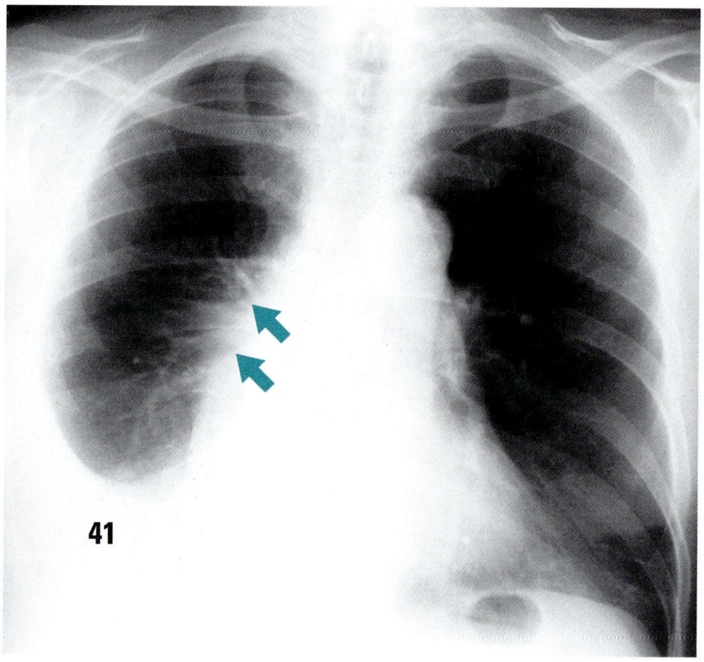

Abb. 76.2 b

Vaskuläre Hilusveränderung

Vaskulär bedingte Hilusverbreiterungen entstehen entweder im Rahmen einer p.-v.-Stauung oder bei einer pulmonalarteriellen Hypertonie. Bei der pulmonalarteriellen Hypertonie kann das Bild eines „amputierten Hilus" (➡) entstehen (Abb. 77.1). Dabei handelt es sich um Kalibersprünge zwischen erweiterten zentralen und eng gestellten peripheren Lungenarterien mit verminderter peripherer Gefäßzeichnung.

Die Hilusverbreiterung (**10b**) im Rahmen einer akuten p.v.-Stauung (Abb. 77.2) lässt sich von der chronischen pulmonalen Hypertonie durch die Erweiterung der peripheren Lungengefäße (↘) und begleitende Stauungszeichen, wie z.B. horizontale Kerley B-Linien (⬇) und pleuraler Ergussbildung (**41**) abgrenzen (vgl. S.21, 142).

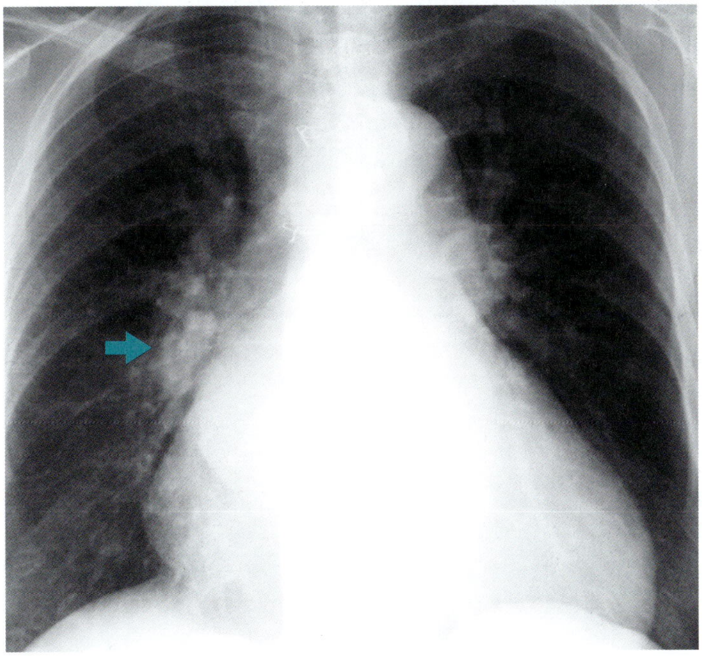

Abb. 77.1

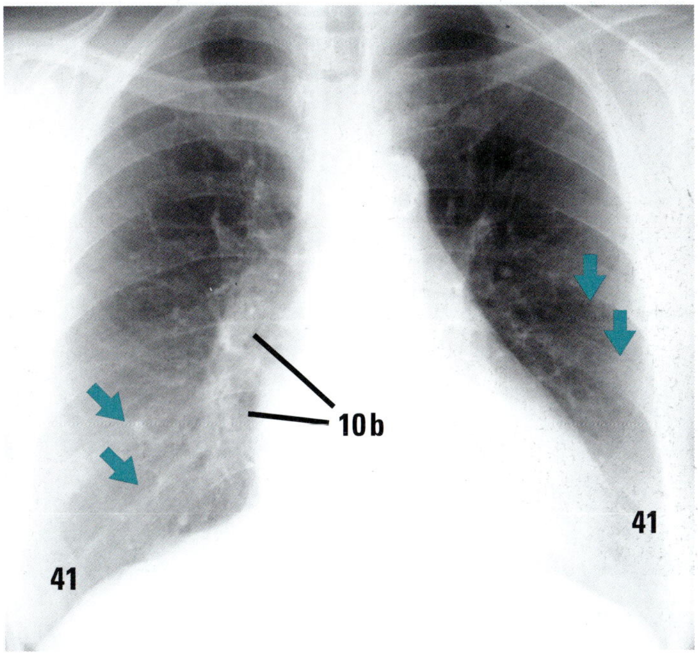

Abb. 77.2

In Abb. 77.3 führte eine aneurysmatische Aufweitung der linken Pulmonalarterie (**9b**) zu der scharf begrenzten, rundlichen Hilusverbreiterung im Bereich des Pulmonalissegments. Bei einer Pulmonalatresie kann das Pulmonalissegment (↙) dagegen völlig fehlen (Abb. 77.4). Die Lunge wird in diesem Fall über die Bronchialaterien mit Blut aus der Aorta versorgt, diese stellen sich, als feine, vom Hilus ausgehende Linien (⬅) dar (vgl. Abb. 87.1c). Beim Vergleich der Magnetresonanztomografie (Abb. 77.5a) mit einem Normalbefund (Abb. 77.5b) fällt bei Pulmonalatresie der fehlende Truncus pulmonalis (**9**) zwischen Aorta ascendens (**7**) und descendens (**8**) auf Höhe der Trachealbifurkation (**14**) auf.

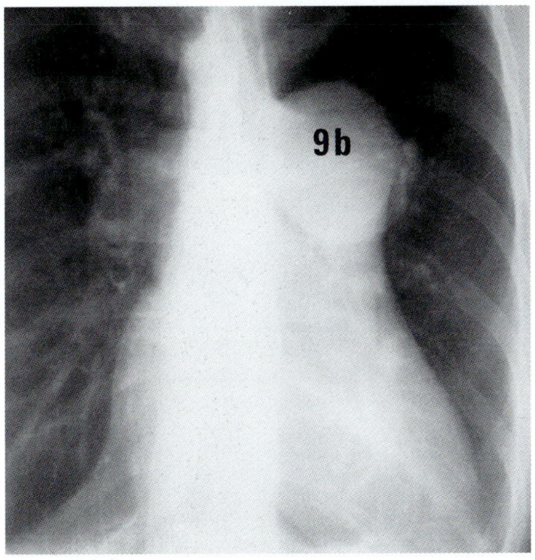

Abb. 77.3

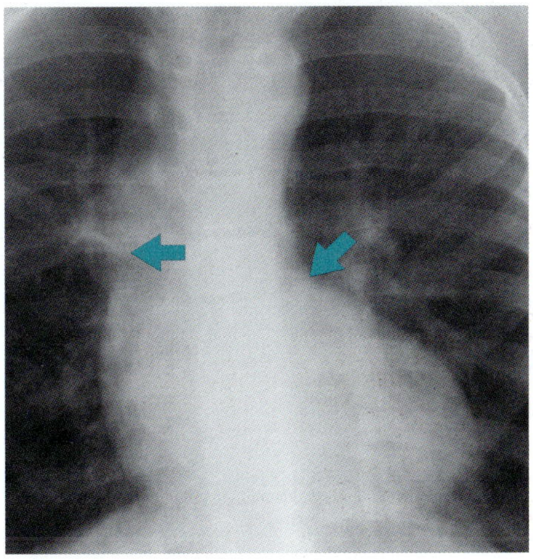

Abb. 77.4

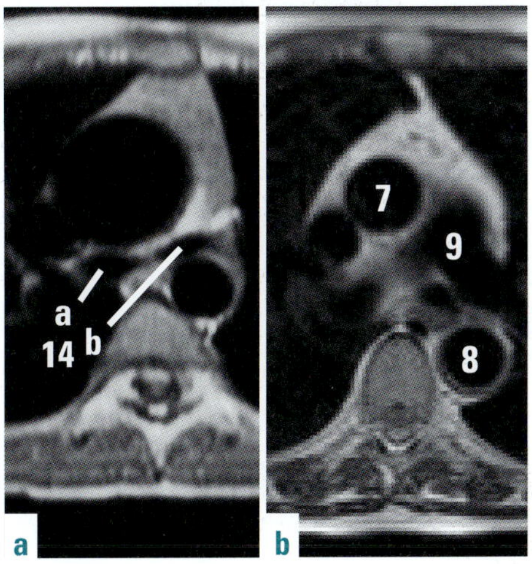

Abb. 77.5

Neurogene Tumore

Neurogene Tumore stellen die häufigsten primären Neoplasien des posterioren Mediastinums dar [5.4] und liegen zu 90% direkt paravertebral. Beim Erwachsenen sind sie eher selten und entstammen als Schwannome oder Neurofibrome den Markscheiden peripherer Nerven. Bei Kindern stammen sie dagegen meistens aus den Neuronen der sympathischen Grenzstrangganglien. Dazu zählen sowohl die malignen Neuroblastome als auch die benignen Ganglioneurinome.

Ganglioneurome stellen sich radiologisch als scharf begrenzte, paraspinale Raumforderungen **(21)** mit konvexer Vorwölbung (▶) des Mediastinalschattens dar **(Abb. 78.1 a)**. Die Methode der Wahl zur Beurteilung der Ausdehnung und eventuellen Infiltration von Nachbarstukturen ist die MRT **(Abb. 78.1 b)**. In diesem Fall bestätigte sich die Tumormorphologie mit klassischer Formcharakteristik (↗) und paraspinaler Tumorlokalisation. Neuroblastome (↖) stellen sich auch oft als scharf begrenzte, paraspinale Verbreiterungen im hinteren Mediastinum dar **(Abb. 78.2)**.

Bei flächiger Ausbreitung entlang der hinteren Thoraxwand kann im p.a.-Bild **(Abb. 78.3 a)** aber auch ein unscharfer, infiltratähnlicher Aspekt **(21)** entstehen. Im Seitbild ist der solide Charakter des Tumors (↘) und die Lokalisation an den dorsalen Rippenanteilen zwar zu erkennen **(Abb. 78.3 b)**, kann aber insbesondere bei leichter Schrägposition des Patienten leicht übersehen werden.

Die ergänzende Computertomographie **(Abb. 78.3 c)** verdeutlicht die Tumorausdehnung entlang der dorsalen Thoraxwand, sowie Kalzifikationen **(50)** innerhalb des Neuroblastoms **(21)**.

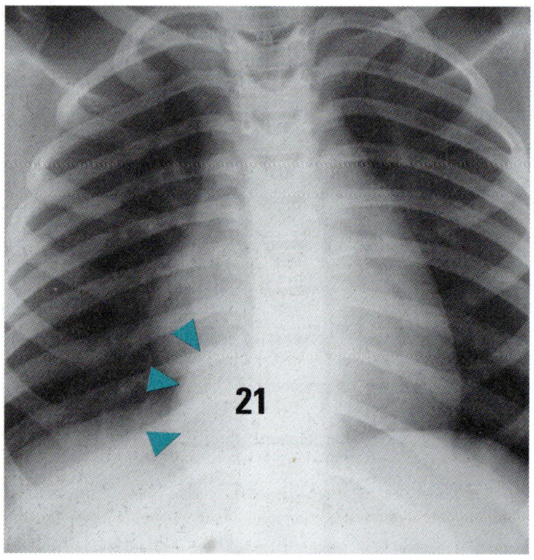

Abb. 78.1 a

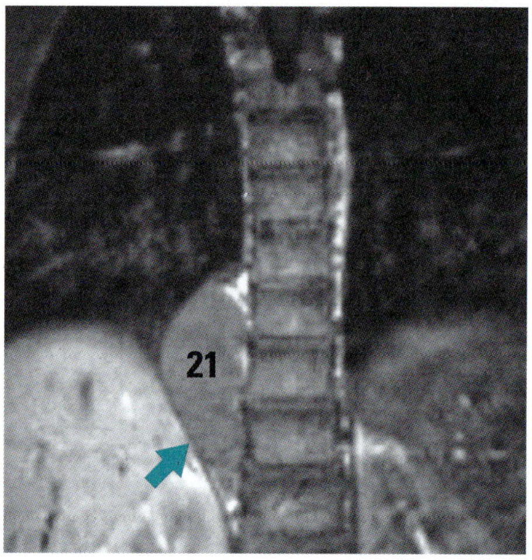

Abb. 78.1 b

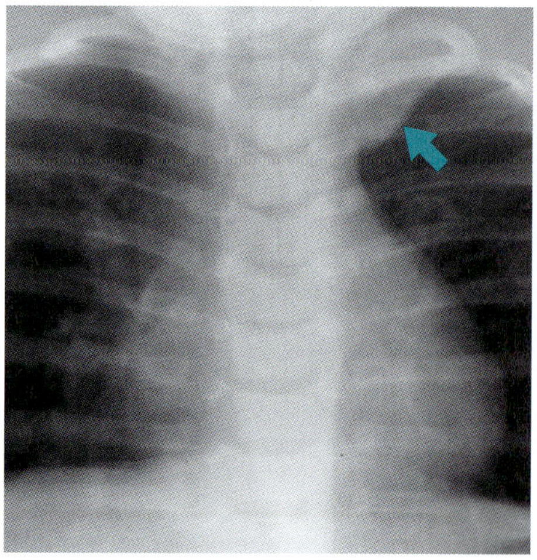

Abb. 78.2

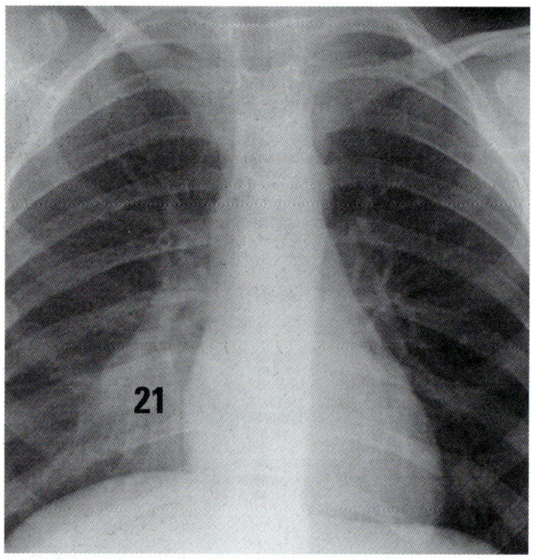

Abb. 78.3 a

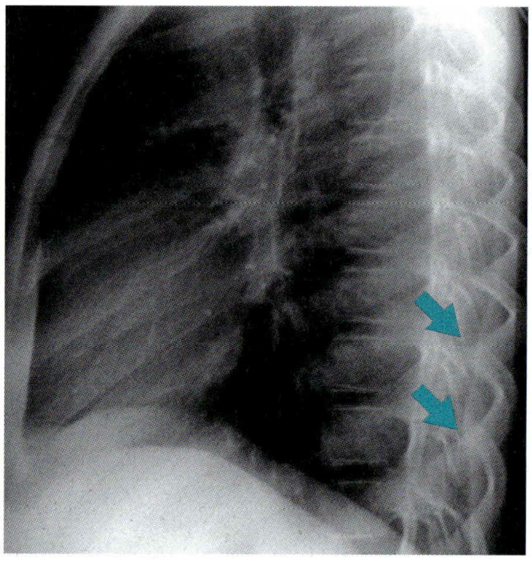

Abb. 78.3 b

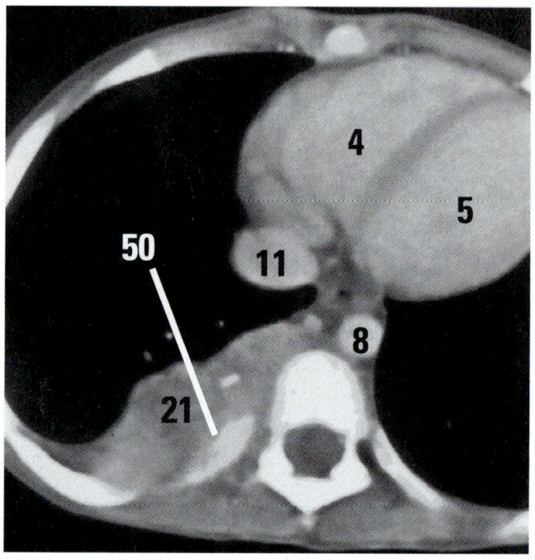

Abb. 78.3 c

Mediastinalabszess

Die fokale Variante der Mediastinitis ist der Mediastinalabszess (Abb. 79.1 a). Wie bei der phlegmonösen Mediastinitis (vgl. Abb. 67.3 a) sind Ösophagusperforationen häufig die Ursache. Diese Abszesse liegen daher oft im hinteren Mediastinum und manifestieren sich als paravertebrale Transparenzminderungen (▶), die sich lateral konvexbogig vorwölben. Je nach Höhenlokalisation und Breite des Herzschattens können sie leicht übersehen werden.

In diesem Fall war der Abszess initial bei einer sonografischen Leberuntersuchung (Abb. 79.1 b) als septierte, zystische Raumforderung (➔) dorsal der Vena cava **(11)** aufgefallen. Die MRT bestätigt den zystischen Charakter (➚) und die retrocavale Abszesslokalisation (Abb. 79.1 c).

Bei anderer Genese des Abszesses (z.B. postoperativ oder traumatisch) sind auch alle anderen mediastinalen Lokalisationen denkbar. Außerdem kann eine Spondylodiszitis bei entsprechender Größe eine ähnliche paraspinale, konvexe Vorwölbung (➘) bewirken (Abb. 79.2).

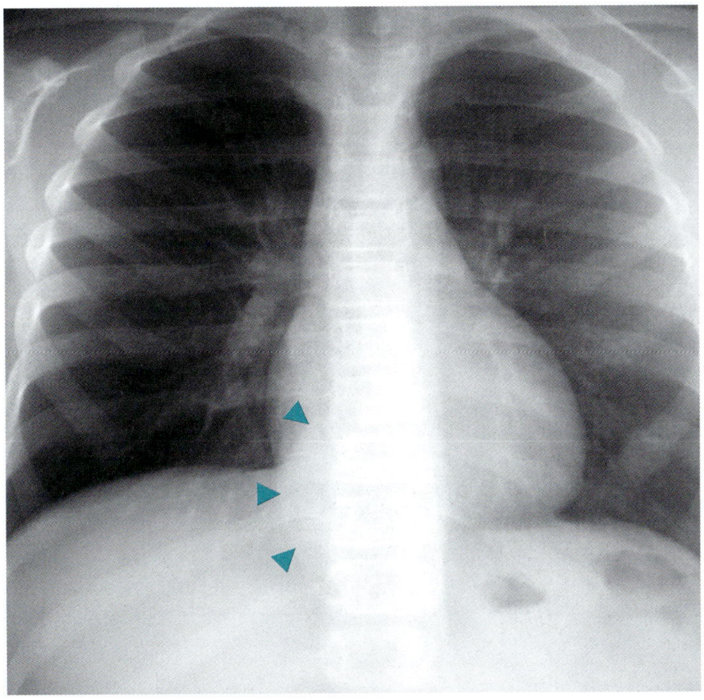

Abb. 79.1 a

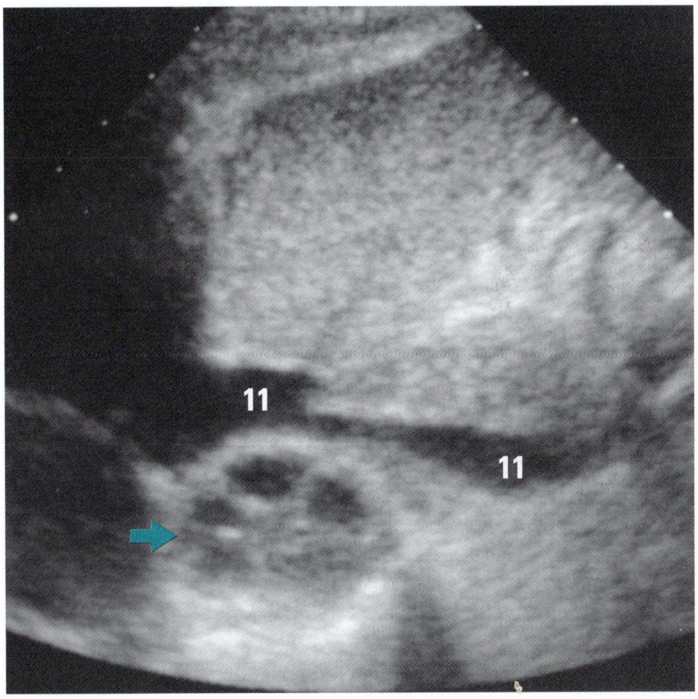

Abb. 79.1 b

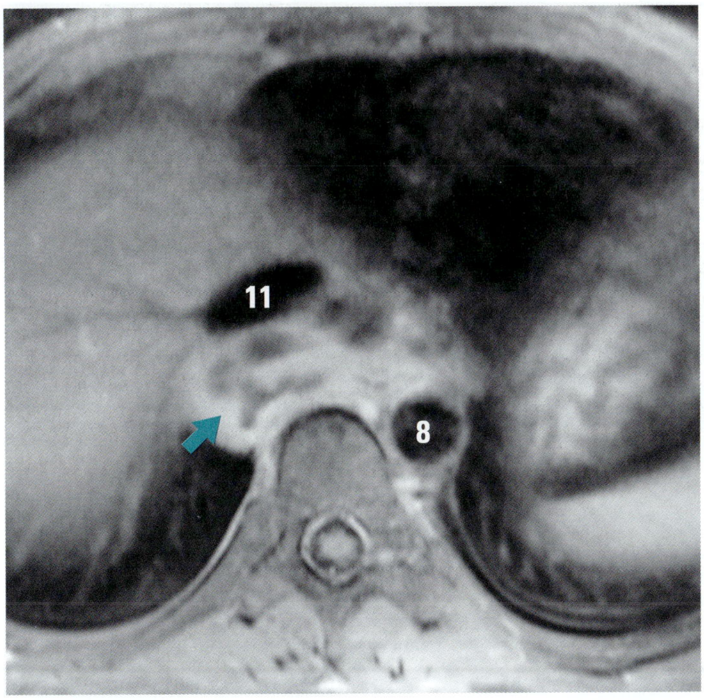

Abb. 79.1 c

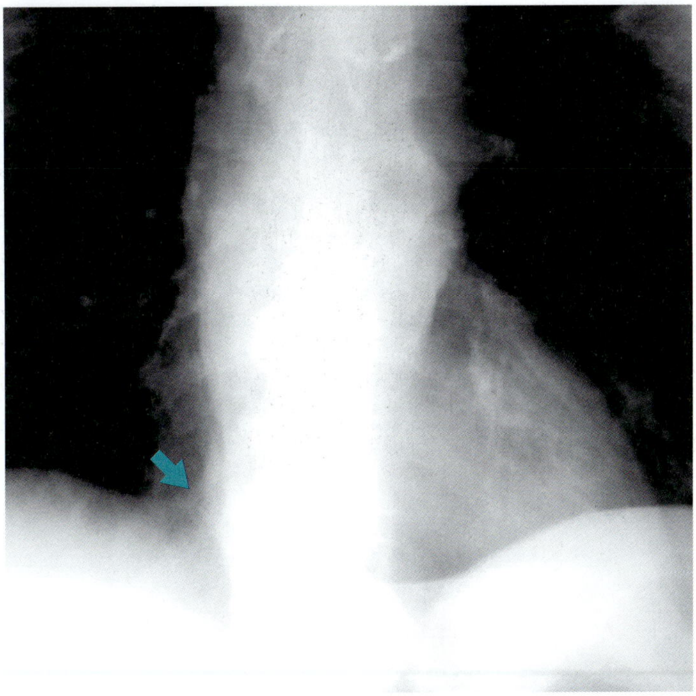

Abb. 79.2

5

Die konventionelle Röntgen-Thorax Untersuchung des Herzens stellt eine schnell durchführbare, kostengünstige und wenig untersucherabhängige Diagnosetechnik dar. Sie kann problemlos von MTRAs ohne ärztliche Anwesenheit durchgeführt werden. Natürlich lässt die Echocardiografie wesentlich genauere Aussagen zur Ventrikelfunktion, den Herzklappen und dem Pericard zu, die über die Genauigkeit konventioneller Röntgen-Thorax Aufnahmen deutlich hinausgehen. So kann z. B. die Klappenöffnungsfläche bei stenosierenden Vitien exakt bestimmt werden (für die OP-Indikationsstellung). Da die Röntgen-Thorax Aufnahme aber gleichzeitig Aussagen über Erkrankungen von Lunge, Mediastinum und Thoraxwand darstellt, ist sie in der kardiologischen Routinediagnostik weiterhin unverzichtbar.

Cardiomegalie

Häufigste Ursache einer Verbreiterung des Herzschattens (Cardiomegalie) im unteren Mediastinum ist die Dilatation von Herzbinnenräumen. Die Beschreibung erfolgt durch die sogenannte Cardio-Thorakale-Relation (CTR, vgl. Grundlagenkapitel **Abb. 27.1**). Bei Werten über 0,5 spricht man von einer Cardiomegalie **(Abb. 81.1)**: Hier dehnte sich die dilatierte Herzsilhouette über eine Breite von maximal 22,3 cm aus **(C)**, während der gesamte Thoraxdurchmesser zwischen den Innenkanten der lateralen Rippen 33,5 cm **(T)** betrug **(Abb. 81.1)**.

Die resultierende CTR (Quotient aus 22,3 / 33,5 = 0,66) bestätigte das Vorliegen einer Cardiomegalie.

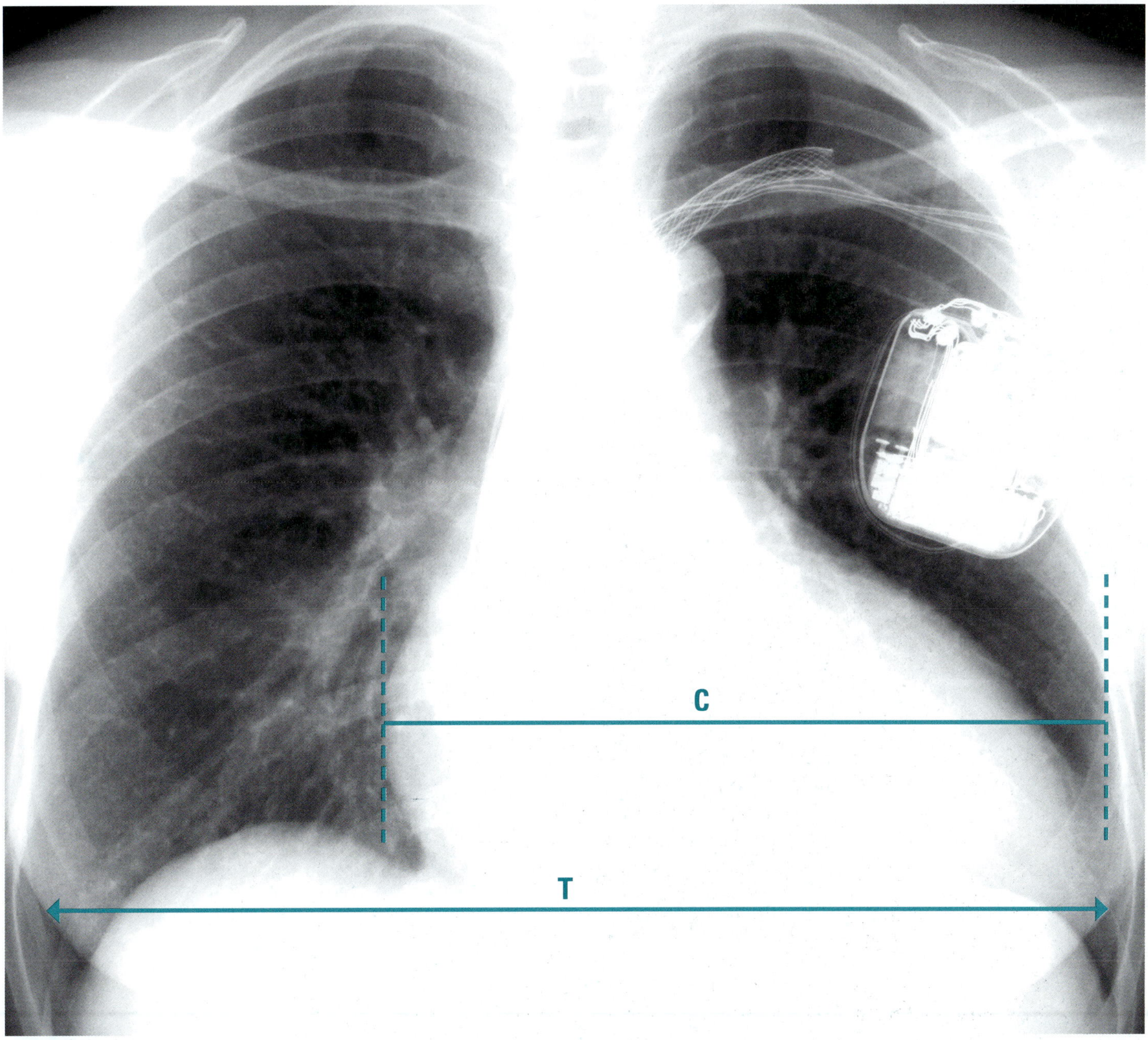

Abb. 81.1

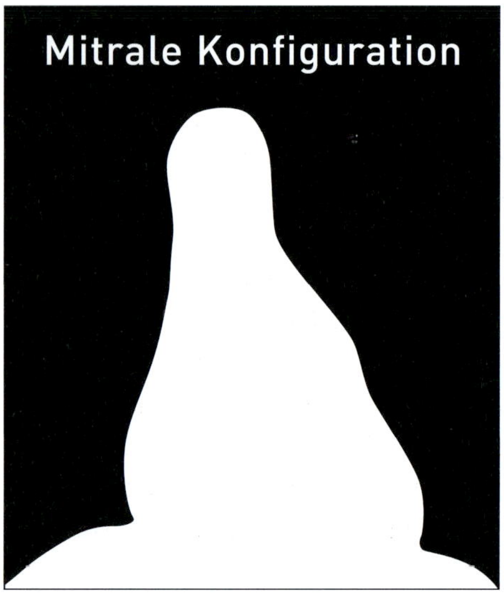

Klappenfehler (Vitien)

Sowohl Stenosen als auch Insuffizienzen der Mitralklappe führen zu einem Rückstau, bzw. Reflux von Blut in den linken Vorhof, der konsekutiv dilatiert. Daher entwickelt sich bei Mitralklappenfehlern häufig die sogenannte mitrale Konfiguration **(Abb. 82.1 a)** der linken Herzkontur: Die linksatriale Dilatation führt zu einer Verbreiterung der Herztaille (↗↗) und eventuell zum sogenannten „Kernschatten-Phänomen" (grüne Fläche in **Abb. 82.1 b**). Dabei kann die Vorhofdilatation so ausgeprägt sein, dass der linke Vorhof am rechten Mediastinalrand erkennbar wird (➔).

Außerdem kann die Vorhofdilatation, genauso wie eine infracarinale LK-Vergrößerung (vgl. S.72) oder ein größerer Pericarderguss, zu einer Aufspreizung des trachealen Bifurkationswinkels (↖↗) zwischen dem rechten **(14 a)** und linken **(14 b)** Hauptbronchus **(Abb. 82.2)** führen [5.9].

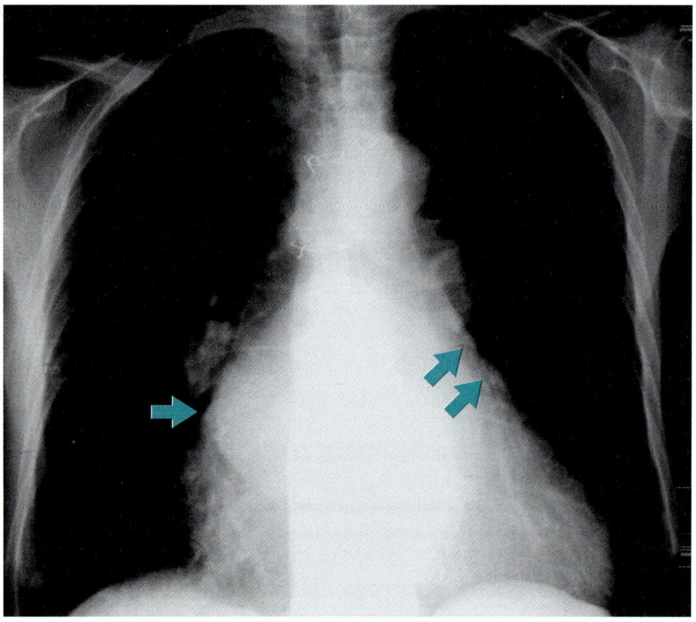

Abb. 82.1 a

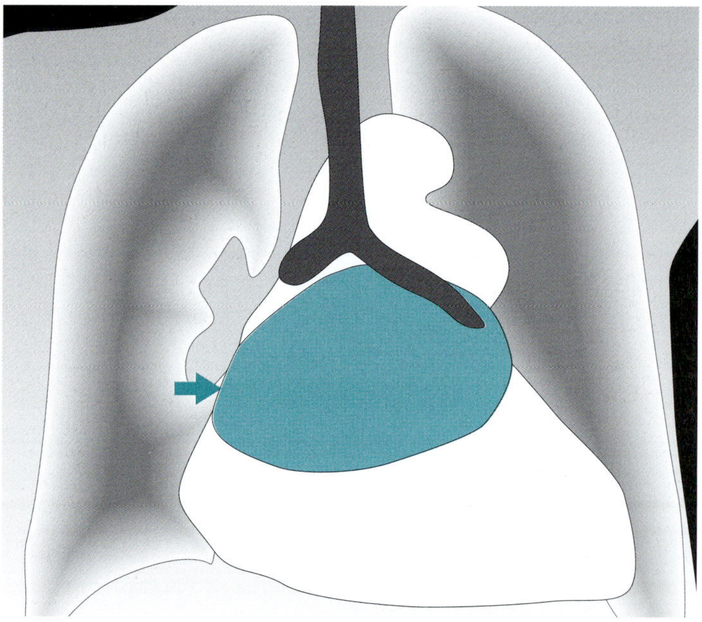

Abb. 82.1 b

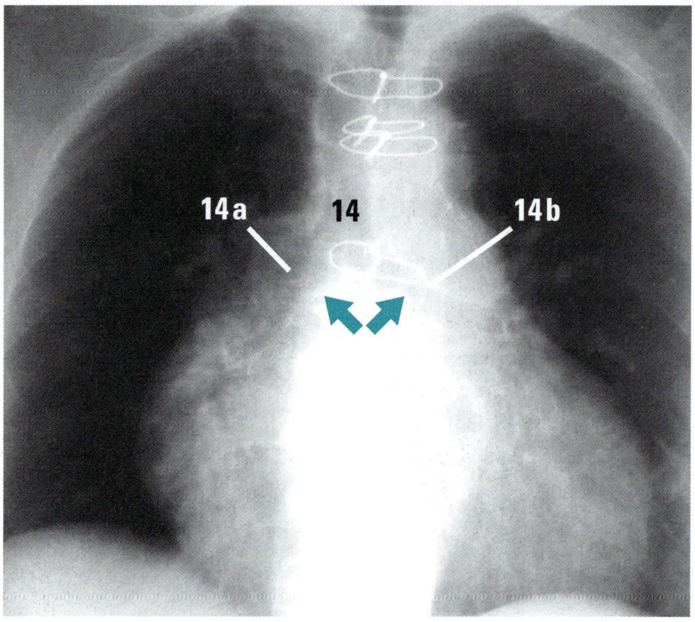

Abb. 82.2 a

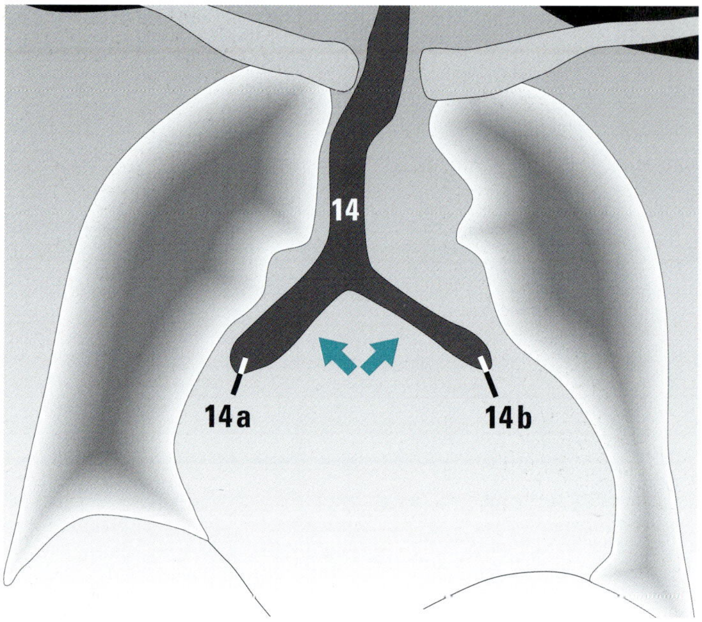

Abb. 82.2 b

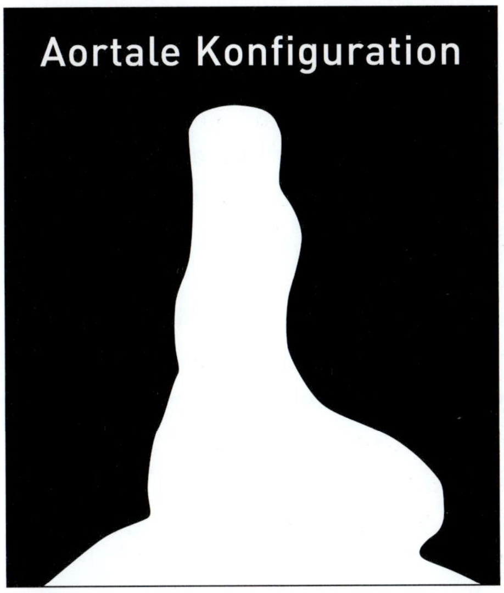

Erkrankungen der Aortenklappe führen dagegen oft zu einer aortalen Konfiguration (Abb. 83.1). Das Prinzip ist dasselbe wie bei Mitralklappenfehlern: Sowohl eine AO-Stenose als auch eine AO-Insuffizienz führen zu einer Hypertrophie bzw. Dilatation des linken Ventrikels, dessen Randkontur (↗) sich daher nach links lateral verlagert, bei jedoch erhaltener Herztaille (↙).

Von einem Cor bovinum (Abb. 83.2) spricht man bei einer extremen, beidseitigen Verbreiterung der CTR über 0,66 (2/3), zum Beispiel bei schwerer Aortenklappeninsuffizienz, Cardiomyopathien und kombinierten Klappenfehlern.

Im Gegensatz zu einer harmonischen Vorwölbungen der gesamten Herzsilhouette bei Dilatation einzelner Herzbinnenräume (Abb. 83.2), entsteht bei einem Herzwandaneurysma eine umschriebene, lokalisierte Ausbuchtung (↗) der Herzsilhouette (Abb. 83.3). In Zweifelsfällen kann die Diagnose mit der Echocardiografie gestellt werden. Hier zeigt sich u.a. eine paradoxe Kontraktionsbewegung (Wanddyskinesie) im Aneurysmabereich.

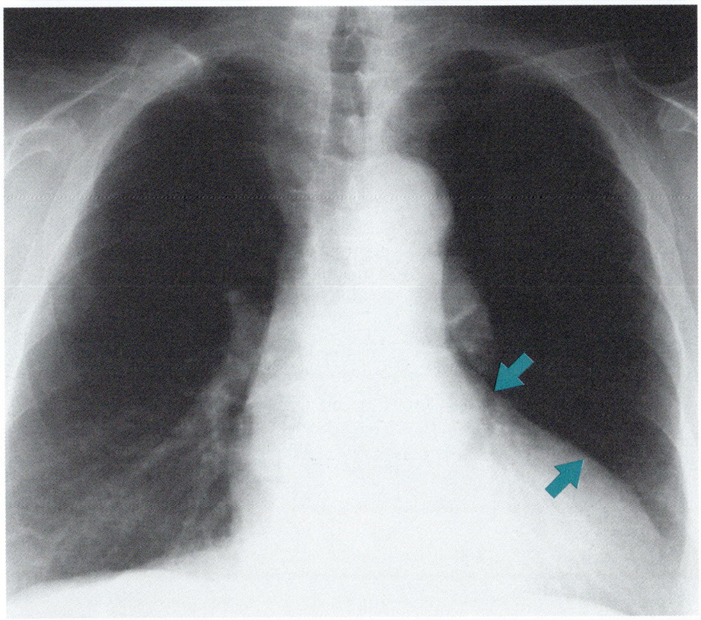

Abb. 83.1 a

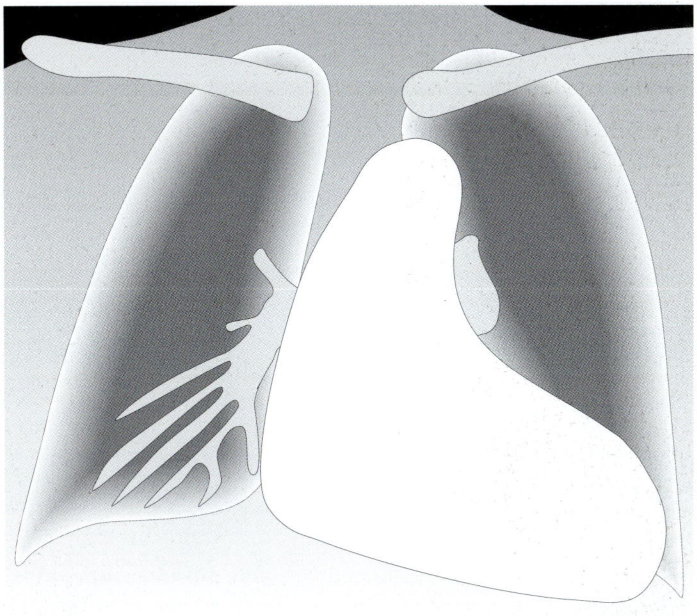

Abb. 83.1 b

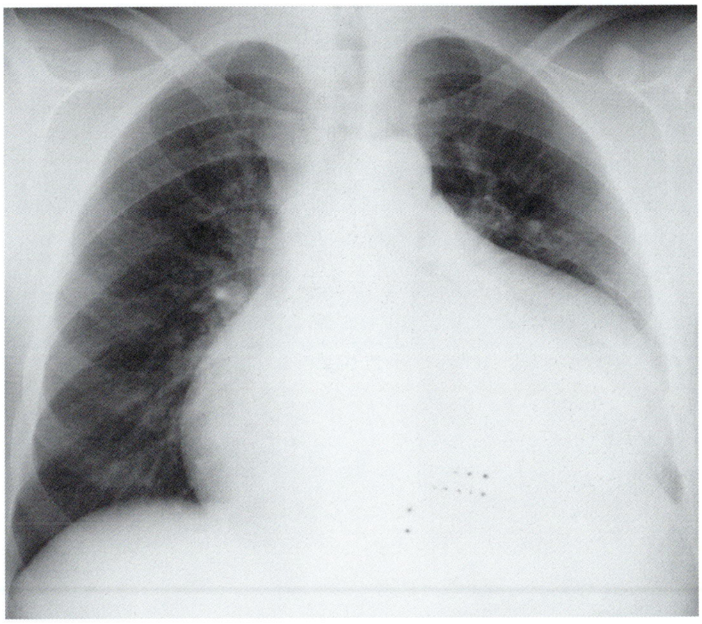

Abb. 83.2

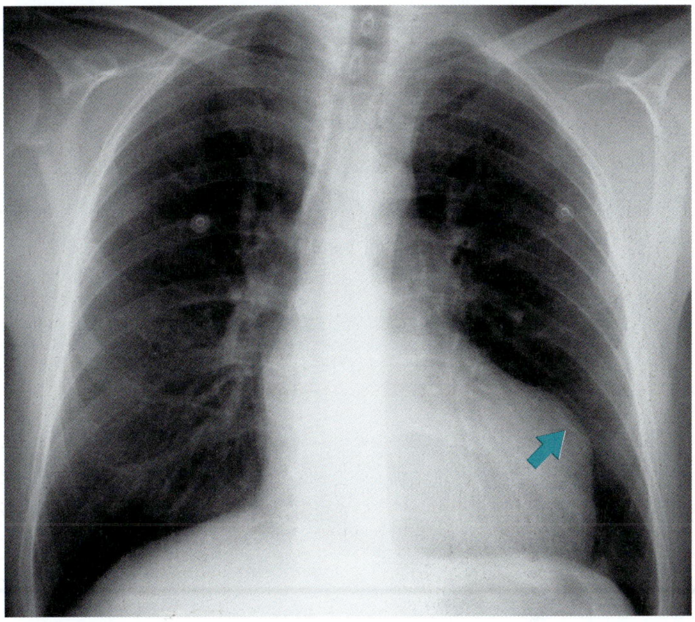

Abb. 83.3

Differenzierung zwischen Stenose und Insuffizienz

Zur genaueren Differenzierung von Klappenvitien stehen weitere bildmorphologische Kriterien zu Verfügung:
Bei einer reinen Mitralstenose findet sich eine typische mitrale Konfiguration mit verbreiterter Herztaille. Der Blutstau vor der Mitralklappe resultiert in einer Dilatation des linken Vorhofes (vgl. S.82) bei jedoch normal großem linken Ventrikel. Im Seitbild kann das Ausmaß der linksatrialen Dilatation mit Hilfe einer Breischluckaufnahme bestimmt werden. Der Ösophagus wird dabei gegenüber seinem normalen Verlauf **(Abb. 84.1)** auf Höhe des linken Vorhofes konvexbogig nach dorsal (➜) verlagert **(Abb. 84.2)**. Bei chronischer Stenose entsteht zusätzlich aufgrund des Blutrückstaus in den Pulmonalkreislauf eine p.v.-Stauung mit entsprechenden radiologischen Stauungszeichen (vgl. S.77).

Auch eine Mitralinsuffizienz resultiert in einer Dilatation des linken Vorhofs mit einer mitralen Herzkonfiguration. Zusätzlich entsteht aufgrund des Pendelvolumens eine Volumenbelastung auch des linken Ventrikels: Die linksventrikuläre Dilatation (➘) wird im Seitbild **(Abb. 84.3)** durch eine RCR-Einengung **(13)** nicht so weit cranial wie bei der atrialen Dilatation (➜ in **Abb. 84.2**), sondern eher zwerchfellnah erkennbar. Daher kann das Verschwinden eines Cavadreiecks **(11)** im Vergleich zu Voraufnahmen ein Frühzeichen einer beginnenden linksventrikulären Dilatation sein.

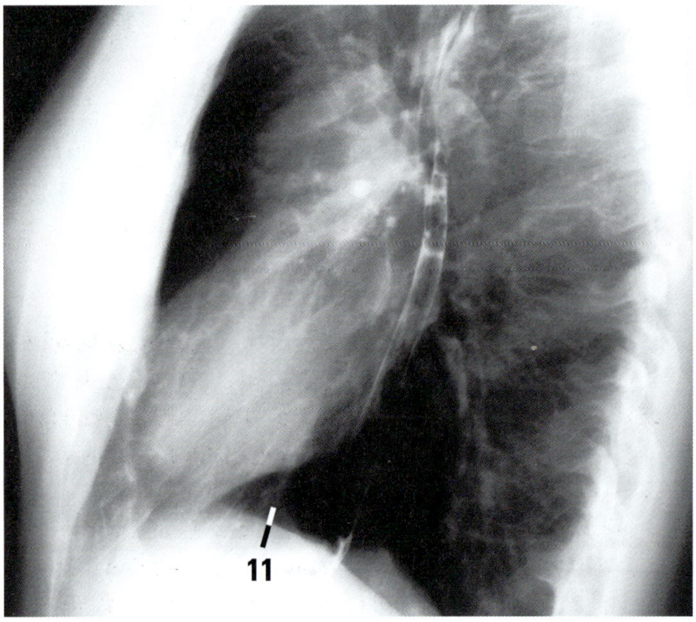

Abb. 84.1 a

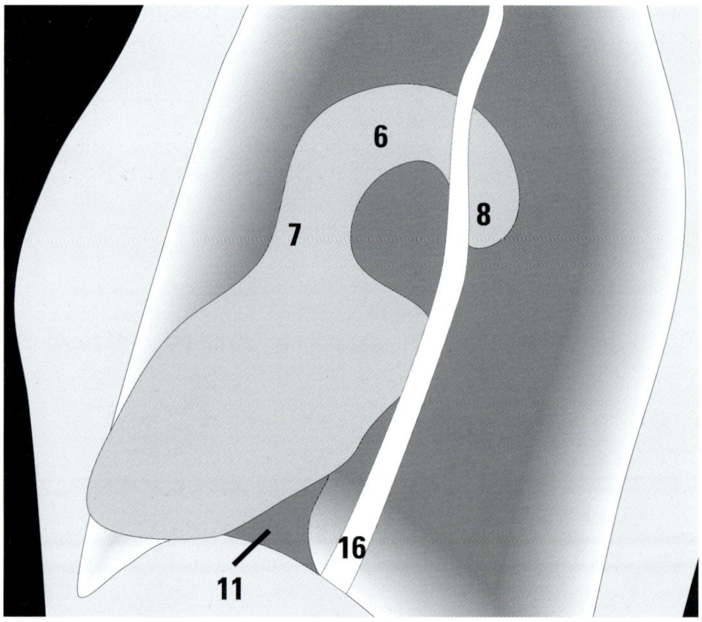

Abb. 84.1 b

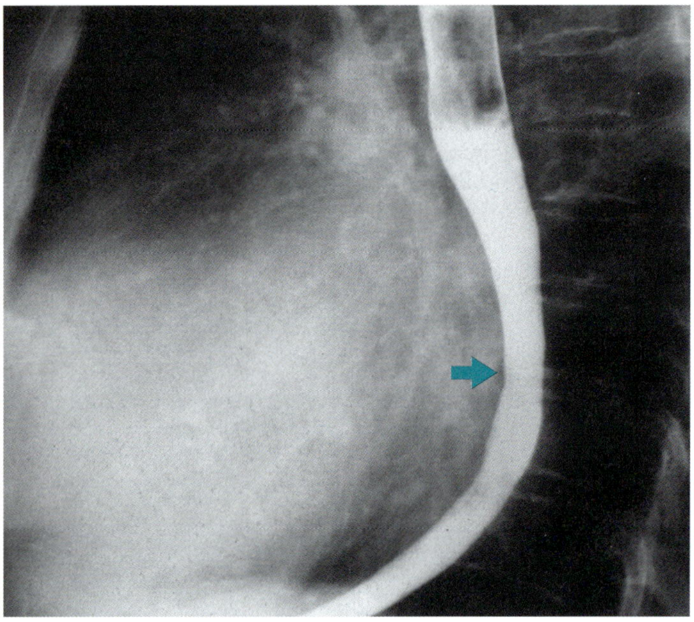

Abb. 84.2

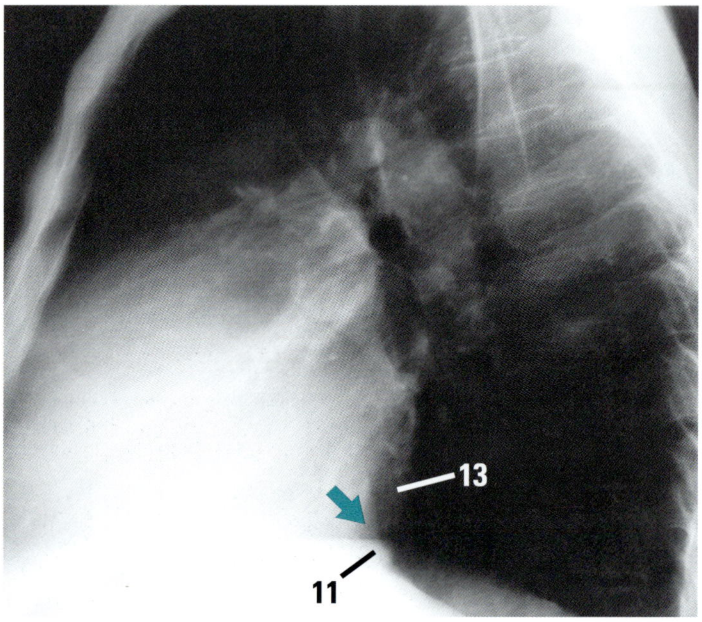

Abb. 84.3

Mitralstenose

Herzgröße

- normal grosser linker Ventrikel
- dilatierter linker Vorhof ⇨
  - p.a.: evtl. Kernschatten
  - lat.: craniale RCR-Einengung **nur** durch linken Vorhof
- kleiner Aortenknopf (vgl. AO-Stenose)
- bei hochgradiger Stenose: evtl. relative Trikuspidalinsuffizienz

Pulmonalgefäße

- deutliche p.v.-Stauungszeichen (vgl. S.77) (konstante Druckbelastung kl. Kreislauf)
- Zeichen einer pulmonalen Hypertonie (vgl. S.77)

Tab. 85.1

Mitralinsuffizienz

Herzgröße

- linksventrikuläre Dilatation und
- dilatierter linker Vorhof ⇨
  - p.a.: evtl. Kernschatten
  - lat.: komplette RCR-Einengung durch linken Vorhof **und** Ventrikel

Pulmonalgefäße

- p.v.-Stauungszeichen eher gering (periodische Druckbelastung kl. Kreislauf)

Tab. 85.2

Bei reiner Aortenstenose ohne begleitende Insuffizienz ist der Herzschatten anfangs oft noch normal groß, da die Druckbelastung zunächst nur eine konzentrische Hypertrophie des linksventrikulären Myokards bewirkt. Oft zeigt sich eine poststenotische Dilatation der Aorta ascendens, deren Ausmaß jedoch nicht direkt mit dem Stenosegrad korreliert [5.13]. In der Durchleuchtung (DL) sind häufig Verkalkungen in Projektion auf die Aortenklappe nachweisbar, die jedoch auch ohne hämodynamisch relevante Stenosen vorkommen. Dagegen führt bei Aorteninsuffizienz die begleitende Volumenbelastung bereits früh zu einer exzentrischen Dilatation des linken Ventrikels, so dass eine aortale Konfiguration (vgl. **Abb. 83.1**) der linken Herzkontur resultiert. Dadurch besteht im Vergleich zur Stenose bereits früher eine CTR-Vergrößerung in der p.a.-Aufnahme.

Bei primärer Klappeninsuffizienz ist die Lumenweite der Aorta nicht verändert. Im Rahmen einer sekundären Insuffizienz durch ein Aneurysma der Aorta ascendens können die typischen Zeichen einer Aortendilatation beobachtet werden.

Aortenstenose

Herzgröße

- CTR initial oft normal; später CTR ↑ (Druckbelastg. ⇨ konzentr. Hypertrophie)
- RCR: initial normal; erst später eingeengt

Aorta

- evtl. poststenotische Ektasie (ohne Korrelation zum Stenosegrad)
- evtl. Aortenklappenverkalkung in der DL

Tab. 85.3

Aorteninsuffizienz

Herzgröße

- CTR ↑ (Volumenbelastg. ⇨ exzentr. Dilatation)
- RCR: Einengung schon zu Beginn

Aorta

- bei primärer Insuffizienz normale Lumenweite
- bei sekundärer Insuffizienz (z. B. Aneurysmen) ➜ Zeichen einer Aortendilatation (vgl. S.93)

Tab. 85.4

Primäre Erkrankungen der Trikuspidalklappe waren früher sehr selten, werden jedoch in letzter Zeit durch den zunehmenden Drogenabusus häufiger. Sie treten häufig nach unsteriler intravenöser Injektion als infektiöse Klappenveränderungen auf. Die **Abb. 86.1** zeigt eine Patientin mit einer solchen Trikuspidalinsuffizienz und begleitender bradykarder Herzrhythmusstörung, die zur Implantation des Klappenersatzes (↓) und Schrittmachermoduls (vgl. S.167 und 172) führten **(Abb. 86.1)**.

Wesentlich häufiger ist die relative Trikuspidalinsuffizienz z. B. im Rahmen einer Mitralstenose. Die Klappeninsuffizienz entsteht aufgrund einer myogenen Dilatation des rechten Ventrikels und des Trikuspidalklappenringes. In der p.a.-Aufnahme **(Abb. 86.2)** ist die resultierende Dilatation des rechten Vorhofs durch eine massive, rechtsseitige Verbreiterung der Herzkontur (←) erkennbar.

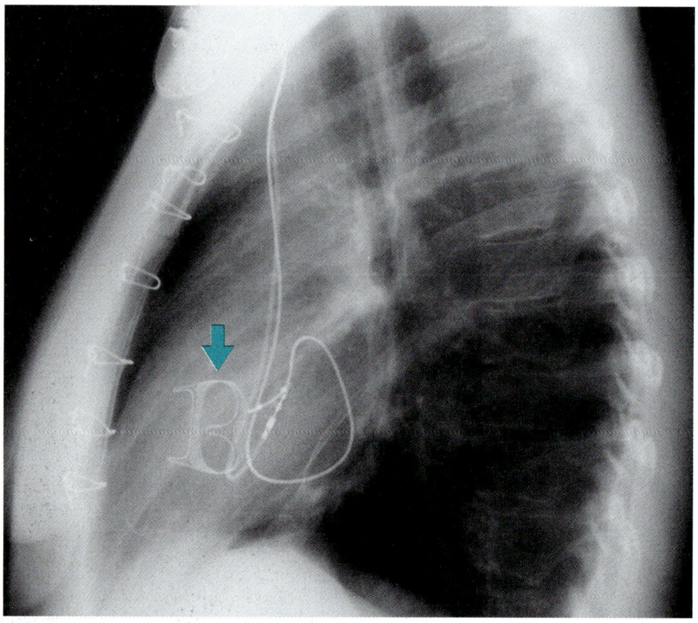

Abb. 86.1

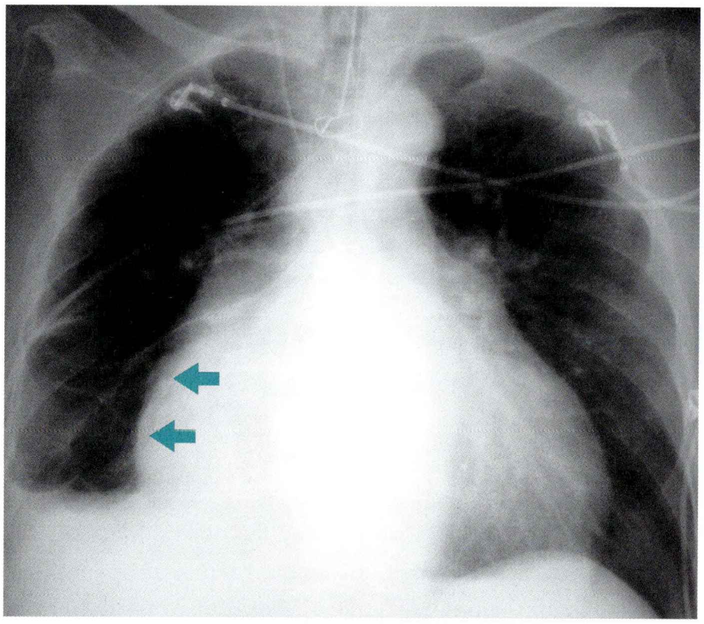

Abb. 86.2

Angeborene Herzfehler

Hauptaufgabe der konventionell radiologischen Diagnostik bei der Beurteilung von angeborenen Herzfehlern ist die Differenzierung zwischen Herzfehlern mit gesteigerter gegenüber Herzfehlern mit verminderter Lungendurchblutung. Abhängig vom Schweregrad resultiert nämlich oft nur eine unspezifische Verbreiterung des Herzschattens. Der Ventrikelseptumdefekt (VSD, **Abb. 86.3**) und persistierende Ductus ateriosus (PDA, **Abb. 86.4**) sind typische Herzfehler mit Links-Rechts-Shunt und dadurch gesteigerter pulmonaler Perfusion. Dagegen ist z. B. bei einer Pulmonalatresie **(Abb. 86.5)** oder Fallot-Tetralogie (vgl. S.87) die verminderte pulmonale Perfusion durch die geringe pulmonale Gefäßzeichnung (Transparenzerhöhung) erkennbar.

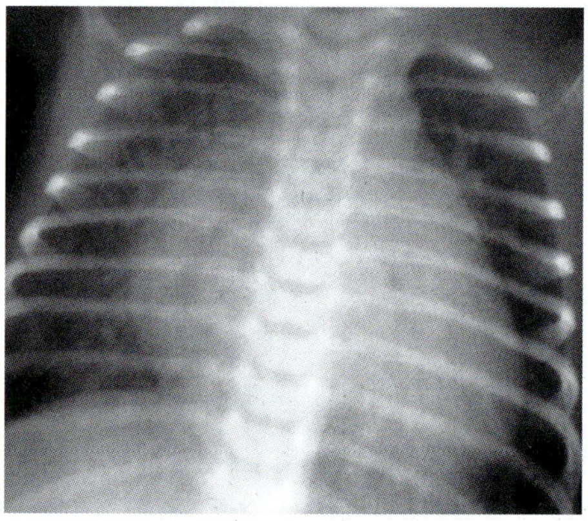

Abb. 86.3

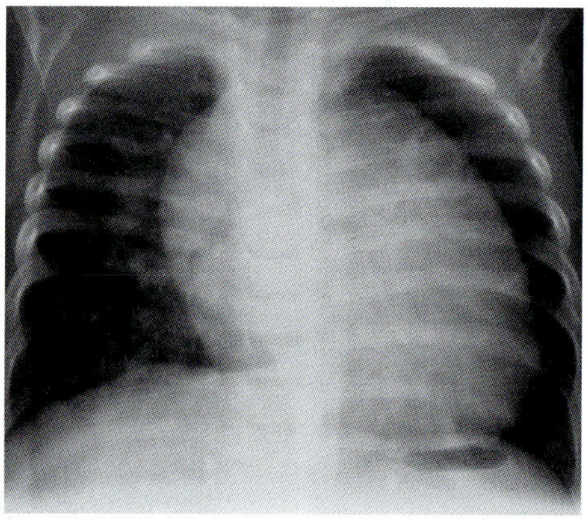

Abb. 86.4

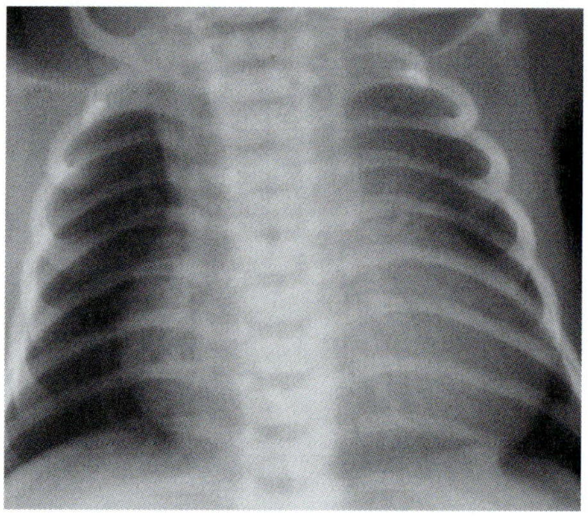

Abb. 86.5

Die Fallot-Tetralogie (Abb. 87.1 a-c) ist der häufigste angeborene zyanotische Herzfehler: Er besteht aus einer Kombination eines Ventrikelsetumdefekts (VSD) mit nach rechts verlagerter, über dem VSD „reitender" Aorta und einer primären infundibulären Pulmonalstenose mit konsekutiv rechtsventrikulärer Hypertrophie.

Radiologische Zeichen sind die rechtsventrikuläre Vergrößerung mit angehobener Herzspitze (↖), das kleine bzw. fehlende Pulmonalissegment (↙) und in ca. 25% ein Arcus aortae dexter (↘ in Abb. 87.1 a). Die CTR beträgt in diesem Falle 0,66, muss aber nicht zwangsläufig vergrößert sein. Auch im Seitbild ist die typische rechtsventrikuläre Vergrößerung (←), in diesem Fall kombiniert mit einer linksventrikulären Vergrößerung (→), zu erkennen (Abb. 87.1 b).

Die Pulmonalstenose führt zu einer Lungengefäßrarifizierung, wobei häufig kompensatorisch vergrößerte Bronchialarterien aus der Aorta als gerade, intrapulmonale Linien (↓) erkennbar sind (Abb. 87.1 c). Ein häufiger Palliativeingriff bei Fallot-Tetralogie ist die Blalock-Taussig-OP. Dabei wird die A. subclavia proximal des Abganges der A. thoracica interna (IMA) abgesetzt und an den Lungenkreislauf angeschlossen, um die pulmonale Perfusion zu erhöhen. Die Perfusion des Armes erfolgt nun retrograd über die IMA, die wiederum über die Interkostalarterien aus der Aorta gespeist wird. Der dadurch erhöhte Blutfluss in den Interkostalarterien führt zu einer Arrosion der unteren Rippenränder (↑) in Abb. 87.1 c. Diese Rippenusuren (vgl. Weichteilkapitel) treten im Gegensatz zur Aortenisthmusstenose allerdings nur ipsilateral auf der Seite des Shunts auf (vgl. Abb. 88.1):

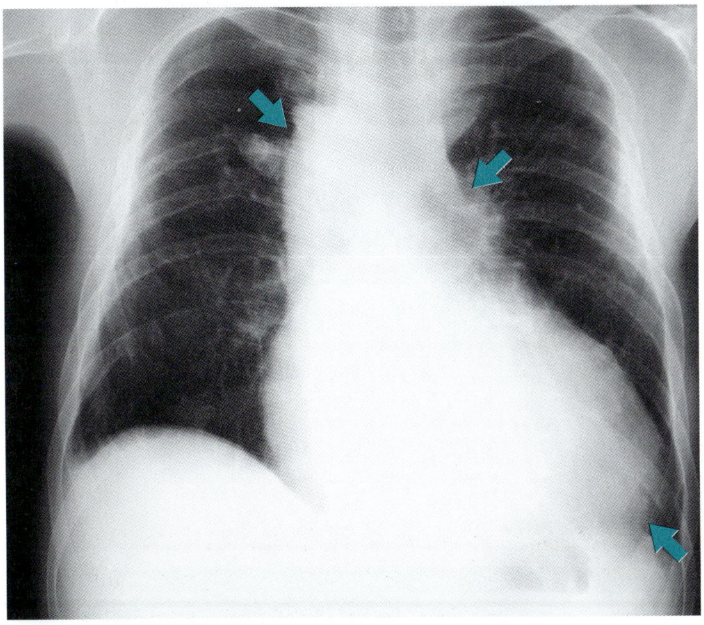

Abb. 87.1 a

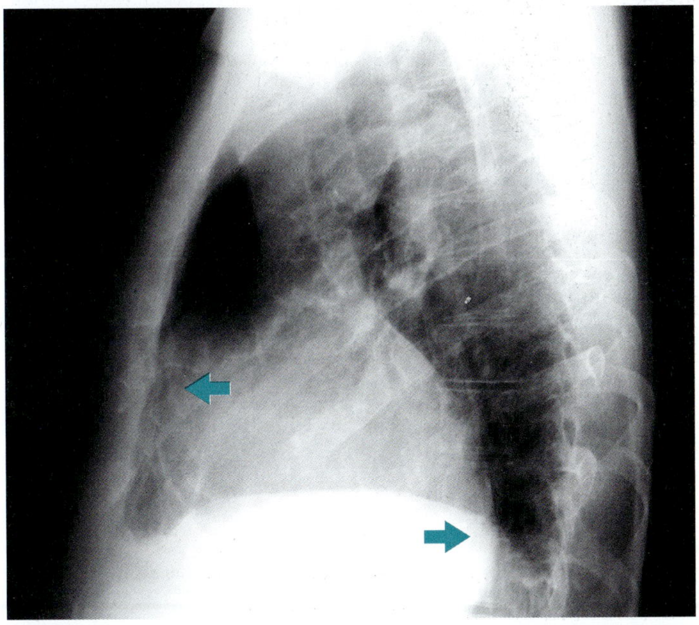

Abb. 87.1 b

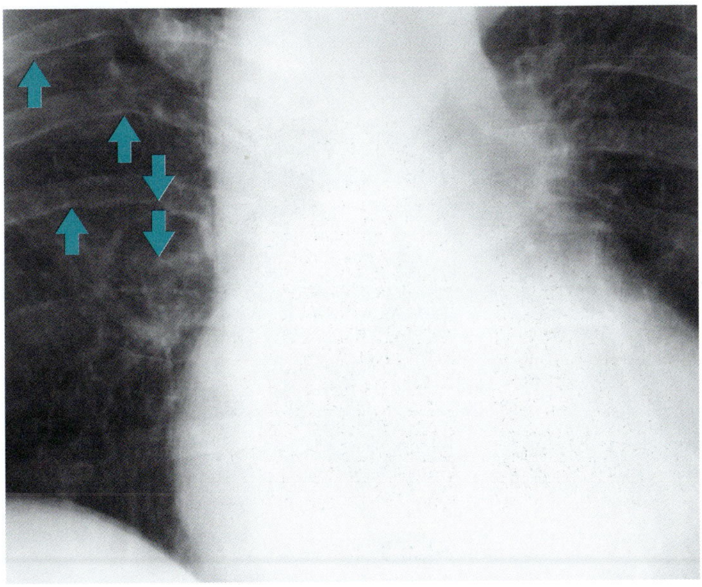

Abb. 87.1 c

Checkliste Fallot-Tetralogie

- rechtsventrikuläre Vergrößerung mit angehobener Herzspitze
- konkaves oder kleines Pulmonalissegment
- Rarifizierung der Lungengefäße
- normal große oder vergrößerte Aorta mit rechtsseitigem Aortenbogen (bei ca. 25%)
- kurze, gerade intrapulmonale Linien (vergrößerte Bronchialarterien aus der Aorta)
- CTR nicht unbedingt vergrößert
- bei Z. n. Shunt-OP (Blalock-Taussig) ipsilaterale Rippenusuren

Tab. 87.2

Bei der Aortenisthmusstenose (AIS) besteht eine Einengung des Aortenlumens distal der linken A. subclavia in der Nähe des Zuflusses des Ductus arteriosus botalli. Es resultiert eine Hypertonie der oberen Körperhälfte bei verminderter Durchblutung der unteren Körperhälfte. Die Umgehungskreisläufe über die Intercostalarterien führen aufgrund der chronisch vermehrten Perfusion zu bilateralen Rippenusuren (↑ in **Abb. 88.1**). Verglichen mit dem Zustand nach Blalock-Taussig-OP (vgl. S.87) fließt das Blut hier in umgekehrter Richtung von der A. subclavia über die IMA in die Intercostalarterien und versorgt kompensatorisch die AO descendens distal der Stenose.

Manchmal kann die Einengung (←) der Aorta descendens durch die prä- und poststenotische Erweiterung als sogenanntes „3er-Zeichen" (←) am oberen linken Mediastinalrand erkannt werden **(Abb. 88.3 a-b)**.

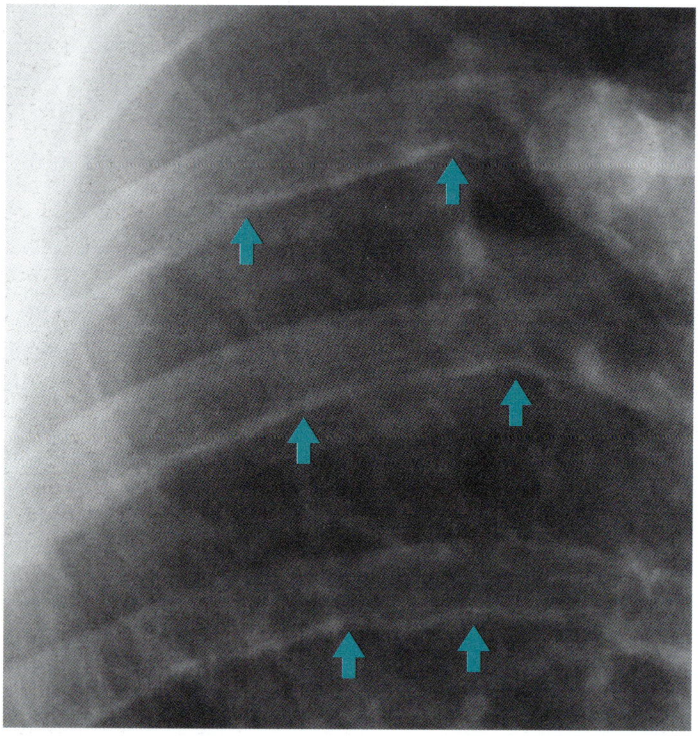

Abb. 88.1

Checkliste Aortenisthmusstenose (AIS)

- bilaterale Rippenusuren der 3.-9. Rippe,
- dilatierte, prominente Aorta ascendens
- prä- und poststenot. Erweiterung der AO. descendes („3er-Zeichen")
- evtl. Verbreiterung des oberen Mediastinums durch die Dilatation der A. subclavia

Tab. 88.2

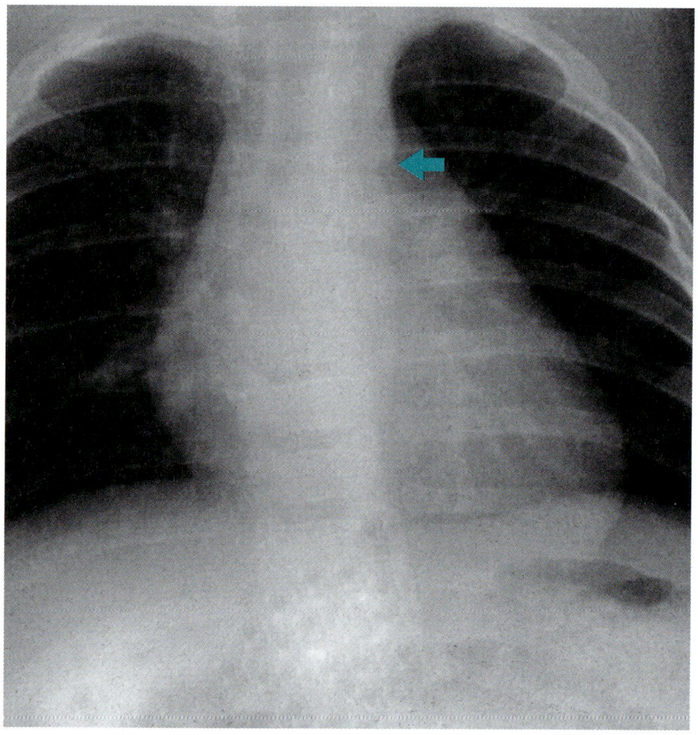

Abb. 88.3 a

„3er-Zeichen"

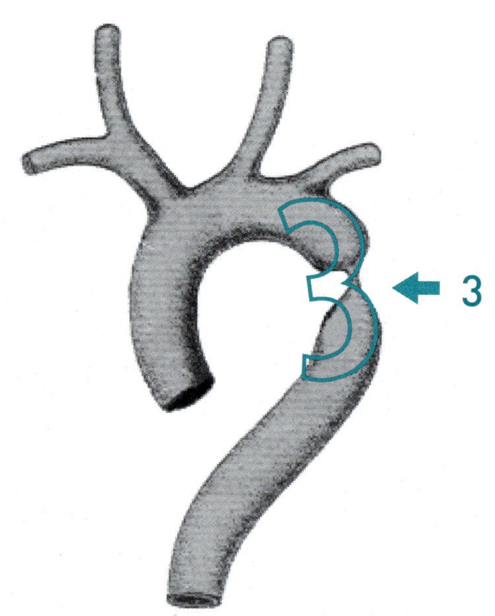

Abb. 88.3 b

5

Bei einer Transposition der großen Arterien (TGA) handelt es sich um eine Rotationsfehlbildung, bei der Lungen- und Körperkreislauf parallel geschaltet sind. Die Patienten sind nur bei zusätzlichen Kurzschlussverbindungen zwischen den beiden Kreisläufen lebensfähig.
Die Veränderungen der Herzkontur im Röntgen-Thorax hängen vom Schweregrad der begleitenden Herzfehler ab. In diesem Fall fällt die Prominenz des Pulmonalissegmentes (↙) und die beidseitige Herzvergrößerung (←→) auf **(Abb. 89.1)**.

Im computertomografischen Vergleich zum thorakalen Normalbefund **(Abb. 89.2 a)** fällt auf, dass der Aortenbogen **(6)** nicht schräg, sondern atypisch annähernd ventro-dorsal verläuft **(Abb. 89.2 b)**.

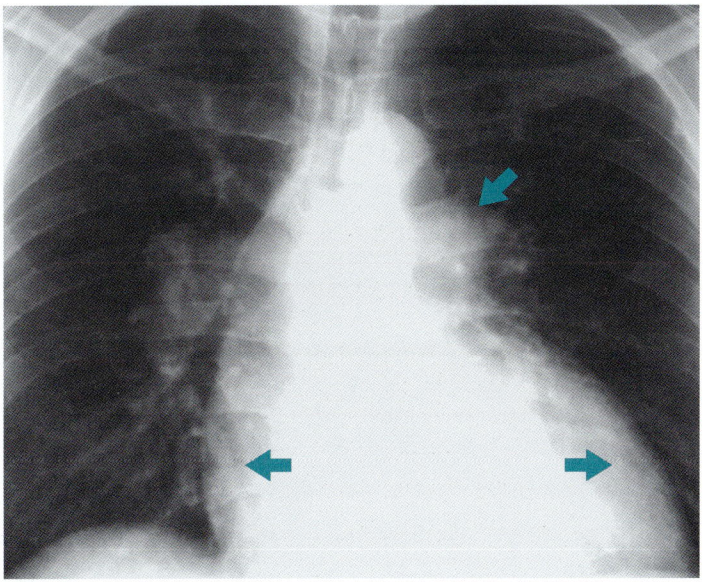

Abb. 89.1

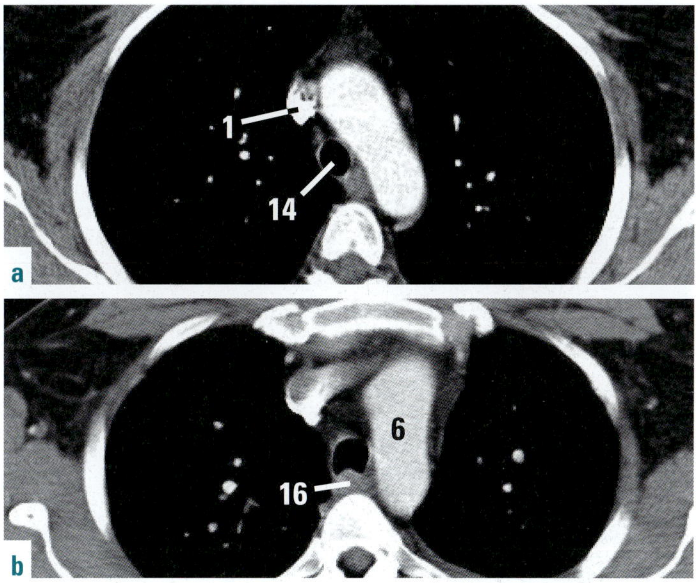

Abb. 89.2

In **Abb. 89.3 b** fällt im Vergleich zum Normalbefund **(Abb. 89.3 a)** die Transposition von Truncus pulmonalis **(9)** und Aorta ascendens **(7)** auf. Bei diesem Patienten fehlte die dafür typische Zyanose, da gleichzeitig ein monoventrikuläres Herz **(4 / 5)** vorlag, das eine ausreichende Verbindung beider Kreisläufe gewährleistete **(Abb. 89.4 b)**. Dabei öffnen sich beide AV-Klappen in eine große Kammer, woraus dann Aorta ascendens und Truncus pulmonalis entspringen.

Aufgrund der meistens linksventrikulären Trabekelstruktur der singulären Kammer besteht die Gefahr einer pulmonalen Hypertonie. Dafür spricht hier die Dilatation beider Pulmonalarterien **(9 a, b)** und des Truncus pulmonalis **(9)** in **Abb. 89.3 b**.
In **Abb. 89.4 b** fällt im Vergleich zum Normalbefund **(Abb. 89.4 a)** zusätzlich die globale Dilatation beider Vorhöfe **(2 / 3)** und des gemeinsamen Ventrikels **(4 / 5)** auf.

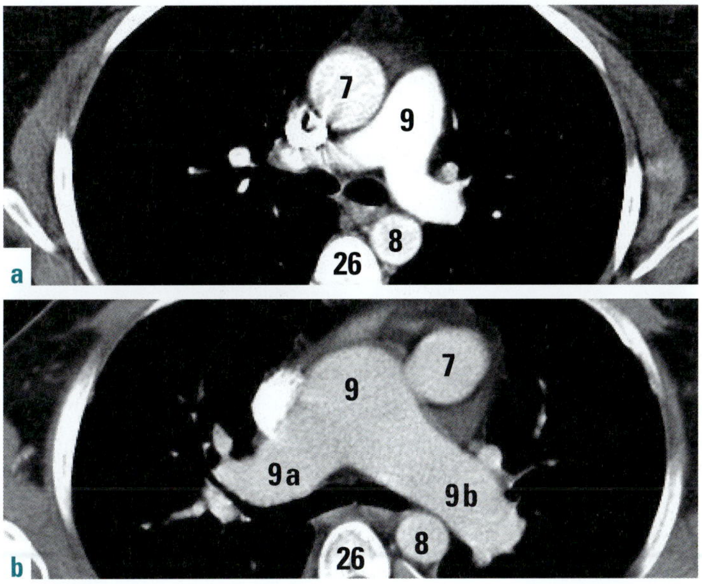

Abb. 89.3

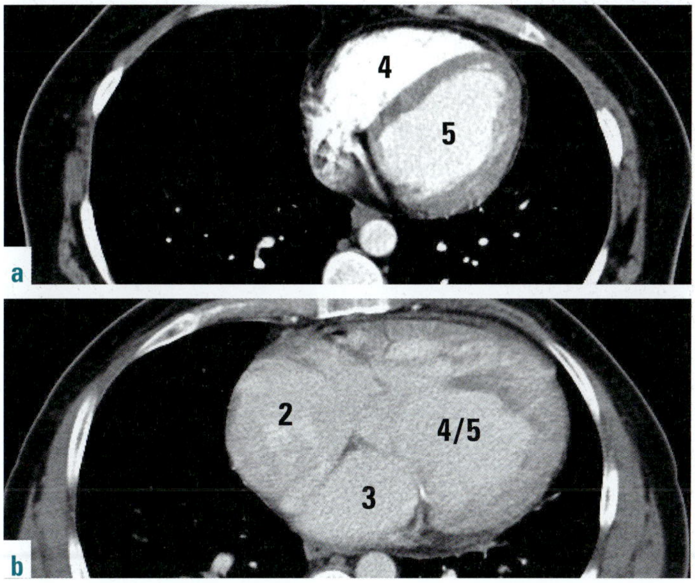

Abb. 89.4

Pericard

Pericardergüsse treten u. a. bei viralen und tuberkulösen Infekten, rheumatologischen Erkrankungen, einer Urämie und dem Postmyokardinfarkt- oder Postkardiotomiesyndrom auf. Außerdem kommen traumatische Einblutung (z.B. bei Aortendissektion [5.14]) und Veränderungen nach einer Strahlentherapie als Ursache in Betracht [5.15].

Die Cardiomegalie im Rahmen eines Pericardergusses kann in einer sogenannten Zeltform mit verstrichener linker Herzkontur (↙) resultieren **(Abb. 90.1 a)**. Auch das Seitbild **(Abb. 90.1 b)** zeigt die globale Vergrößerung des Herzschattens mit Einengung von RSR **(12)** und RCR **(13)**. Aufgrund der geringen Spezifität dieser Konturveränderungen [5.16] muss differenzialdiagnostisch immer eine myogene linksventrikuläre Dilatation ausgeschlossen werden. Mit Hilfe der Computertomografie **(Abb. 90.1 c)** bzw. Echocardiografie **(Abb. 90.1 d)** ist eine sichere Diagnose möglich. Hier können schon wesentlich geringere pericardiale Flüssigkeitsmengen **(40)** erkannt werden.

Bei großen Ergussmengen und beginnender Pericardtamponade (vgl. FAST) kann es aufgrund der verminderten Auswurfleistung zu einer verminderten Lungengefäßzeichnung (vgl. Grundlagenkapitel S.25) und Prominenz der VCS am rechten Mediastinalrand (vgl. **Abb. 25.2**) kommen.

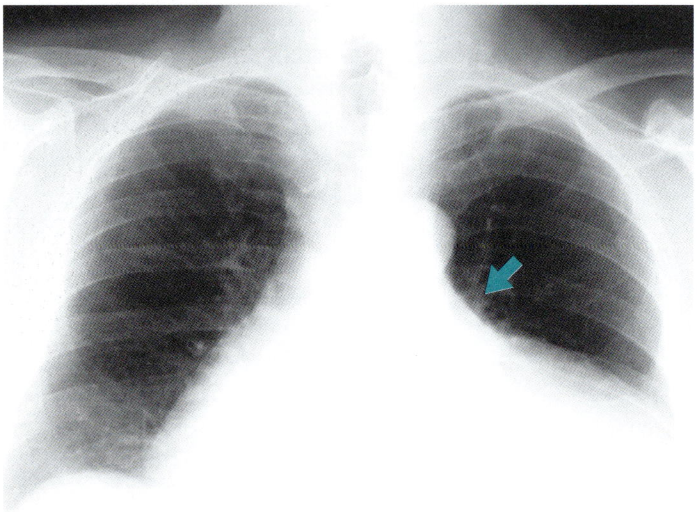

Abb. 90.1 a

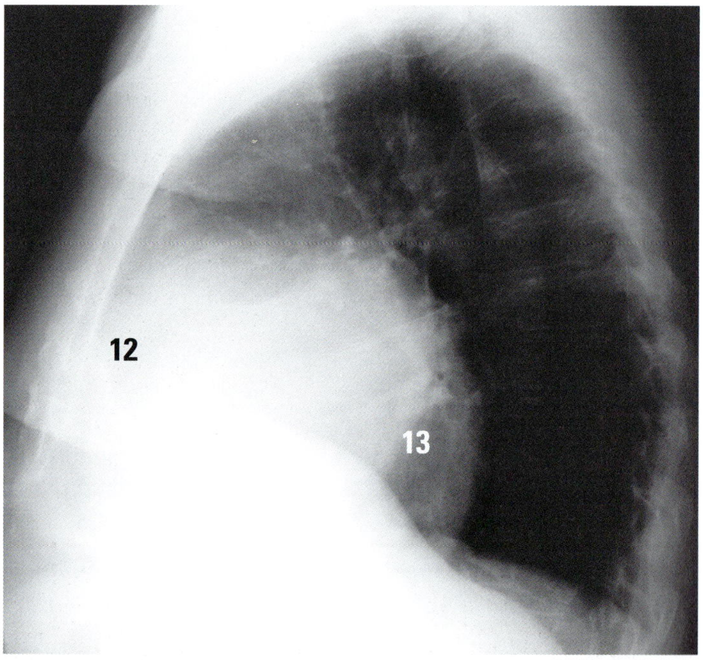

Abb. 90.1 b

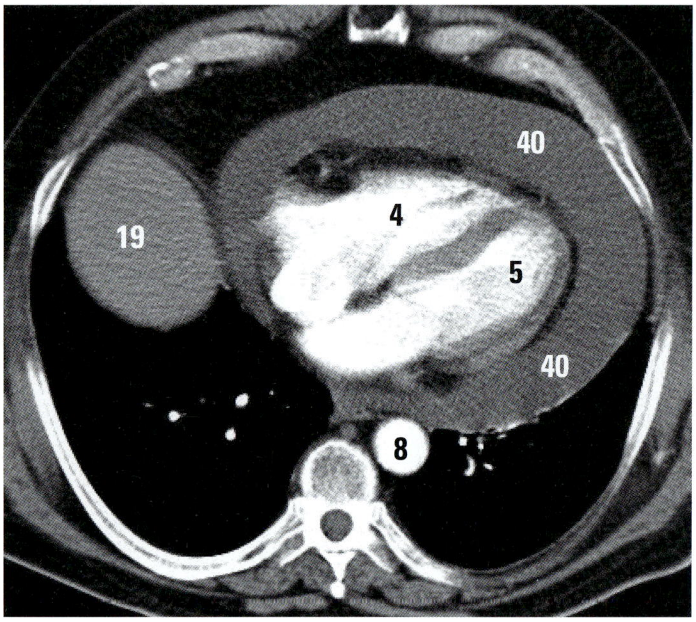

Abb. 90.1 c

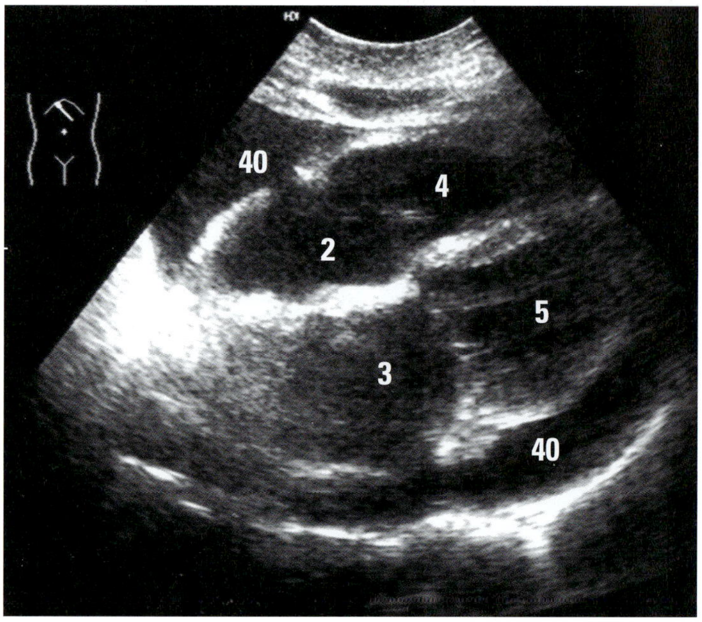

Abb. 90.1 d

Als Residuum einer Pericarditis oder eines Pericardergusses kann eine chronisch konstriktive Pericarditis (Abb. 91.1) entstehen. Typisch ist ein Missverhältnis zwischen den klinischen Zeichen einer Rechtsherzinsuffizienz und dem normal großen Herz.
Die narbigen Schrumpfungen des Herzbeutels können mit schalenförmigen Kalkeinlagerungen (50) einher gehen.

Ein Pneumopericard (Abb. 91.2) kann postoperativ oder nach der Entfernung einer Pericarddrainage (↑) entstehen (Abb. 91.3). Die als Doppelkontur an den Herzrändern nachweisbare Luft (↘) gelangt hierbei nicht kranial über die Hilusregion hinaus, was eine Abgrenzung zum Pneumomediastinum und zur Ösophagusrekonstruktion (vgl. S.99) durch z. B. einen Magenhochzug (↙) erlaubt (Abb. 91.4).

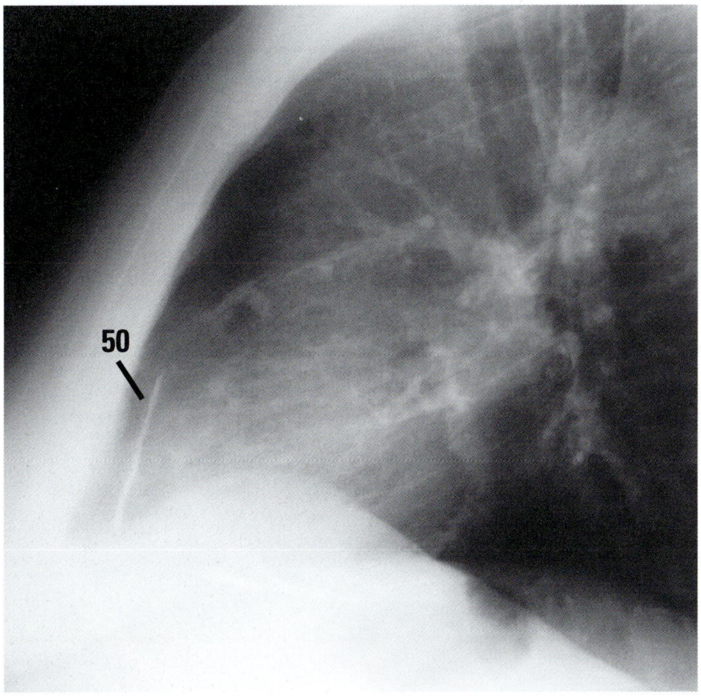

Abb. 91.1

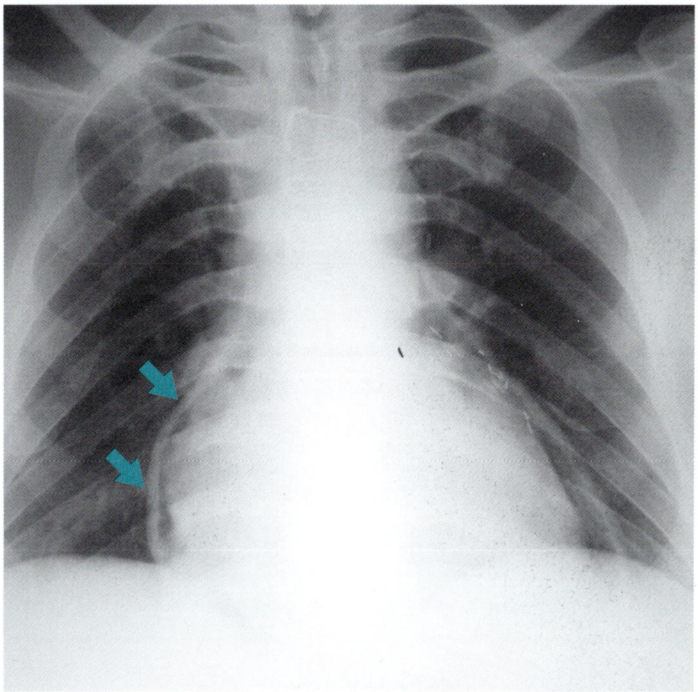

Abb. 91.2

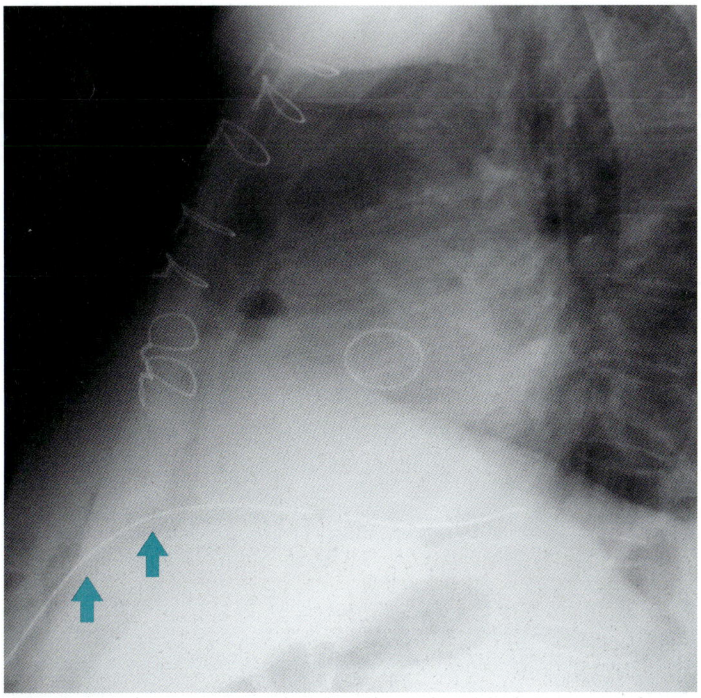

Abb. 91.3

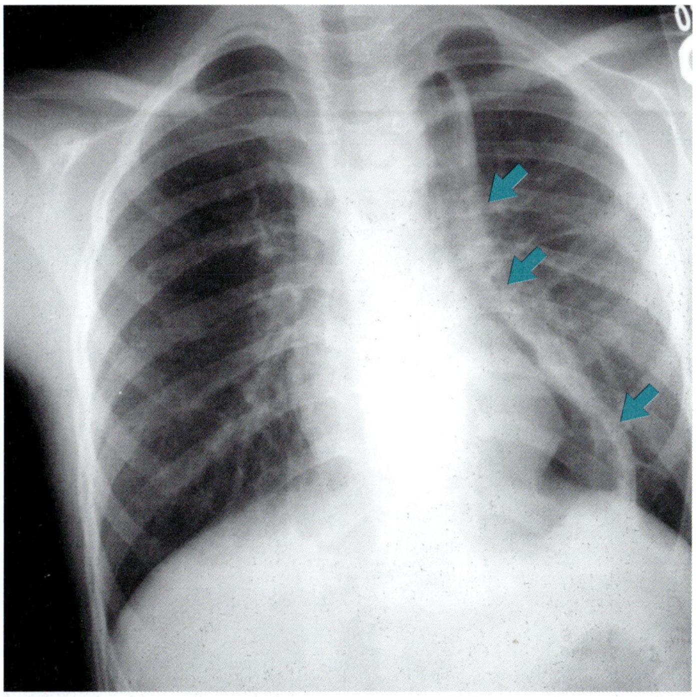

Abb. 91.4

Seltener werden Pericardzysten **(49)** als Zufallsbefund diagnostiziert **(Abb. 92.1 a)**. Ätiologisch liegt meist eine anlagebedingte Störung der Pericardentwicklung zu Grunde. Die Zysten stellen sich bildmorphologisch als scharf begrenzte, runde bzw. tränenförmige Herzkonturveränderung dar. Mit Hilfe der Computertomografie kann die Dichte des Zysteninhaltes bestimmt werden. Die Densitometrie in **Abb. 92.1 b** nach Kontrastmittelgabe ergab nahezu wasseräquivalente Dichtewerte, die typisch für benigne Zysten sind: Mittelwert (Mean) von 8.8 Houndsfield Einheiten (HE) mit einer Standardabweichung (SD) von 6,7 HE.

Pericardzysten sind zu ca. 70% im rechten **(Abb. 92.1 a)** und nur zu ca. 20% im linken **(Abb. 92.2 a)** cardiophrenischen Winkel lokalisiert [5.17]. Auch hier ist die enge Beziehung zum Herzbeutel im CT **(Abb. 92.2 b)** zu erkennen, womit eine Abgrenzung zu einem subpulmonal gekammerten Pleuraerguss möglich ist.

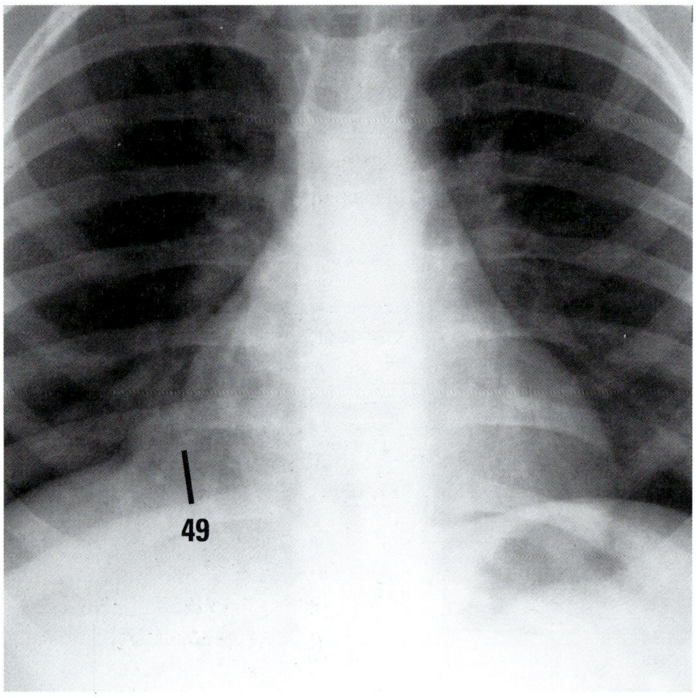

Abb. 92.1 a

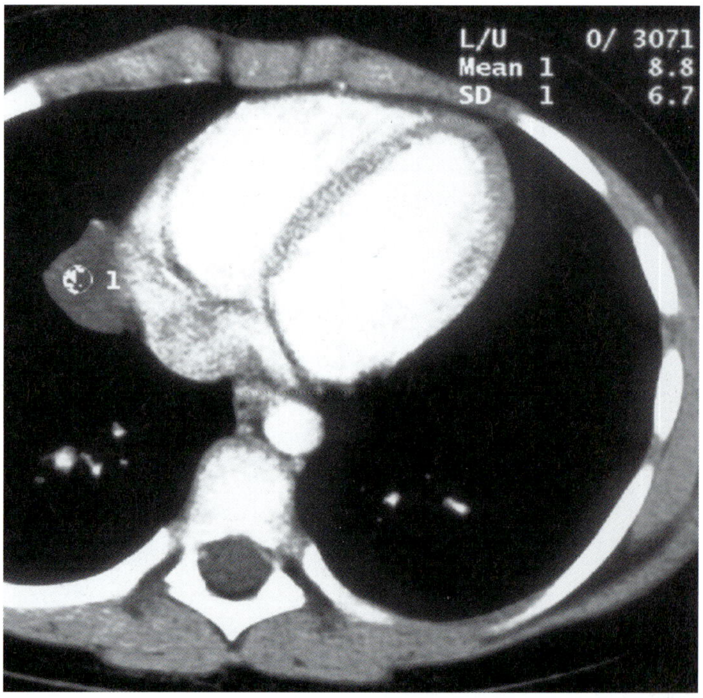

Abb. 92.1 b

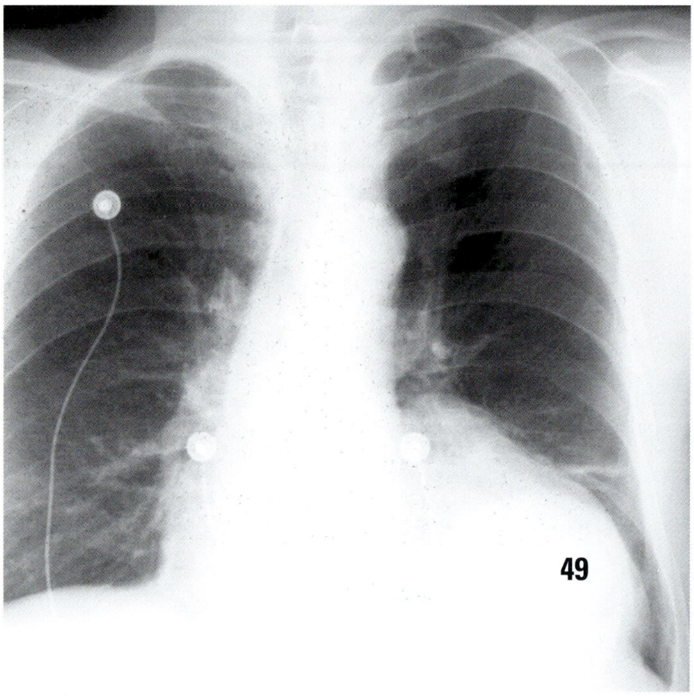

Abb. 92.2 a

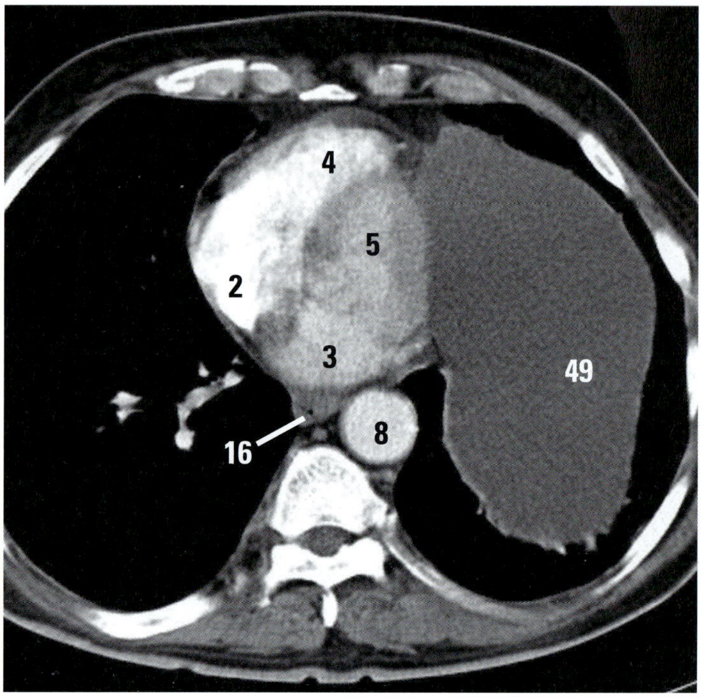

Abb. 92.2 b

Degenerative, entzündliche oder traumatische Prozesse der aortalen Gefäßwand können zu thorakalen Aortenaneurysmen (TAA) führen. Ein Aneurysma der Aorta ascendens (Abb. 93.1) resultiert in der p.a.-Aufnahme häufig in einer rechtsseitigen Verbreiterung (➜), während ein TAA der Aorta descendens (Abb. 93.2) tendenziell eher eine Verbreiterung nach links (⬅) bewirkt.
Es haben sich mehrere bildmorphologische Kriterien für ein TAA-Screening [5.18] etabliert (Tab. 93.3): In lateraler Projektion wird die größte Distanz zwischen ventraler und dorsaler Wand (DAO) der Aorta descendens bestimmt (Abb. 93.4). Sie sollte, falls identifizierbar, unter 4,5 cm liegen. Im p.a.-Bild wird die maximale Distanz zwischen linkem Tracheal- und Mediastinalrand (DTM) streng horizontal bestimmt (Abb. 93.5). Diese sollte unter 5 cm liegen. Als zusätzliche Zeichen gelten eine rechts randbildende Aorta ascendens (➜ in Abb. 93.1) und eine konvexbogig (⇦) nach rechts verlagerte Trachea (Abb. 93.5). Gelegentlich wird auch der linke Hauptbronchus durch die dilatierte Aorta nach caudal verlagert (↙ in Abb. 93.1).
Die Gesamtheit dieser Befundkriterien erlaubt häufig eine gute Abschätzung des Aortendurchmessers bzw. bei normalen Messwerten einen Ausschluss eines Aneurysmas im Arcus- oder Descendensbereich. Jedoch sollte keiner dieser Parameter alleine für die Diagnose verwendet werden [5.20].

Zur genauen Beurteilung der Lumenweite, der cranio-caudalen Ausdehnung (Einbeziehung supraaortaler Äste?) und der Aneurysmaform (sack- oder spindelförmig?) werden andere bildgebende Verfahren wie z. B. die CT oder die transösophageale Echokardiographie (TEE) eingesetzt: Hier zeigt die CT (Abb. 93.6) eine randständige Thrombosierung **(51)** des Aneurysmas im Bereich des Aortenbogens **(6)** und der Aorta descendens **(8)**.

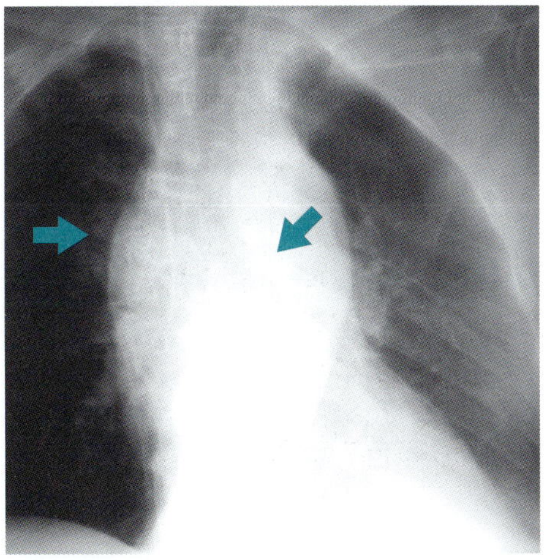

Abb. 93.1

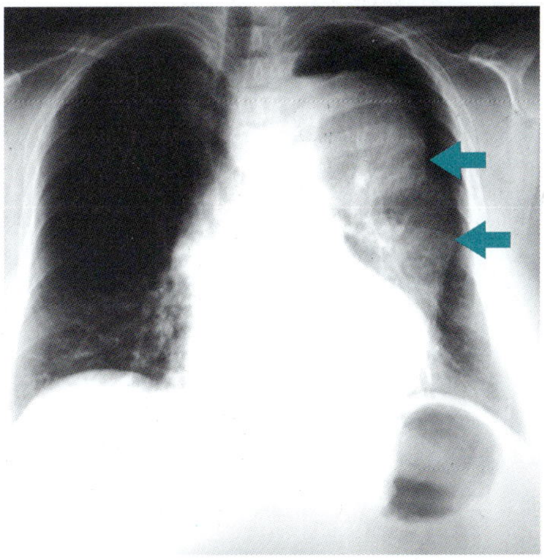

Abb. 93.2

Zeichen eines AO-Aneurysmas

lat.	• D_{AO} im Seitbild > 4,5 cm
p.a.	• D_{TM} > 5,0 cm • Aorta asc. rechts randbildend • Trachealverlagerung nach rechts • linker Hauptbronchus nach caudal verlagert

Tab. 93.3

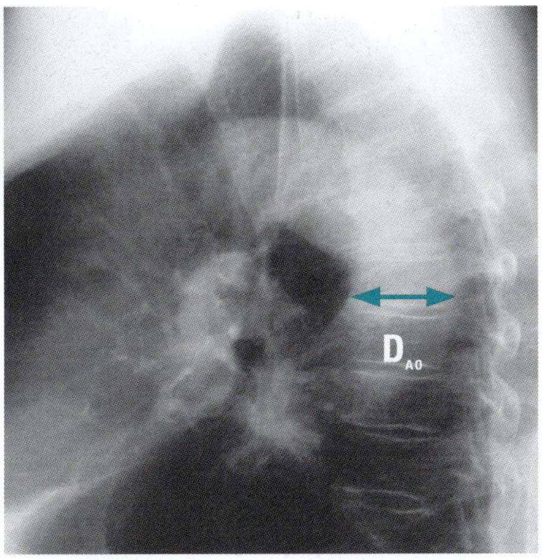

Abb. 93.4

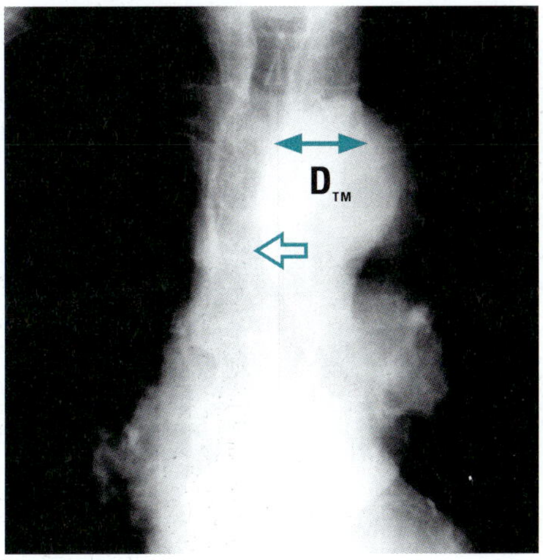

Abb. 93.5

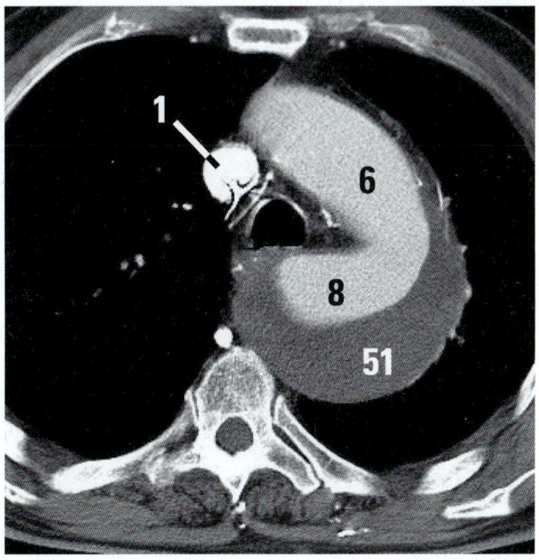

Abb. 93.6

5

Bei der Aortendissektion **(Abb. 94.1)** findet sich nicht unbedingt eine Mediastinalverbreiterung. Zur Beurteilung der Ausdehnung und klinischen Einteilung **(Abb. 94.2)** muss die Computertomografie eingesetzt werden: Hier ist die Dissektionsmembran (↙) dann zu erkennen **(Abb. 94.3 a)**. Multiplanare Rekonstruktionen (= MPR) liefern wertvolle Informationen für die OP-Planung **(Abb. 94.3 b)**. In diesem Fall handelte es sich um eine Dissektion der Aorta descendens **(8)** ohne Beteiligung der Aorta ascendens **(7)**. Im Röntgen Thorax können bei asymptomatischer Dissektion ein Pericard- oder linksseitiger Pleuraerguss auffallen [5.14].

Als minimalinvasives Therapieverfahren von Aneurysmen und Dissektionen steht heute die endovaskuläre Stentimplantation zur Verfügung (vgl. **Abb. 171.4 a,b** im Kapitel 9).

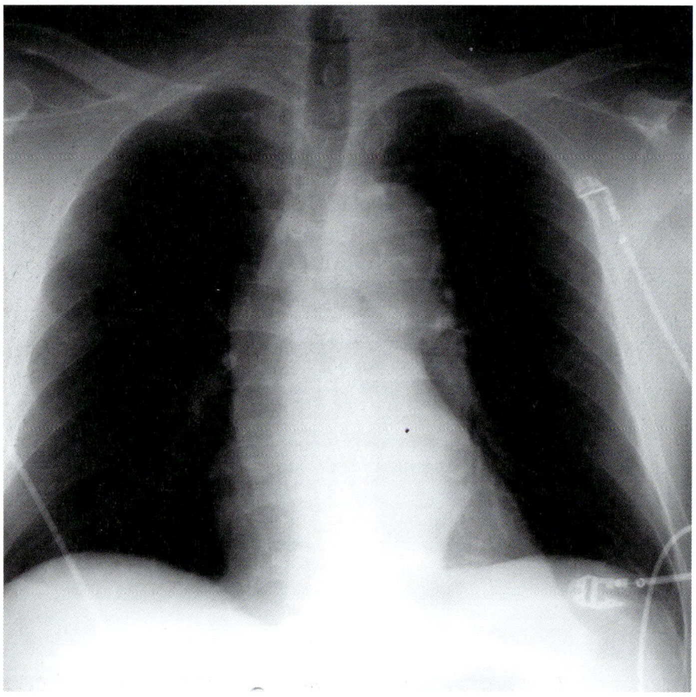

Abb. 94.1

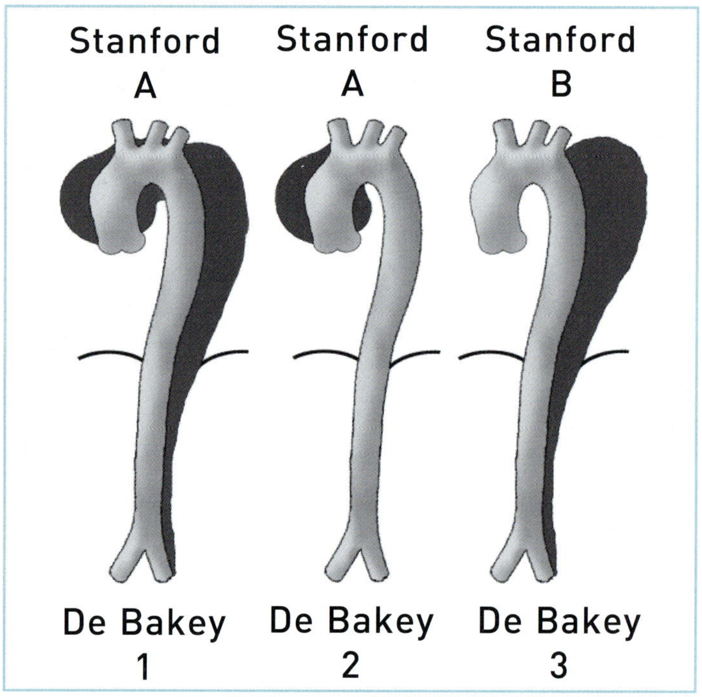

Abb. 94.2

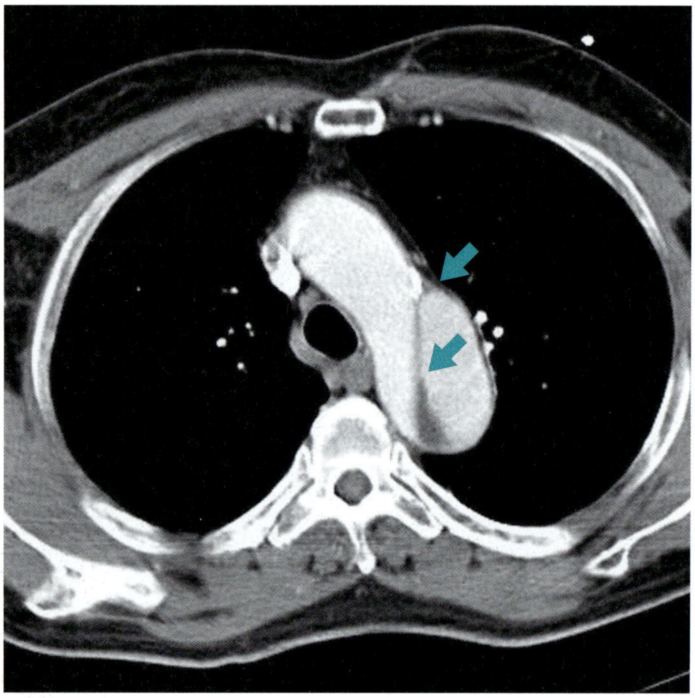

Abb. 94.3 a

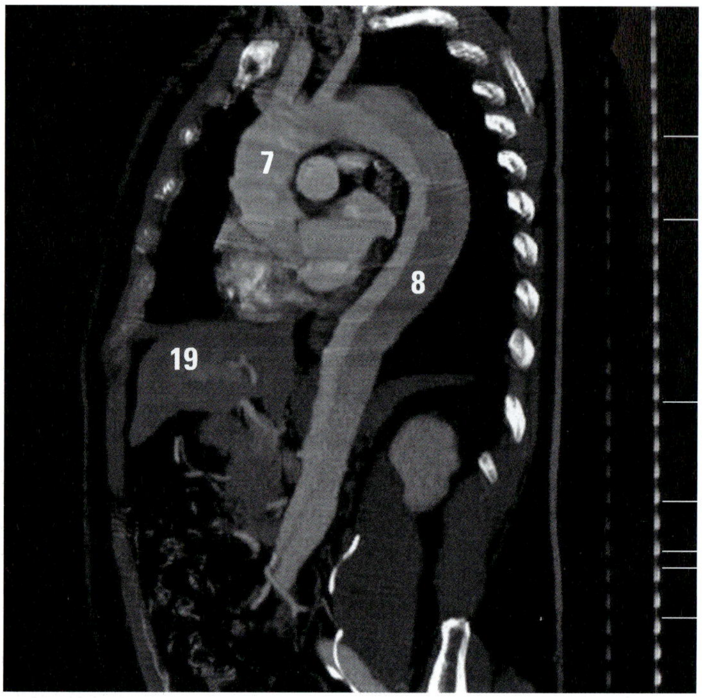

Abb. 94.3 b

Kalzifikationen bei Aortensklerose (↖) stellen zwar einen häufigen Nebenbefund bei älteren Patienten dar **(Abb. 95.1)**, erhöhen jedoch die Wahrscheinlichkeit für das gleichzeitige Vorliegen einer KHK und sollten daher im Befundbericht erwähnt werden [5.19].

Diese Koinzidenz hat bei dem Patienten in **Abb. 95.2** schon zur Notwendigkeit einer operativen Intervention geführt: Die zurückliegende ACVB-Operation (coronare Bypass-Op) ist an den sternalen Drahtcerclagen **(52)** erkennbar.

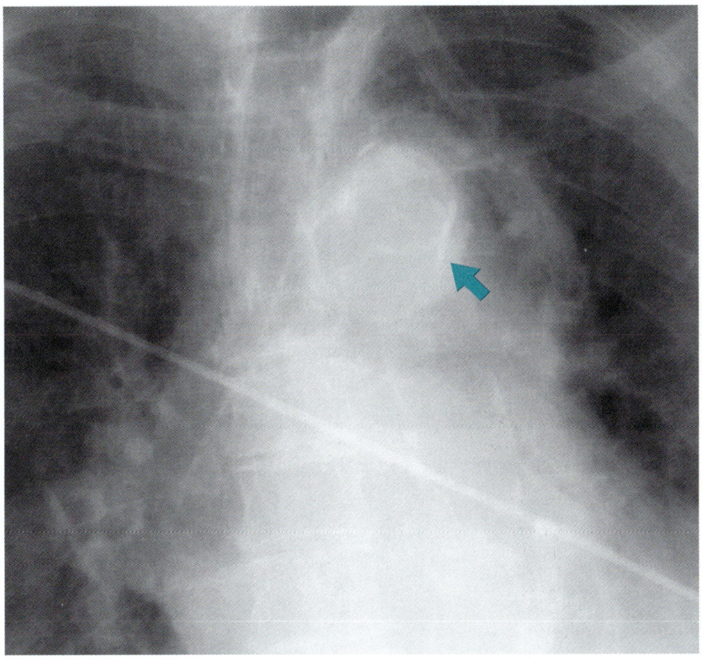

Abb. 95.1

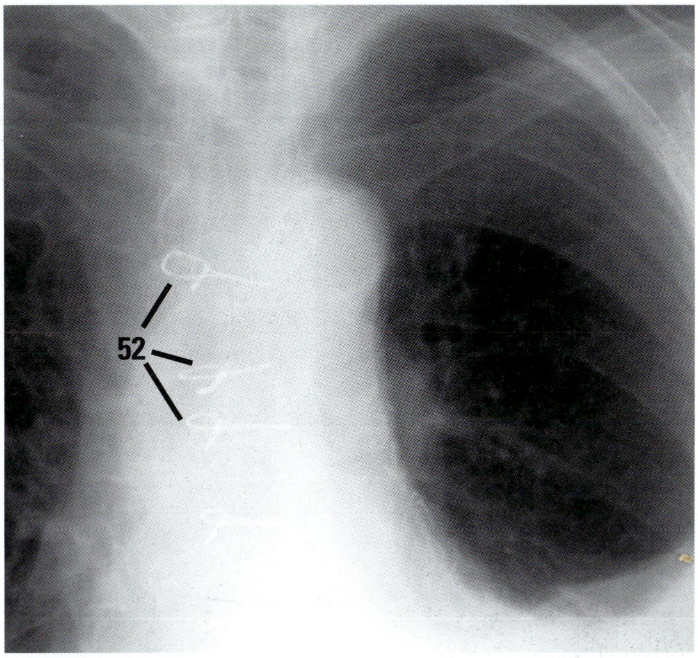

Abb. 95.2

Auch Gefäßvarianten können eine Veränderung des Mediastinalschattens bewirken: In **Abb. 95.3** fällt eine rechts descendierende Aorta durch das Fehlen des typischen Aortenknopfes (↙) oberhalb des linken Hauptbronchus **(14b)** und die am rechten Mediastinalrand erkennbare Aorta descendens (↘) auf. In **Abb. 95.4** führt der rechtsseitige Aortenbogen sogar zu einer noch stärkeren Verlagerung der Trachea **(14)** nach links (→).

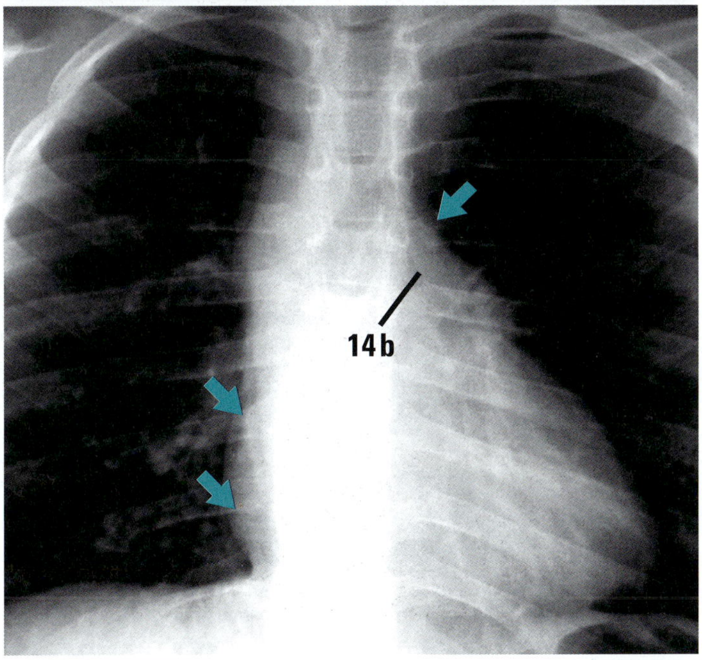

Abb. 95.3

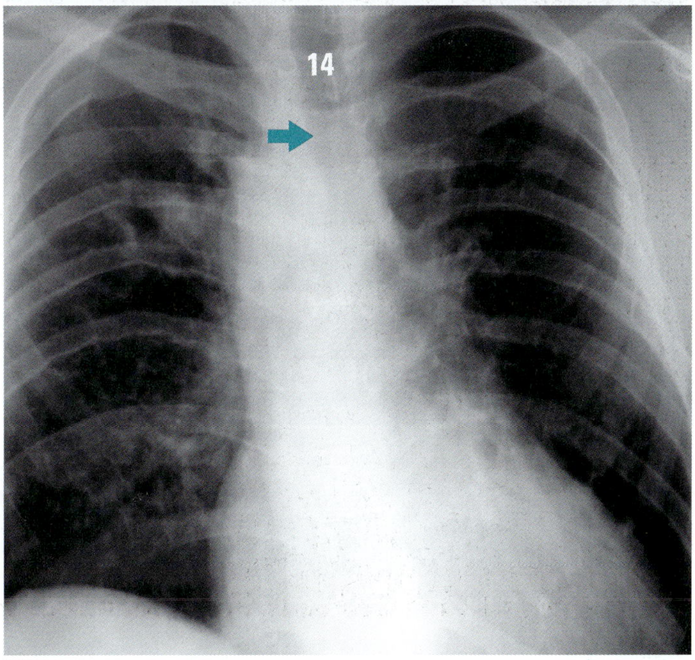

Abb. 95.4

Ösophagusdivertikel können in allen ösophagealen Ab-schnitten auftreten. Die zervikalen Zenker-Divertikel **(Abb. 96.1 a)** sind mit 70% die häufigsten. Bei entsprechender Größe führen sie zu einer oberen Mediastinalverbreiterung (⇨) und zeigen in der Durchleuchtung **(Abb. 96.1 b)** typische, mit Kontrastmittel gefüllte Aussackungen.
Im CT **(Abb. 96.1 c)** imponieren sie als glatt berandete Raumforderungen (←) zwischen Trachea **(14)** und BWK **(26)**.
Auch eine Ösophagusatresie kann durch eine Ösophagographie mit wasserlöslichem Kontrastmittel dargestellt werden. Alternativ wird eine Sondierung unter Röntgenkontrolle durchgeführt: Bei einer Ösophagusatresie stellt sich die umgeschlagene Sonde (↗) dann im blind endenden Ösophagus dar **(Abb. 96.2)**.

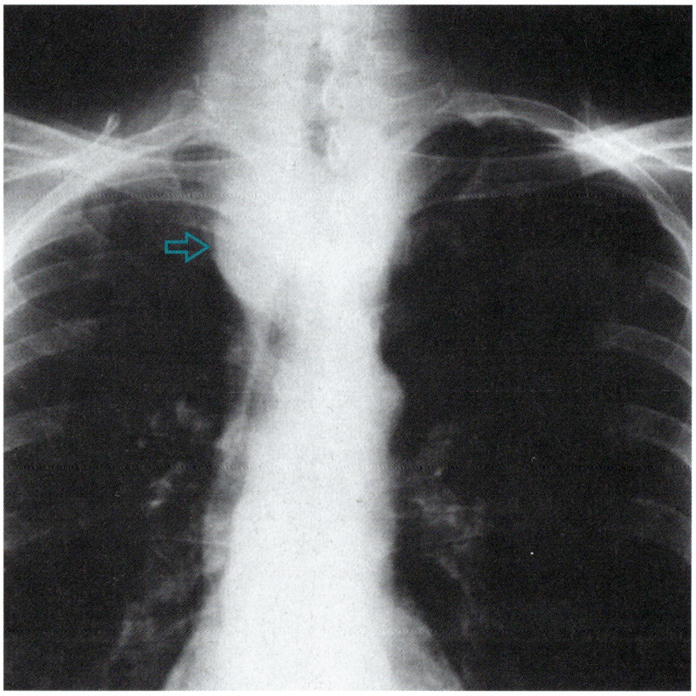

Abb. 96.1 a

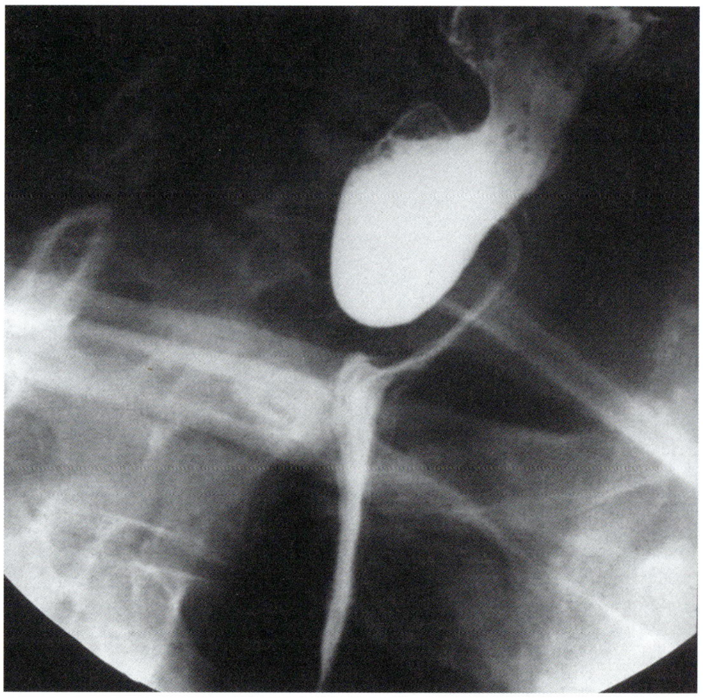

Abb. 96.1 b

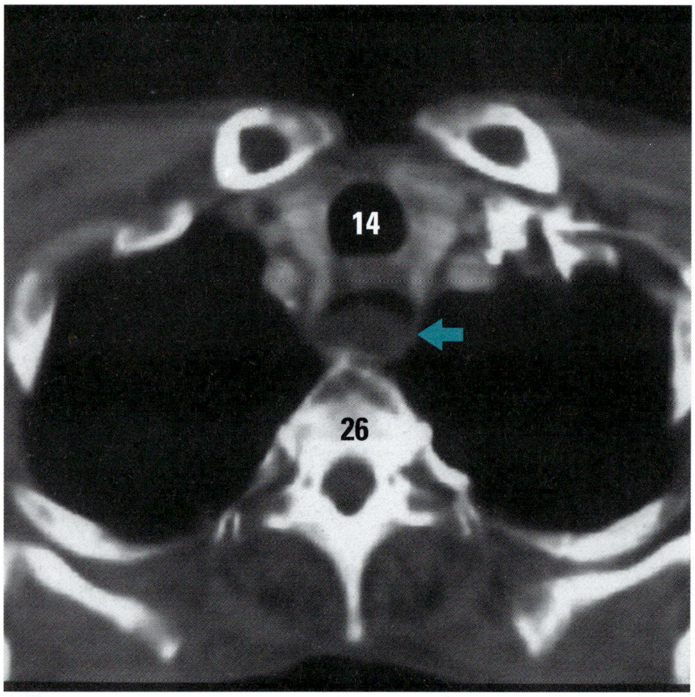

Abb. 96.1 c

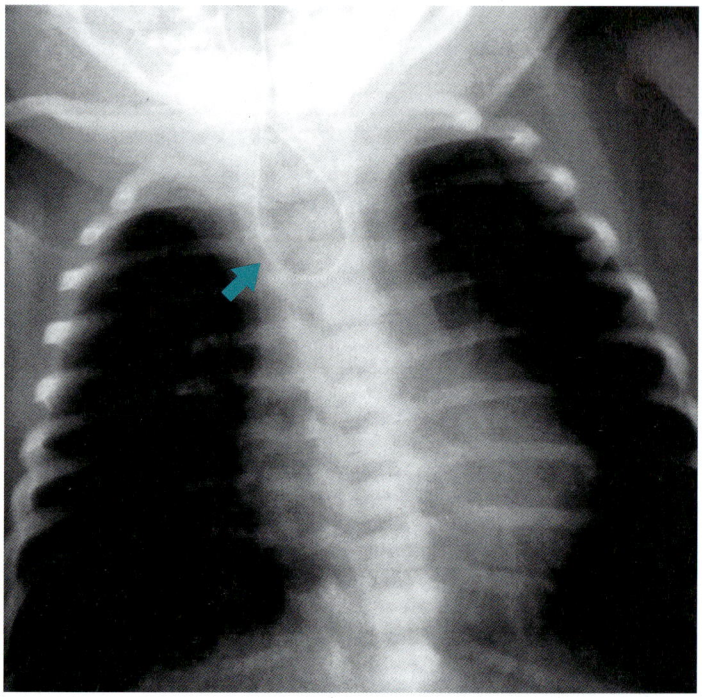

Abb. 96.2

Ösophaguscarcinome erreichen selten eine ausreichende Größe, um im Röntgen-Thorax erkannt zu werden und fallen nur manchmal als Zufallsbefund durch eine Mediastinalverbreiterung (↗) auf **(Abb. 97.1 a)**. Diese darf besonders im cranialen Ösophagusbereich nicht mit einer retrosternalen Struma (vgl. **Abb. 68.1**) oder einem Zenker-Divertikel (vgl. **Abb. 96.1 a**) verwechselt werden.

Nach Kontrastmittel-Breischluck zeigt sich in der Durchleuchtung **Abb. 97.2 a** dieses Patienten der Kontrastmittelbeschlag auf der Tumoroberfläche und dessen unregelmäßige Oberflächenstruktur im Vergleich zur geradlinigen Kontrastierung des Ösophagus im Normalfall **(Abb. 97.2 b)**. Außerdem weicht hier der Ösophagusverlauf (◀) von seiner normalen cranio-caudalen Achse ab.

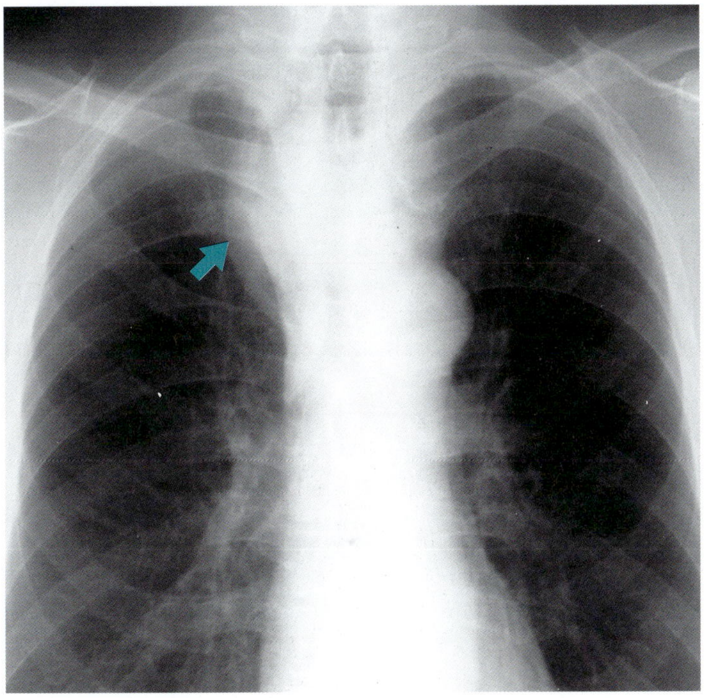

Abb. 97.1

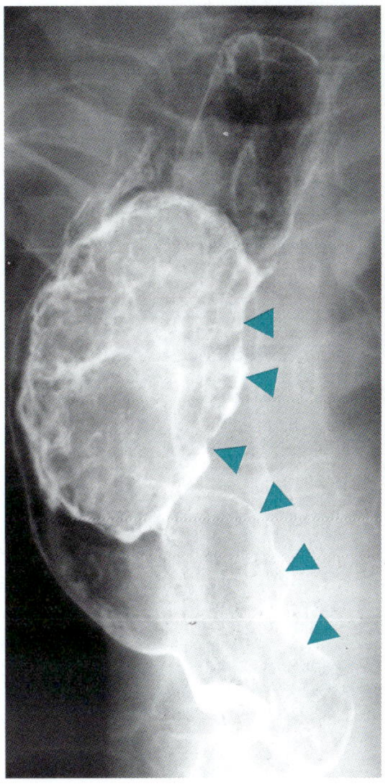

Abb. 97.2 a

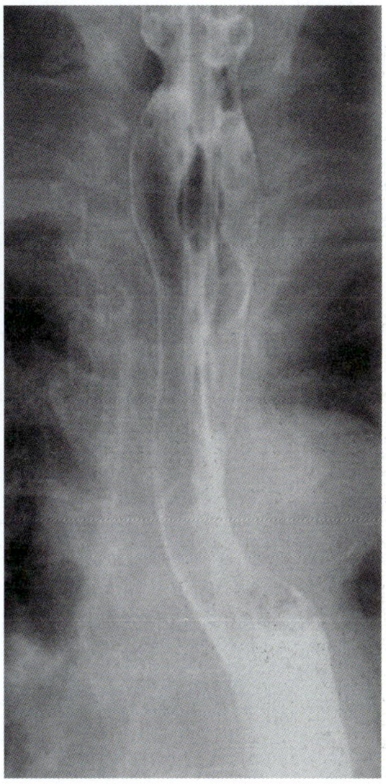

Abb. 97.2 b

Nach Resektion des befallenen Abschnittes kann die Passagewiederherstellung z.B. durch einen „Magenhochzug" (➔ ←) erfolgen **(Abb. 97.3)**.

Wurde die Passage mit einem Coloninterponat wiederhergestellt, findet sich das hochgezogene, lufthaltige Coloninterponat (↘) in der Regel nicht retrocardial im normalen Ösophagusbett, sondern direkt retrosternal **(Abb. 97.4)**.

Mit Hilfe der Computertomografie und der Endosonografie können umschriebene ösophageale Wandverdickungen im Sinne von Rezidiven und umgebenden Lymphknoten beurteilt werden.

Zur Passagewiederherstellung kann bei nicht operablen Ösophagustumoren ein Stent (vgl. **Abb. 171.4 a,b** im Kapitel 9) eingesetzt werden.

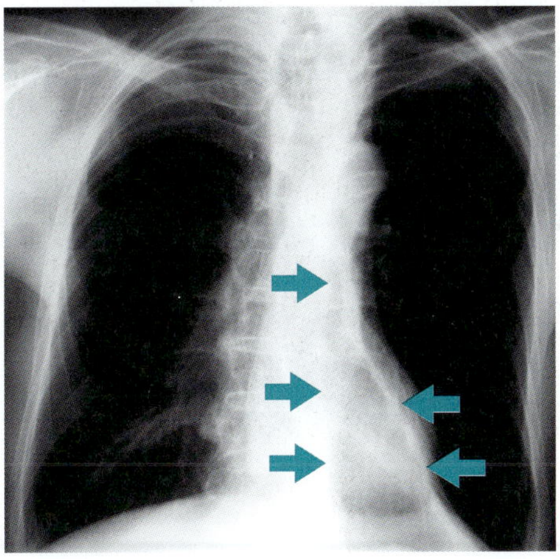

Abb. 97.3 a

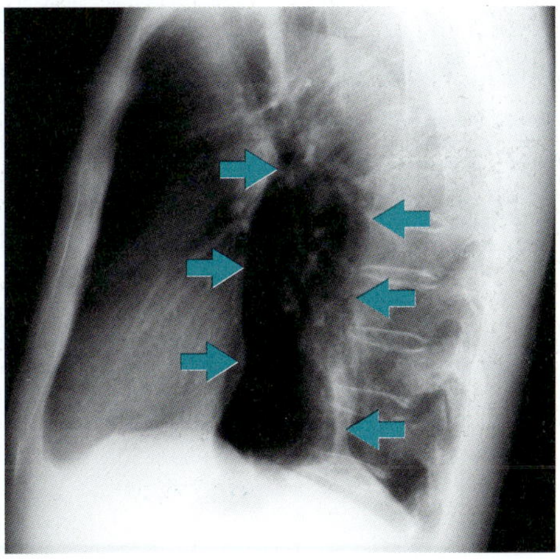

Abb. 97.3 b

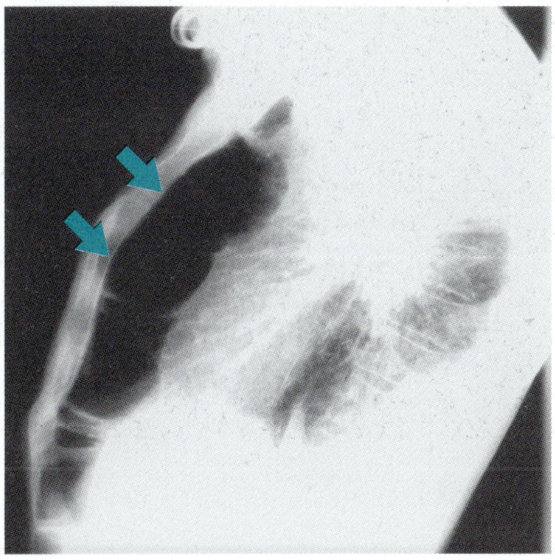

Abb. 97.4

Bei den sogenannten Hiatushernien handelt es sich um die thorakale Verlagerung von Magenanteilen durch den Hiatus oesophageus. Sie können in einer Verbreiterung des unteren mittleren Mediastinums resultieren. Häufig entsteht dadurch im p.a.-Bild eine Doppelkontur (↙) des Herzschattens (**Abb. 98.1**), die mit freier mediastinaler oder pericardialer Luft **(38)** verwechselt werden kann (Pneumoperikard, **Abb. 98.2**).

Eine Differenzierung erfolgt im Seitbild **(Abb. 98.3)** oder mittels CT-Diagnostik **(Abb. 98.4)**. Dort sind prävertebral im RCR die thorakal verlagerten Magenanteile **(18)** zu erkennen.

In konventionellen Aufnahmen können Zwerchfellhernien außerdem mit einem einseitigen Zwerchfellhochstand (vgl. **Abb. 58.3 a, 75.1 b**) verwechselt werden.

5

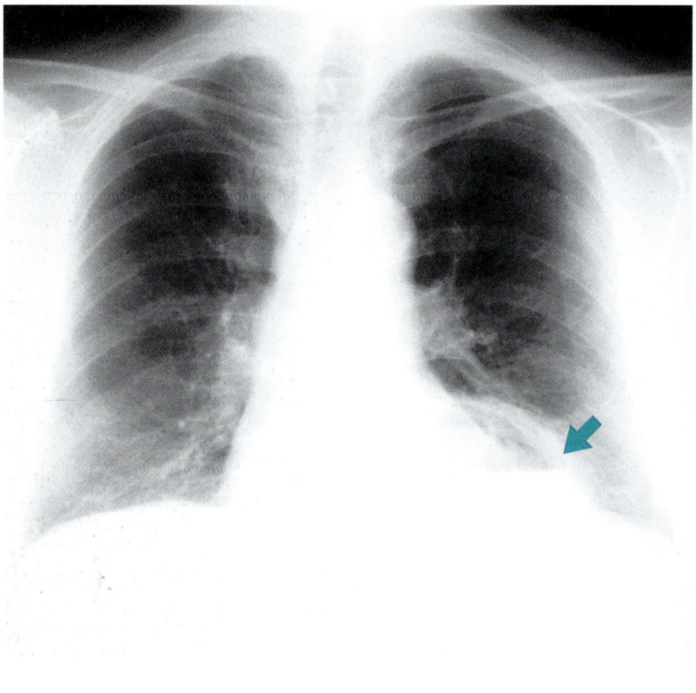

Abb. 98.1

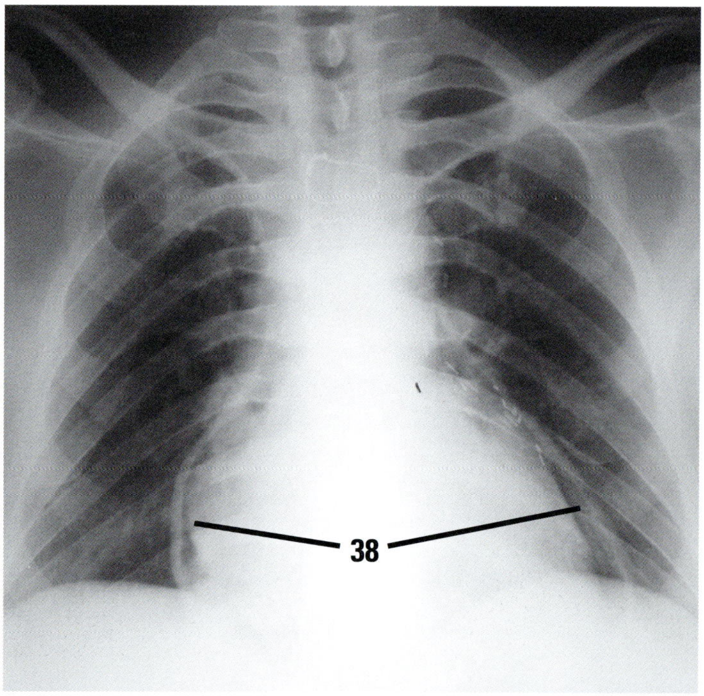

Abb. 98.2

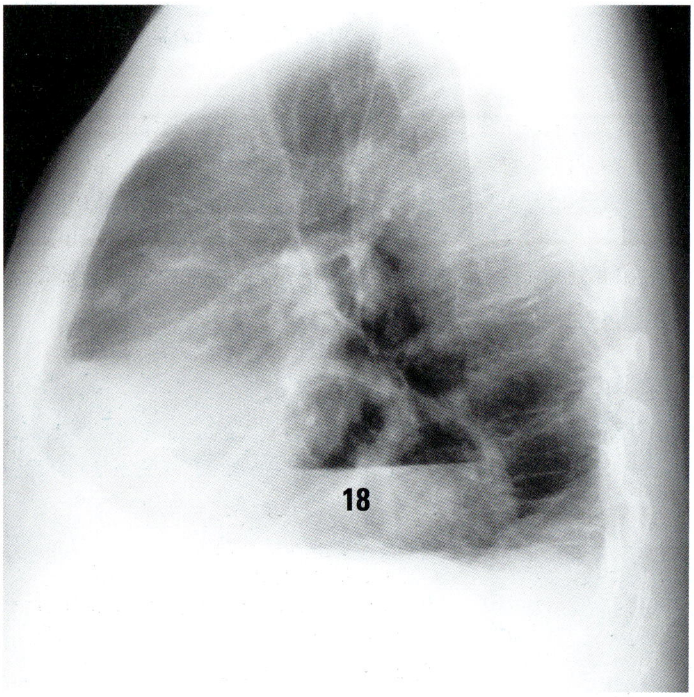

Abb. 98.3

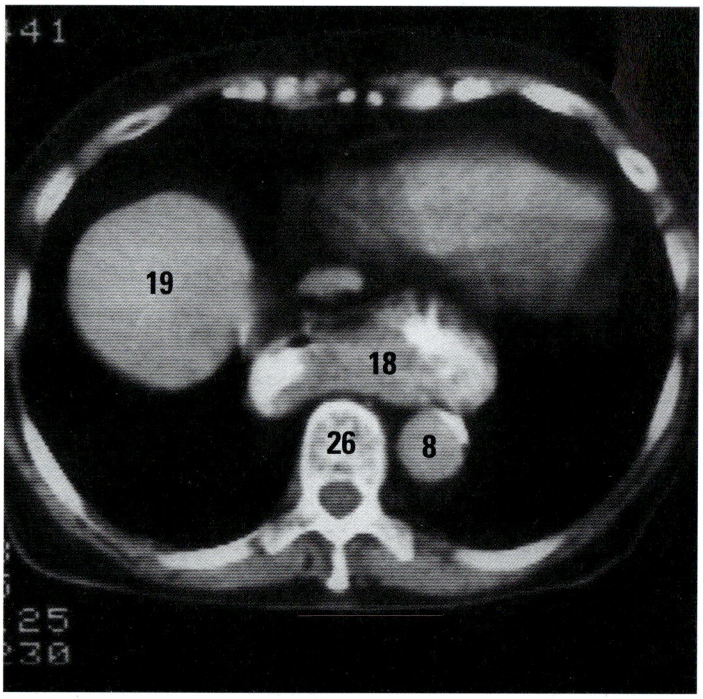

Abb. 98.4

Ein Mediastinalemphysem oder Pneumomediastinum entsteht durch Lufteintritt in das mediastinale Bindegewebe mit konsekutiv verbesserter Darstellung der mediastinalen Organe: In p.a.-Aufnahmen ist dies oft nur durch eine hypertransparente Doppellinie an der Mediastinalkontur (↘ ↘ ↘) erkennbar **(Abb. 99.1)**. Besonders nach Einrissen von abdominellen Hohlorganen bei Magen-, Duodenalulcera oder tumoröser Wandpenetration kann sich Luft **(38)** auch von caudal durch die Zwerchfellschenkel **(17)** nach cranial in das Mediastinum ausbreiten und z.B. die laterale Randkontur der Aorta descendens hervorheben (↙ ↙ ↙ in **Abb. 99.2**). In Zweifelsfällen kann eine Seitaufnahme in Rückenlage zeigen, ob das Herz durch die eingedrungene Luft vom Sternum distanziert wird, oder es kann eine ergänzende CT-Diagnostik weiterhelfen. Posttraumatische Beispiele finden Sie im Traumakapitel auf den Seiten 193 und 202.

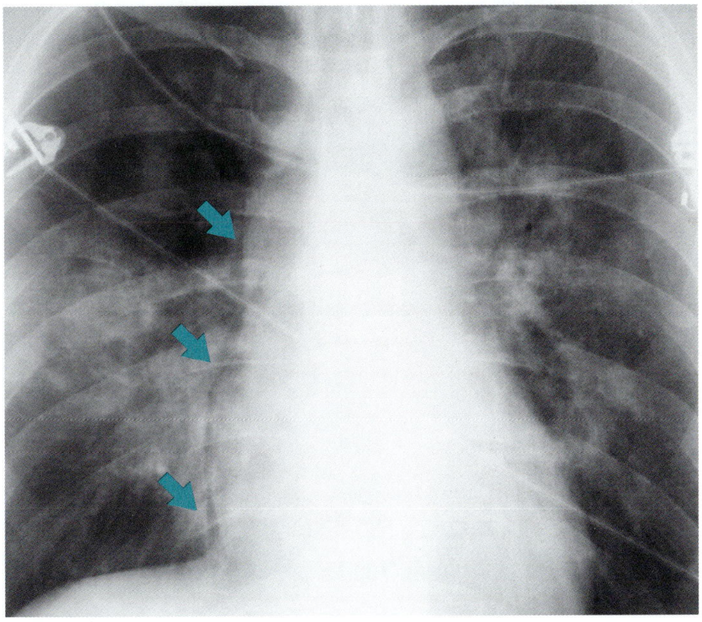

Abb. 99.1

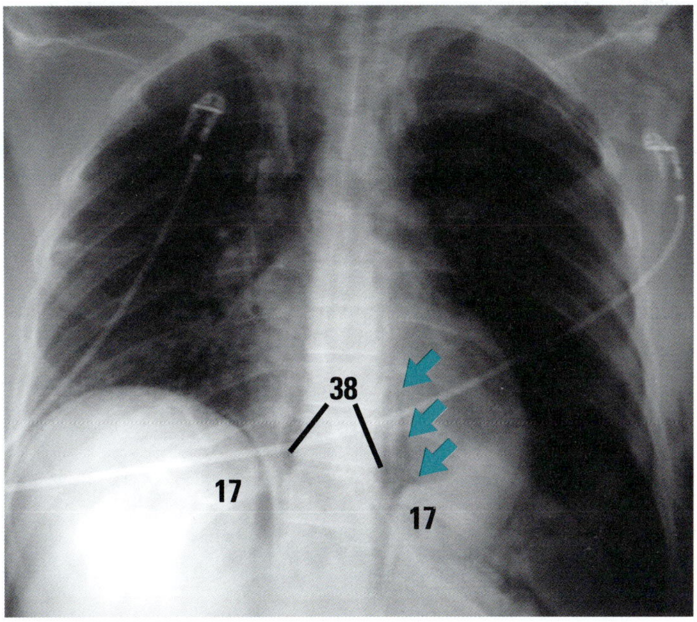

Abb. 99.2

Mediastinalverlagerung

Zur schnellen Diagnose einer Mediastinalverlagerung haben sich drei Fixpunkte **(Tab. 99.4)** bewährt. Im oberen Mediastinum muss auf einen nahezu senkrechten Verlauf der Trachea **(14)** geachtet werden **(Abb. 99.3)**. Zweiter Fixpunkt ist der linksparavertebrale Knopf des Aortenbogens **(6)**. Durch den linksseitigen Aortenbogen ist die Carina (↑) normalerweise etwas rechts paramedian positioniert. Als dritter Fixpunkt dient der rechtsparavertebrale Rand des rechten Vorhofs **(2)**. Verschiebungen dieser Fixpunkte können auf eine Mediastinalverlagerung hinweisen. Ursachen von Mediastinalverschiebungen sind Druck- oder Zugkräfte **(Tab. 99.5)**.

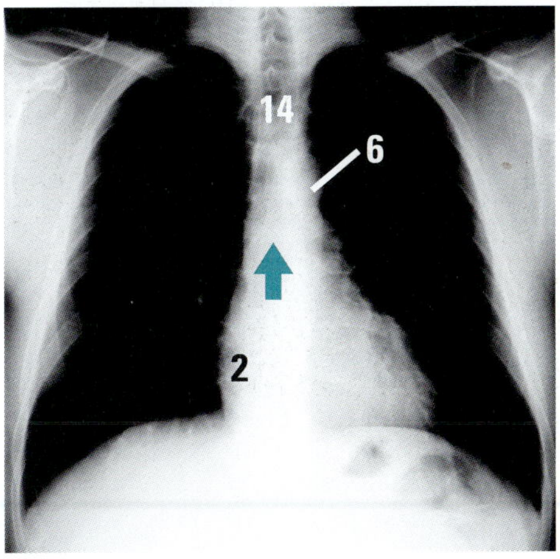

Abb. 99.3

Diagnose Mediastinalverlagerung

Drei Fixpunkte:

1. senkrechter Verlauf der **Trachea** (Übergang in die Carina: leicht rechts-paramedian)
2. **Aortenbogenknopf** links paravertebral (ca. in Höhe des dorsalen Anteils der fünften Rippe)
3. **rechter Herzrand** rechts paravertebral

Tab. 99.4

Ursachen Mediastinalverlagerung

Druck von kontralateral:
- Spannungspneumothorax
- Zwerchfellhernie
- asymmetrisch ausgeprägtes Emphysem
- großer Pleuraerguss

Zug nach ipsilateral:
- Atelektase (Bronchusobstruktion) oder Z.n. Lobektomie
- pleurale Adhäsionen
- einseitige Pulmonalhypoplasie (selten)

Tab. 99.5

Im Vergleich zum Normalbefund **(Abb. 100.1 b)** bewirken druckausübende Raumforderungen (RF), z. B. ein Pneumothorax oder ein Pleuraerguss, eine Mediastinalverlagerung nach kontralateral **(Abb. 100.1 a)**, während Zugkräfte (z. B. Atelektasen) zu einer ipsilateralen Mediastinalverlagerung führen **(Abb. 100.1 c)**.

Davon abzugrenzen sind „Pseudo-Mediastinallageveränderungen“: Deformierungen des Thorax-Skeletts (z. B. Trichterbrust) können zu einer Rotation und Verlagerung des Herzens führen, die eine Mediastinalverbreiterung oder auch Verschiebung vortäuschen kann. Abhängig vom Grad der Deformierung können aber auch Belüftungsstörungen oder postentzündliche Prozesse eine tatsächliche Mediastinalverschiebung verursachen. Außerdem kann eine Rotation des Patienten im Strahlengang eine Mediastinalverlagerung vortäuschen.

Ein weiteres Unterscheidungskriterium ist die Atemsynchronizität: In der Durchleuchtung können dynamische Lageveränderungen bei Ventilstenosen z. B. nach Erdnussaspiration von statischen Mediastinalverlagerungen im Rahmen einer Atelektase oder Lungenhypoplasie differenziert werden.

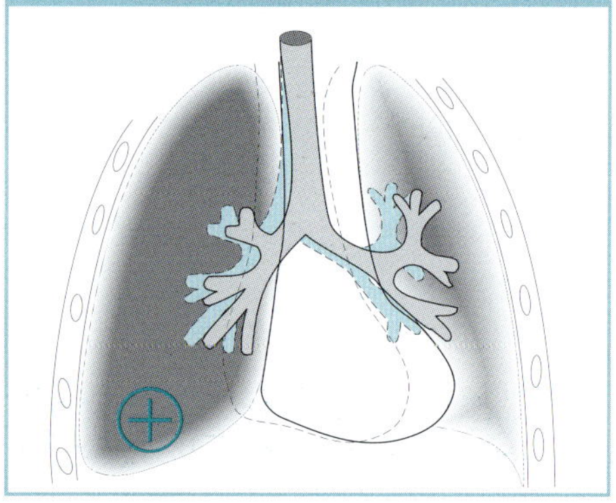

Abb. 100.1 a

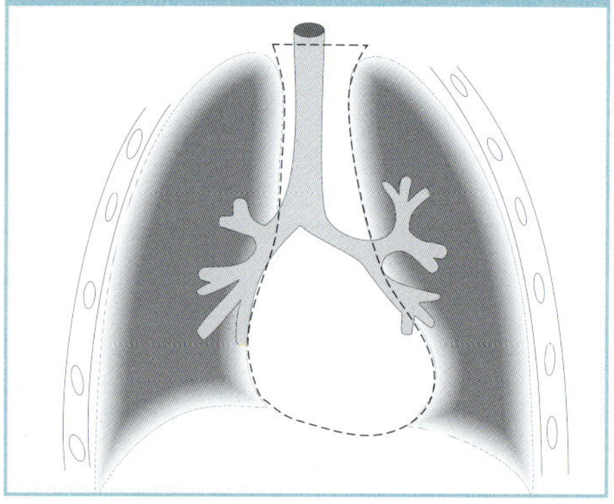

Abb. 100.1 b

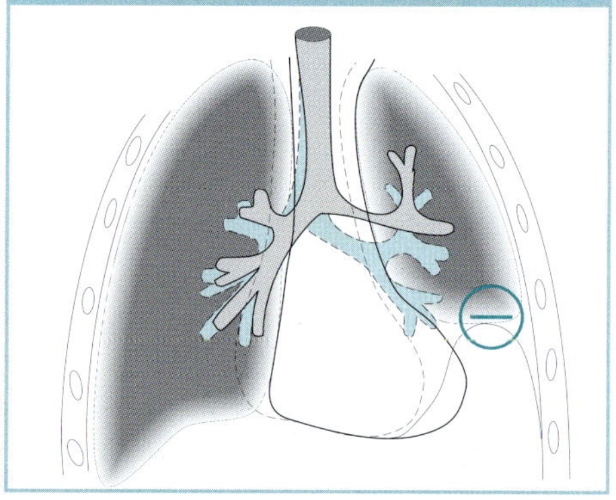

Abb. 100.1 c

Bei Befall einer gesamten Lunge entsteht ein kompletter Mediastinal-„Shift“ mit einer gleichsinnigen Verlagerung aller drei Fixpunkte. In **Abb. 100.2** besteht eine Minderbelüftung **(36)** der rechten Lunge mit Mediastinal-„Shift“ nach rechts (←). Ursache war eine Bronchusobstruktion durch ein hilusnahes Lymphom **(21)**, das zur Atelektase des rechten Mittellappens geführt hat. Gleichzeitig liegt eine kompensatorische Überblähung der linken Lunge mit entsprechender Hypertransparenz vor. Ist aber z.B. nur ein Oberlappen betroffen, kann eine partielle Mediastinalverlagerung, wie in **Abb. 100.3** resultieren. Hier ist z. B. nur die Trachea **(14)** verlagert, während Aortenbogen **(6)** und rechter Herzrand noch normal zur Darstellung kommen. Ursache war eine Oberlappenatelektase **(36)** rechts.

Bei totaler Verlagerung des Mediastinums auf eine Thoraxseite kommen die Brustwirbelkörper, ähnlich wie bei einer einseitigen Lungenaplasie (vgl. **Abb. 110.3** in Kapitel 6) frei zur Darstellung.

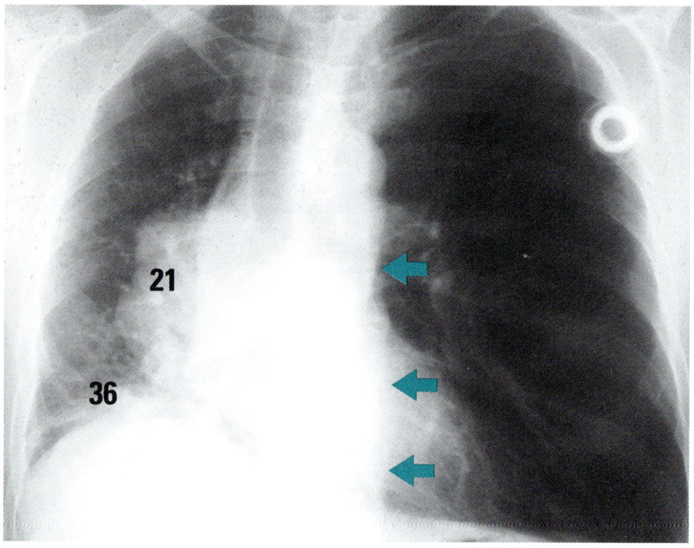

Abb. 100.2

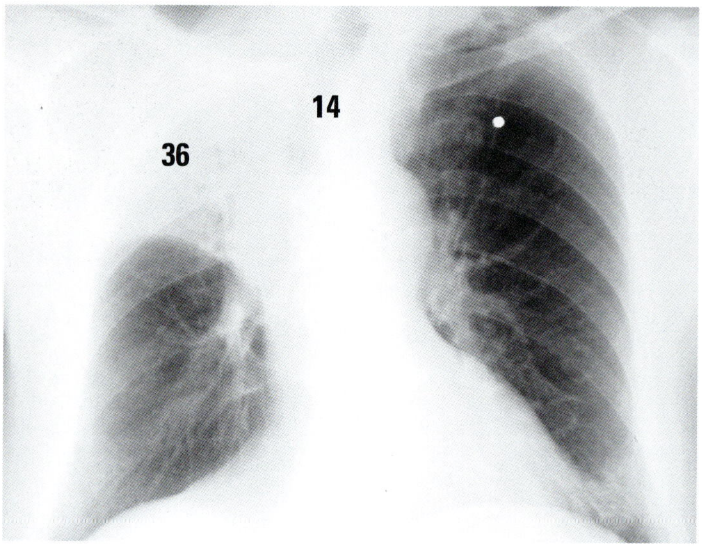

Abb. 100.3

Nehmen Sie es wieder sportlich und schlagen Sie die Lösungen am Ende des Buches erst nach, nachdem Sie alle drei Quizseiten durchgearbeitet haben. Ihr Lerneffekt ist dann erfahrungsgemäß deutlich höher.

16 Wo verlaufen die anatomischen Grenzen des vorderen, mittleren und hinteren Mediastinums in der hier verwendeten Einteilung?

17 Nennen Sie bitte einige (mindestens drei) häufige Ursachen einer RF im vorderen Mediastinum:

18 Notieren Sie hier bitte häufige Ursachen (mindestens zwei) einer RF im mittleren Mediastinum:

19 Welche Befunde können Sie erkennen?

Analysieren Sie bitte diese p.a.- und lat.-Aufnahme desselben Patienten **(Abb. 101.1)**.

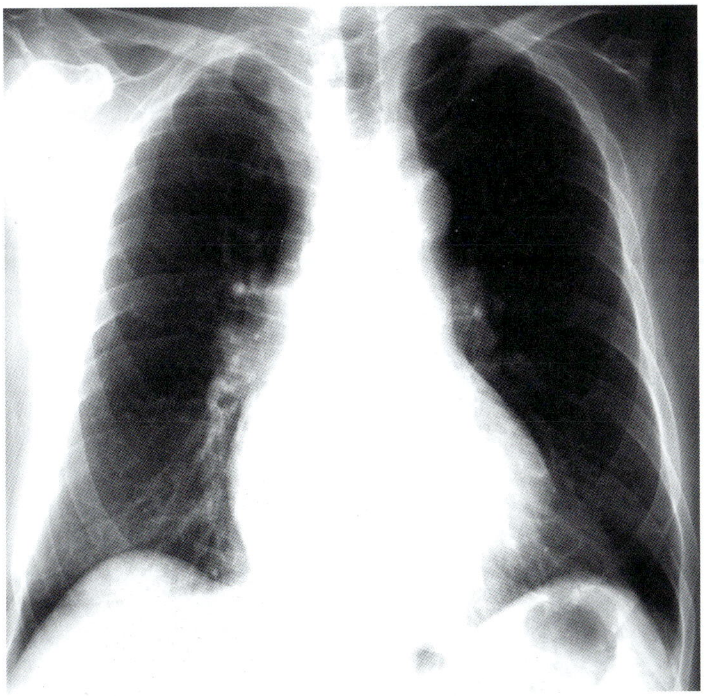

Abb. 101.1 a

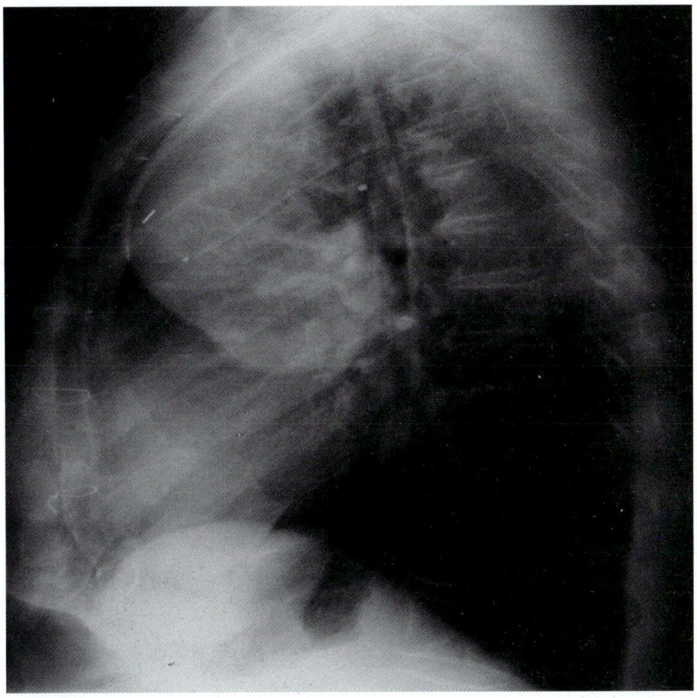

Abb. 101.1 b

Welche Befunde können Sie erkennen?

Analysieren Sie bitte diese Aufnahmen von unterschiedlichen Patienten:

20

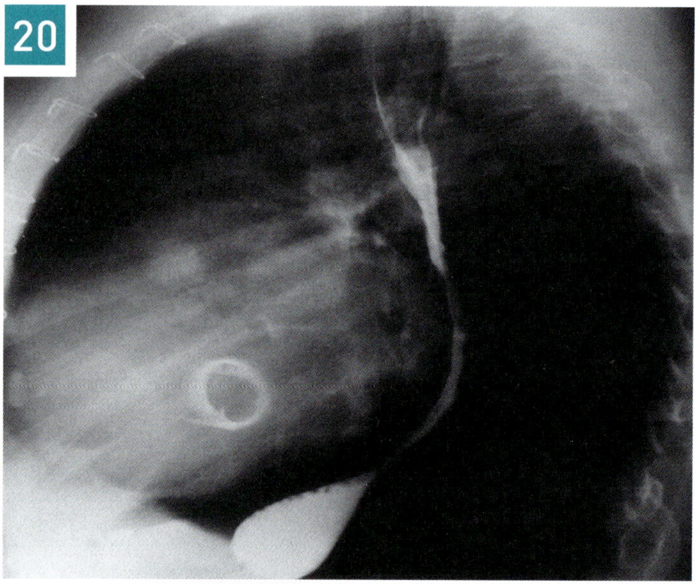

Abb. 102.1

21

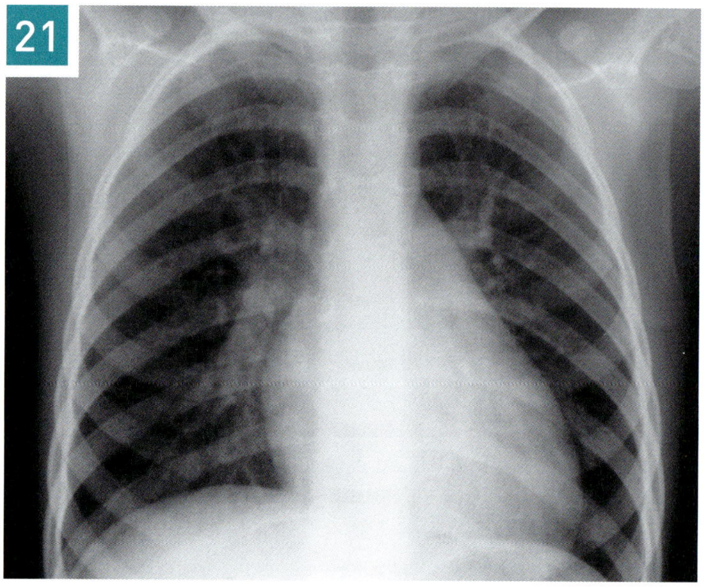

Abb. 102.2

22 Welche Befunde können Sie erkennen?

Hier handelt es sich um Aufnahmen desselben Patienten **(Abb. 102.3)**:

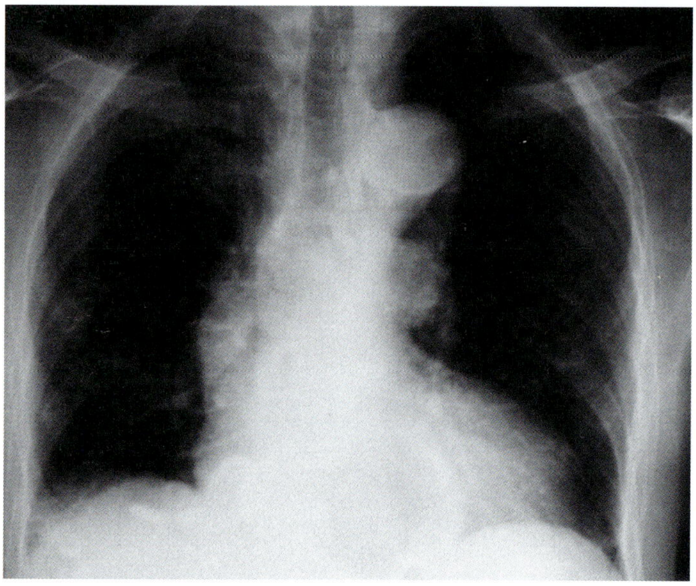

Abb. 102.3a

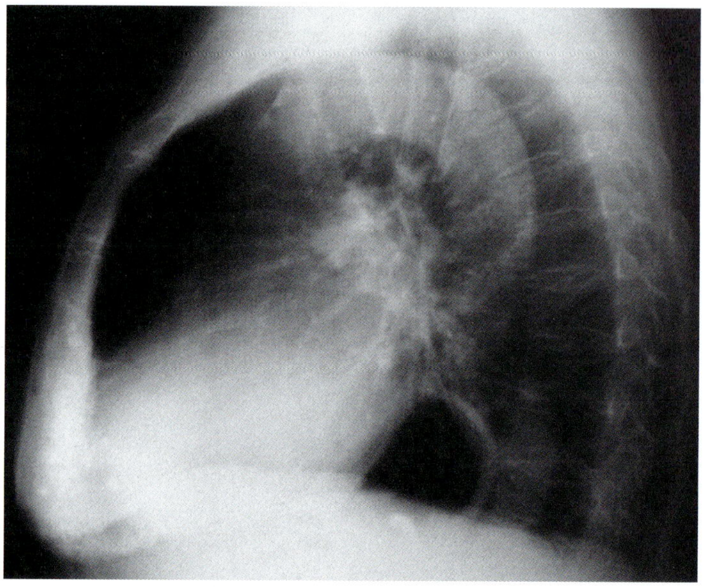

Abb. 102.3b

23 Kennen Sie noch Ursachen (mindestens zwei) einer bilateralen hilären Lymphknotenvergrößerung?

24 Wie stellen sich isolierte Vergrößerungen der vier Herzhöhlen (RA, LA, RV und LV) im Röntgen-Thorax dar? Tragen Sie bitte Ihre Lösung in **Tab. 103.1** ein:

RA ↑ =	
LA ↑ =	
RV ↑ =	
LV ↑ =	

Tab. 103.1

25 Welche Klappenfehler führen jeweils zu einer Verschmälerung von RSR- bzw. RCR?

RSR ↓ =

RCR ↓ =

26 Notieren Sie bitte hier, an welche radiologischen Zeichen eines Pericardergusses in der konventionellen Thoraxaufnahme und auch welche möglichen Ursachen Sie sich noch erinnern können. Vergleichen Sie bitte erst danach Ihre Notizen mit den Seiten 90 und 91, oder mit der Auflösung am Ende des Buches.

Ursachen:

1.
2.
3.
4.
5.
6.

Radiologische Zeichen:

1.
2.
3.
4.

27 Woran können Sie eine Dilatation der Aorta im Röntgen-Thorax erkennen?

Seitbild

p.a.-Aufnahme

28 Nennen Sie die Diagnosekriterien einer Aortenisthmusstenose im Röntgen-Thorax:

Matthias Hofer

Flächenhafte Veränderungen

Lernziele dieses Kapitels:

Bei der differenzialdiagnostischen Zuordnung flächiger Transparenzänderungen unterscheiden wir zunächst Transparenzminderungen (hellere Flächen = Verschattungen) von Transparenzerhöhungen (dunklere Areale = Aufhellungen). Nachdem Sie dieses Kapitel durchgearbeitet haben werden, sollen Sie anschließend in der Lage sein,

- physiologisch bedingte Transparenzminderungen von echten pathologischen Verschattungen zu unterscheiden,
- die möglichen Differenzialdiagnosen für eine einseitige „white lung" anzugeben,
- eine Atelektase (fehlende Ventilation) von einem massiven Erguss oder Hämatothorax zu unterscheiden,
- ergänzende Diagnosemethoden bei flächigen Verschattungen zu beschreiben,
- typische Atelektaseformen einzelner Segmente und Lappen zu erkennen,
- mögliche Einflussfaktoren der Aufnahmetechnik auf eine flächenhafte Transparenzminderung bzw. -erhöhung zu erläutern,
- einen Pneumothorax und einen drohenden Spannungspneumothorax frühzeitig zu identifizieren und
- emphysematische Veränderung korrekt zuzuordnen.

Pleuraergüsse

Pleurale Ergüsse können im Rahmen einer Herzinsuffizienz, einer Nierenerkrankung oder auch als Begleiterscheinung bei entzündlichen oder tumorösen Prozessen vorkommen. Auch große Pleuraergüsse lassen meistens noch apikal eine gewisse Restbelüftung (↓) erkennen **(Abb. 106.1a, 106.2)**, bevor sie im weiteren Verlauf **(Abb. 106.1b)** schließlich auch so umfangreich werden können, dass das Vollbild einer „white lung" **(Abb. 106.1c)** resultiert. Hier handelte es sich um einen malignen Begleiterguss bei einem Patienten mit Bronchialkarzinom.

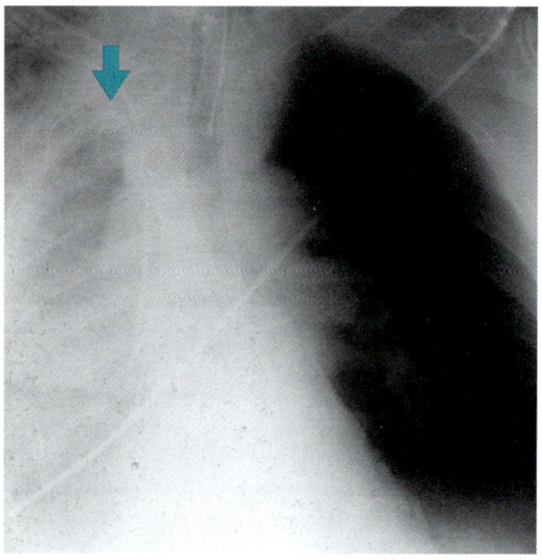

Abb. 106.1 a

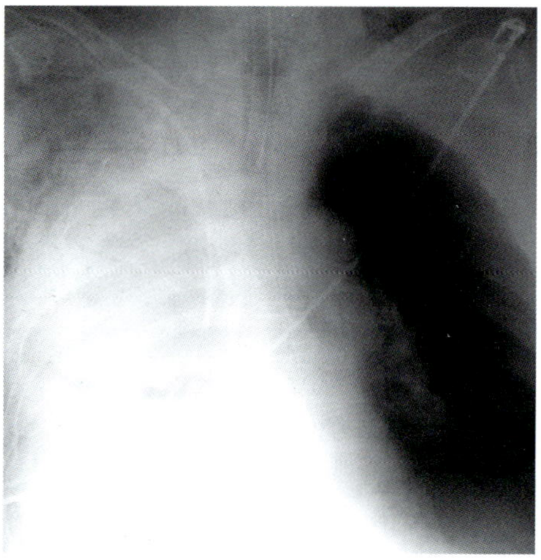

Abb. 106.1 b

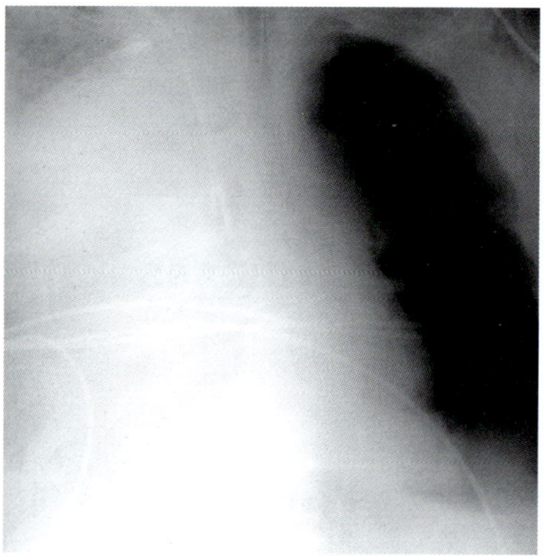

Abb. 106.1 c

Typisch ist eine leichte Mediastinalverschiebung zur Gegenseite (←) wie in **Abb. 106.2**. Wenn jedoch ein Erguss in Kombination mit einer Kompressionsatelektase auftritt, fehlt bei konstantem Volumen des betroffenen Lungenflügels dann eine solche Mediastinalverschiebung, oder das Mediastinum verlagert sich sogar nach ipsilateral **(Abb. 106.3)**. Typisch für pleurale Ergüsse ist das laterale, meniskusartige Ansteigen der ergussbedingten Verschattungen **(41)** nach kranial (↖) in p.a.-Projektion **(Abb. 106.4)**:

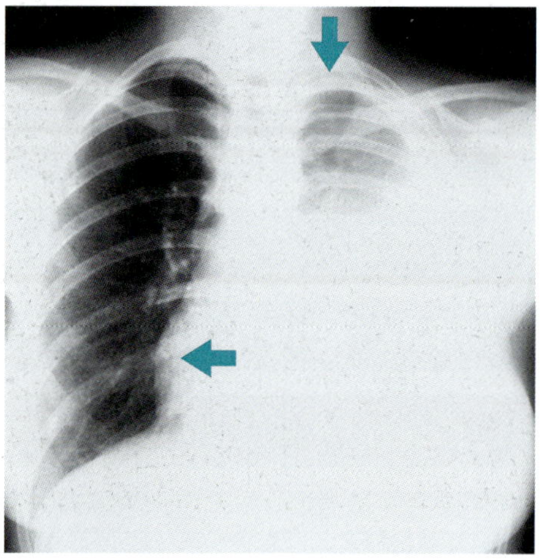

Abb. 106.2

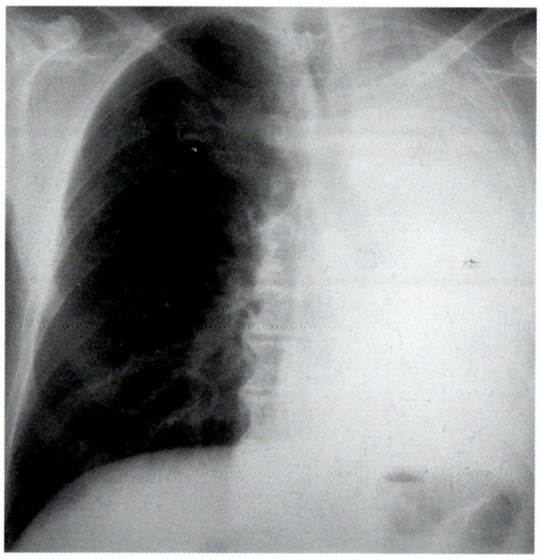

Abb. 106.3

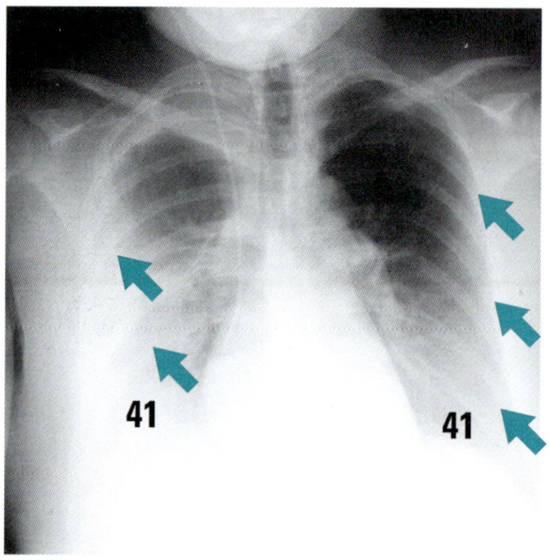

Abb. 106.4

Das Frühzeichen für kleinere, beginnende Ergussbildungen ist die sogenannte „Randwinkelverkürzung": Gemeint ist damit eine isolierte Verschattung eines oder beider Sinus phrenicocostales, die normalerweise spitzwinklig nach kaudal auslaufen. Dieses Zeichen dient auch als mögliches Unterscheidungskriterium gegenüber entzündlichen Infiltraten, die im Gegensatz zu pleuralen Ergüssen die Randsinus zu Beginn eher aussparen. Weitere, indirekte Ergusszeichen können weitgestellte Interkostalräume sein, die bei Atelektasen eher normal oder enggestellt wirken.

Sichelphänomen

Die lateral betonte Transparenzminderung (↘) oder das „randständige Sichelphänomen" bei Pleuraergüssen **(Abb. 107.1)** kann durch Summationseffekte erklärt werden: Das belüftete Lungenparenchym des Mittel- oder Unterlappens **(34)** wird hufeisenförmig von Flüssigkeit **(41)** umgeben, die zu einer stärkeren Strahlenabsorption führt. Nur medial kann sich der Erguss wegen des Hilus und der pleuralen Umschlagsfalten schlechter ausdehnen. Daher müssen in p.a.-Projektion die Röntgenstrahlen (⌇) an der lateralen Thoraxwand mehr Flüssigkeit durchdringen, als dies weiter medial notwendig ist **(Abb. 107.2)**. Es resultiert ein Ergussbild, das vermeintlich lateral stärker nach kranial ausläuft, obwohl der Erguss die Lunge ventral und dorsal in gleichem Maße umgibt.

Im Seitbild wird häufig ein Eindringen des Ergusses (↗) in den schrägen Interlobärspalt **(30)** deutlich **(Abb. 107.3)**. In p.a.-Projektion ist oft eine Ausdehnung des Ergusses **(41)** in die Fissura horizontalis **(31)** erkennbar **(Abb. 107.4)**, die eine streifige oder fokale Dichteanhebung (vgl. S.125) imitieren kann.

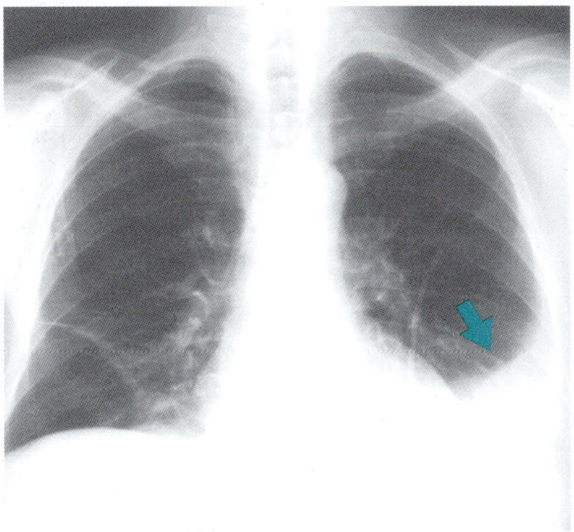

Abb. 107.1

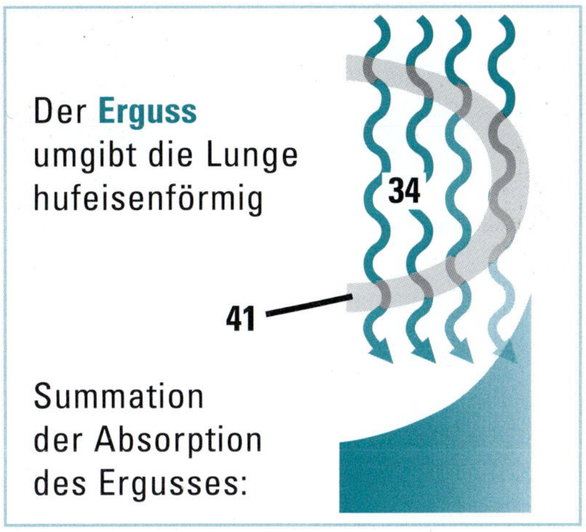

Abb. 107.2

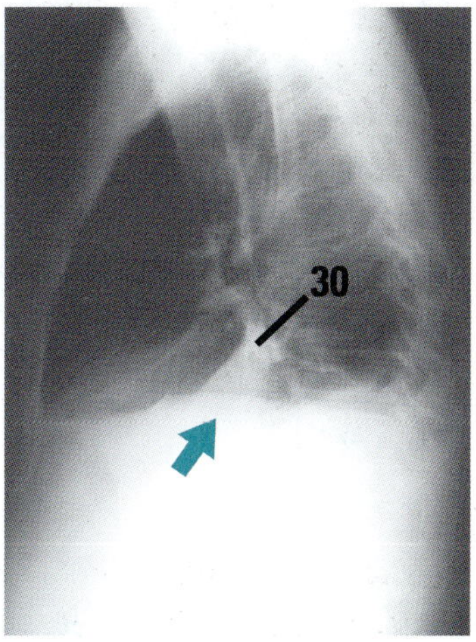

Abb. 107.3

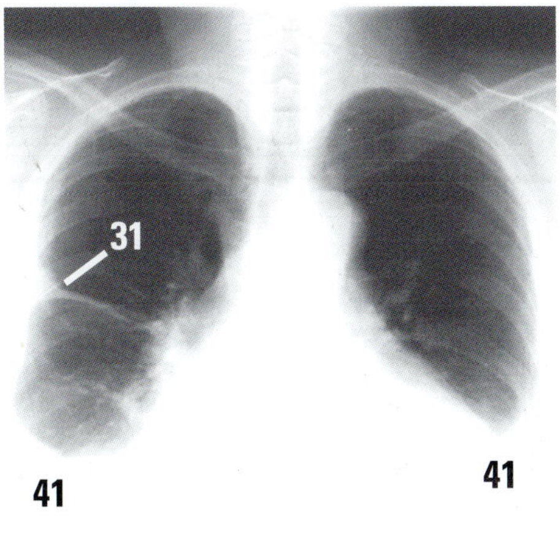

Abb. 107.4

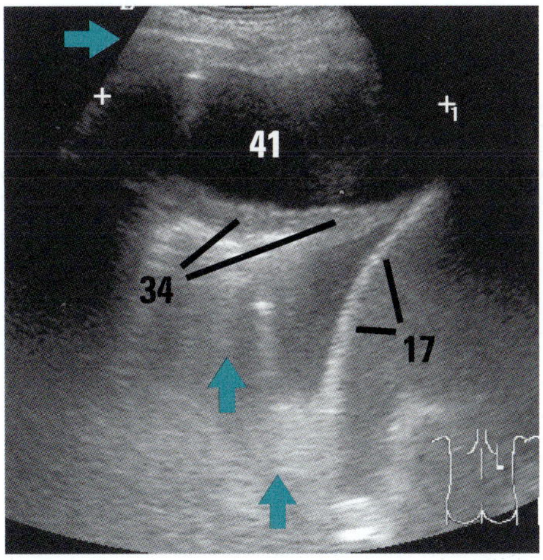

Abb. 107.5

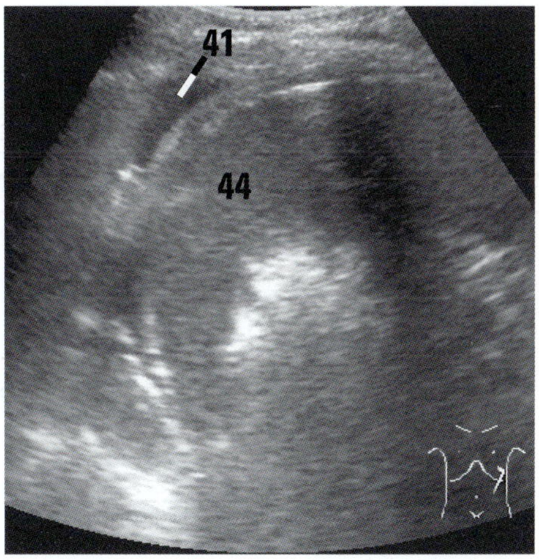

Abb. 107.6

Zur ergänzenden Diagnostik und eventueller Punktionskontrolle kann eine Sonografie durchgeführt werden **(Abb. 107.5)**: Sie zeigt den Erguss **(41)** von dorsal als dunkle, echoarme Raumforderung zwischen dorsaler Thoraxwand (➡), der gebogenen echoreichen Zwerchfelllinie **(17)** und dem komprimierten Anteil des UL **(34)**, dessen Restluftgehalt durch Reflexion noch etwas Schallschatten (⬆) verursacht. Bei der Sonografie von ventrolateral links **(Abb. 107.6)** stellt sich kaudal des Zwerchfells **(17)** hier die Milz **(44)** dar, kranial davon der hier kleinere, echoarme Erguss **(41)**. Zur genauen Durchführung einer Ergusspunktion lesen Sie bitte auf S.60-61.

DD Pleuraerguss

Zur Erguss-Quantifizierung existieren Schätzungen zu den Nachweisgrenzen im Stehen p.a. (~ 175-500 ml), lateral (schon ab ~150 ml) und im Liegen erst ab 500-1000 ml **(Abb. 108.1)**.

Bei Liegendaufnahmen kann jedoch ein technisches Problem zum Bildcharakter einer Transparenzminderung wie bei einem auslaufenden Pleuraerguss führen **(Abb. 108.2)**. Wissen Sie noch, wie dieser Effekt genannt wird und wie er zustande kommt? Falls nicht, schauen Sie bitte noch einmal auf Seite 26 nach.

Zur weiteren DD eignet sich in Zweifelsfällen auch eine Aufnahme in Seitenlage **(Abb. 108.3)**, die zum Auslaufen des Ergusses **(41)** entlang der lateralen Thoraxwand führt (➡ ⬅). In ipsilateraler Seitenlage ist der Ergussnachweis bereits sehr frühzeitig schon ab sehr geringen Ergussmengen möglich. Achten Sie nur auf die richtige Lage: Bei linksseitiger Transparenzminderung in LSL und bei rechtsseitiger Verschattung in RSL. Gelegentlich kann nur so ein subpulmonaler Erguss nachgewiesen werden, der zuvor in p.a.-Projektion nicht erkennbar war.

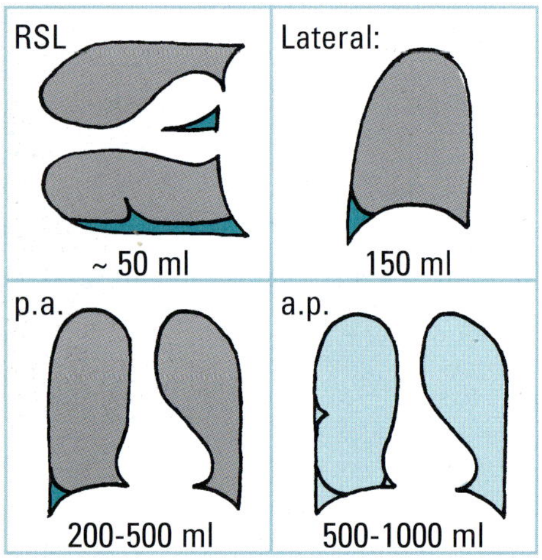

Abb. 108.1

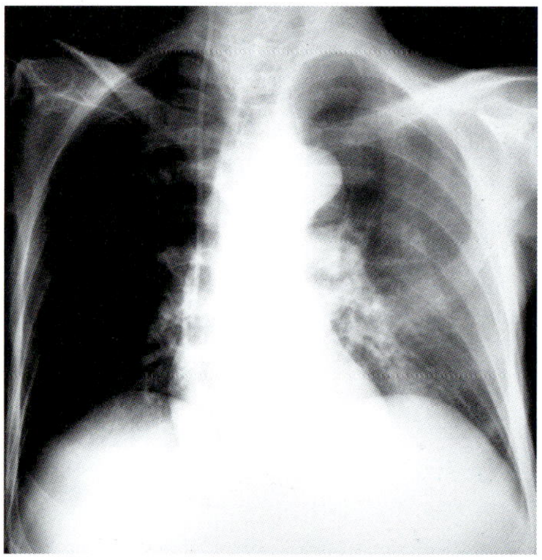

Abb. 108.2

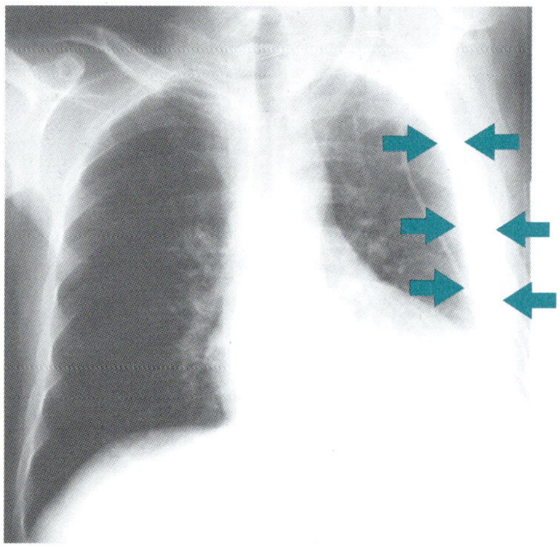

Abb. 108.3

Auch andere Erkrankungen können vom Erscheinungsbild der flächigen, basal betonten Verschattung bei Pleuraergüssen ähneln: Betrachten Sie zum Beispiel einmal die **Abb. 108.4a** und achten Sie auf die Begrenzung der linken Herzsilhouette: Würden Sie bei einem Erguss, der die Lunge in der Regel zirkulär umgibt, ein solches Bild erwarten?

Eher nicht: Die Abgrenzbarkeit der linken Herzsilhouette (↙) (vgl. S. 28) deutet auf eine Atelektase (fehlende Belüftung, **36**) des linken Unterlappens hin, die auch als dorsale Verschattung in der Seitaufnahme **(Abb. 108.4b)** gut nachvollziehbar ist.

Bei einer massiven Herzdilatation eines Cor bovinum **(Abb. 108.5)** kann das Herz bis an die linke Thoraxwand reichen und so einem homogenen Pleuraerguss ähneln.

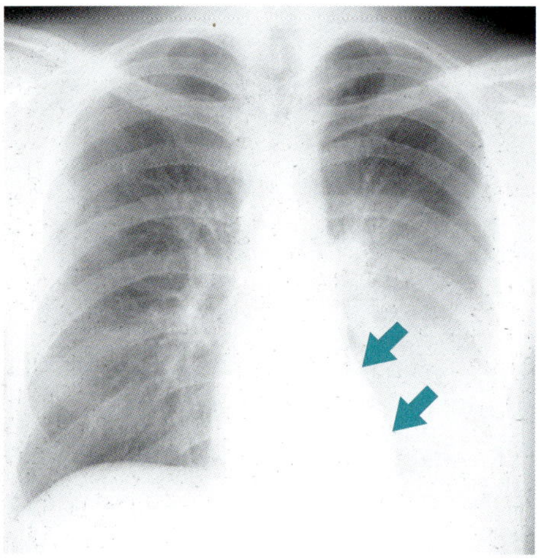

Abb. 108.4a

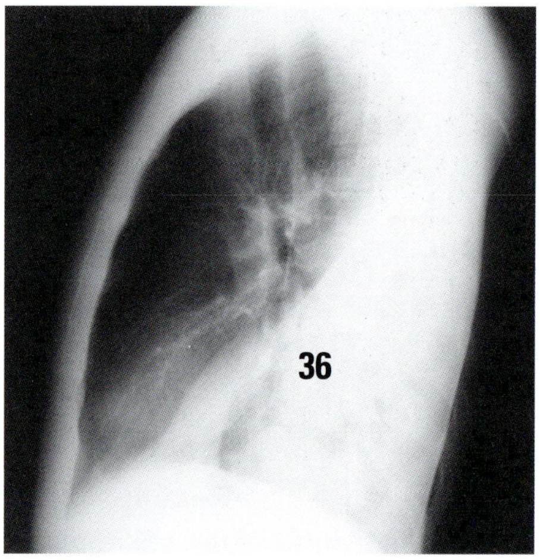

Abb. 108.4b

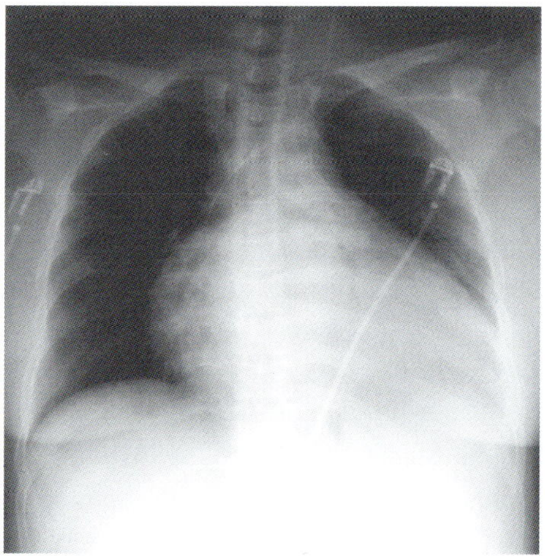

Abb. 108.5

DD Pleuraerguss

Zu den weiteren Ursachen für flächenhafte Transparenzminderungen in den basalen UF gehören auch angeborene oder erworbene Zwerchfellhernien mit Verlagerung abdomineller Organe in den Thoraxraum (vgl. S.98):

Die **Abb. 109.1a** zeigt zunächst nativ einen solchen Fall, der zwar beidseitige Pleuraergüsse aufweist (↑ ↑), aber zusätzlich linksbasal eine homogene Transparenzminderung (↓) unklarer Genese. Erst die orale Kontrastmittelgabe (↙) verdeutlicht zweifelsfrei die Verlagerung abdomineller Holhorgane nach thorakal **(Abb. 109.1b)**.

Bei Neugeborenen und größeren Zwerchfelldefekten können die Veränderungen (▷) dementsprechend umfangreicher ausgeprägt sein **(Abb. 109.2)**. Hier handelte es sich um einen Enterothorax.

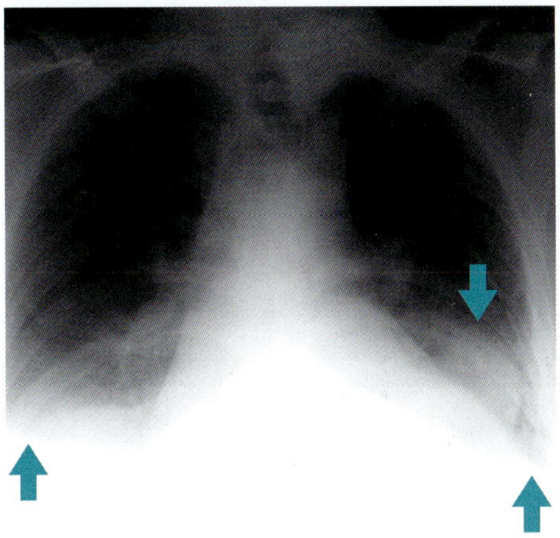

Abb. 109.1 a

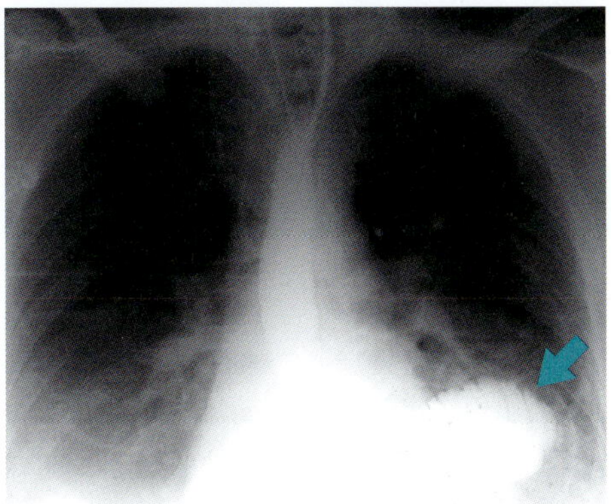

Abb. 109.1 b

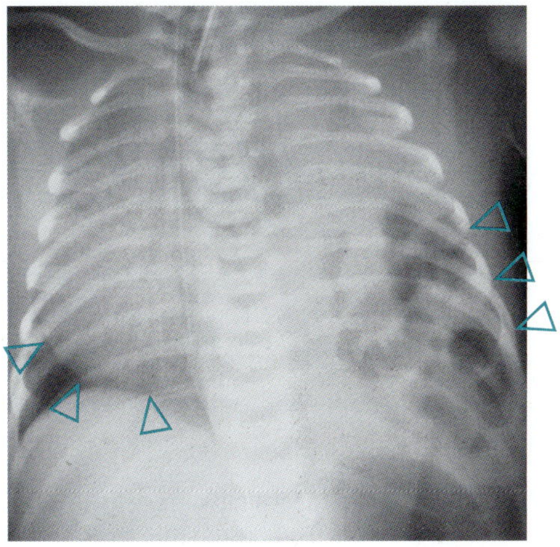

Abb. 109.2

Wenn pneumonisch infiltrierte Bezirke keine Restbelüftung mehr aufweisen, können sie in seltenen Fällen einen ähnlichen Bildeindruck bewirken wie homogene Pleuraergüsse, so wie in **Abb. 109.3** bei einer rechtsseitigen Pneumonie (→) gezeigt (vgl. S. 116).

In fortgeschrittenen Spätstadien einer ausgeprägten Lymphangiosis carcinomatosa im Rahmen eines Mamma-Ca geht mitunter der normaler Weise streifig-netzförmige Charakter der Dichteminderung (vgl. S.152) in ein eher homogenes Verschattungsmuster wie im rechten UF der **Abb. 109.4a** über. Die dazu gehörige Seitaufnahme derselben Patientin **(Abb. 109.4b)** offenbart, dass hier außer der ventral betonten Transparenzminderung noch zahlreiche weitere pulmonale Herdbefunde existieren.

Eine weitere DD zu auslaufenden Ergüssen stellt der Hämatothorax dar, bei dem sich postoperative oder posttraumatische Einblutungen im Interpleuralraum ausdehnen und die Lunge komprimieren können. Bildbeispiele dazu finden Sie auf den Seiten 186 und 207.

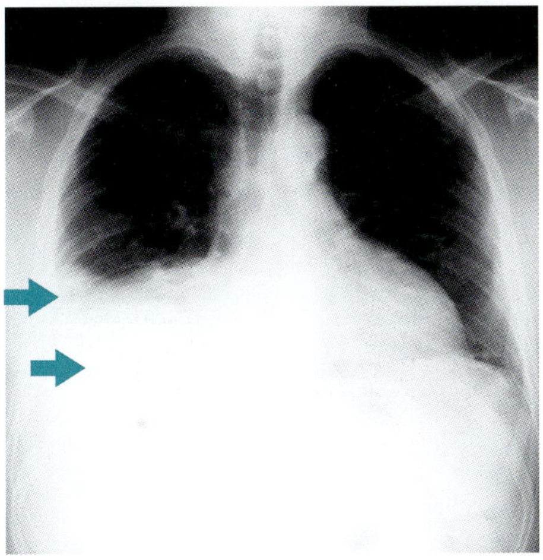

Abb. 109.3

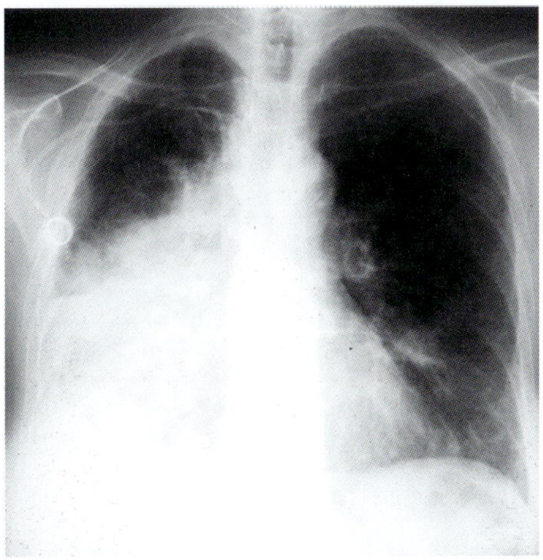

Abb. 109.4 a

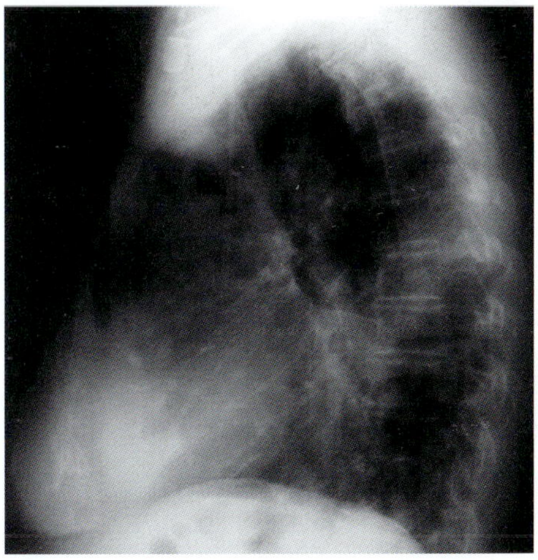

Abb. 109.4 b

DD „White Lung“

Als mögliche Ursachen für eine homogene, totale oder subtotale Verschattung eines gesamten Lungenflügels (= white lung) kommen außer pleuralen Ergüssen noch weitere Erkrankungen in Frage. Zunächst wird geklärt, ob die betroffene Seite eine Volumenzunahme, ein gleichbleibendes Volumen oder eine Volumenabnahme zeigt. Daraus ergeben sich einige Verdachtsmomente für die in **Tab. 110.1** genannten Grunderkrankungen.

DD bei einer „white lung“

eher mit Volumenzunahme	eher mit Volumenabnahme
• massiver Pleuraerguss	• Atelektase, z.B. bei BC
• voluminöse Lungentumoren	• Tuberkulose (narbige Verziehungen)
• Pleuramesotheliom	• Z.n. Pneumektomie
• Zwerchfellhernie	• Aplasie / Agenesie der Lunge
• Kardiomegalie	• Pleuraschwielen / Fibrothorax

Tab. 110.1

Größere Thoraxtumoren wie das T-NHL **(21)** in **Abb. 110.1a** haben einen entsprechenden raumfordernden Effekt, der das Herz und Mediastinum auf die contralaterale Seite verlagert (←). Während in der konventionellen Aufnahme keine Restbelüftung der betroffenen Seite mehr erkennbar ist (allenfalls apikal zu erahnen), zeigt das korrespondierende CT-Schnittbild **(Abb. 110.1b)** sowohl eine Restbelüftung (↑) als auch die tumoröse Infiltration der Thoraxwand (↙) sehr viel deutlicher.

Dasselbe Phänomen zeigen die **Abb. 110.2a und b** bei einem Kleinkind mit einem thorakalen PNET (**p**rimitiv **n**euro-**e**kto-dermalem **T**umor): Hier besteht eine totale Atelektase **(36)** der von links komprimierten Lunge sowie eine ausgeprägte Rechtsverlagerung des Herzens **(4/5)** durch den Tumor **(21)**, der zentral bereits hypodense Einschmelzungen auszubilden beginnt.

Im Gegensatz dazu zeigt das Neugeborene mit einer Lungenagenesie rechts **(Abb. 110.3)** eine ipsilaterale Verschiebung des Mediastinums zur Seite der Verschattung hin sowie eine kompensatorische Überblähung der linken Lunge.

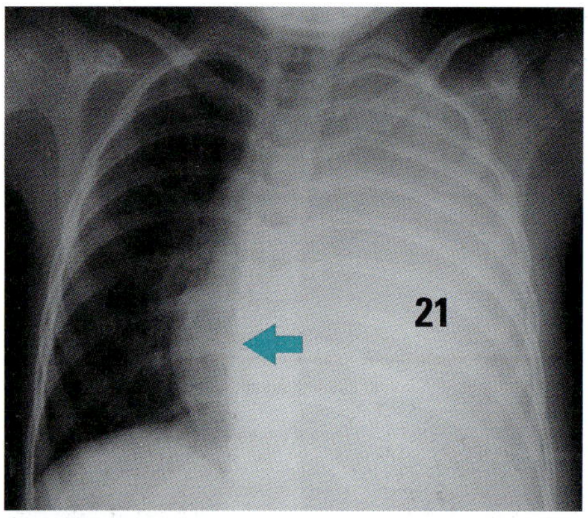

Abb. 110.1a

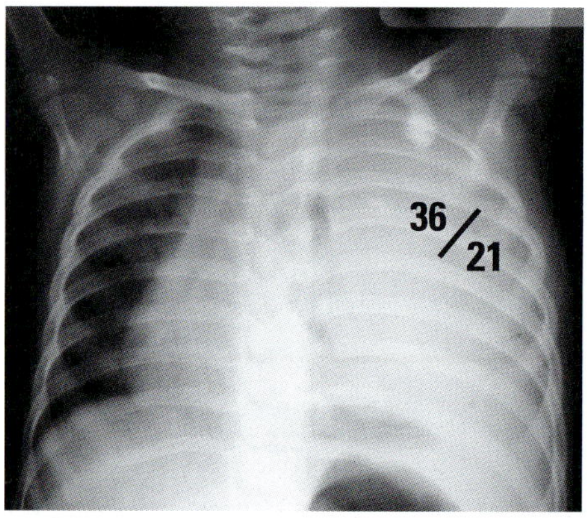

Abb. 110.2a

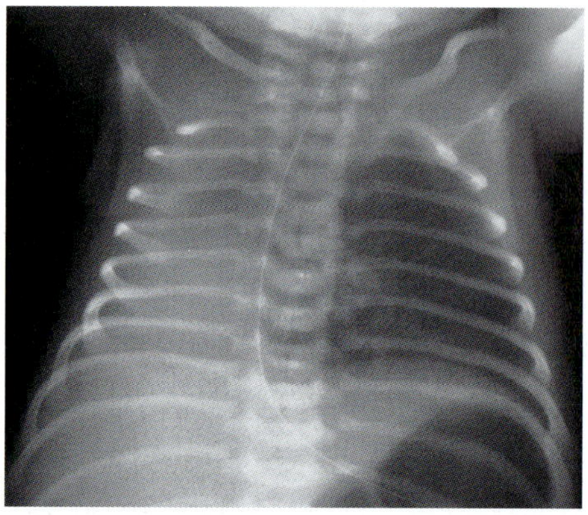

Abb. 110.3a

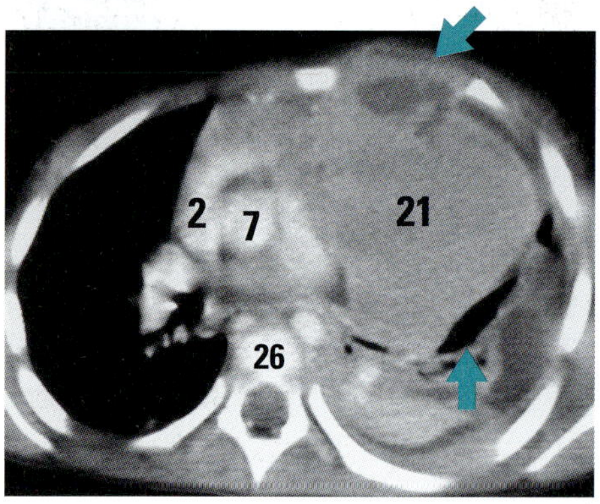

Abb. 110.1b

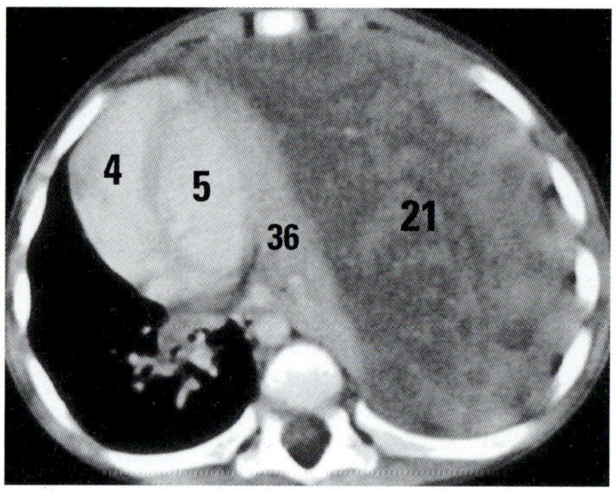

Abb. 110.2b

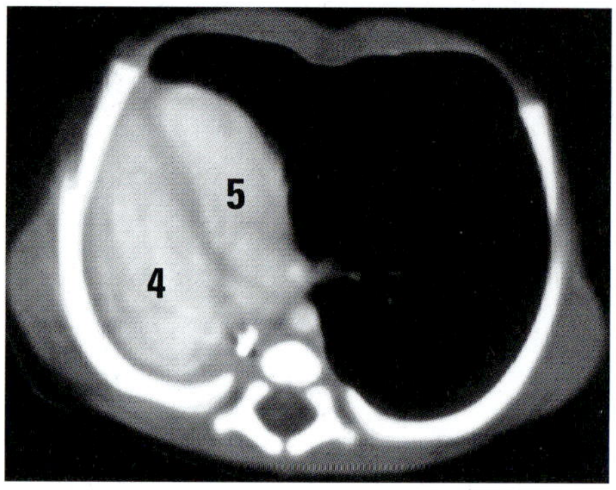

Abb. 110.3b

6

OL-Atelektasen

Eine fehlende Belüftung eines Lungenabschnitts wird „Atelektase" genannt, der Begriff „Dystelektase" beschreibt eine Minderbelüftung. Im Fall der OL ergibt sich typischer Weise die in **Abb. 111.1** gezeigte Volumenreduktion (↰) des betroffenen Oberlappens **(32)** auf den dunkelgrün gekennzeichneten Bereich. Es kann zunächst eine zwar diffus-homogene, aber noch inkomplette Transparenzminderung resultieren wie in **Abb. 111.2a**: Bei dieser OL-Atelektase links hat sich der linke UL kompensatorisch nach kranial weiter ausgedehnt. Die Volumenabnahme wird durch die Ventralverlagerung der Fissura obliqua (←) im Seitbild **(Abb. 111.2b)** deutlich. Achten Sie auf die leichte Verschiebung des oberen Mediastinums (→) zur betroffenen Seite. Es kann jedoch auch eine homogene, vollständige Transparenzminderung entstehen **(Abb. 111.3a,b)**, hier ebenfalls mit Media- [illegible] n angedeutetem [illegible] echtsseitig eine [illegible] s beobachtet.

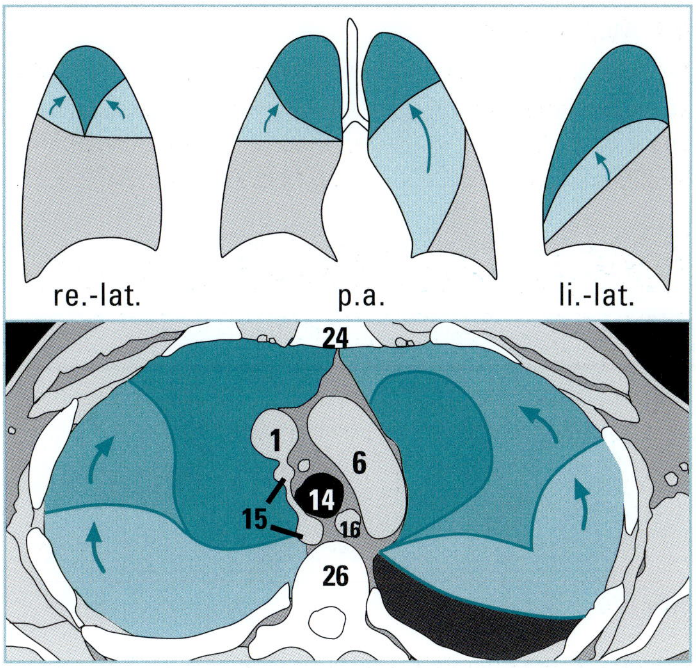

Abb. 111.1

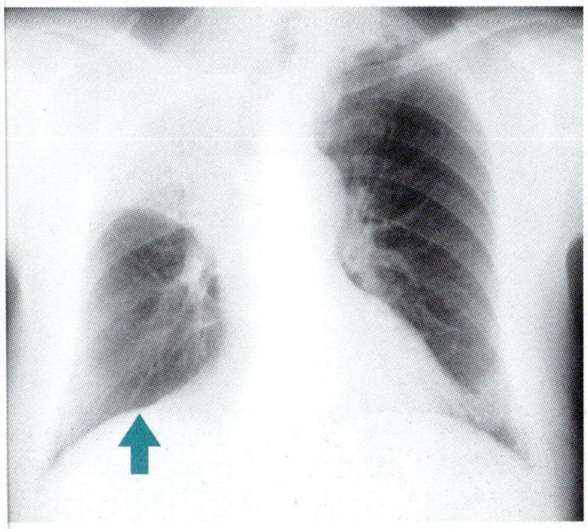

Abb. 111.3 a

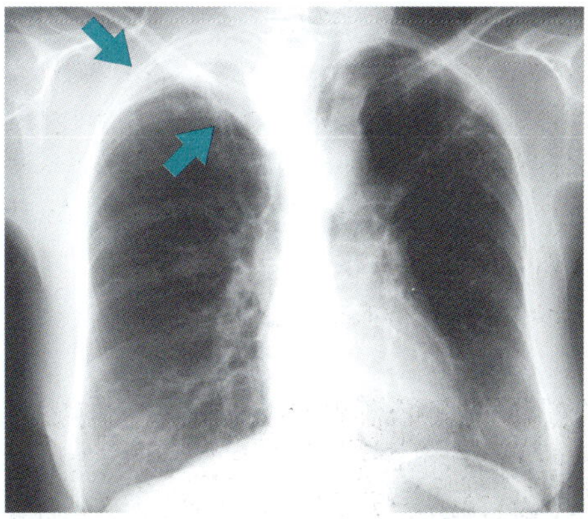

Abb. 111.4

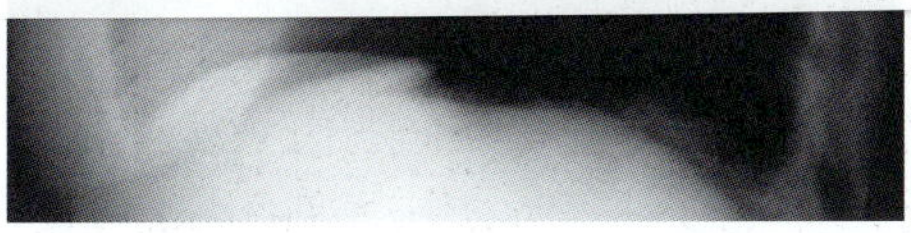

Abb. 111.2 b

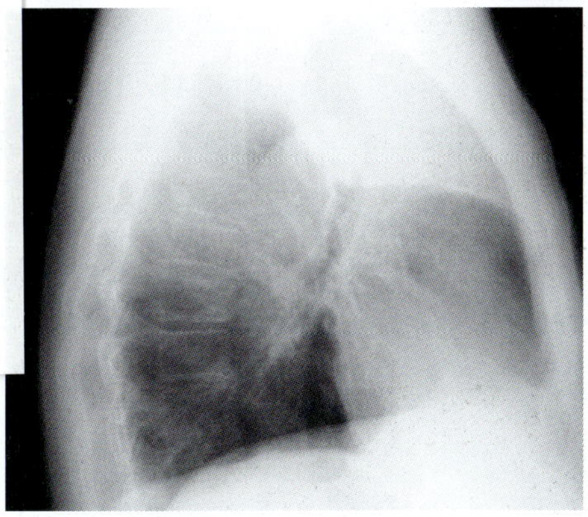

Abb. 111.3 b

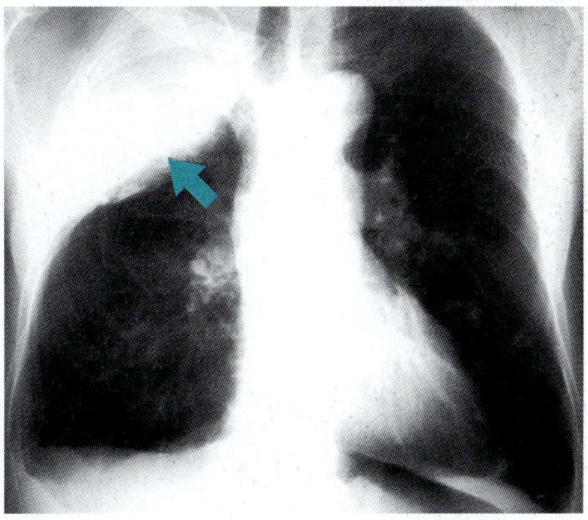

Abb. 111.5

Kommen jedoch eine Hilusraffung nach kranial oder eine streifige Dichteanhebung (↗) in Nachbarschaft zur homogenen Verschattung im SF dazu **(Abb. 111.4)**, liegt der Verdacht auf eine Tumorerkrankung nahe. Hier bestanden sogar zusätzliche Rippenosteolysen (↘), die das Korrelat der malignen Thoraxwandinfiltration des Pancoasttumors darstellen.

Gelegentlich findet man bei älteren Tuberkulosepatienten mit Zustand nach Ölverplombung (↖) in den Oberfeldern homogene Verschattungen **(Abb. 111.5)**, die typischerweise glatt berandet sind und mit Lappen- oder segmentalen Atelektasen verwechselt werden können.

ML-Atelektasen

Bei Atelektasen des rechten Mittellappens (ML) kommen verschiedene Erscheinungsformen vor **(Abb. 112.1)**: Zum einen kann der ML noch in seiner ursprünglichen Ausdehnung homogen verschattet sein **(Abb. 112.2)**. Dann beobachtet man gelegentlich eine Aussparung des rechten Randsinus (↗), der nicht von der Verschattung betroffen sein muss. Bei längerer Bronchusobstruktion durch einen Schleimpfropf oder ein BC, das in einen Bronchus eingebrochen ist, resultiert eine zunehmende Volumenabnahme des nicht mehr ventilierten ML, der sich in Richtung des rechten Herzrandes und des Hilus kontrahiert (→) **(Abb. 112.3)**.

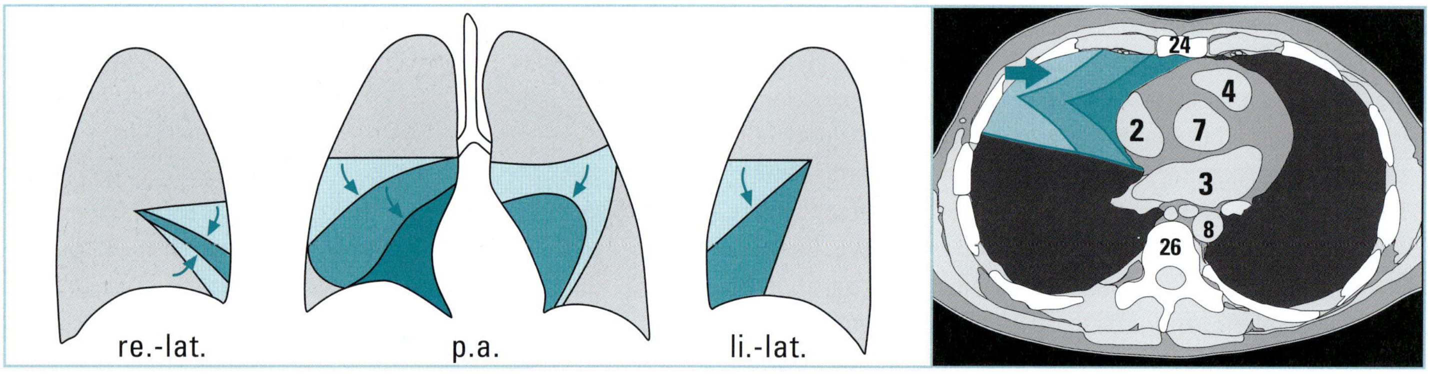

Abb. 112.1

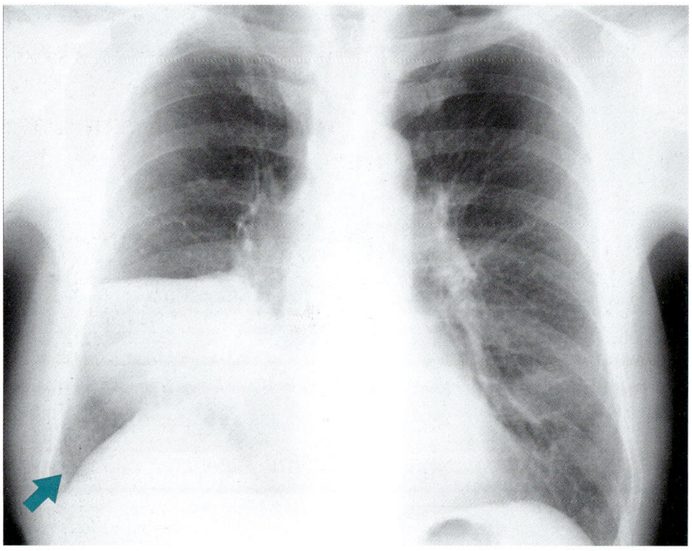

Abb. 112.2a

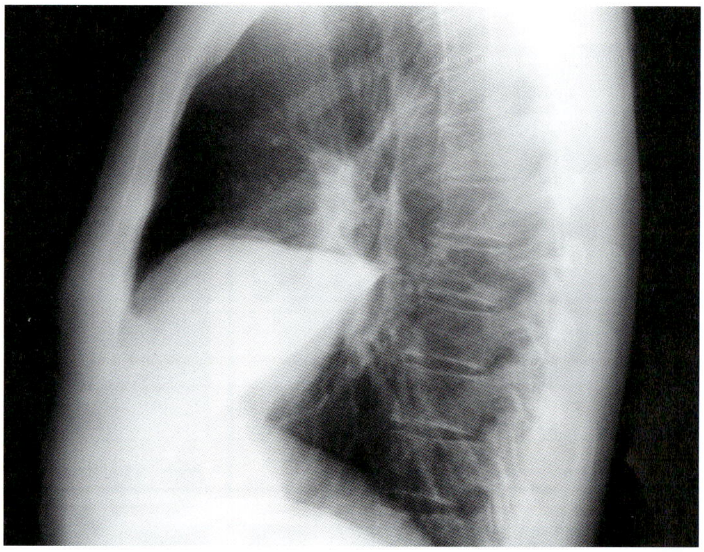

Abb. 112.2b

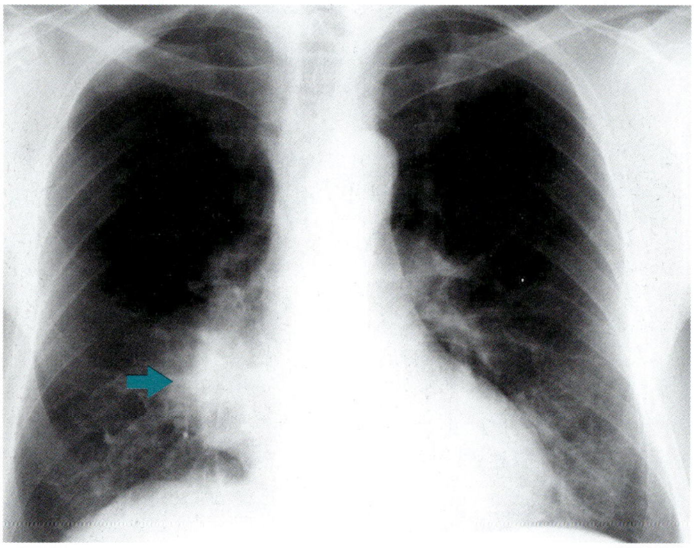

Abb. 112.3a

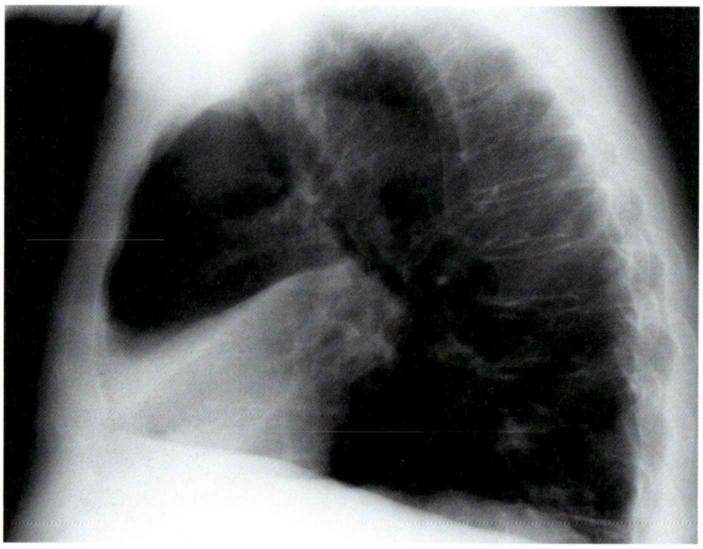

Abb. 112.3b

UL-Atelektasen

Auch die Unterlappen (UL) zeigen bei fortschreitenden Belüftungsstörungen ein relativ typisches Retraktionsmuster im Röntgenbild **(Abb. 113.1a)** und in horizontalen CT-Schnittbildern **(Abb. 113.1b)**: Beide UL ziehen sich in p.a.-Projektion nach mediobasal und in lateraler Projektion nach dorsobasal zusammen:

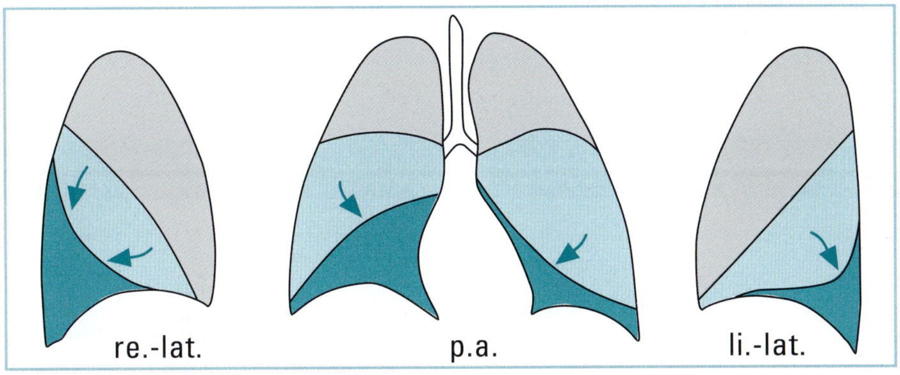

Abb. 113.1a

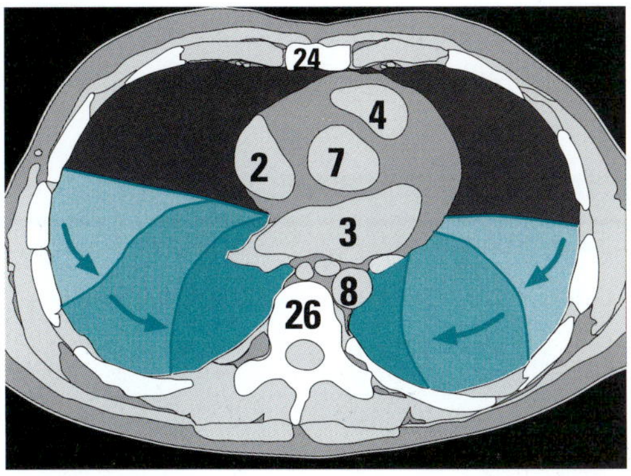

Abb. 113.1b

Bildmorphologisch können UL-Atelektasen wie in **Abb. 113.2a** bei alleiniger Betrachtung der p.a.-Aufnahme durchaus dem homogenen Verschattungsbefund von ML-Atelektasen (vgl. S. 112) ähnlich sein. Hier hat der Volumenverlust des ML einen deutlichen Zwerchfellhochstand (↑) induziert, und es sind mehrere ZVK sowie der Z.n. Klappenersatz-OP (←) erkennbar. Überlegen Sie schon jetzt einmal, welches Phänomen für die horizontale, streifige Verschattung (↘) im rechten Mittelfeld verantwortlich sein könnte (vgl. S.125, 140). Im korrespondierenden CT desselben Patienten (**Abb. 113.2b**) erkennt man dorsal des Teilanschnittes der Zwerchfellkuppel bzw. der Leber **(19)** auch dys- bzw. atelektatisches Lungengewebe **(36)**, das dorsolateral wiederum von einem feinen Pleuraerguss **(41)** umgeben wird.

6

DD von UL-Atelektasen

In vielen Fällen kann jedoch nur die CT klären, ob es sich allein um eine Atelektase oder eher um eine kompressionsbedingte, also sekundäre Belüf-tungsstörung bei einem größeren Erguss handelt:

In **Abb. 113.3** lag ein ausgeprägter maligner Erguss vor, der zusätzlich zu einer UL-Atelektase geführt hatte. Auffällig sind natürlich die zahlreichen Rundherde, die Metastasen der malignen Grunderkrankung (hier ein Schilddrüsen-Ca) entsprechen.

Als weitere DD zu atelektatisch bedingten Transparenzminderungen kommen beidseits basal Verschattungen durch neurogene Tumoren (vgl. **Abb. 78.1a**), mediastinale Abszesse (vgl. **Abb. 79.1a**), Pericardzysten (vgl. **Abb. 92.1a**) und kleinere Fettbürzel am lateralen Herzrand in Frage.

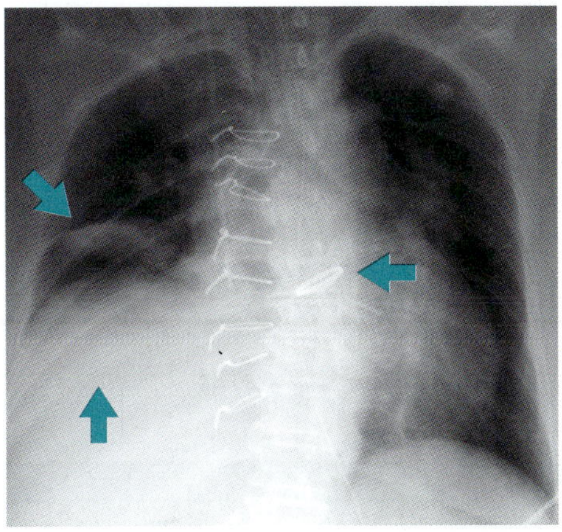

Abb. 113.2a

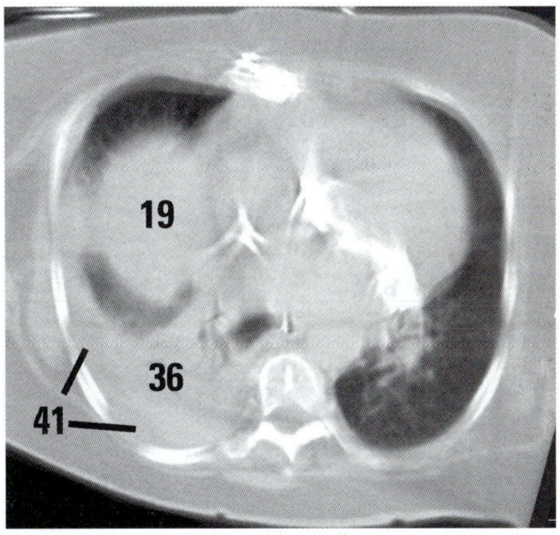

Abb. 113.2b

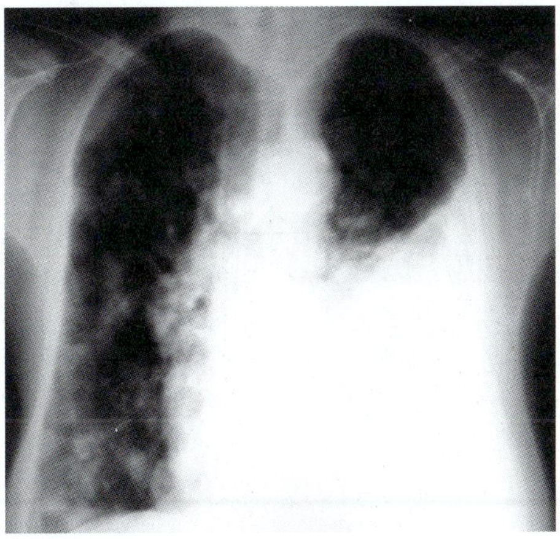

Abb. 113.3a

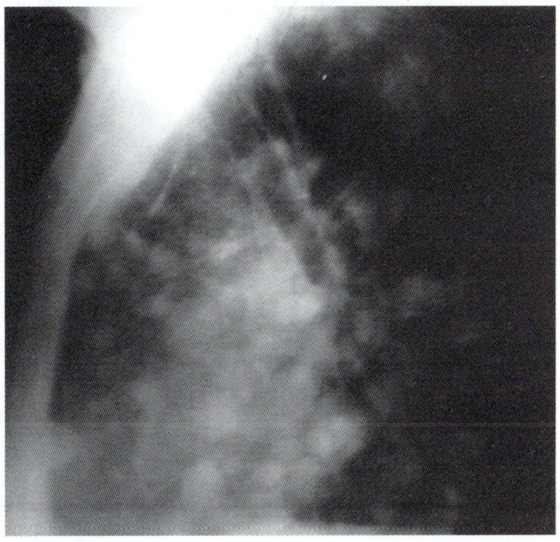

Abb. 113.3b

Segmentale Atelektasen

Für die Lungensegmente beider Lungenflügel sind die typischen Verschattungsmuster nachfolgend skizziert. Es kommen jedoch durchaus Variationen und Abweichungen von den hier gezeigten Arealen vor. Typisch ist für Atelektasen, dass eher schmale ICR mit ipsilateralem Zwerchfellhochstand und Mediastinalverschiebung (ebenfalls nach ipsilateral) vorliegen (Tab. 114.11). Dagegen sind bei Pleuraergüssen die ICR eher weitgestellt, der Randsinus ist verschattet und das Mediastinum eher nach kontralateral verlagert. Bitte beschriften Sie zu Übungszwecken noch einmal die Segmentnamen unter der jeweiligen Skizze (es gibt da so einen Merkspruch...):

re.lat. p.a. li.lat.

re.lat. p.a. li.lat.

re.lat. p.a. li.lat.

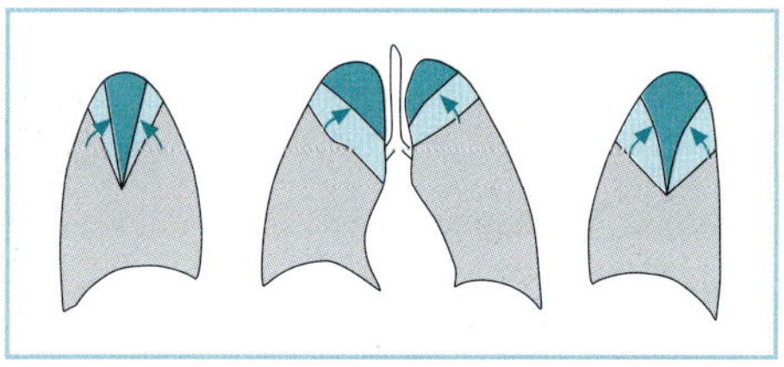

Abb. 114.1

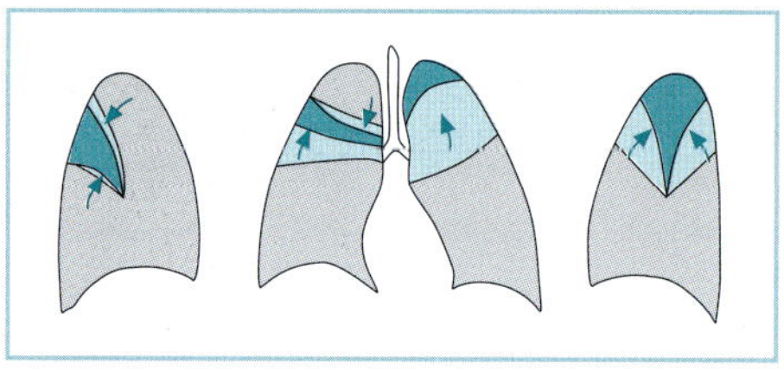

Abb. 114.2

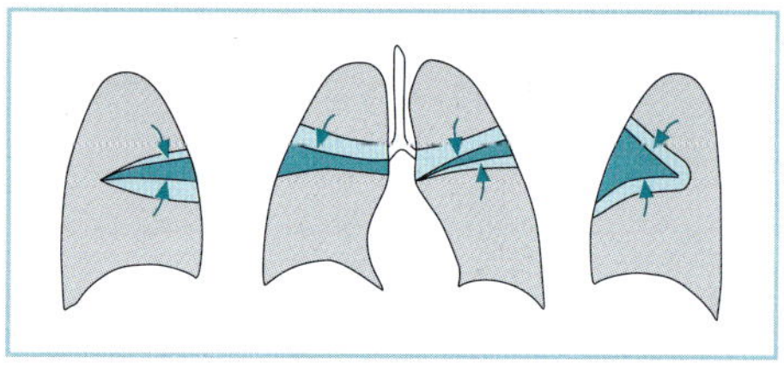

Abb. 114.3

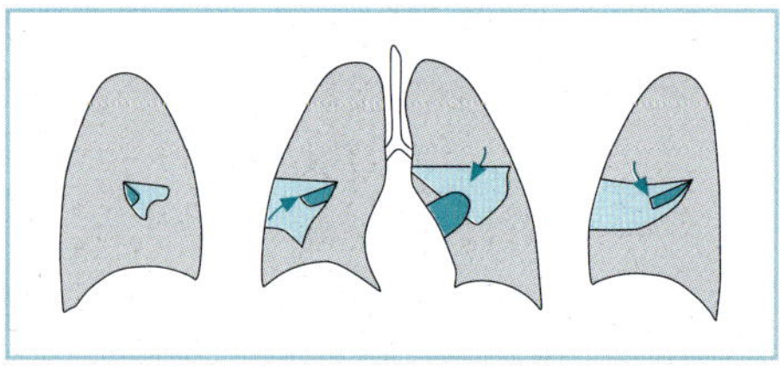

Abb. 114.4

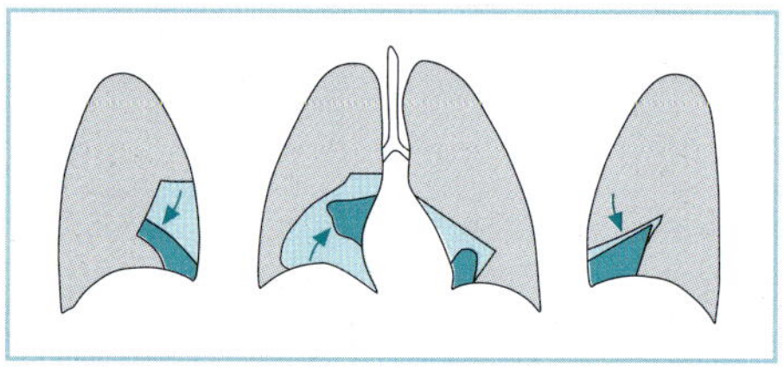

Abb. 114.5

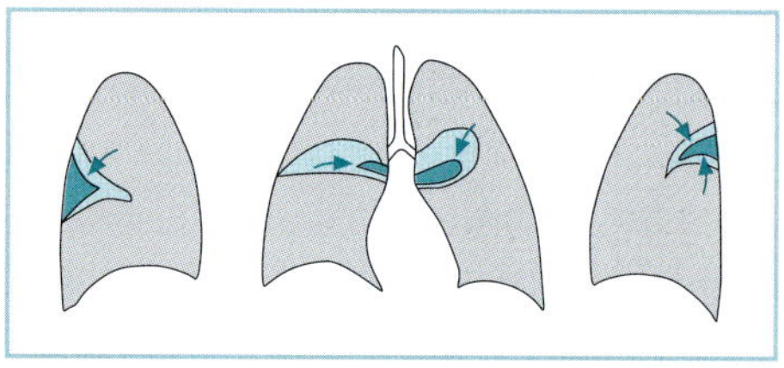

Abb. 114.6

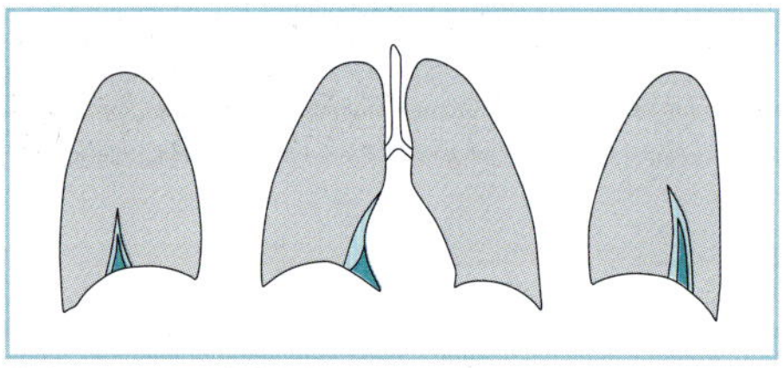

Abb. 114.7

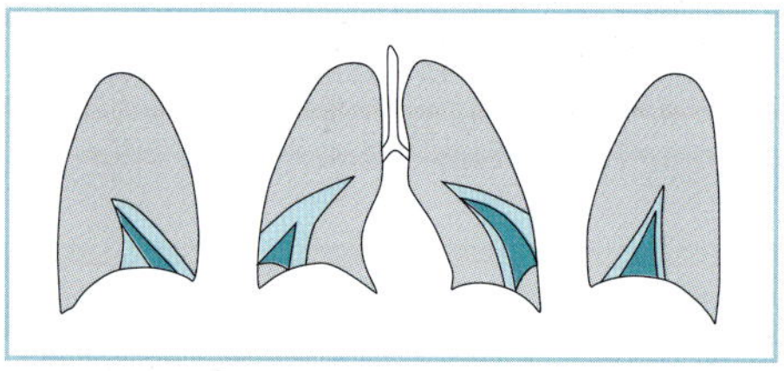

Abb. 114.8

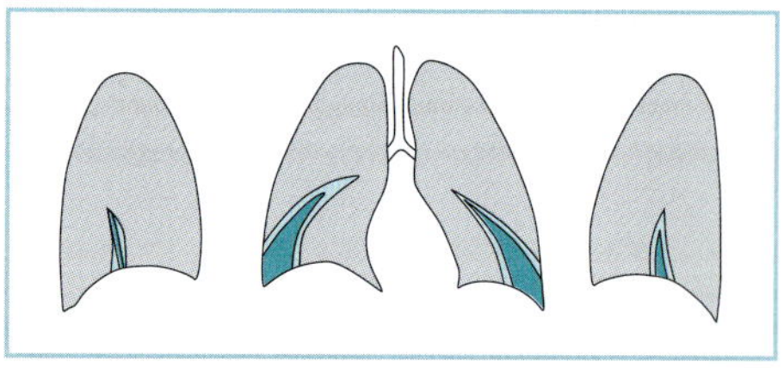

Abb. 114.9

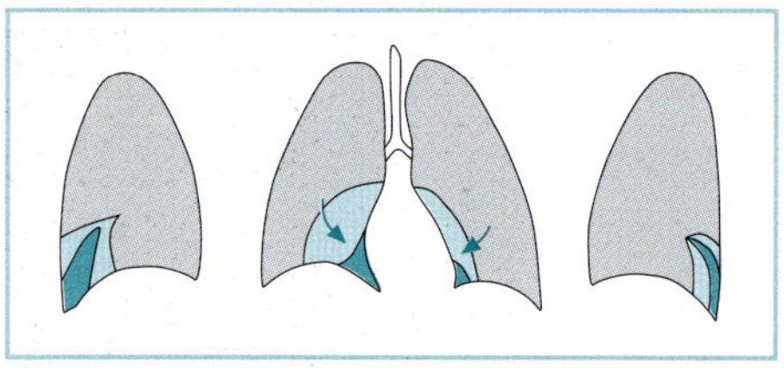

Abb. 114.10

Atelektase-Zeichen

- Typische Form und Topografie der verschatteten Segmente / Lappen (s.o.)
- Verlagerung von Fissuren zum Herdbefund hin (→ lokale Gefäßrarifizierung und Transparenz-↑)
- Überblähung benachbarter Lungenareale

Bei umfangreicheren Atelektasen (z.B. ganzer Lappen)

- Ipsilateraler Zwerchfellhochstand
- Ipsilaterale Mediastinalverlagerung
- Verschmälerte Interkostalräume

Tab. 114.11

DD segmentaler Atelektasen

Aber auch Tumoren können homogene Verschattungsmuster hervorrufen, die der Ausdehnung eines Segmentes sehr ähnlich sind, wie bei diesem Beispiel eines Plasmocytoms (**Abb. 115.1a**), das sich jedoch durch seine ventrolaterale Rippenosteolyse (↗) von Atelektasen unterscheidet. Versuchen Sie mit Hilfe der Skizzen segmentaler Verschattungen auf der vorherigen Seite zu klären, welchen Segment-Atelektasen der Tumor in welcher Projektion ähnelt? Notieren Sie bitte die Ziffer und den Namen des jeweiligen Segmentes (Auflösung unten auf dieser Seite).

In p.a.-Projektion:

In lateraler Projektion:

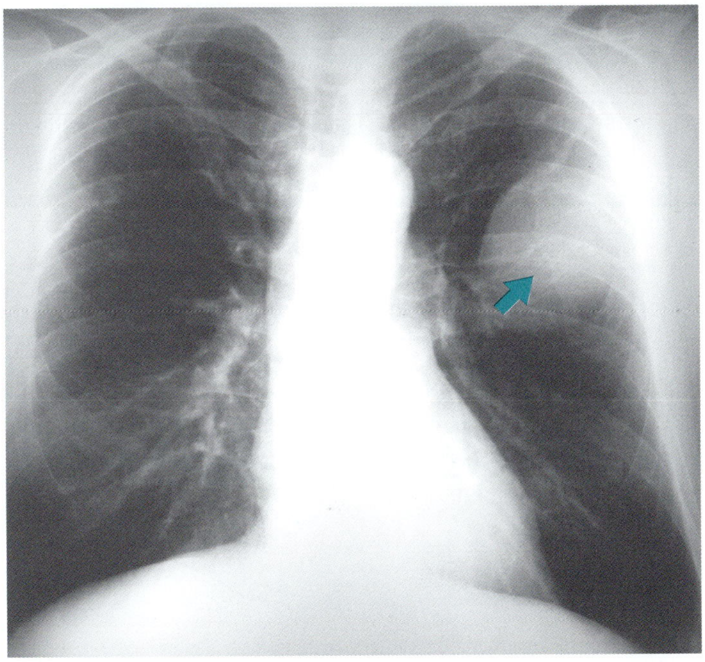

Abb. 115.1a

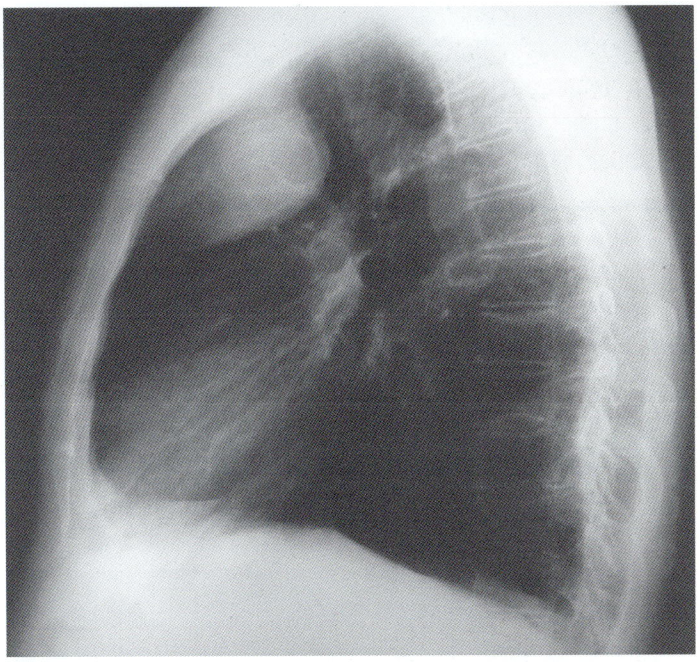

Abb. 115.1b

Nicht immer ist es so einfach wie im Fall des BC in **Abb. 115.2**: Hier könnte zwar das flächige Verdichtungsareal in etwa mit dem apikalen Segment Nr. 1 übereinstimmen und der ipsilaterale Zwerchfellhochstand (↑) auf eine Atelektase hindeuten. Die Verziehung des oberen Mediastinums nach rechts und vor allem die „Raffung" des rechten Hilus nach kranial (↖) deuten jedoch schon eine tumoröse Genese der Verschattung an. Wer genau hinsieht, erkennt auch die postoperativen Clips **(52)** der vorausgegangenen Tumor-OP rechts apikal. Als zusätzliche DD kommen wieder auch Perikardzysten (s. S.92) und vertebro-/neurogene Raumforderungen (s. S.78 / 79) in Betracht.

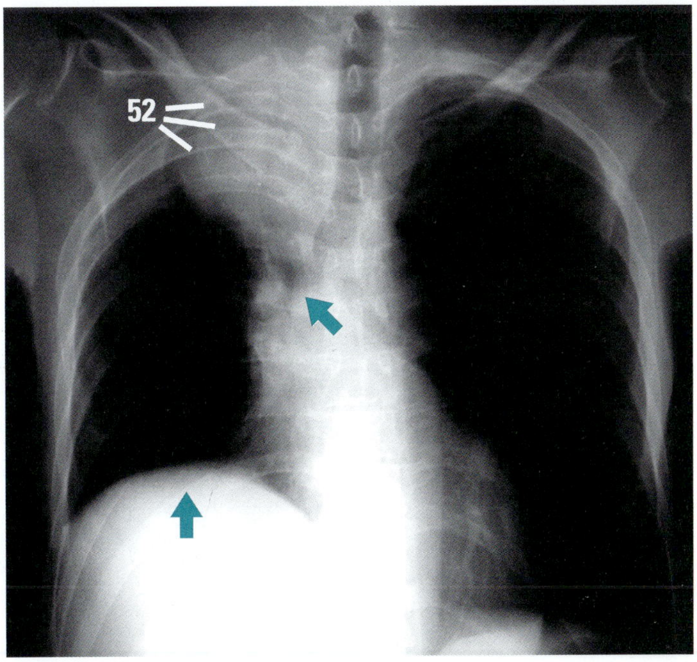

Abb. 115.2

Auflösung der obigen Frage:

In p.a.-Projektion entspricht das transparenzgeminderte Areal am ehesten dem lateralen Segment Nr.4, in seitlicher Projektion dagegen dem anterioren Segment Nr.3. Daher ist eine segmentale Atelektase als Ursache hier unwahrscheinlich.

Pneumonien

Ein typisches Pneumoniezeichen ist das positive Bronchopneumogramm: Hierbei führt eine entzündlich-ödematös bedingte Dichtezunahme des peribronchialen Gewebes zu einer hypertransparenten Darstellung der Bronchien, die sich normaler Weise (mit Ausnahme der beiden Stammbronchien) in der Lunge nicht kontrastieren würden. In der etwas verdrehten **Abb. 116.1** erkennt man im links-lateralen OF die Verläufe der Bronchien (↙) im benachbarten Verdichtungsbezirk der Pneumonie. Auch retrocardial sind einige Bronchien des linken UL als Aufhellung (↑) erkennbar.

Weiterhin ist für Pneumonien typisch, dass das Mediastinum i.d.R. mittelständig und die ICR symmetrisch bleiben. Je nach Stadium der Entzündung erscheint die Verdichtungszone vom Bildcharakter häufig aufgelockert und geht in den Rückbildungsphasen nach z.B. antibiotischer Therapie in ein netzförmiges oder streifiges Verdichtungsmuster über (vgl. Kap. 7). Besonders anfänglich bleibt der laterale Sinus phrenicocostalis oft frei, bevor z.B. ein entzündlicher Begleiterguss zu einer Verschattung des Randsinus führt. Verschattungen im Spitzenfeld lassen einen neben postentzündlichen Schwielen (vgl. S.14 / 15) und Tuberkuloseherden auch immer an eine retrosternale Struma (vgl. S.68) denken, die mitunter an Verkalkungen oder am sonografischen Befund nachweisbar ist.

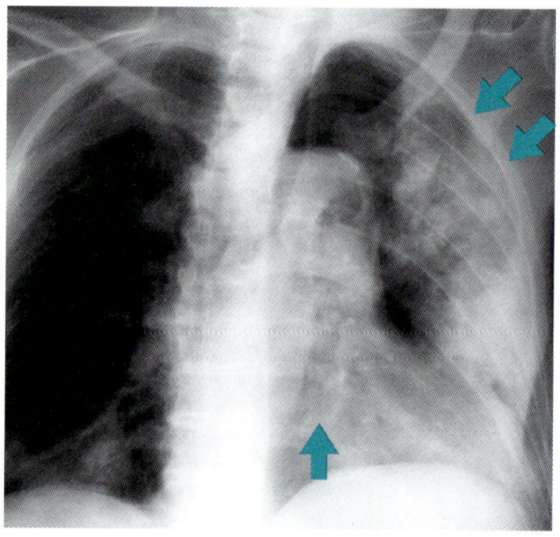

Abb. 116.1

Betrachten Sie bitte die beiden nachfolgenden Fälle von Pneumoniepatienten in Hinsicht auf das Silhouettenphänomen (vgl. S.28): Die **Abb. 116.2** zeigt eine typische ML-Pneumonie (→) (die Herzgrenze ist nicht mehr genau zu erkennen), während bei einer typischen UL-Pneumonie (←) der Herzrand abgrenzbar bleibt **(Abb. 116.3)**. Die klinischen Symptome können die Kombination von Husten, Auswurf, Fieber, Leukozytose und ggfs. Erregernachweis im Sputum umfassen. Als Komplikation können sich Abzedierungen bilden, die dann evtl. mit der Ausbildung von Flüssigkeitsspiegeln als hypodense Höhlen (↘) im entzündlich verdichteten Lungenareal imponieren **(Abb. 116.4)**.

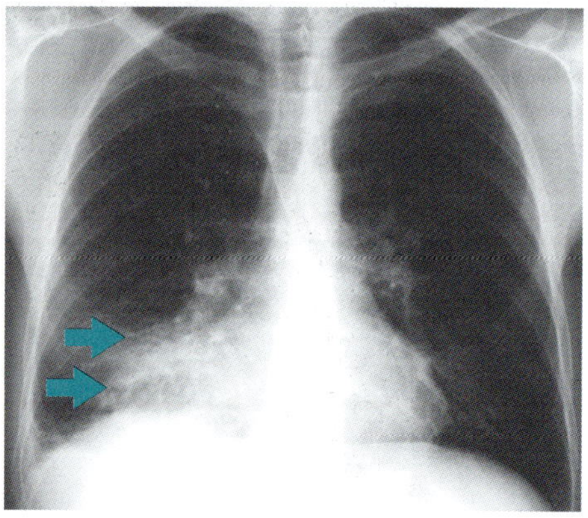

Abb. 116.2a

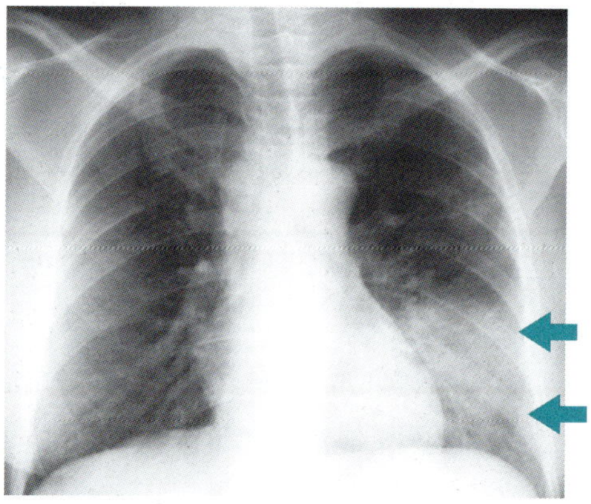

Abb. 116.3a

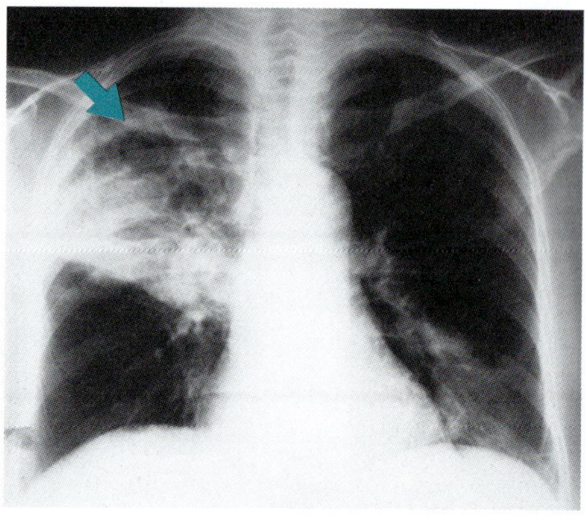

Abb. 116.4a

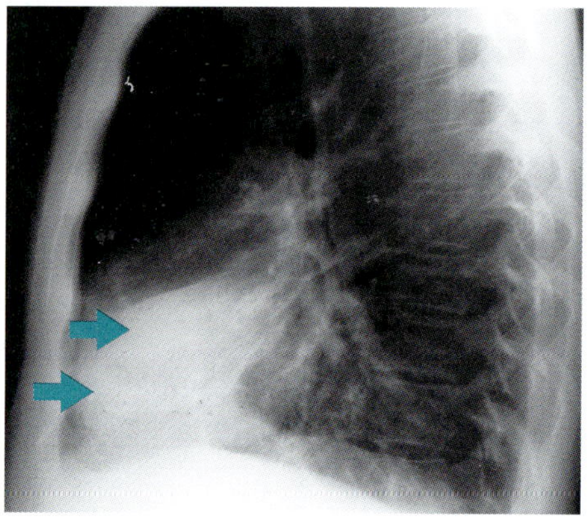

Abb. 116.2b

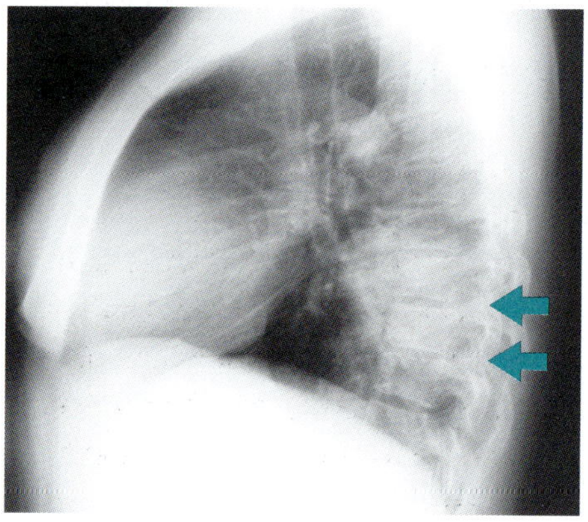

Abb. 116.3b

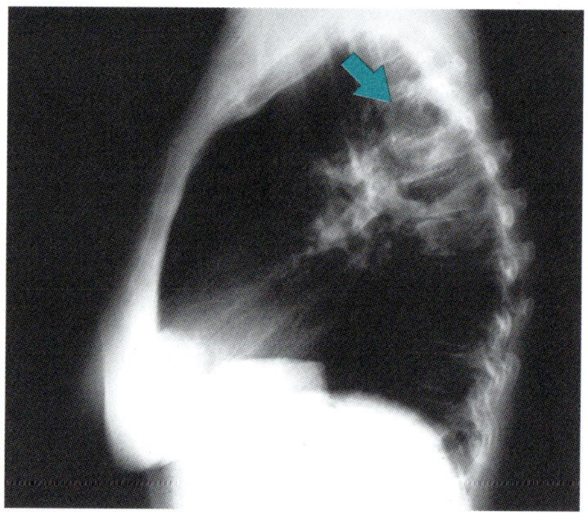

Abb. 116.4b

Fehlintubation

Selten bis gelegentlich kommen Fehlintubationen oder Verlagerungen eines nicht ausreichend fixierten Endotrachealtubus in den rechten Hauptbronchus **(14a)** oder sogar den Bronchus intermedius vor.

Die **Abb. 117.1** zeigt das Beispiel eines Frühgeborenen, das auf Grund seiner pulmonalen Unreife noch beatmet werden musste: Es liegt eine deutlich zu tiefe Positionierung des Tubus (↖) mit konsekutiver Atelektase des rechten OL **(32)** und der gesamten linken Lunge vor, die durch Korrektur der Tubusposition schnell behoben werden konnte.

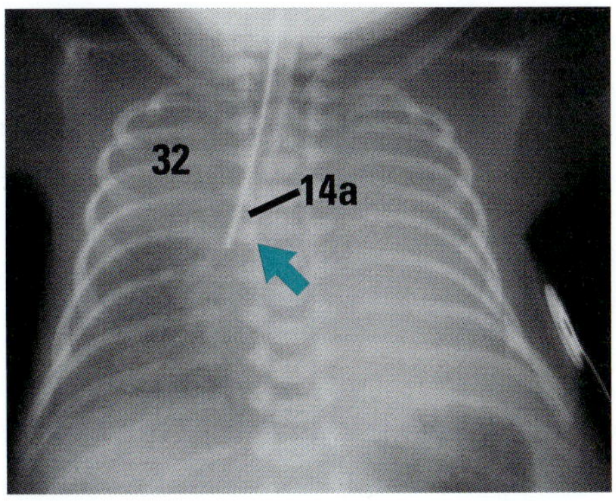

Abb. 117.1

Tumoren

Natürlich existiert eine Vielzahl verschiedener Tumoren, die flächenhafte Verschattungen der Lungen verursachen können. Sie hatten bereits in **Abb. 110.2** einen kindlichen PNET kennen gelernt, der zu einer „white lung" geführt hatte. Derartige Tumoren **(21)** werden natürlich auch in früheren Stadien bereits diagnostiziert, wenn sie nur einen Teil der Lunge infiltrieren bzw. verdrängen **(Abb. 117.2a-c)** und daher nur zu partiellen Flächenschatten geführt haben:

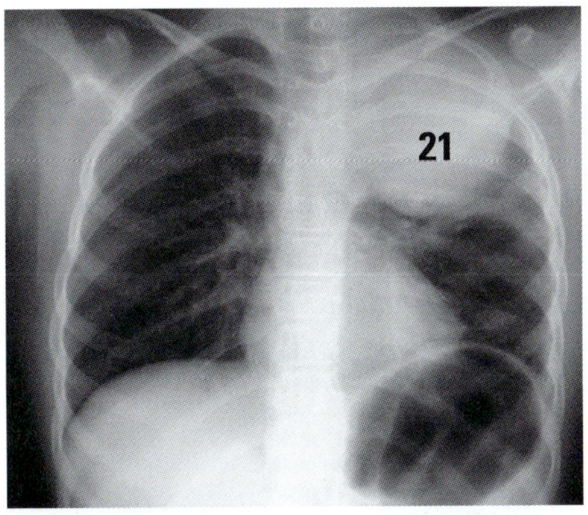

Abb. 117.2a

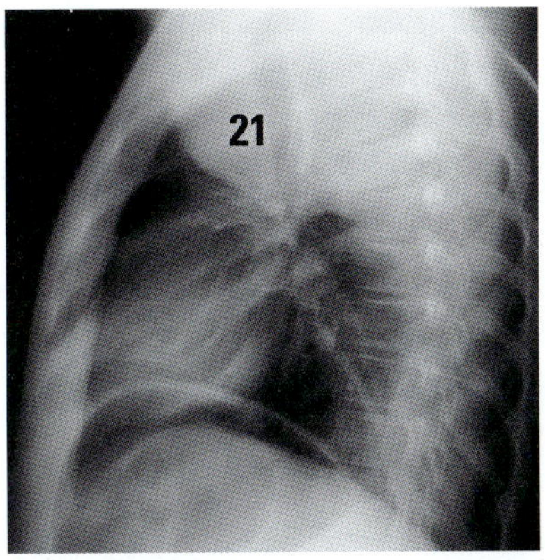

Abb. 117.2b

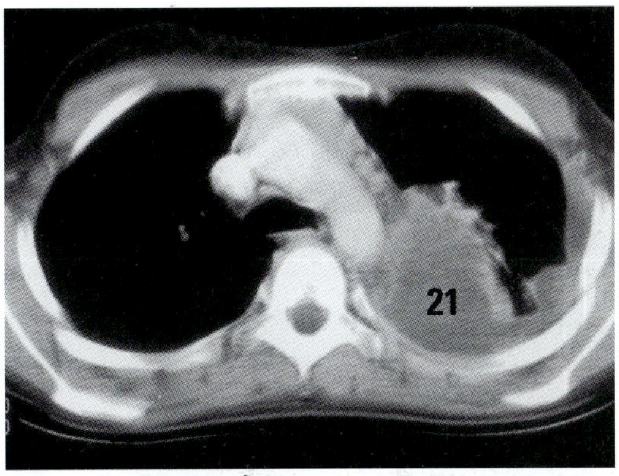

Abb. 117.2c

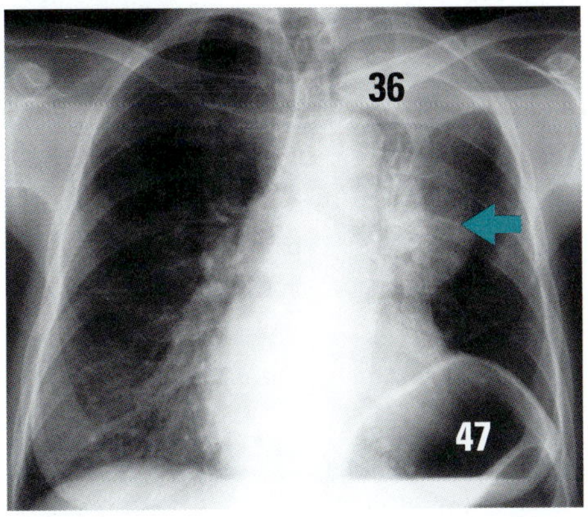

Abb. 117.3a

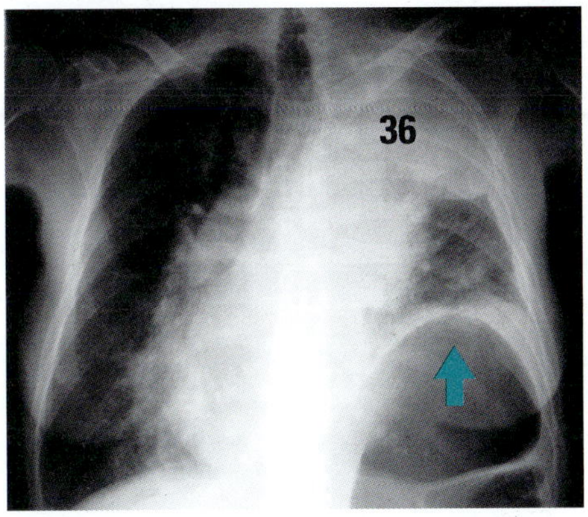

Abb. 117.3b

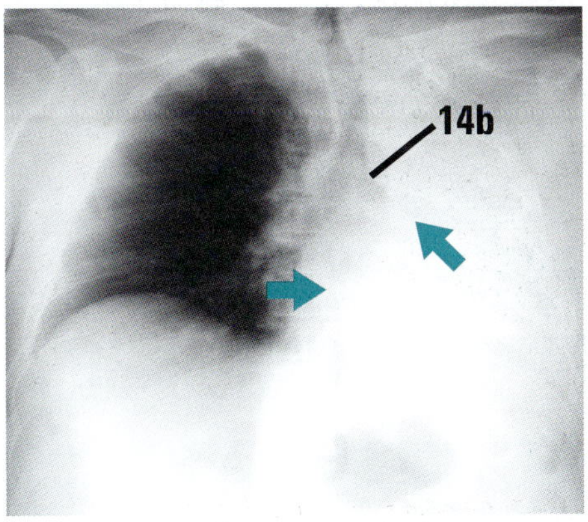

Abb. 117.4

Bei Erwachsenen beruhen tumoröse Verschattungen am häufigsten auf Bronchialcarcinomen (BC, vgl. S.18). Die **Abb. 117.3** zeigt einen Verlauf bei einer Patientin mit linkshilärem BC (←) und sekundärer OL-Atelektase **(36)** links. Zusätzlich besteht schon initial **(Abb. 117.3a)** ein deutlicher Zwerchfellhochstand und ein massiver Meteorismus des Darms **(47)**. Im weiteren Verlauf **(Abb. 117.3b)** kam es hier zu einer weiteren Befundverschlechterung und Zunahme des Zwerchfellhochstands (↑) bei klinisch deutlich progredienter Dyspnoe. Im Endstadium (hier eines anderen Patienten) kommt es dann oft zu einer Totalatelektase **(Abb. 117.4)** mit sichtbarem Abbruch (↖) des tumorös infiltrierten Hauptbronchus **(14 b)** und deutlicher Mediastinalverschiebung (→) zur betroffenen Seite. Hinweise zu Pleuramesotheliomen finden Sie auf der Seite 59.

Allgemeine DD von Hypertransparenzen

Allen Transparenzerhöhungen ist gemeinsam, dass die Röntgenstrahlen weniger stark absorbiert bzw. gestreut werden und der Film auf Grund der höheren Belichtung entsprechend stärker geschwärzt wird. Die meisten Systeme belichten heute durch die direkte Rückkopplung des Detektors adäquat. Trotzdem kommen bei Kindern und schlanken Erwachsenen und vor allem bei Liegendaufnahmen noch Überbelichtungen vor. Wenn also die gesamte Aufnahme sehr dunkel erscheint, liegt die Annahme einer Überbelichtung nahe.

Bei nur einseitiger Hypertransparenz ist bei Liegendaufnahme erneut die häufigste Ursache ein dezentralisiertes Streustrahlenraster (SSR) (vgl. S.26/108). Ein Tipp zur Differenzierung gegenüber tatsächlichen Lungenveränderungen: Beiden Fehlern ist gemeinsam, dass die Weichteile ebenfalls übermäßig geschwärzt sind – zumindest auf der betroffenen Seite. Dies trifft auch bei Patientinnen mit einseitiger Ablatio Mammae wegen Mamma-Ca (vgl. S.36/37) zu. Zusätzlich befinden sich manche Intensivpatienten in so schlechtem Zustand, dass ihre Liegendaufnahme in einer leicht verdrehten Aufnahmeposition wie z.B. bei massiver Skoliose erfolgen muss. Es resultieren mitunter stark seitendifferente Herzüberlagerungen auf einer Lungenseite, so dass die andere Seite im Seitenvergleich hypertransparent erscheint. Zusätzlich spielt die Inspirationstiefe eine entscheidende Rolle für die Transparenz der Lungen.

Emphysem

Diffuse Transparenzerhöhungen im Rahmen eines Lungenemphysems (Abb. 118.1) gehen mit einer Verminderung der pulmonalen Gefäßzeichnung und des Bindegewebsgerüsts der Lunge einher und führen zum Bild des „amputierten Hilus" (↘), bei dem die Kaliber der Lungengefäße vom Hilus zur Peripherie hin plötzlich stark abnehmen. Zusätzlich fällt meistens ein Zwerchfelltiefstand (↓), ein Faßthorax (⟷) sowie der eher horizontale Verlauf der dorsalen Rippen auf. Hier bestand zusätzlich eine ventrobasale Pleuraschwiele (↙), so dass der ventrale Anteil des Zwerchfells im Seitbild (Abb. 118.1b) nicht so tief steht. Selbst bei Liegendaufnahmen fehlt die sonst übliche Verlagerung des Zwerchfells nach kranial, und es resultieren abgeflachte Zwerchfellkuppeln (↓ in Abb. 118.2).

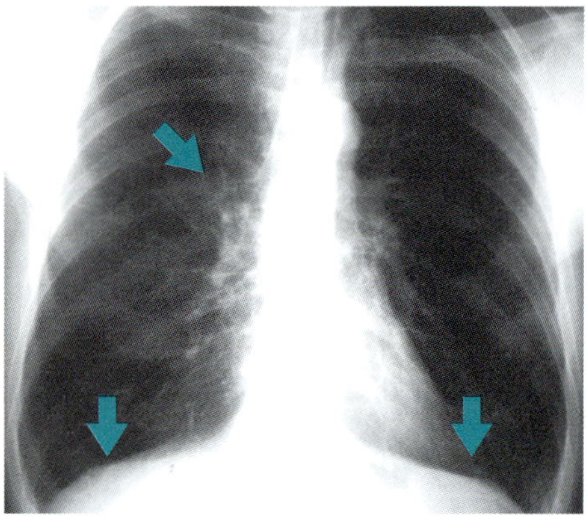

Abb. 118.1a

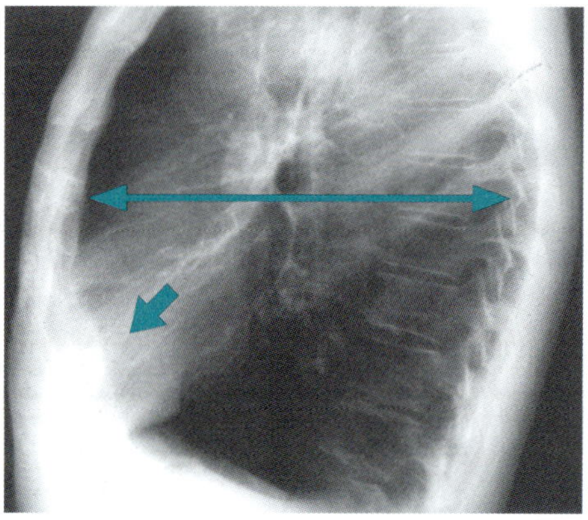

Abb. 118.1b

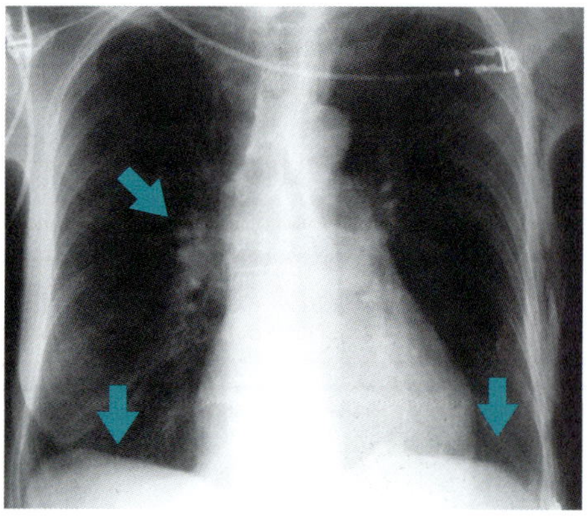

Abb. 118.2

DD häufiger Ursachen für Hypertransparenzen

Beidseitig	Einseitig
Lungenvolumen normal: • Multiple Lungenembolien • Pulmonal-arterielle Hypertonie • Stenose der Pulmonalklappe • Congenitale Herzfehler (mit verminderter Lungenperfusion) **Lungenvolumen erhöht (Zwerchfelltiefstand):** • Lungenemphysem • Asthma bronchiale – akuter Anfall • Stenose der oberen Luftwege • Akute Bronchiolitis	**Technisch / anatomisch bedingt:** • Dezentralisiertes SSR (nur bei a.p.!) • Überbelichtung (bes. bei a.p.) • Fehlrotation (Skoliose, Liegend...) • Normvarianten des M. pectoralis **pathologisch bedingt:** • Z.n. einseitiger Ablatio mammae • Exspirator. Ventilstenose eines Bronchus (z.B. bei Fremdkörperaspiration, vgl. S.180) • Kompensatorische Überblähung bei kontralateraler Atelektase / Ergussbildung • Pneumothorax • Pneumatozele, große Emphysembullae • Minderperfusion / einseitige Lungenembolie

Tab. 118.3

In der Computertomografie (CT) fällt bei Emphysempatienten vor allem eine Gefäßrarifizierung auf (**Abb. 119.1** und **119.2**), die in der Mehrzahl der Fälle inhomogen verteilt ist, die Lungenabschnitte also meistens nicht gleichmäßig betrifft. Etwaige Infektionsherde sind dann an der „milchglasartigen Trübung" der betroffenen Lungenareale (↘) erkennbar (vgl. auch **Abb. 21.2**).

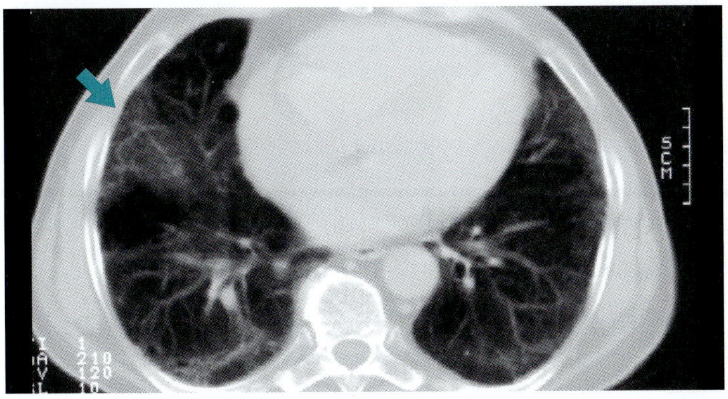

Abb. 119.1

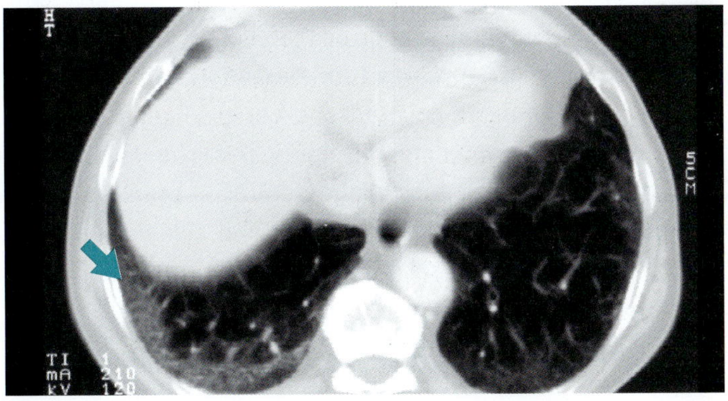

Abb. 119.2

Durch die chronische Gefäßrarifizierung besteht eine schlechtere Perfusion und Abwehrlage im Lungenparenchym. Zu den Komplikationen gehören daher auch bakterielle Superinfektionen, und es finden sich gehäuft Tuberkuloseinfektionen bei Emphysempatienten: Die **Abb. 119.3** zeigt ein Beispiel eines tuberkulösen Primärkomplexes mit hilären LK-Vergrößerungen (→ ←) mit peripherem Lungenverdichtungsherden (↘ ↙) sowie Zeichen der pulmonal-arteriellen Hypertonie (vgl. S.118).

Eine weitere Komplikation ist die Ausbildung von Emphysembullae **(49)**, die so groß werden können, dass sich Plattenatelektasen **(36)** bzw. Dystelektasen der benachbarten Lungenabschnitte bilden **(Abb. 119.4)**. Typisch sind die zarten Randbegrenzungslinien.

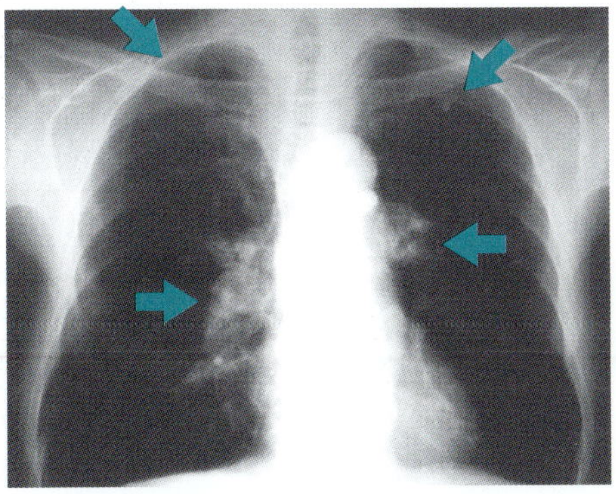

Abb. 119.3a

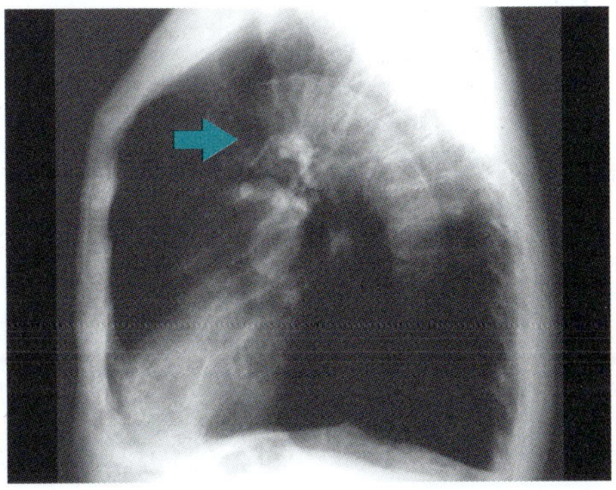

Abb. 119.3b

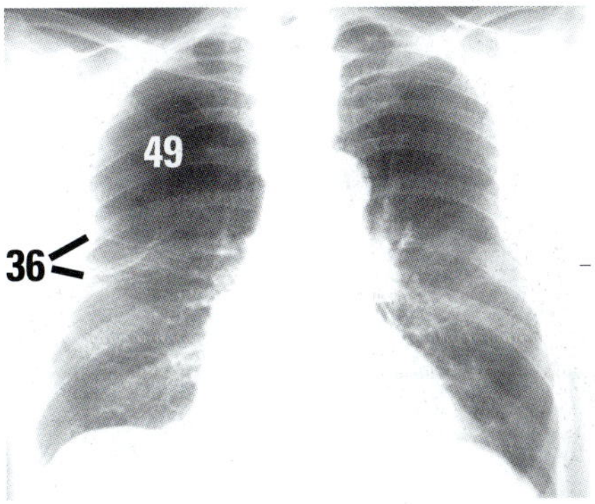

Abb. 119.4

Diese Bullae können natürlich irgendwann einmal einreißen und einen Pneumothorax verursachen, indem aus dem betroffenen Lumen der Bulla Luft in den Interpleuralspalt einströmt. Auch bei besonders tiefer und ruckartiger Inspiration können Alveolen platzen – daher beobachtet man einen „Spontanpneumothorax" (ohne äußere Krafteinwirkung oder Überdruckbeatmung) vor allem bei Emphysematikern oder auch jungen Sängern. Die möglichen Konsequenzen werden auf den nächsten Seiten beschrieben.

Eine Sonderform stellt das poststenotische Emphysem hinter Bronchusstenosen bei Fremdkörperaspiration dar: Die **Abb. 119.5** zeigt eine linksseitige Überblähung, die durch einen Ventilmechanismus hinter einer aspirierten Erdnuss (nicht schattengebend) bei einem Kleinkind entstanden war. Alternativ wäre hier natürlich auch eine Atelektase hinter einer Erdnuss im rechten Hauptbronchus denkbar gewesen.

Ähnliche Ventilmechanismen kommen bei Bronchusstrikturen, BC, Sarkoidose, Lymphomen etc. vor. **Merke:** Wird eine Bronchusstenose vermutet, muss eine Bronchoskopie erfolgen.

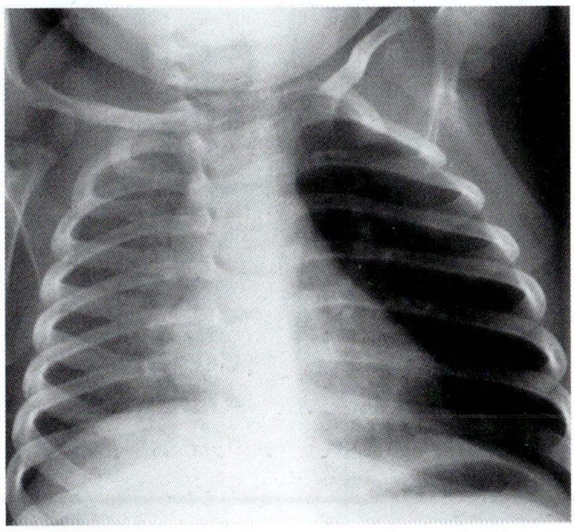

Abb. 119.5

Pneumothorax

In Westeuropa beruht ein Pneumothorax meistens auf Rupturen kleinerer Empysembullae, die auf konventionellen Röntgenaufnahmen zuvor nicht erkennbar waren. Durch Einriss der Pleura viszeralis kann dann Inspirationsluft in den Pleuraspalt eindringen. Dies geschieht vor allem am Rande der apikalen OL-Segmente, da hier die Lunge bei tiefer Inspiration am stärksten gedehnt wird (vgl. S.29). Bei Unfallopfern, in den Großstädten Amerikas oder in Krisengebieten finden sich dagegen häufiger traumatische Verletzungen der Pleura durch Messerstiche oder Schusswunden. Eine iatrogene Ursache sind versehentliche Punktionen der Lungenspitze bei der Anlage zentralvenöser Katheter. Als Folge zieht sich der betroffene Lungenflügel entsprechend seiner Eigenelastizität in Richtung auf den medialen Hilus zurück und die Pleura viszeralis löst sich von der parietalen Thoraxwand.

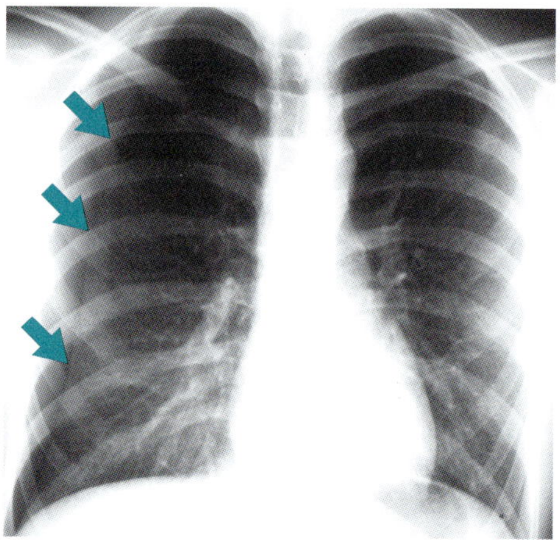
Abb. 120.1

Typische Erkennungszeichen eines sogenannten „Mantelpneumothorax" ist daher eine feine Haarlinie der lateralen Lungenbegrenzung (↘) und das Fehlen einer Gefäßzeichnung lateral dieser Grenzlinie **(Abb. 120.1)**. Kleinere Pneumothoraces bleiben häufig klinisch unauffällig, da geringe Luftmengen noch resorbiert werden können.

Spannungspneumothorax

Nun kann jedoch ein Ventilmechanismus entstehen, der bei jeder Einatmung etwas mehr Luft in den Interpleuralspalt zieht. In Exspiration kann die Luft jedoch nicht mehr entweichen, da sich der Defekt ventilartig verschließt **(Abb. 120.2)**. Als Folge nimmt das interpleurale Luftvolumen **(38)** ständig zu und die Lunge kollabiert (↙). Schließlich kommt es zur Mediastinalverschiebung zur Gegenseite (←) und zum ipsilateralen Zwerchfelltiefstand (↓) durch die intrathorakale Druckerhöhung der betroffenen Seite **(Abb. 120.3)**. Dies kann besonders rechtsseitig auch zu einer Behinderung des venösen Rückstroms in der VCS führen.

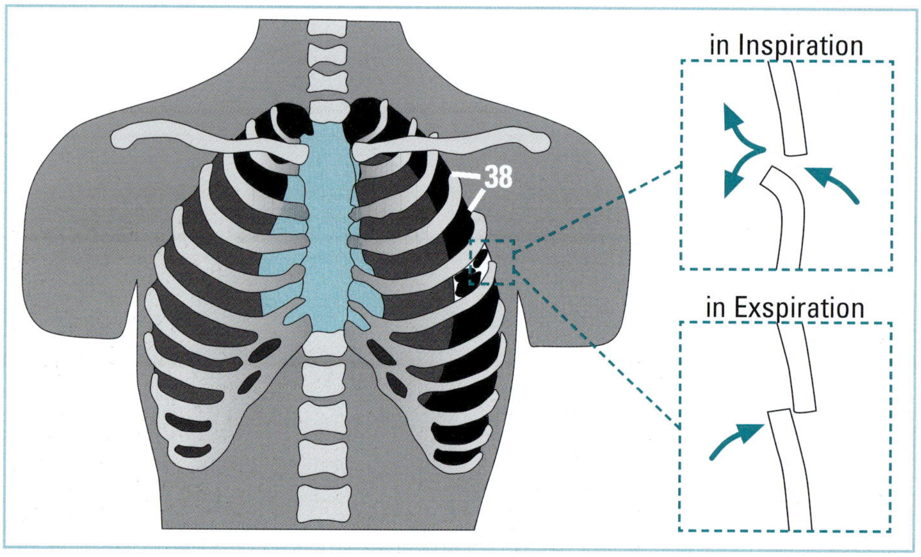

Abb. 120.2

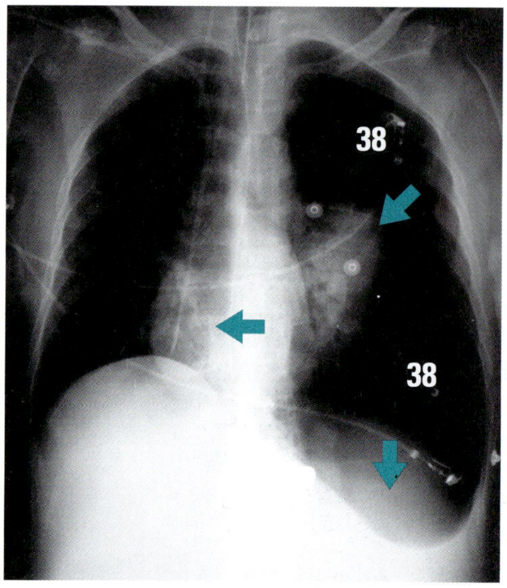

Abb. 120.3

Auskultatorisch ist das Atemgeräusch auf der betroffenen Seite abgeschwächt und es besteht ein hypersonorer Klopfschall. Durch die reduzierte Querschnittsfläche der pulmonalen Strombahn ist das Herz einer akuten Rechtsherzbelastung ausgesetzt. Die Verminderung der Gasaustauschfläche führt zu starker Atemnot bis zum Vernichtungsgefühl. Typisch ist ein plötzliches Einsetzen der thorakalen Schmerzen mit Luftnot und weiterer Progredienz. Die Behandlung besteht in der Anlage einer Pleuradrainage, die im Kapitel 11 (Intensivstation) detailliert besprochen wird (vgl. S.204-206).

Bitte notieren Sie in den grünen Notizflächen unter den Abbildungen zunächst Stichworte zur bildmorphologischen Beschreibung, erstellen Sie dann eine DD und erst danach Ihre Verdachtsdiagnose – dieses Vorgehen reduziert die Wahrscheinlichkeit, vorschnelle Fehldiagnosen zu stellen. Damit Sie die nachfolgenden Quizfragen und -fälle nicht unterfordern, weisen die Kasuistiken jetzt mitunter einen höheren Schwierigkeitsgrad auf – nehmen Sie`s sportlich, viel Erfolg!

29 72-jähriger Mann mit ca. 50 pack years und progredienter Dyspnoe, seit dem Vortag auch Fieber um 39° C.

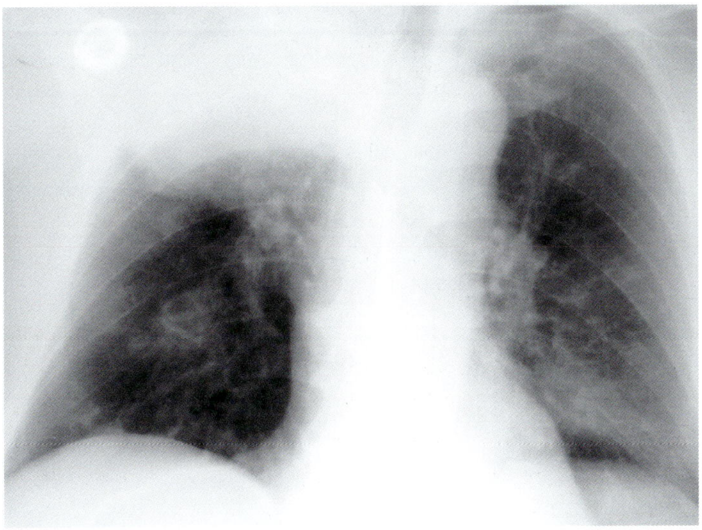

Abb. 121.1

Beschreibung:

DD:

V.a.:

30 35-jähriger Patient mit chronischer Sinusitis, akutem Leistungsknick, hohem Fieber und eitrigem Auswurf.

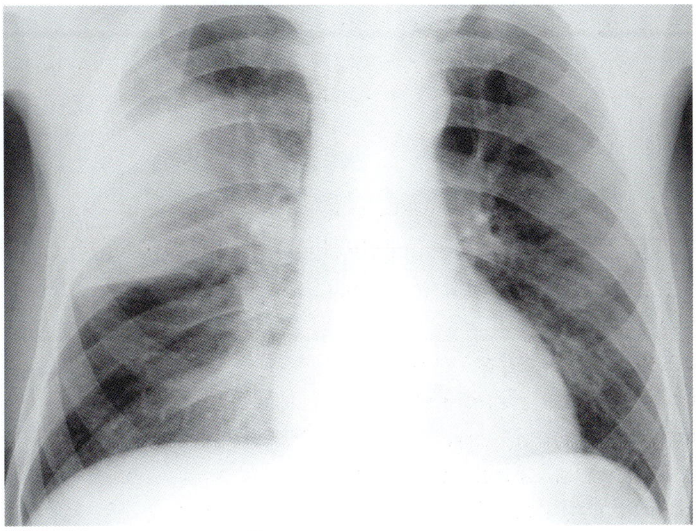

Abb. 121.2

Beschreibung:

DD:

V.a.:

31 55-jähriger Mann mit bekanntem Magen-Ca. Aktuell Schluckbeschwerden.

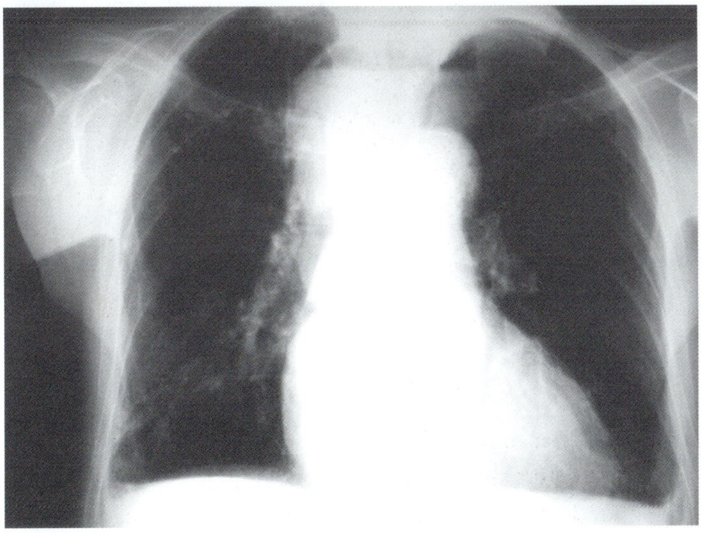

Abb. 121.3a

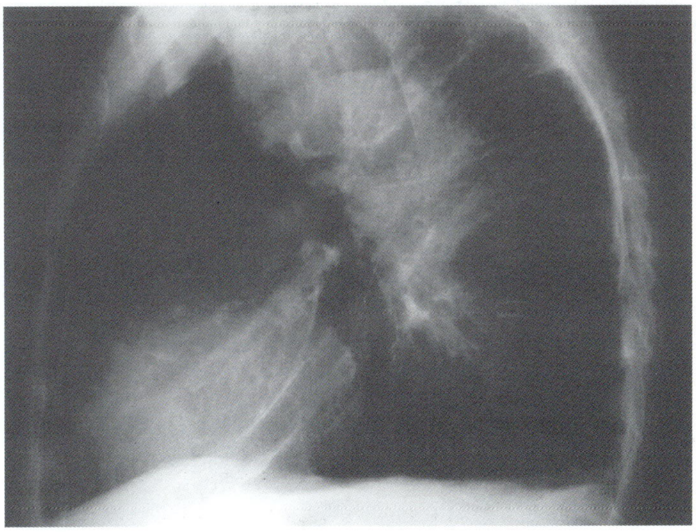

Abb. 121.3b

Beschreibung:

DD:

V.a.:

32 ca. 80-jährige Dame aus dem Altersheim mit verschlechtertem AZ, etwas Luftnot und Rückenschmerzen. Arterielle Hypertonie.

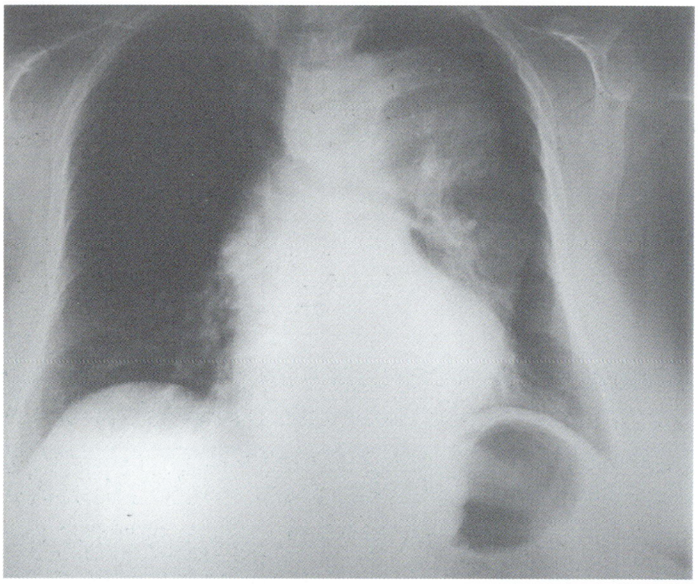

Abb. 122.1

Beschreibung:

DD:

V.a.:

33 Patient hat hohes Fieber und einen, schweren Verkehrsunfall als Fußgänger hinter sich. Wo ist die Veränderung?

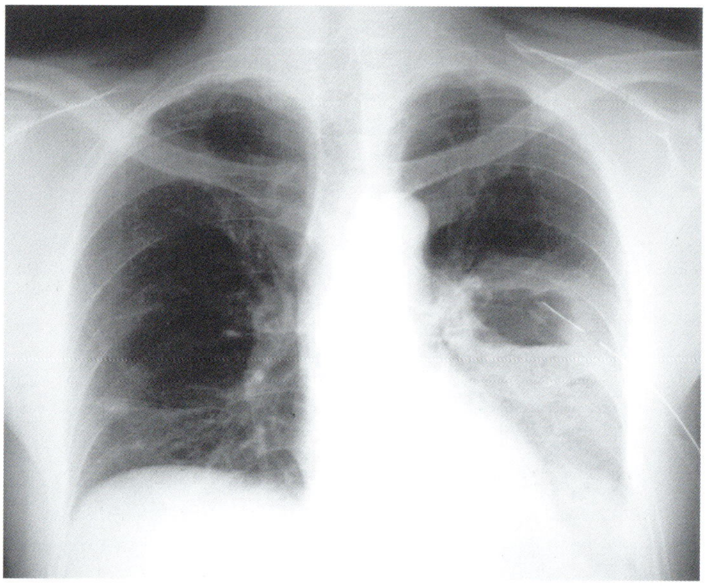

Abb. 122.2

Beschreibung:

DD:

V.a.:

34 Junger Mann mit Fieber und Auswurf. Sie wissen schon: Wo...?

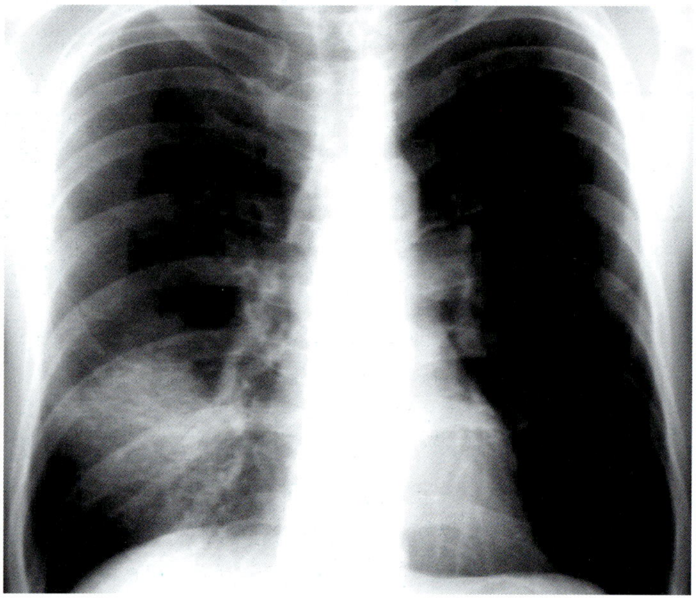

Abb. 122.3

Beschreibung:

DD:

V.a.:

35 Auf dem Anforderungsschein fehlen sämtliche Angaben (...)!

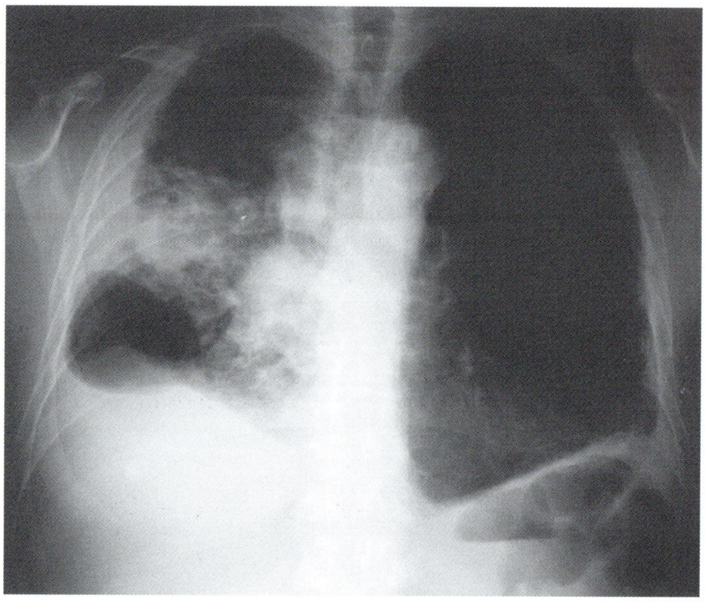

Abb. 122.4

Beschreibung:

DD:

V.a.:

Matthias Hofer

Fokale / fleckige Veränderungen

Lernziele dieses Kapitels:

Bei der differenzialdiagnostischen Zuordnung fokaler Veränderungen unterscheiden wir zunächst solitäre von multiplen Fleckschatten oder Rundherden. Zusätzlich ist es zweckmäßig, davon verkalkte Schatten und Ringschatten mit zentralen Aufhellungen abzugrenzen. Letztere entsprechen meistens Tumornekrosen, Kavernen oder Zysten. Nach der Lektüre dieses Kapitels sollten Sie in der Lage sein,

- Benignitätskriterien für Fleckschatten anzugeben,
- mögliche Erscheinungsformen und Komplikationen des Bronchialkarzinoms zu beschreiben,
- mindestens fünf Kriterien für die artdiagnostische Zuordnung pulmonaler Rundherde zu nennen,
- die Röntgenbefunde der Sarkoidose je nach Stadium korrekt zu benennen,
- typische Charakteristika eines pulmonalen Tuberkulosebefalls zu erkennen und
- Ringschatten differenzialdiagnostisch korrekt zuzuordnen.

Allgemeine DD fokaler Veränderungen

Es existieren zwar zahlreiche mögliche Ursachen für thorakale Rundherde, bei weitem am häufigsten sind jedoch Tuberkulome, Bronchialkarzinome und benigne Hamartome: Sie machen zusammen schon mehr als 2/3 aller Rundherde aus (Tab. 124.1). Allgemein steigt nach dem 40. Lebensjahr die Wahrscheinlichkeit für maligne Herde steil an [7.1].

Ursachen pulmonaler Rundherde	
sehr häufig:	**weniger häufig:**
• Tuberkulome • Bronchialcarcinome • Hamartome • Metastasen	• Pneumonien und Abszesse • Bronchiale Zysten • Bronchusadenome • Neurofibrome

Tab. 124.1

Benignitätskriterien
• Größenkonstanz über ≥ 2 Jahre • Fett-äquivalente Dichtewerte im CT • Grobschollige oder popcornartige Verkalkungen

Tab. 124.2

Benignitätskriterien

Als benigne werden u.a. diejenigen Herde eingestuft, die grobschollige oder popcornartige Verkalkungen aufweisen. Dieses Zeichen gilt als pathognomonisch für benigne Hamartome, die aus Knorpel-, Binde-, Muskel- und Fettgewebe bestehen. Diese Regel ist jedoch nur von eingeschränktem Nutzen, da viele Hamartome keine Verkalkungen aufweisen und leider einige seltene Metastasen (~ 1% aller Metastasen) eines Chondro- oder Osteosarkoms ebenfalls Verkalkungen enthalten können. Ansonsten gilt jedoch die Faustregel, dass verkalkte Lungenrundherde eher benignen Ursprungs sind (Tab. 124.2).

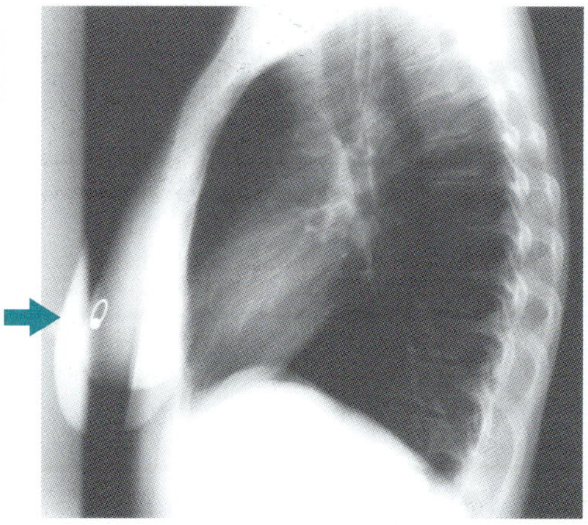

Abb. 124.3

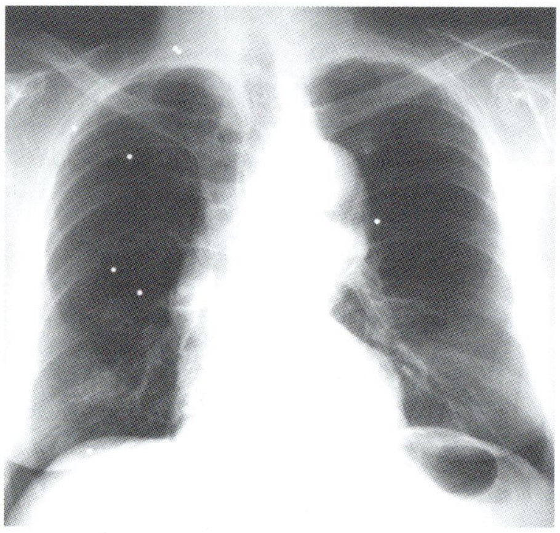

Abb. 124.4

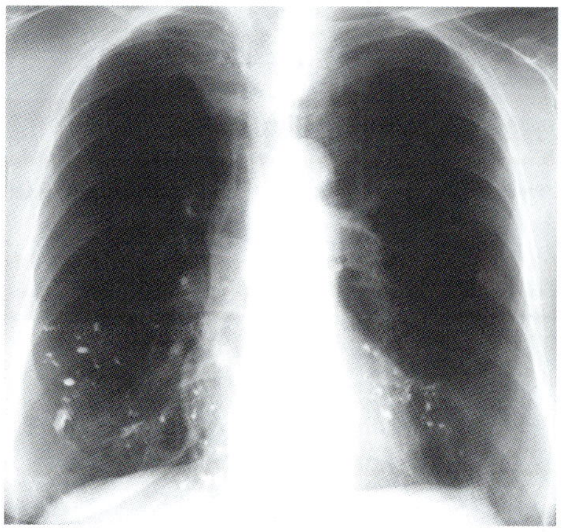

Abb. 124.5

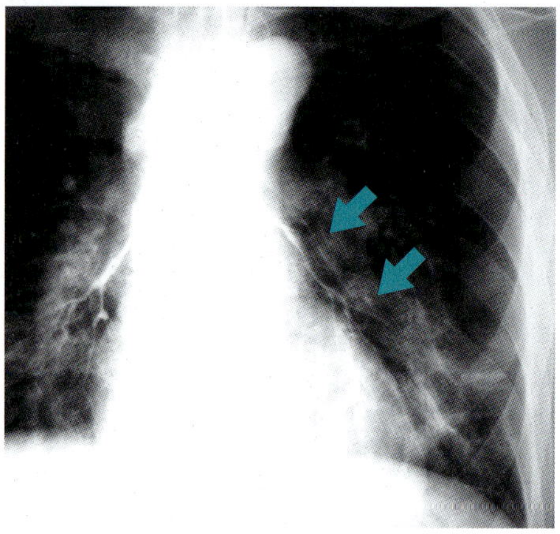

Abb. 124.6a

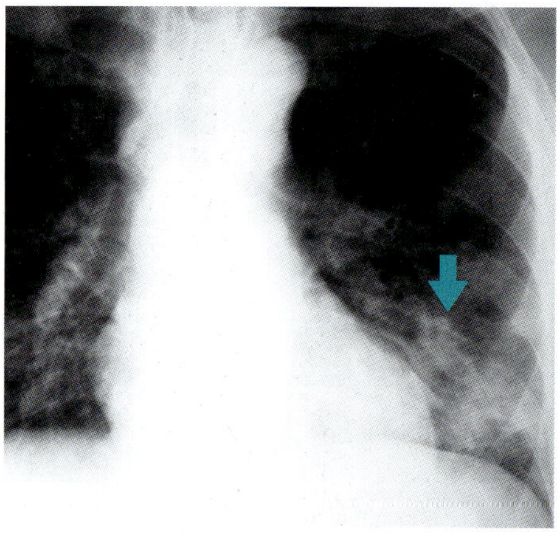

Abb. 124.6b

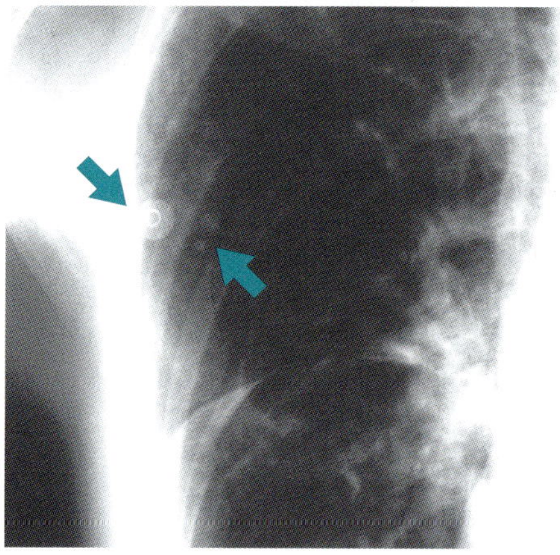

Abb. 124.7

Kalkdicht erscheinende Flecken können jedoch auch von Metallpiercings (➔) an der Thoraxwand **(Abb. 124.3)** oder von Schrotschusskugeln **(Abb. 124.4)** stammen. Nach einer Kontrastmittelaspiration findet sich manchmal ein ähnliches Bild **(Abb. 124.5)**. Aspiriertes Röntgenkontrastmittel muss jedoch nicht immer so fokal erscheinen, sondern kann auch die Wände der Bronchien so von innen auskleiden (↙), dass die Ursache der fokalen Verdichtung viel deutlicher erscheint **(Abb. 124.6a)**. Hier hat sich das aspirierte KM im weiteren Verlauf so verteilt, dass es ohne Kenntnis der Vorgeschichte mit einer linksbasalen Pneumonie (↓) hätte verwechselt werden können **(Abb. 124.6b)**. Ein Interpretationsproblem entsteht vor allem bei fehlenden Verkalkungen: In **Abb. 124.7** liegen unmittelbar neben einer EKG-Elektrode (↘) mehrere benigne Granulome (↖), die Metastasen-ähnlich erscheinen. (vgl. S.126, 134).

DD solitärer Fleckschatten

Von Rundherden spricht man allgemein, wenn kugelige Verdichtungsherde eine Größe unter 1 cm aufweisen. Die Dignität ist nicht immer trivial zu bestimmen: So unterscheidet sich das benigne Hamartom (↙) der **Abb. 125.1** hier kaum von dem malignen Herd in **Abb. 126.1**. Benigne arteriovenöse Malformationen (AVM, ↘) zeigen oft mehrere, kugelige Verdichtungsbezirke in unmittelbarer Nachbarschaft **(Abb. 125.2)**.

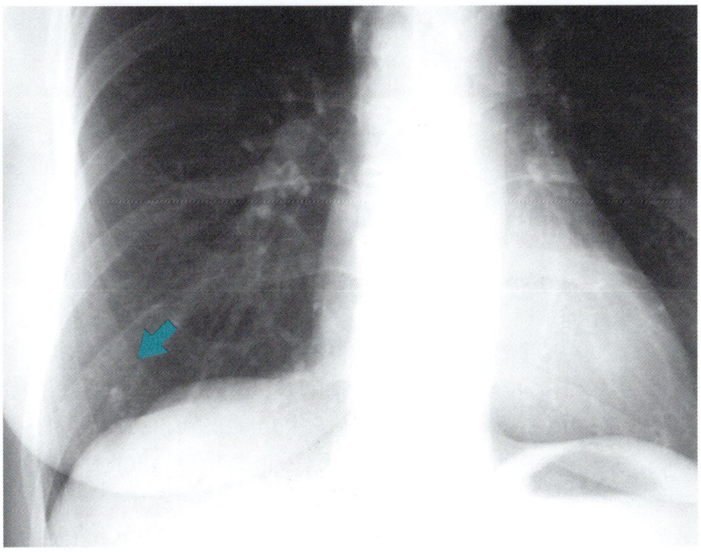

Abb. 125.1

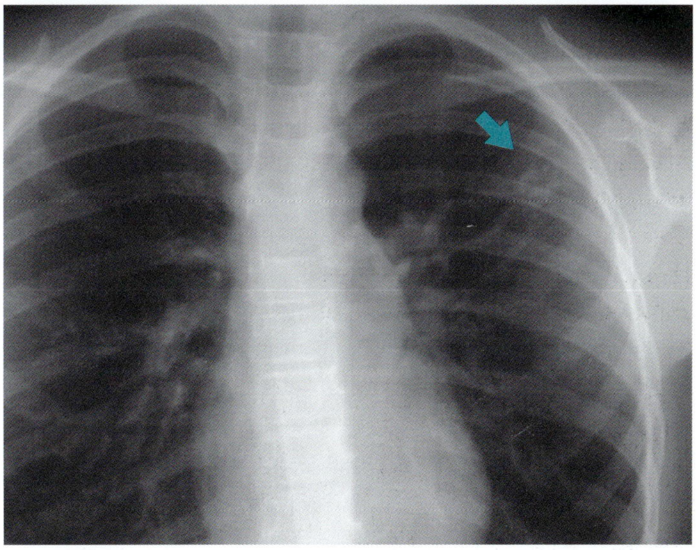

Abb. 125.2

Etwas häufiger kann man gekammerte Ergüsse im kleinen Lappenspalt rechts beobachten: Typisch ist die Form einer Zitrone (↓), die sich in beiden Ebenen auf den horizontalen Interlobärspalt projiziert **(Abb. 125.3)**. Wäre nicht die typische Lokalisation, könnte man sie leicht mit einer tumorösen Raumforderung verwechseln.

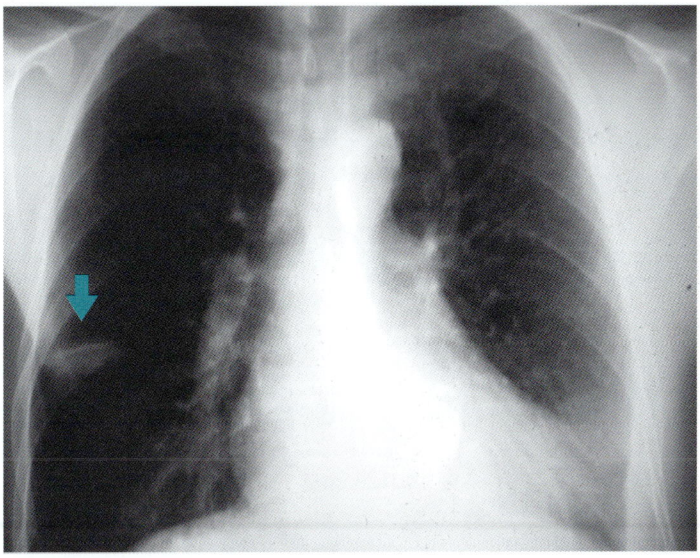

Abb. 125.3a

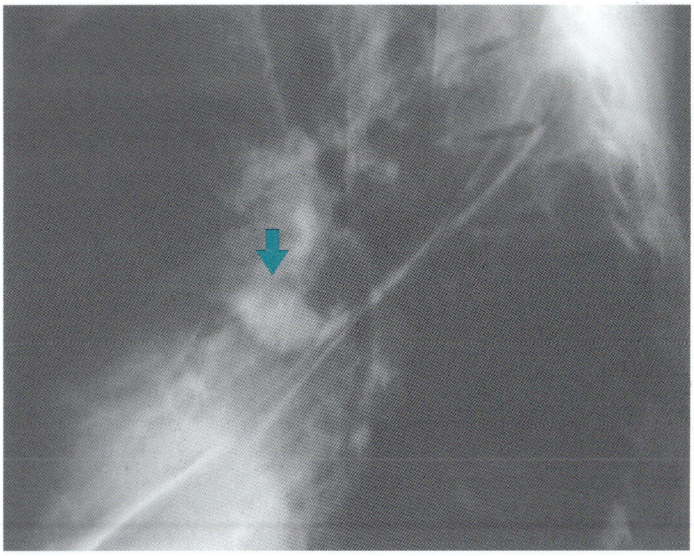

Abb. 125.3b

Das Ziel der radiologischen Diagnostik ist vor allem die frühzeitige Erkennung noch kleiner Tumoren, die noch nicht oder nur in ihrem unmittelbaren Umfeld metastasiert haben. Der Rundherd im rechten OF der **Abb. 126.1** war malignitätsverdächtig und wurde operativ entfernt. Die postoperative Verlaufskontrolle **(Abb. 126.1c)** zeigt einen Zwerchfellhochstand (↑) rechts und Zeichen des postoperativen Weichteilemphysems (→). Am rechten Mediastinalrand erkennt man postoperative Clips. Der Tumor war maligne.

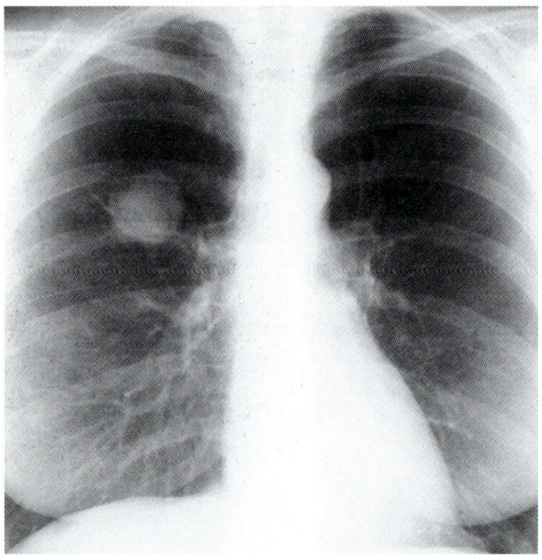
Abb. 126.1a

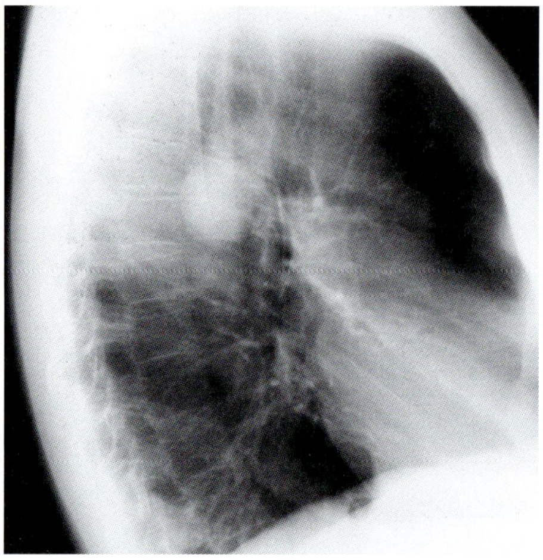
Abb. 126.1b

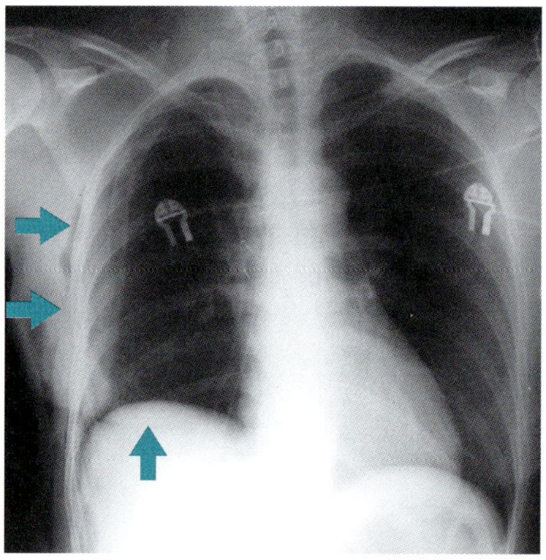
Abb. 126.1c

Lungenmetastasen

Es besteht jedoch immer die Gefahr, z.B. vor geplanten Lungenteilresektionen andere oder besonders kleinere Metastasen in der konventionellen Röntgenaufnahme zu übersehen. Deren Nachweis hat natürlich erhebliche Auswirkungen auf die Therapieplanung. Daher wird in der Regel bei unklaren Rundherden eine ergänzende CT-Diagnostik des Thorax und Abdomens durchgeführt, um eventuelle Zweitbefunde oder den Primarius zu identifizieren: In den nachfolgenden **Abb. 126.2a-c** sehen Sie Metastasen eines Patienten mit Rektum-Ca: In der konventionellen Aufnahme **(Abb. 126.2a,b)** ist zwar die größte Metastase (↗) leicht zu erkennen, eine zweite kontralaterale Metastase (↖) jedoch nur zu erahnen. Das CT hat dann auch mehrere zusätzliche Metastasen in allen Lappen aufgedeckt **(Abb. 126.2c)**, so dass in diesem Fall keine Teilresektion mit kurativem Ansatz mehr angestrebt werden konnte. Hinweise zur DD, welcher Primärtumor eine Lungenmetastasierung verursacht haben könnte, finden Sie auf der nächsten Seite.

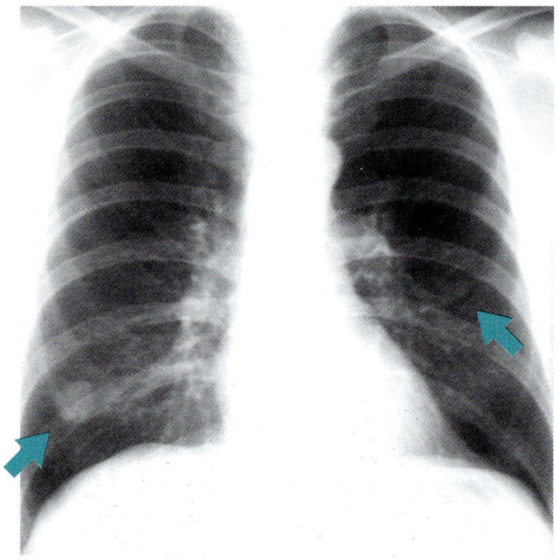
Abb. 126.2a

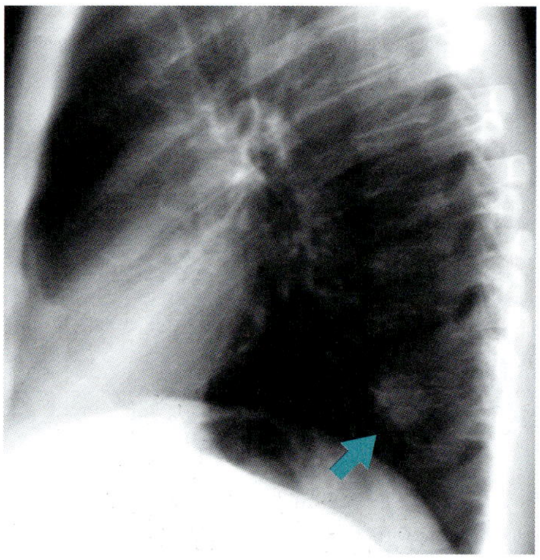
Abb. 126.2b

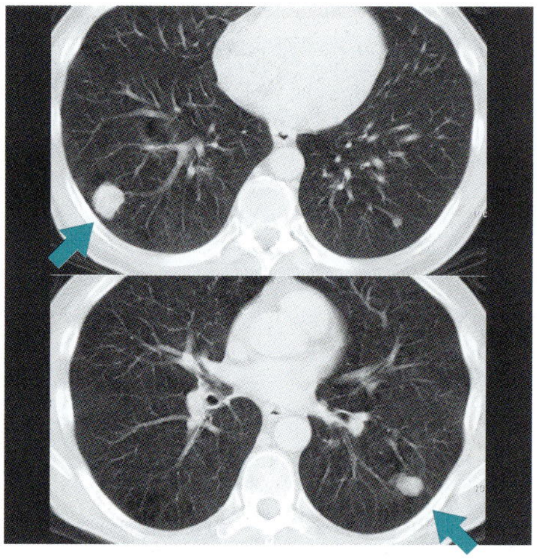
Abb. 126.2c

Im Fall einer pulmonalen Metastasierung kommen als Primärtumoren vorwiegend Tumoren der Mamma und Niere, sowie kolorektale oder HNO-Tumore in Betracht **(Tab. 127.1)**. Die **Abb. 127.2** zeigt eine schon größere Metastase (↓). Beim Mamma-Ca findet sich häufig zusätzlich noch eine Lymphangiosis carcinomatosa (vgl. S.152) und maligne Begleitergüsse im Pleuraraum, die über eine Punktion (vgl. S.60/61) einer zytologischen Diagnostik zugänglich sind. Verkalkte Metastasen sind selten und können vor allem bei Chondro- und Osteosarkomen und beim Schilddrüsen-Ca bzw. beim Adeno-Ca des Gastrointestinaltrakts vorkommen.

Häufige Primärtumoren bei Lungenmetastasen

- Mamma-Ca
- Nieren-Ca
- HNO-Npl.
- Colon-/Rectum-Ca
- Uterus-/Ovarial-Ca
- Pankreas-Ca
- Prostata-Ca
- Magen-Ca

Tab. 127.1

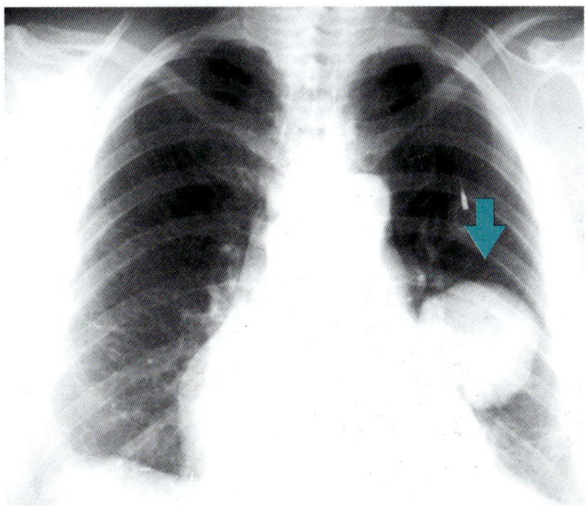

Abb. 127.2 a

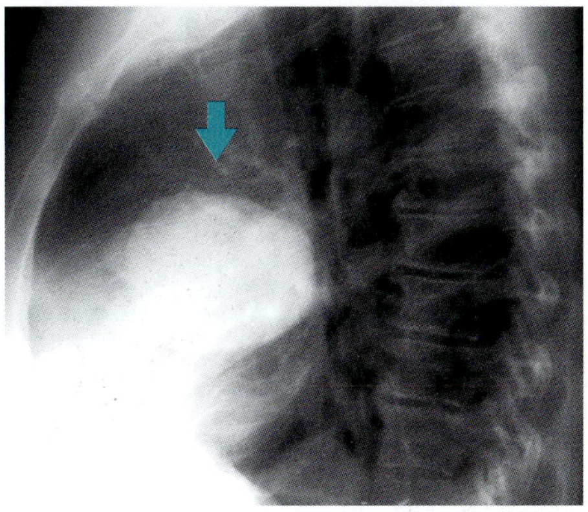

Abb. 127.2 b

Lobus venae azygos

Befindet sich ein solitärer Fleckschatten jedoch im rechten OF (↑), so achten Sie unbedingt darauf, ob von diesem Herd eventuell eine feine Linie (→) nach kranial zieht **(Abb. 127.3)**. Im positiven Fall entspricht sie einer Pleuraduplikatur, die bei dieser Normvariante durch den konvexbogigen Verlauf der V. azygos hervorgerufen wird: Die V. azygos verläuft dann nicht am medialen Pleurarand neben der Lunge **(Abb. 127.4a)**, sondern schnürt die viszerale Pleura ein, so dass ein separater kleiner Lappen entsteht **(Abb. 127.4b)**. Das korrespondierende CT **(Abb. 127.5)** verdeutlicht noch einmal den Verlauf der V. azygos **(15)** vom dorsalen BWK **(26)** zur ventral gelegenen Vena cava superior **(1)**.

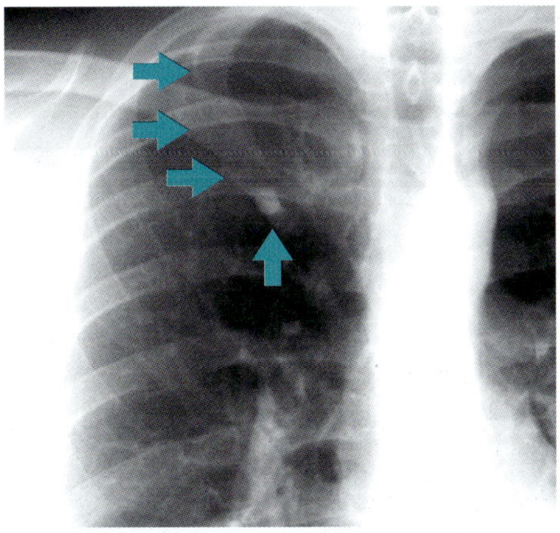

Abb. 127.3

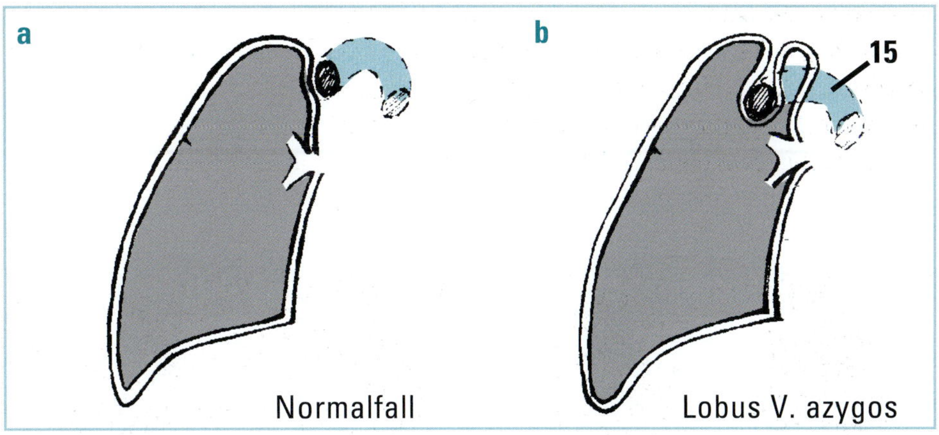

Abb. 127.4

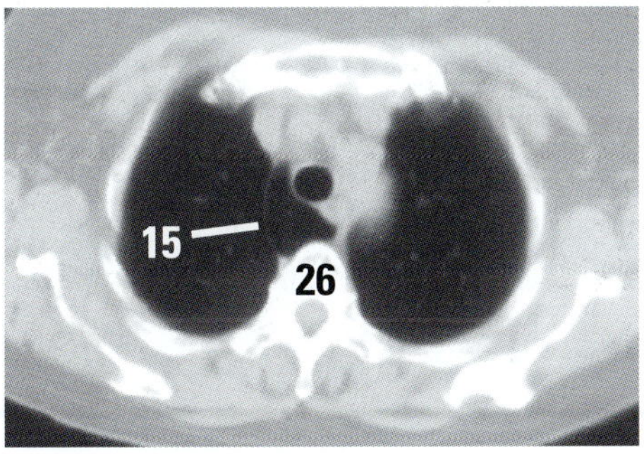

Abb. 127.5 a

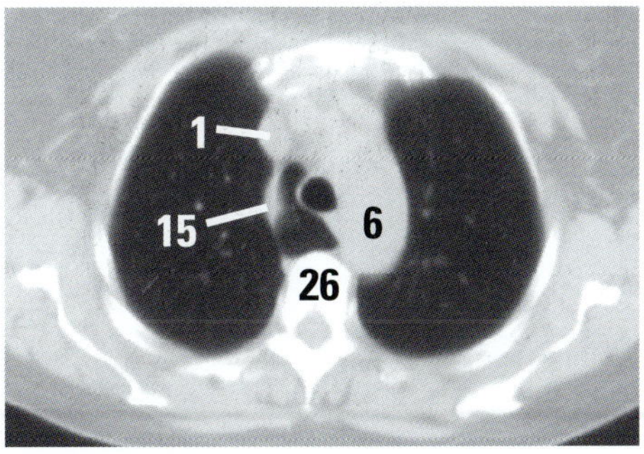

Abb. 127.5 b

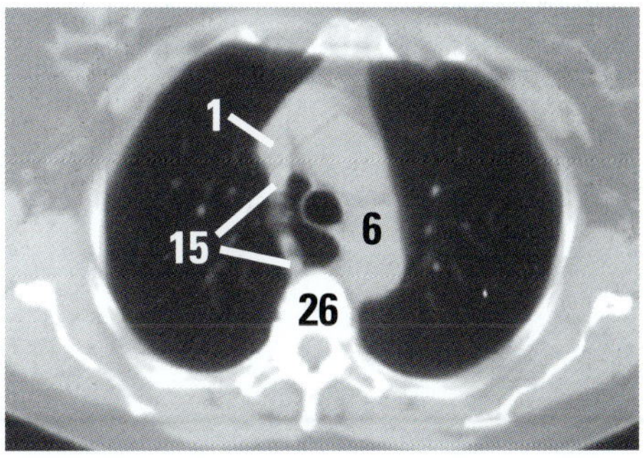

Abb. 127.5 c

TNM-Klassifikationen des nicht-kleinzelligen BC nach UICC [7.2]
Auch wenn nur eines der nachfolgend aufgeführten Kriterien erfüllt ist, wird der Tumor bereits der jeweiligen Klasse zugeordnet:

T X	Nachweis maligner Zellen im Sputum / Bronchiallavage, jedoch ohne radiologischen oder bronchoskopischen Tumornachweis
T 0	Kein Anhalt für einen Primärtumor
T is	Carcinoma in situ
T 1	maximaler Tumordurchmesser ≤ 3 cm, kein Tumorkontakt zu Pleura viszeralis, bronchoskopisch keine Tumorinfiltration des Hauptbronchus
T 2	maximaler Tumordurchmesser > 3 cm, Infiltration der Pleura viszeralis, bronchoskopisch Hauptbronchus befallen, aber > 2 cm distal der Carina, poststenotische Atelektase von Segmenten oder Lappen, jedoch nicht der gesamten Lunge
T 3	Tumorinfiltration von Thoraxwand, mediastinaler Pleura, Perikard oder Zwerchfell, bronchoskopisch Hauptbronchus näher als 2 cm zur Carina befallen, poststenotische Atelektase oder Pneumonie des gesamten Lungenflügels
T 4	Tumorinfiltration von Herz, großen Gefäßen, Trachea, Ösophagus oder Wirbelsäule maligner Pleuraerguss (zytologischer Nachweis von Tumorzellen im Punktat) Nachweis von Satellitenherden im gleichen Lappen (vom Primärtumor getrennt)

N X	Regionäre LK können nicht beurteilt werden
N 0	Kein Nachweis regionärer LK-Metastasen
N 1	ipsilaterale peribronchiale oder hiläre LK-Metastasen (vgl. S. 12)
N 2	ipsilaterale mediastinale oder subkarinäre LK-Metastasen
N 3	kontralaterale mediastinale oder hiläre LK-Metastasen ipsi- oder kontralaterale Scalenus-LK-Metastasen

M X	Fernmetastasen können nicht beurteilt werden
M 0	Keine Fernmetastasen nachweisbar
M 1	Nachweis von Fernmetastasen, auch Tumorherde in einem anderen Lungenlappen!

Daraus ergibt sich die folgende Stadieneinteilung:

Stadieneinteilung des nicht-kleinzelligen BC [7.2]

Stadium	T	N	M	5-JÜLR
0	is	0	0	
I A	1	0	0	~ 60 %
I B	2	0	0	~ 40 %
II A	1	1	0	~ 35 %
II B	2	1	0	~ 25 %
	3	0	0	~ 35 %
III A	3	1	0	~ 10 %
	1-3	2	0	~ 15 %
III B	4	0-2	0	~ 7 %
	1-4	3	0	~ 3 %
IV	1-4	0-3	1	~ 1 %

Für das kleinzellige BC entspricht eine „very limited disease" den Stadien I und II nach UICC mit ähnlichen 5-Jahres-Überlebensraten (5-JÜLR).

Ab dem Stadium „limited disease" fällt diese ebenfalls stark ab auf Werte um 10%.
Das Stadium der „extensive disease" ist erreicht, wenn maligne Ergüsse, eine Thoraxwandinfiltration, Metastasen in der kontralateralen Lunge (I) bzw. eine Lymphangiosis carcinomatosa oder Fernmetastasen (II) vorliegen.

Bronchialkarzinom (BC)

Ein peripheres Bronchialkarzinom kann im Frühstadium einer pulmonalen Metastase ähneln. Wenn jedoch strahlige Ausläufer in die perifokale Umgebung, die auch „Corona radiata" genannt wird, nachweisbar sind **(Abb. 129.1)**, dann spricht dies für ein BC. Diese radiären Ausläufer (➚) sind das Korrelat der tumorösen Umgebungsinfiltration.

In diesem Fall liegt kontralateral ein zweiter Herd mit zentraler Nekrose (➘) vor (vgl. S.136), der vom Bildcharakter her alternativ auch einem peribronchialen Wachstum eines hilusnahen BC entsprechen könnte. Bestimmen Sie bitte mit Hilfe der TNM-Klassifikation auf der gegenüberliegenden Seite das aktuelle Tumorstadium des Patienten, soweit Sie es ohne Kenntnis des CT-Befundes beurteilen können.

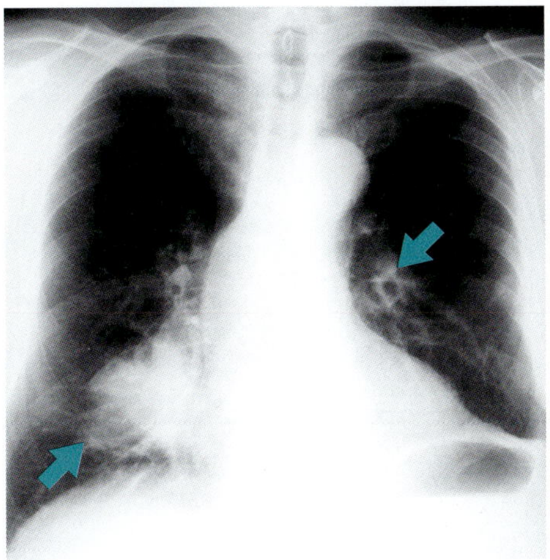

Abb. 129.1 a

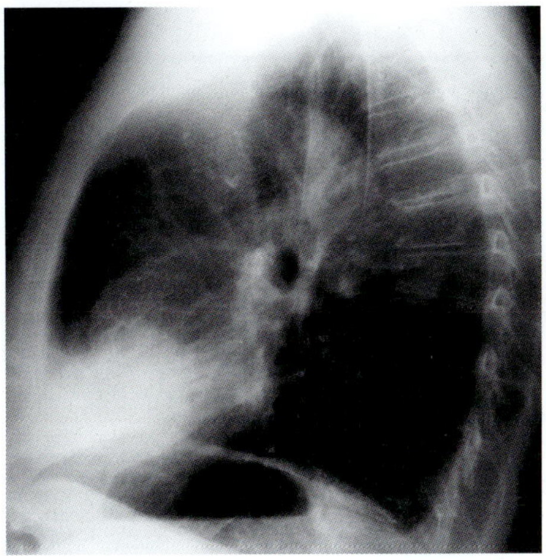

Abb. 129.1 b

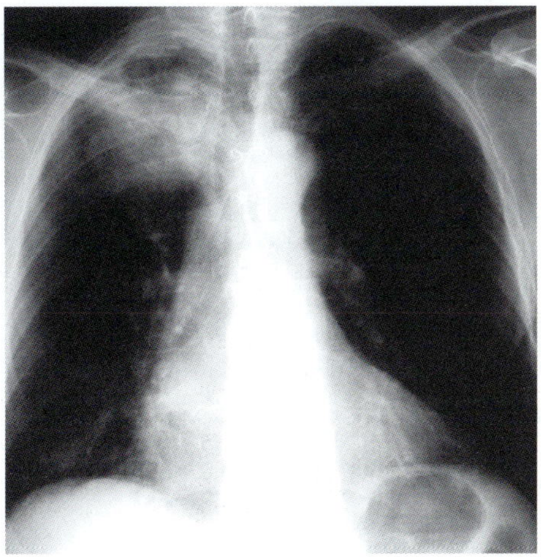

Abb. 129.2

Klassifikation

Man unterscheidet zentrale (~ 75 %) und periphere (~ 15 %) BC: Meistens entsteht der Tumor histologisch als Plattenepithelkarzinom (30-40 %) in der Schleimhaut der (Sub-) Segmentbronchien, seltener peripher, und breitet sich zunächst endobronchial und knotig aus. Der zweithäufigste Typ ist das kleinzellige Karzinom, das sehr früh metastasiert, meistens zentral entsteht und sich in präformierten Gewebsspalten ausbreitet. Adeno- und großzellige Karzinome treten am dritthäufigsten auf und wachsen besonders in der Peripherie. Demgegenüber sind bronchoalveoläre Karzinome („Lungenadenomatose") mit ihrem intraalveolären Wachstum eher selten (~2,5 %).

Die Metastasierung des BC erfolgt lymphogen frühzeitig in die hilären, mediastinalen und supraclaviculären LK (vgl. S.22). Hämatogen sind am häufigsten das Gehirn, die Nebennieren und das Skelett betroffen. Auf mögliche Komplikationen, wie poststenotische Atelektasen (vgl. S.112, 117) und eine Phrenicusparese (vgl. S.115) mit ipsilateralen Zwerchfellhochstand hatten wir Sie bereits hingewiesen. Insgesamt ist die Prognose für BC-Patienten eher schlecht, da der Tumor häufig zu spät entdeckt wird. Besonders für den kleinzelligen Typ liegt die 5-Jahres-Überlebensrate je nach Tumorstadium teilweise unter 10%. Weitere Fallbeispiele zum Bronchialkarzinom finden Sie auf Seite 76.

Klinische Symptomatik

Leider entstehen richtungsweisende Symptome oft erst in fortgeschrittenen Tumorstadien. Zu Beginn können lediglich allgemeine Symptome (Gewichtsverlust, Leistungsknick und Inappetenz) vorherrschen, bevor ein chronischer Husten mit Auswurf und Dyspnoe auffällt. Rezidivierende oder therapieresistente Pneumonien bei Angehörigen der Risikogruppe (vor allem Raucher mit mehr als 20 „pack years") sollten immer Anlass zur erweiterten Diagnostik sein.

Wenn Heiserkeit (N. recurrens-Parese), Dysphagie (Ösophagusinfiltration), Brachialgien oder ein Horner-Syndrom (Miosis, Ptosis und Enophtalmus bei Grenzstranginfiltration) hinzukommen, ist eine Ausdehnung eines apikal lokalisierten Tumors in das Mediastinum und die benachbarten Weichteile („Pancoast-Tumor") sehr wahrscheinlich **(Abb. 129.2)**.

Einblutungen

Solitäre fokale Verdichtungsherde können auch auf Einblutungen in die Lunge beruhen, die entweder posttraumatisch oder auch iatrogen nach einer pulmonalen Katheterisierung auftreten: Die **Abb. 130.1a** zeigt einen Verdichtungsherd im rechten UF, der ein stärker verschattetes Zentrum (↑) aufweist, als die geringer verschattete, perifokale Region (↘ ↙). Der Patient hatte eine pulmonale Katheterisierung durchlaufen und zeigte in der korrespondierenden CT-Untersuchung **(Abb. 130.1b)** eine fokale Einblutung (↑) im rechten ML, die am Lappenspalt **(30)** scharf begrenzt ist und diesen nicht überschreitet. Der Katheter war offensichtlich zu tief positioniert worden und hatte die Einblutung verursacht.

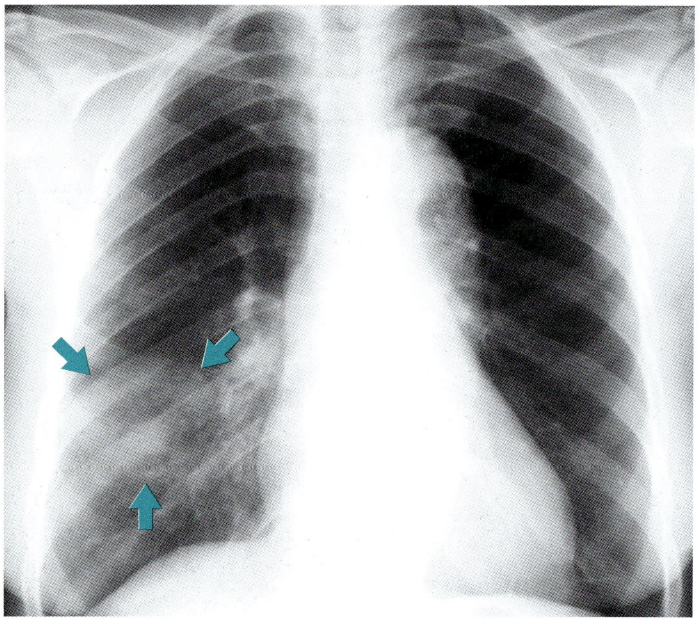

Abb. 130.1a

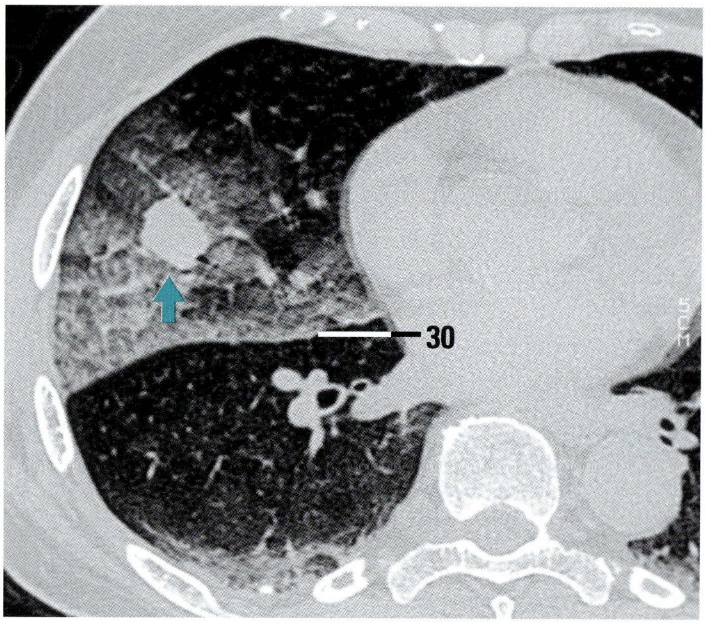

Abb. 130.1b

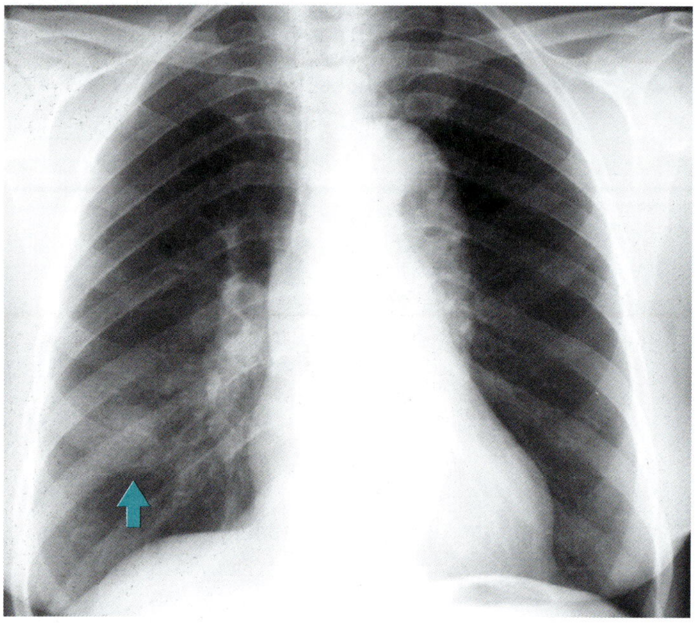

Abb. 130.1c

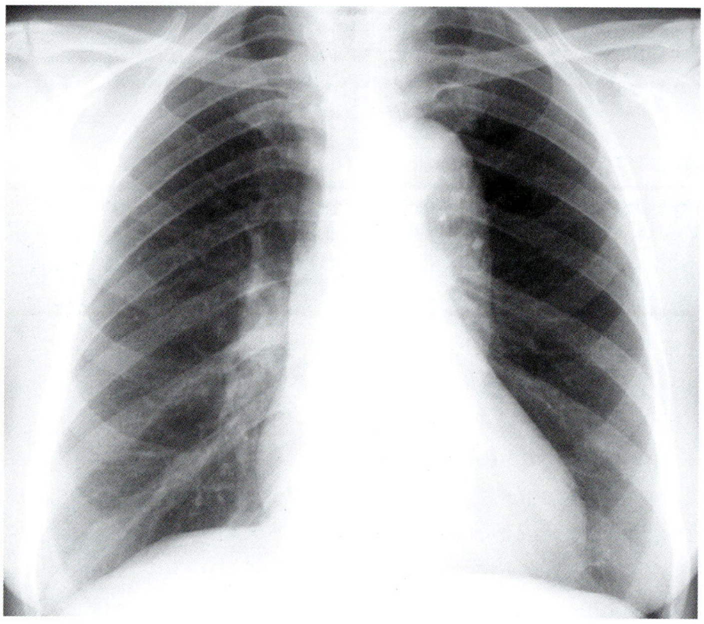

Abb. 130.1d

Die Verlaufskontrollen nach zwei Tagen **(Abb. 130.1c)** zeigte zunächst eine partielle Rückbildung und nach einer Woche **(Abb. 130.1d)** schließlich eine vollständige Resorption der Einblutung. Bei Unfallpatienten können Lungenkontusionen ein ähnliches Bild verursachen. Typisch sind fleckig-konfluierende Verdichtungsareale, die meistens auf der Seite der Gewalteinwirkung lokalisiert sind (vgl. S.189) und sich nach einigen Tagen zurückbilden. Kontralaterale Einblutungen im Sinne von „contrecoup"-Herden sind eher selten.

Sarkoidose

Bei der Sarkoidose (Morbus Boeck) handelt es sich um eine generalisierte, epitheloidzellige Granulomatose, die besonders die thorakalen Lymphknoten (LK) und die Lunge, aber auch andere Organe, z.B. die Augen (Iridozyklitis), Leber, Milz, Speicheldrüsen und die Haut (Erythema nodosum) befällt. Pathogenetisch besteht eine Immundysregulation, deren Ätiologie noch unklar ist (exogene Noxen und Viren werden neben genetischen Faktoren als Auslöser diskutiert).

Es existieren zwei Stadieneinteilungen nach Scadding (Tab. 131.1) und nach Wurm / Siltzbach (Tab. 131.2):

Für das Stadium I ist in beiden Einteilungen eine beidseitige, symmetrische und polyzyklische Vergrößerung von Hilus-LK (↘ ↙) typisch (Abb. 131.4), aber es kommen auch in seltenen Fällen (~ 5%) unilaterale Adenopathien vor (Abb. 131.3). In diesem Fall fällt lediglich die linkshiläre LK-Vergrößerung (↙) nicht so ins Auge wie auf der rechten Gegenseite, weil sie durch die Herztaillie kaschiert wird – auch bei leicht verdrehten Aufnahmepositionen kommt dies vor.

Im weiteren Verlauf heilt diese Erkrankung nach einigen Monaten bis zwei Jahren wieder aus oder sie geht in das Stadium II über, das zu Lungengerüstveränderungen besonders im Lungenkern und den hilusnahen Mittelfeldern führt (vgl. S.133). Die Scadding-Einteilung beschreibt dann noch das Stadium III mit einem reinen Lungenbefall. Bei chronischen Verläufen geht die Erkrankung dann in das Endstadium III einer Lungenfibrose (vgl. S.150) über, die sich durch streifige Narbenstränge bis hin zum sog. Honigwabenmuster (vgl. Abb. 135.2) auszeichnet (Scadding-Stadium IV bzw. Wurm-Stadium III).

Stadieneinteilung der Sarkoidose nach Scadding

Stadium 0	Hilus & Lunge frei
Stadium I	bilaterale, hiläre LK-Vergrößerungen, Lunge frei
Stadium II	LK & Lunge befallen (zentral betont, beide MF)
Stadium III	Lungenbefall ohne LK-Vergrößerung
Stadium IV	Lungenfibrose

Tab. 131.1

Stadieneinteilung der Sarkoidose nach Wurm / Siltzbach

Stadium 0	Hilus & Lunge frei
Stadium I	bilaterale, hiläre LK-Vergrößerungen, Lunge frei
Stadium II	LK & Lunge befallen (zentral betont, beide MF)
Stadium III	Lungenfibrose

Tab. 131.2

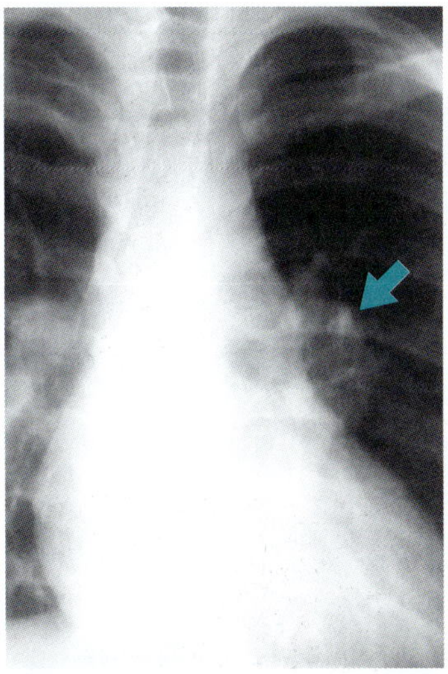

Abb. 131.3 a

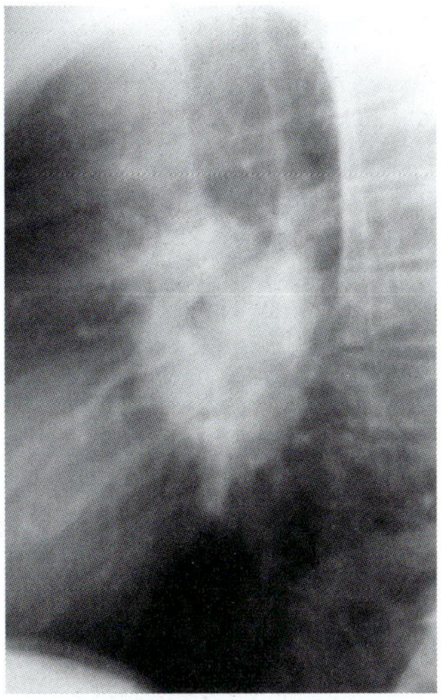

Abb. 131.3 b

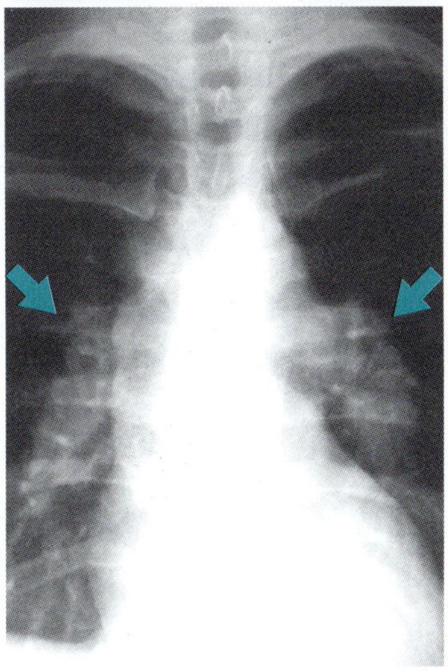

Abb. 131.4 a

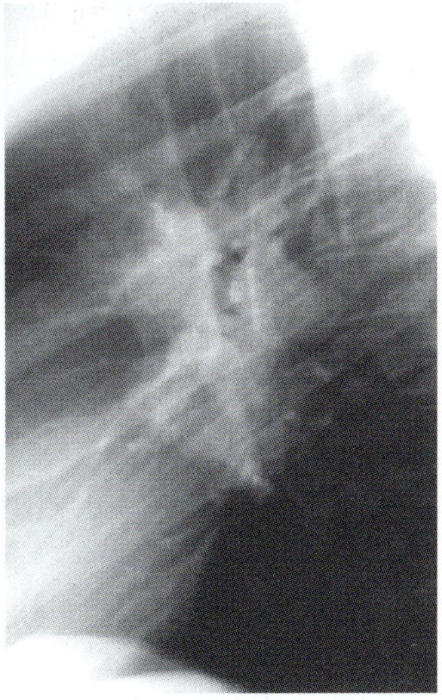

Abb. 131.4 b

Eine Sonderform ist das Löfgren-Syndrom (Abb. 131.4), das besonders bei jungen Frauen in der 3. Dekade auftritt: Es handelt sich um eine Kombination einer beidseitigen Arthritis (oft die OSG) mit akutem Fieber, Erythema nodosum und bilateralen Vergößerungen der Hilus-LK (↘ ↙).

7

Tuberkulose (Tbc)

Hervorgerufen wird diese Infektionskrankheit durch Mycobakterien, die besonders resistenzgeschwächte Patienten betrifft (Ältere, Diabetiker, HIV-Infizierte, Patienten unter Cortisontherapie). Die Relevanz der Erkrankung nimmt durch vermehrte Resistenzen des Erregers und die Einwanderung aus Osteuropa nach Westeuropa auch dort ständig zu. Im Stadium I der Primärinfektion entwickelt sich aus einer unspezifischen Alveolitis nach ca. 10 Tagen ein spezifischer „Ghon"-Herd (←) mit zentraler Kolliquationsnekrose („Verkäsung"), die von einem Granulationsring umgeben wird (Abb. 132.1b). Diese Herde sind nicht immer sofort in der konventionellen Röntgenaufnahme erkennbar (Abb. 132.1a).

Typischerweise folgt eine lymphogene Ausbreitung zur Hilusregion mit dortiger spezifischer Lymphadenitis zum sogenannten Primärkomplex (↙ ↓), der in den meisten Fällen ausheilt und dann auch oft verkalkt (Abb. 132.2). Bei sehr schlechter Immunsituation kann der Herd auch in einen Bronchus einbrechen und von dort aus bronchogen die übrigen Lungenanteile (und Kontaktpersonen) infizieren. Dann entsteht eine kavernöse Tuberkulose (vgl. S.135).

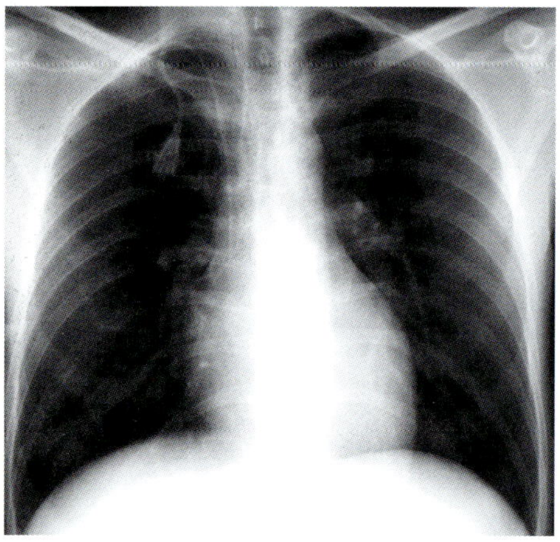
Abb. 132.1a

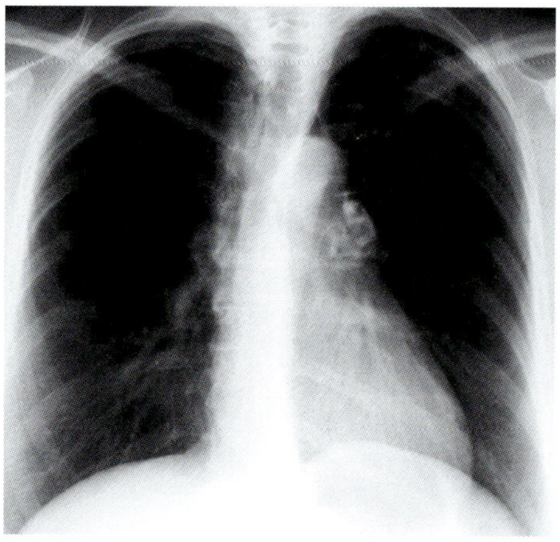
Abb. 132.2a

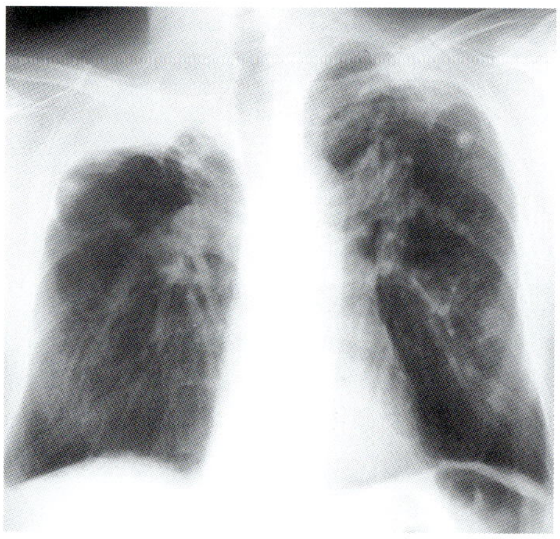
Abb. 132.3a

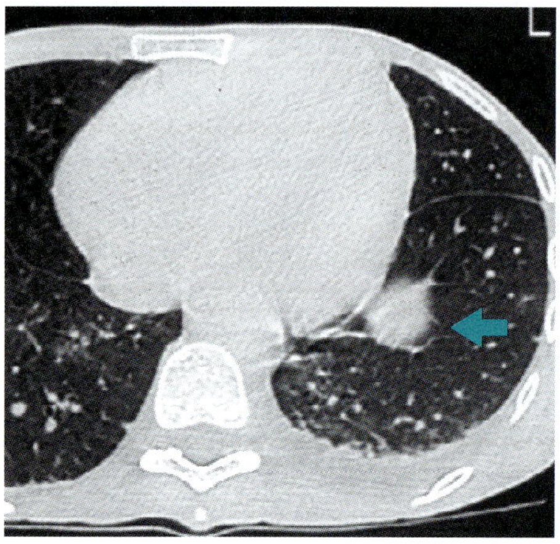
Abb. 132.1b

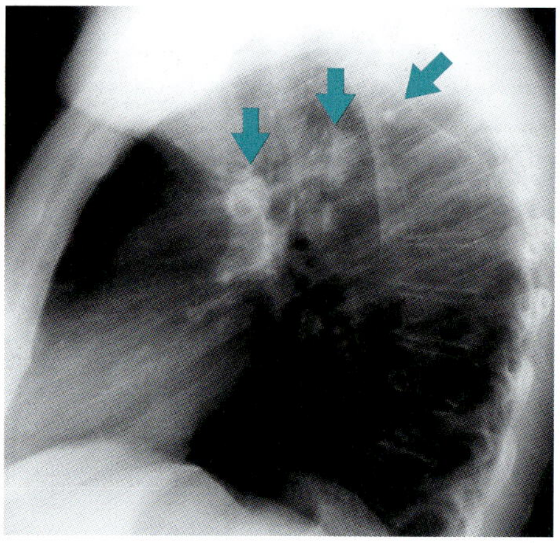
Abb. 132.2b

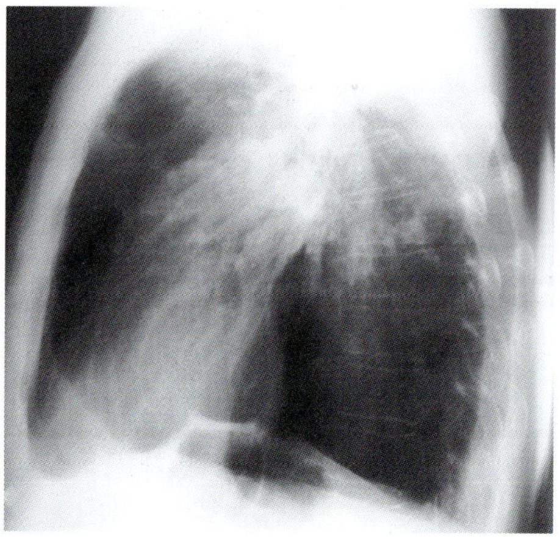
Abb. 132.3b

Im Organstadium kommen nebeneinander unscharf begrenzte, konfluierende Fleckschatten, kavernöse und narbige, fibrozirrhotische Veränderungen gleichzeitig vor, besonders in den Segmenten 1 (apikal), 2 (posterior) und 6 (superior) (Abb. 132.3). Zwei Hinweise zur DD: Typisch für die Tbc ist eine nur langsamere Veränderung, die i.d.R. mehrere Wochen benötigt – im Gegensatz zu schnelleren Änderungen des Erscheinungsbildes unspezifischer Pneumonien. Die Diagnose kann durch den Tuberkulin-Hauttest oder den Nachweis säurefester Stäbchen im Sputum, Magensaft oder Bronchialsekret (Bronchoskopie) erhärtet werden.

Besteht bei fleckförmigen Infiltraten gleichzeitig eine Eosinophilie im Blut, muss auch an einen Parasitenbefall mit Toxoplasmose, Amöben, oder Würmern (Askariden, Echinokokkus oder Schistosomen) gedacht werden, die dann zu einem eosinophilen Löffler-Infiltrat (Abb. 132.4) führen können.

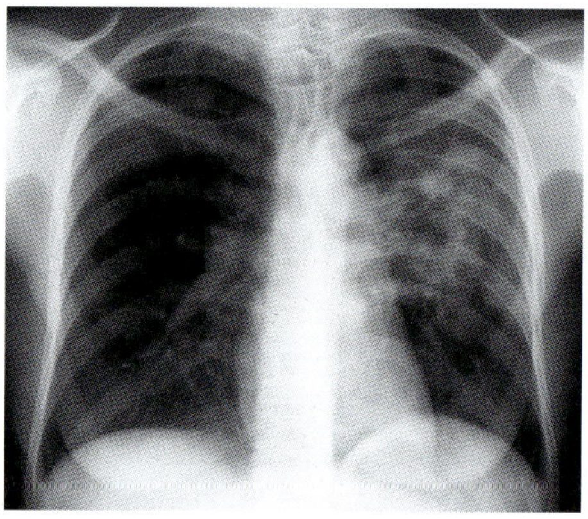
Abb. 132.4

DD Multipler Fleckschatten

Im Stadium der Generalisation dringen die Mykobakterien in die Blutbahn ein und werden in die übrigen Lungenanteile und auch in andere Organe gestreut. Pulmonal entwickelt sich eine miliare Tuberkulose mit zahlreichen, kleinen Fleckschatten, die eigentlich ein Summationsbild einzelner, kleinerer Herde darstellen **(Abb. 133.1)**. Auch eine Sarkoidose im Stadium II bildet zahlreiche kleinere Herde im pulmonalen Parenchym aus **(Abb. 133.2)**, die diesem Bild sehr ähneln können.

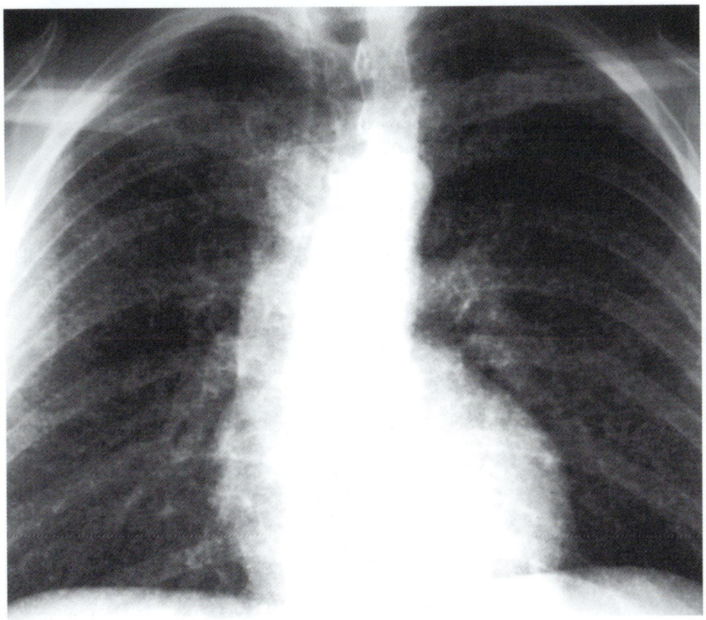

Abb. 133.1

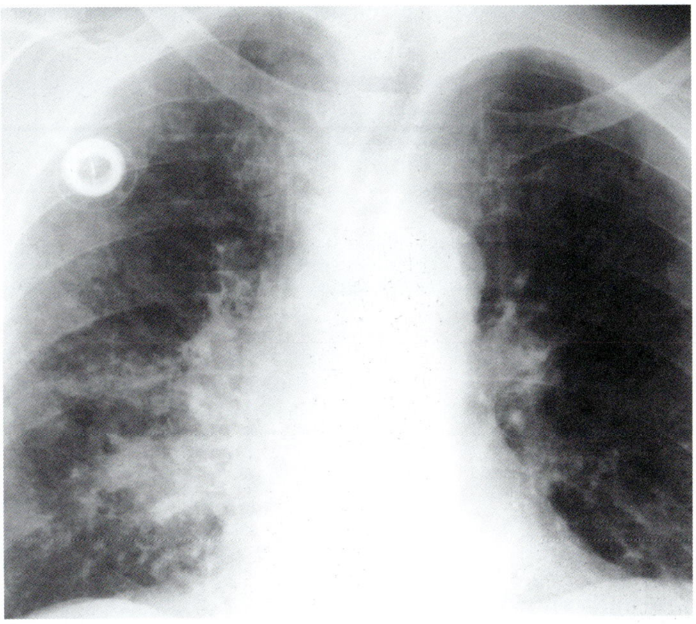

Abb. 133.2

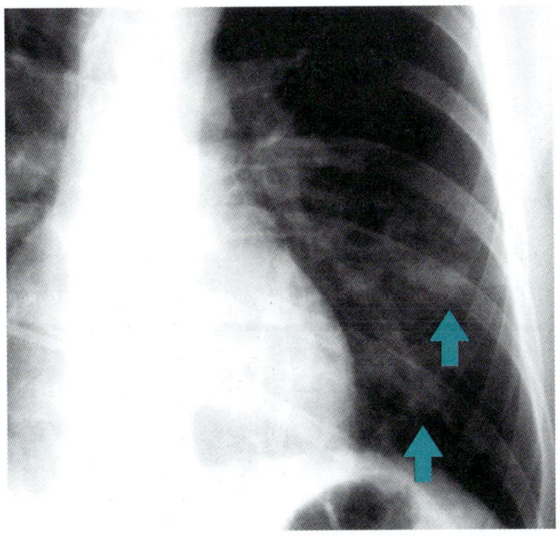

Abb. 133.3 a

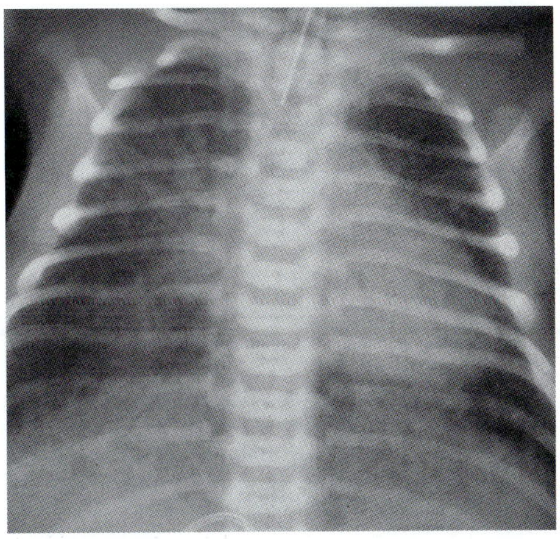

Abb. 133.4

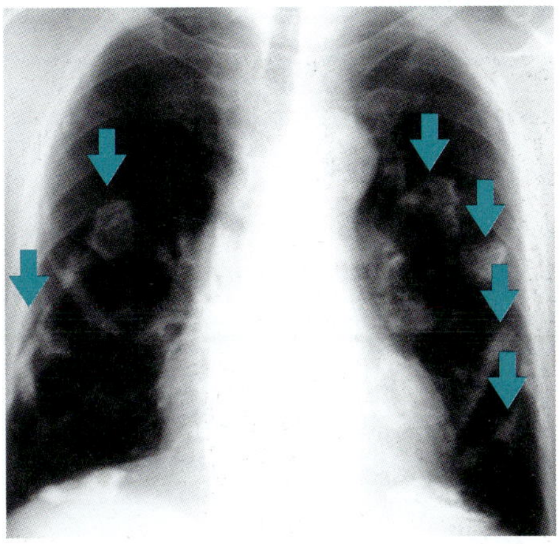

Abb. 133.5

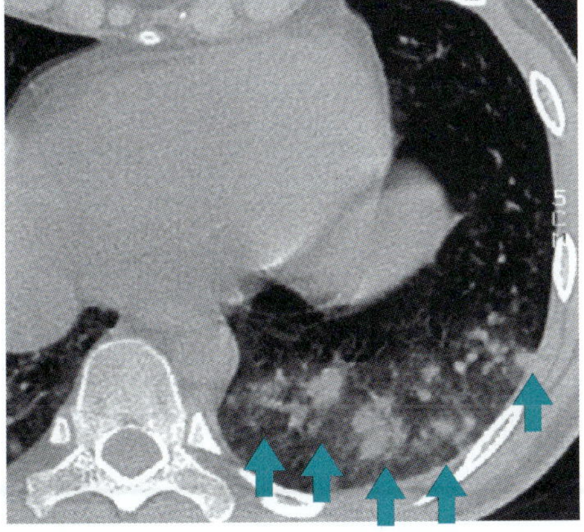

Abb. 133.3 b

Als weitere Ursachen kommen eine Pilzpneumonie **(Abb. 133.3)**, bei Neugeborenen eine Mekoniumaspiration **(Abb. 133.4)** und eine Pleuritis calcarea **(Abb. 133.5)** in Betracht, auch wenn im letzten Fall die Einzelherde in der Regel verkalkt und größer sind (↓) als bei den übrigen Möglichkeiten.

Die multiplen Herde einer Pilzpneumonie (↑) können in der CT-Aufnahme **(Abb. 133.3b)** oft wesentlich besser an Größe und Anzahl abschätzbar sein als in der konventionellen Röntgen-Thoraxaufnahme **(Abb. 133.3a)**. Die Entdeckung solcher Herde ist besonders bei Patienten unter Immunsuppression oder Chemotherapie essentiell, da in diesen Fällen rechtzeitig eine entsprechende Therapieänderung erfolgen muss: Entscheidend für die Abgrenzung frischer Infiltrate gegenüber älteren Narben ist dann in der CT der Nachweis einer perifokalen, milchglasartigen Trübung wie in **Abb. 133.3b** [7.3].

Morbus Wegener

Die Wegener-Granulomatose beruht auf einer Vaskulitis der kleineren Gefäße, die vor allem kleinere Nieren- und Lungengefäße, aber auch die oberen Atemwege betrifft (Sinusitis, ulzerierende Rhinitis, Otitis media, selten subglottische Trachealstenose). Pulmonal entstehen multiple Rundherdinfiltrate **(Abb. 134.1)** und milchglasartige Eintrübungen (↘ ↙) in der CT **(Abb. 134.2)** bis hin zu einschmelzenden Herden (⬇) mit Spiegelbildung (➡) in fortgeschrittenen Stadien **(Abb. 135.1)**.

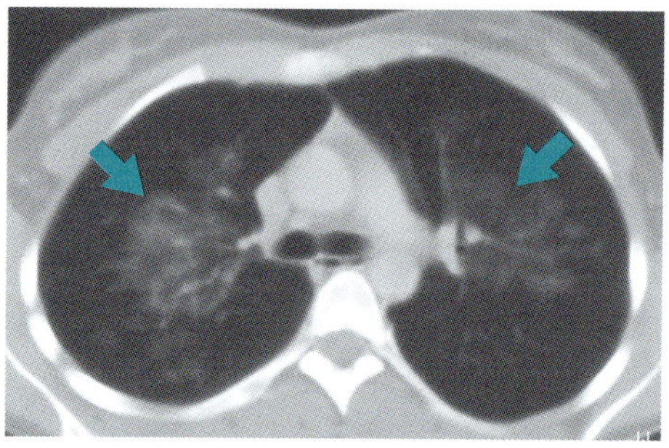

Abb. 134.2

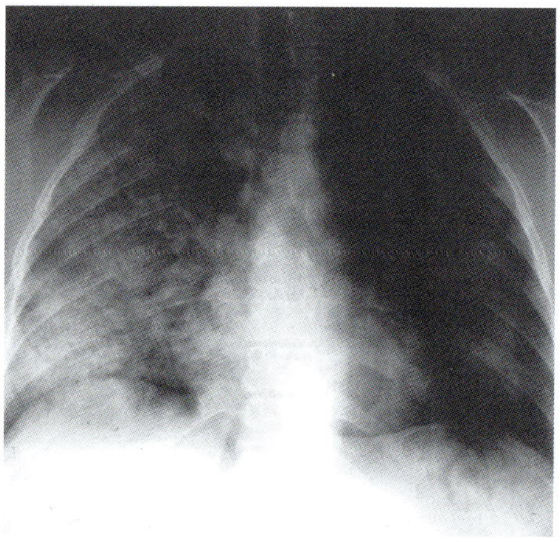

Abb. 134.1a

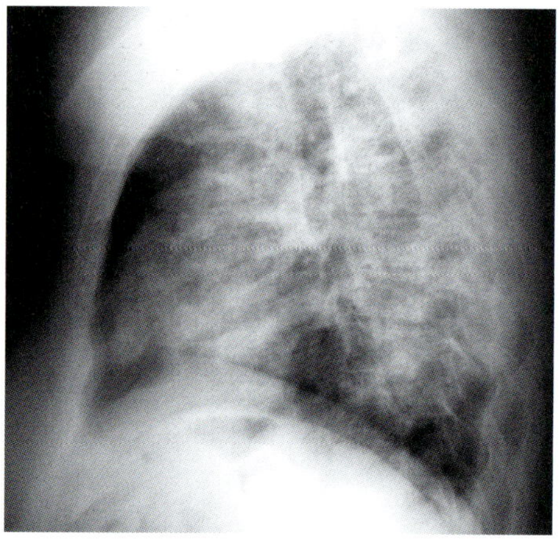

Abb. 134.1b

Häufige Primärtumoren bei Lungenmetastasen [7.4]

Mamma-Ca	~20%
Nieren-Ca HNO-Tumoren Kolorektale Ca	jew. ~10%
Uterus, Ovar, Prostata Pankreas, Magen	jew. ~5%

Tab. 134.3

Multiple Metastasen

Miliare Metastasen entstehen meistens durch hämatogene Metastasierung in Form multipler, kleiner Metastasen, die besonders häufig bei Primärtumoren der Mamma, Schilddrüse und der Lunge entstehen. Die allgemeine Häufigkeitsverteilung von Primärtumoren gibt die **Tab. 134.3** wieder. Dabei können die Einzelherde so klein sein, dass sie dem konventionell radiologischen Nachweis entgehen **(Abb. 134.4a)**, während die CT zuverlässig bereits kleinere Metastasen **(63)** aufdeckt **(Abb. 134.4b)**. Eine unterschiedliche Größe der Metastasen kann auf mehrere, zeitlich versetzte Metastasierungsschübe hinweisen, wie in **Abb. 134.5** bei einem Patienten mit Rektum-Ca.

Grobnoduläre Metastasen sind eher typisch für das nephrozelluläre Karzinom **(Abb. 134.6)**, Seminome und Sarkome. Allgemein ist die Bildmorphologie pulmonaler Metastasen jedoch sehr vielfältig und muss gegenüber der Sarkoidose II.° (vgl. **Abb. 133.2**), der miliaren Tbc (vgl. **Abb. 133.1**), der Silikose und der Histiocytosis X abgegrenzt werden.

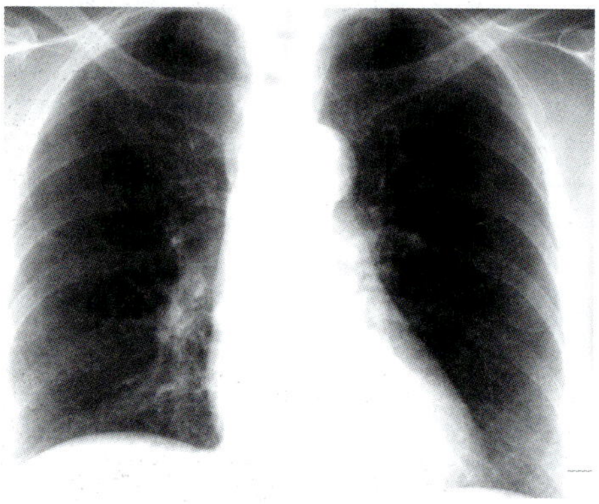

Abb. 134.4a

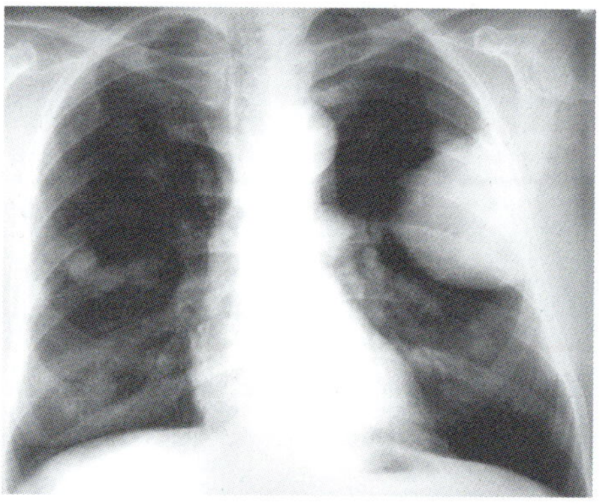

Abb. 134.5a

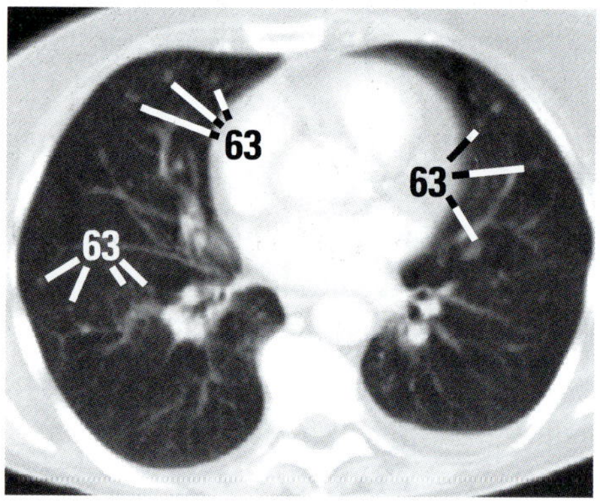

Abb. 134.4b

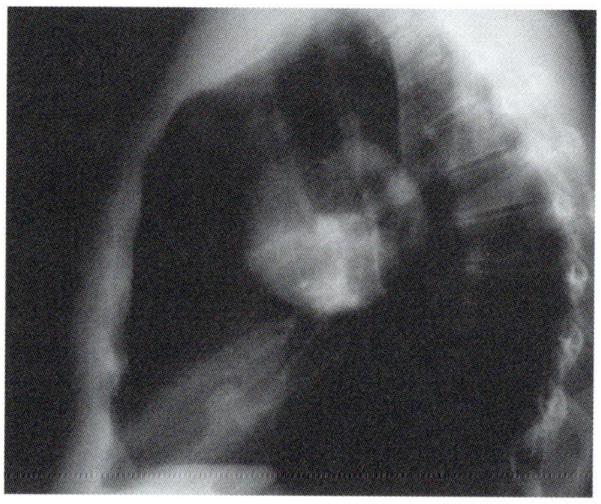

Abb. 134.5b

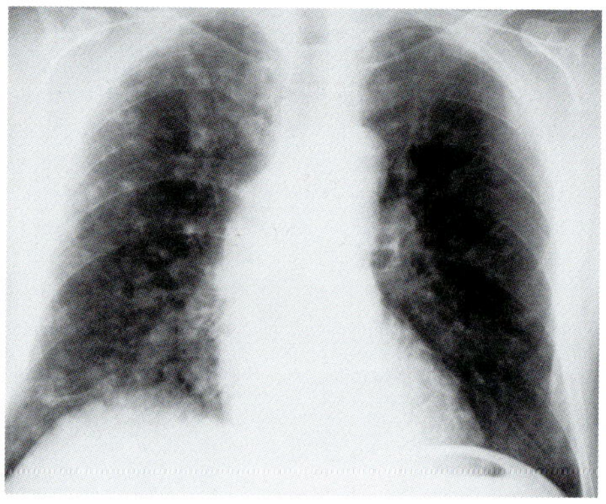

Abb. 134.6

DD Ringschatten / Kavernen

Bronchiektasen (↘) können auch zystisch imponieren und bei multiplem Vorkommen dem Bild einer sog. „Honigwabenlunge" ähneln **(Abb. 135.2)**. Typisch für Abszesshöhlen ist die unscharfe Außenkontur des hellen, verdichteten Abszesswalls im Sinne einer entzündlichen Infiltration der Umgebung während die Grenze nach innen durch die Abszessmembran eher scharf berandet ist: Im Beispiel der **Abb. 135.3** lagen rechtsseitig multiple Abszesshöhlen (↙) mit einzelnen Spiegelbildungen (→) bei einem HIV-Infizierten vor.

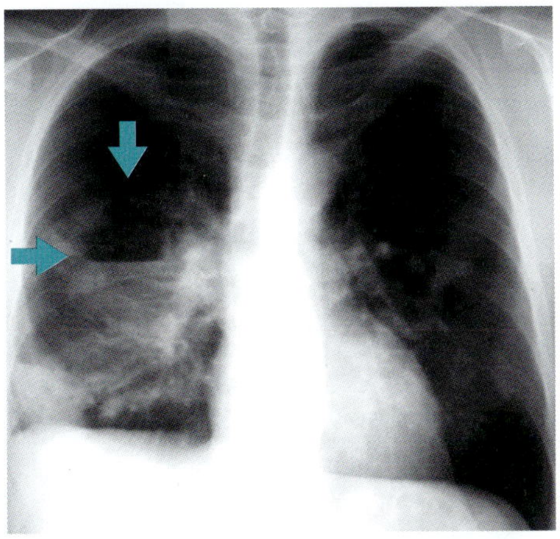

Abb. 135.1

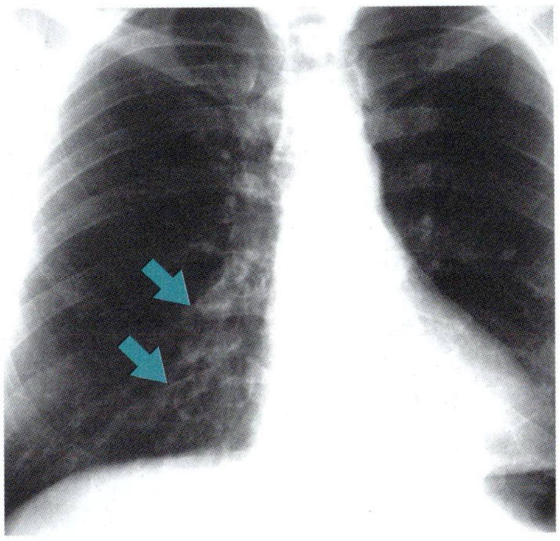

Abb. 135.2 a

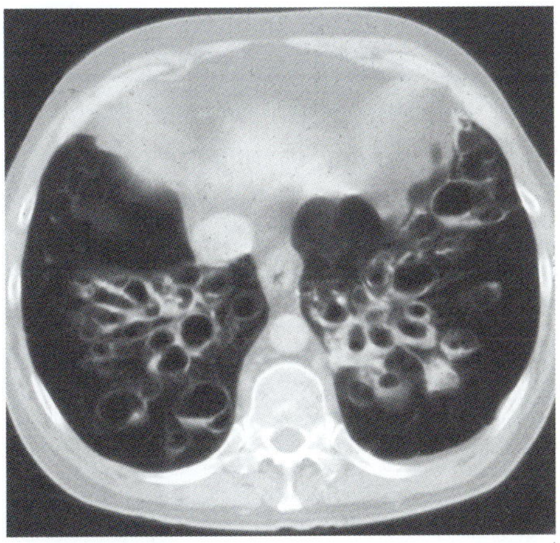

Abb. 135.2 b

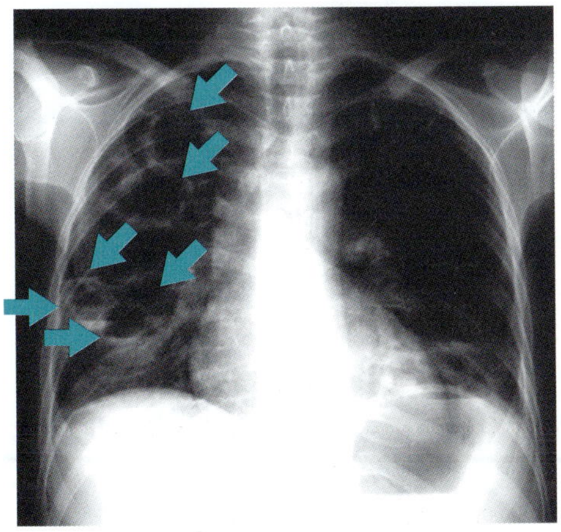

Abb. 135.3

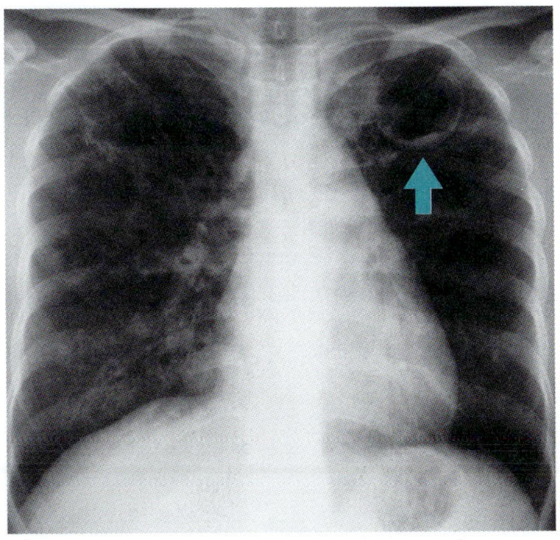

Abb. 135.4

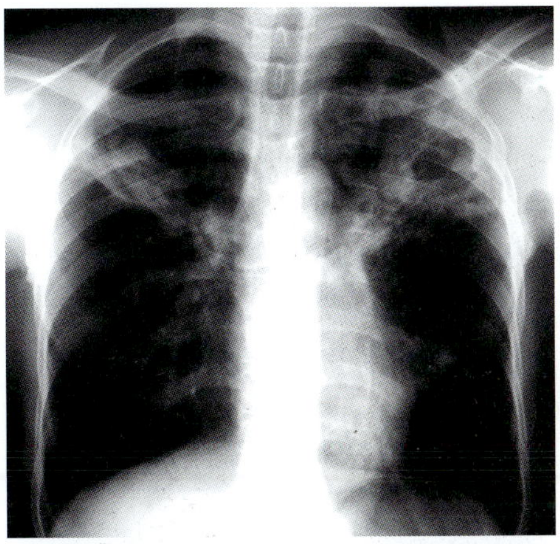

Abb. 135.5 a

Im Gegensatz zu Abszessen zeigen tuberkulöse Kaverenen oft relativ glatte Innen- und Außenkonturen. Die Bildmorphologie ist vielfältig und reicht von klar abgegrenzten Ringschatten im abgeheilten Spätstadium (↑ in **Abb. 135.4**) bis hin zu stärker kontrastierten Kavernen innerhalb größerer, konfluierender Fleckschatten wie in **Abb. 135.5a** im Akutstadium.

Im korrespondierenden CT **(Abb. 135.5b)** ist die solide, hyperdense Gewebeinfiltration im Akutstadium gut erkennbar, die zu einer entsprechenden Dichteanhebung führt. Typisch für Tbc-Kavernen **(64)** ist vor allem die Lokalisation in den Oberfeldern, die stets an eine Tuberkulose denken lässt.

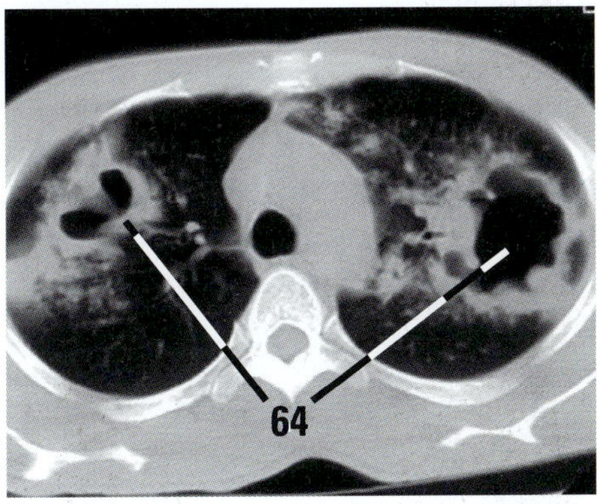

Abb. 135.5 b

Besonders bei Patienten aus mediterranen Gebieten umfasst die DD auch Echinokokkuszysten und Amöbenabszesse. Letztere gehen mit einer Eosinophilie im Blut einher. In Verdachtsfall lohnt sich eine sonographische oder CT-Untersuchung der Leber und Milz, um dortige Manifestationen aufzudecken. Verläuft eine Abzedierung trotz breiter i.v.-Antibiotikatherapie progredient, liegt bei immungeschwächten Patienten der Verdacht auf einen mykotischen Abszess (vgl. S.133) nahe.

Aspergillose

Diese Pilzfamilie gehört zu den opportunistischen Erregern, die besonders sekundär immungeschwächte Patienten betrifft. Eine primäre Infektion kommt lediglich bei massiver Inhalation von Pilzsporen bei der Getreide- oder Heuernte vor. Die häufigste Manifestationsform des Aspergillus fumigatus ist die Ausbildung eines Fungusballs (Aspergillom) in einer präformierten Höhle einer Bronchiektase oder Kaverne: Die Pilzformation (→) wird dabei in der Regel von einem sichelförmigen Luftspalt (↙ ↖) umgeben **(Abb. 136.1)** und ändert nach Umlagerung des Patienten ihre Position. Bei abwehrgeschwächten Patienten kann jedoch auch eine invasive pulmonale Aspergillose entstehen, die zu einer aktuen Pneumonie mit Abzessen (↓) und Spiegelbildung (←) führen kann **(Abb. 136.2)**.

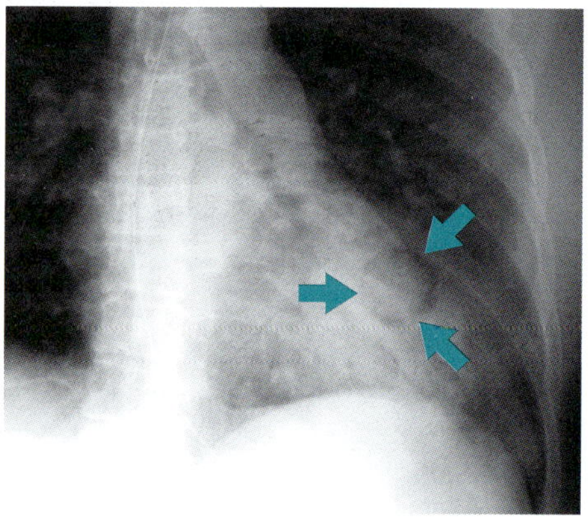

Abb. 136.1

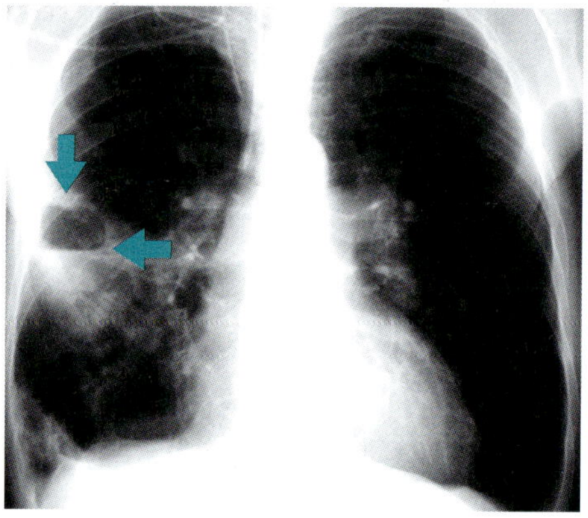

Abb. 136.2 a

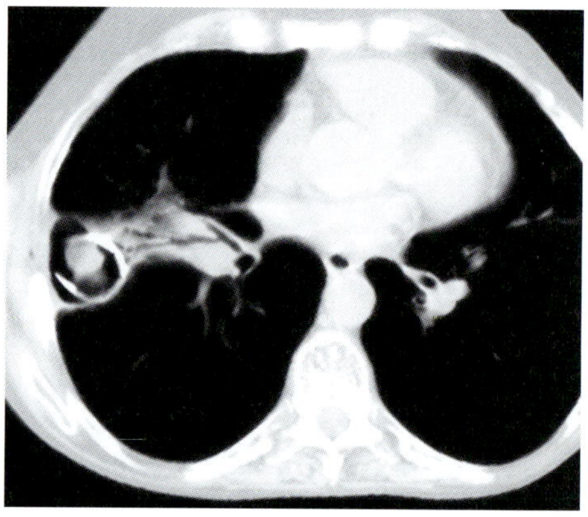

Abb. 136.2 b

Tumornekrose bei BC

In fortgeschrittenen Tumorstadien des Bronchialkarzinoms können bei schnellem Tumorwachstum zentrale Tumornekrosen entstehen. Wird dann eine Bronchuswand arrodiert, breitet sich der Tumor nicht nur bronchogen auf die übrigen Lungeanteile aus, sondern es können auch Anteile der zentralen Tumornekrose (↑) ausgehustet werden **(Abb. 136.3a)**. Es resultiert eine Nekrosehöhle **(64)**, die leicht mit einer Abszesshöhle verwechselt werden könnte. Nach bronchoskopischer Absaugung **(Abb. 136.3b)** erkennt man hier eine Höhenreduktion der zentralen Spiegelbildung in der Einschmelzungshöhle.

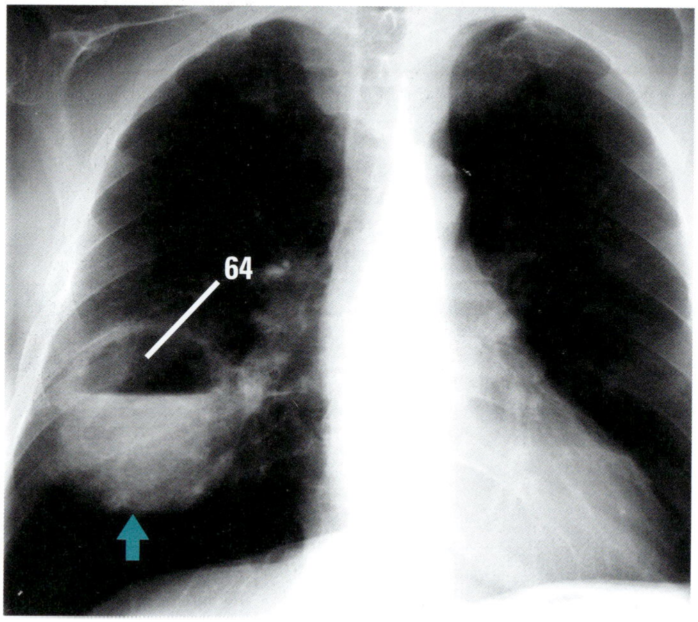

Abb. 136.3 a

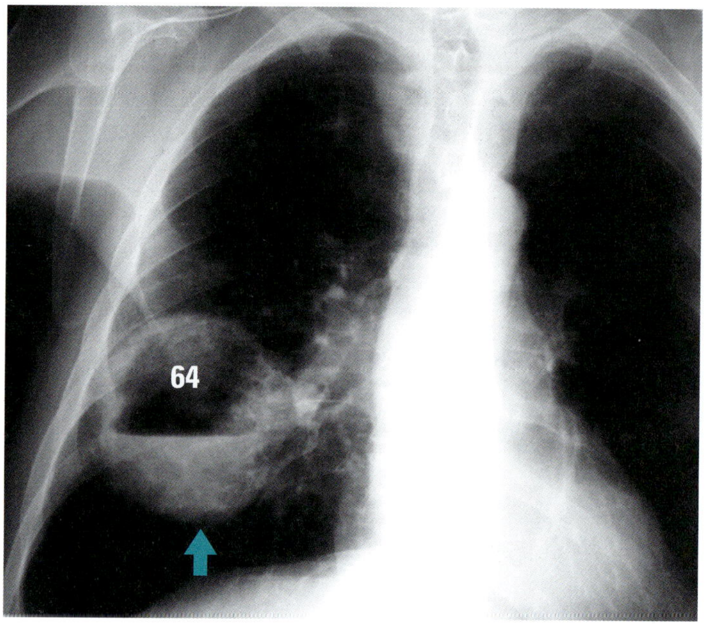

Abb. 136.3 b

36 Ein älterer Herr mit eingeschränkter Beweglichkeit und Schmerzen im Schulter- und oberen Thoraxbereich. Was fällt Ihnen auf und wie lautet Ihre Verdachtsdiagnose zur **Abb. 137.1**?

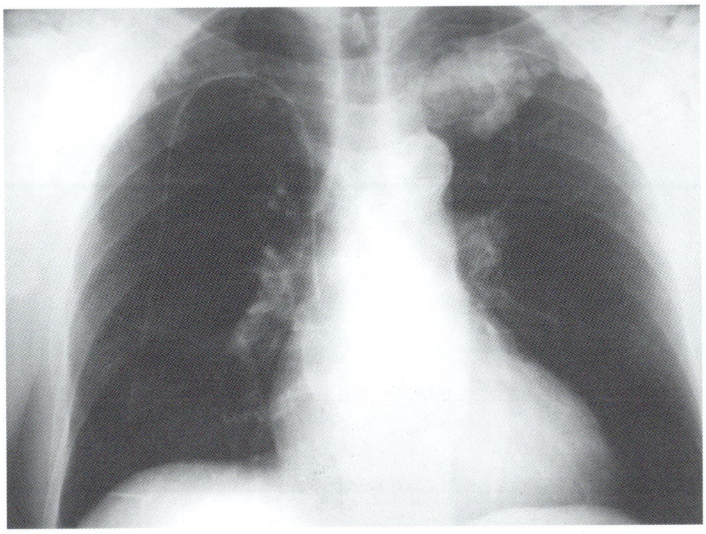

Abb. 137.1

Beschreibung:

DD:

V.a.:

37 Aus einem Kriegsgebiet wird Ihnen in schlechtem AZ ein abgemagertes Kleinkind mit Luftnot gebracht (**Abb. 137.2**). Woran denken Sie?

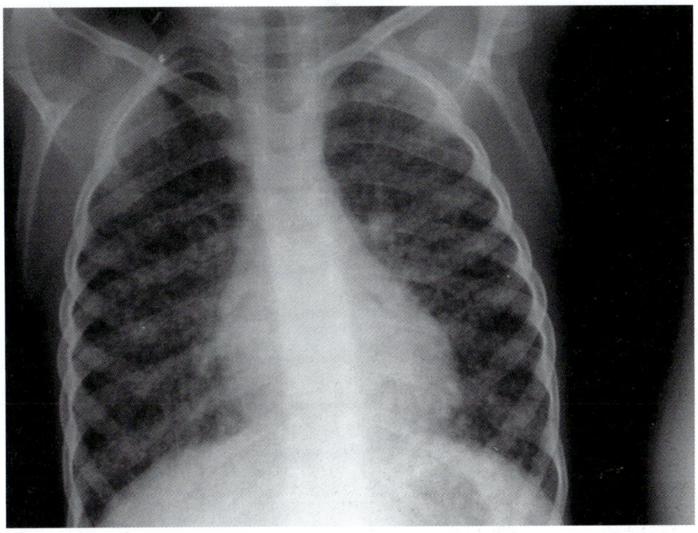

Abb. 137.2

Beschreibung:

DD:

V.a.:

38 Ein Mitte 60-jähriger Patient auf einer kardiologischen Station mit Luftnot (**Abb. 137.3**). Notieren Sie bitte **alle** ihre Beobachtungen und ordnen Sie diese einer Verdachtsdiagnose zu:

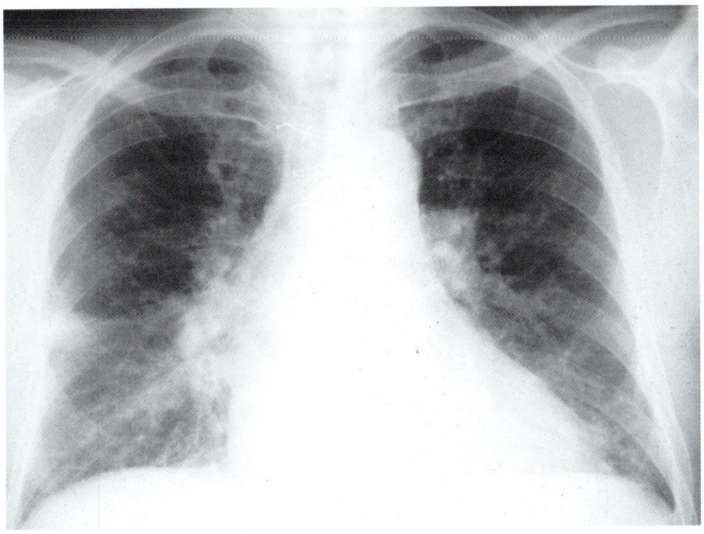

Abb. 137.3

Beschreibung:

DD:

V.a.:

39 Eine Diabetikerin Ende 50 mit chronischer Bronchitis und Dysurie klagt über Fieber und Abgeschlagenheit. In welchem Segment liegt die Veränderung und wofür halten Sie sie (**Abb. 137.4**)?

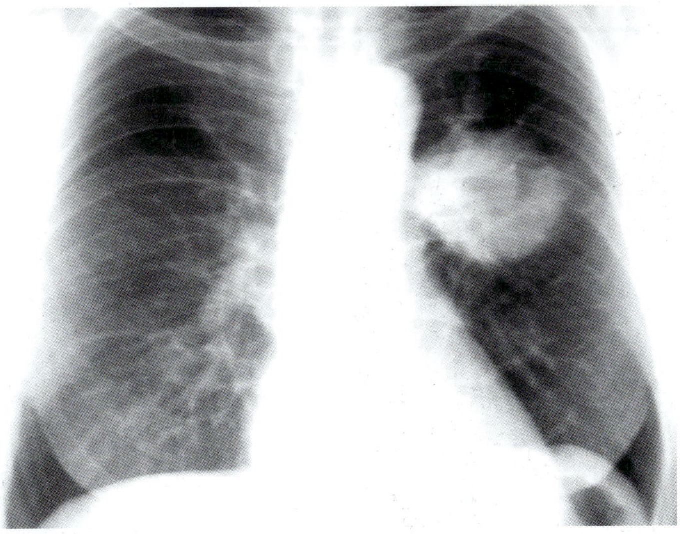

Abb. 137.4

Beschreibung:

DD:

V.a.:

40 Stellen Sie sich vor, der Zoll bringt Ihnen einen hustenden Patienten, der als illegaler Einwanderer aus Osteuropa, der im Rahmen seines Asylprozesses inhaftiert werden soll. Haben Sie irgendwelche Bedenken **(Abb. 138.1)**? Schauen Sie genau hin!

41 Eine etwa 40-jährige Frau, die neben einigen Atembeschwerden auch über ein Erythema nodosum klagt. Welche Vermutung haben Sie **(Abb. 138.2)**?

42 Ein homosexueller Patient mit fast schon kachektischem AZ. Beschreiben Sie bitte die Veränderungen in der **Abb. 138.3**:

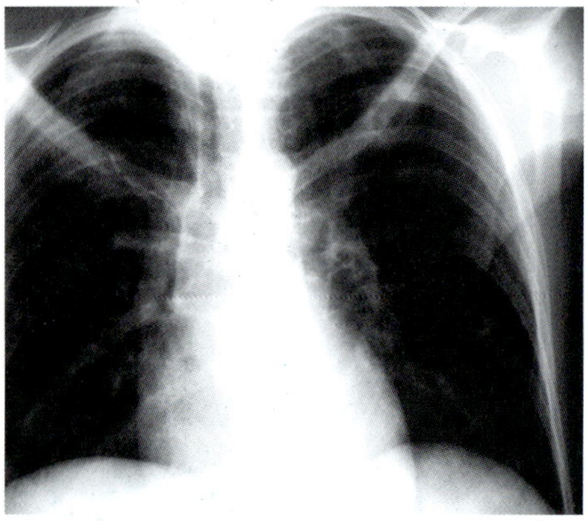

Abb. 138.1

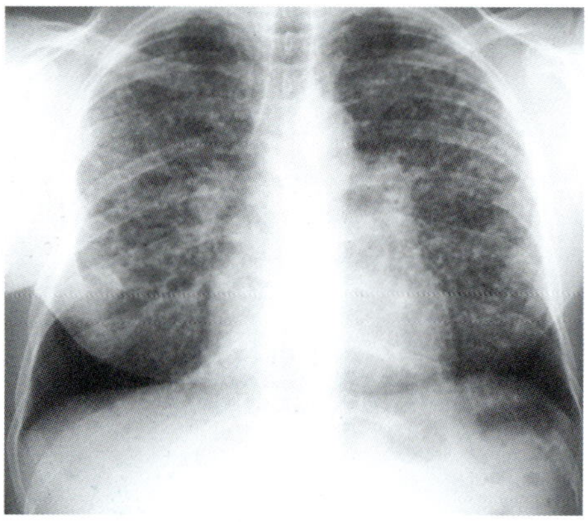

Abb. 138.2

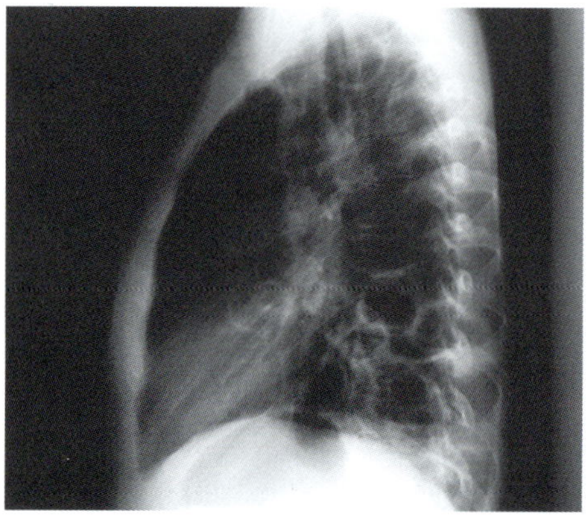

Abb. 138.3

43 Dieser Fall eines älteren Patienten aus der Ukraine liefert zahlreiche Veränderungen **(Abb. 138.4)**. Achten Sie bei der Interpretation auf deren Lokalisation!

44 Eine ältere Dame mit ungewolltem Gewichtsverlust und Leistungsknick **(Abb. 138.5)**. Bei der Untersuchung fällt ein Horner-Syndrom auf. Wie lautet Ihr Befund?

45 Wieder so ein Fall, in dem Sie die anamnestischen Angaben im Stich lassen („Verlaufskontrolle", aber keine Voraufnahmen einsehbar). Insofern fehlen sämtliche Hilfestellungen, pardon **(Abb. 138.6)**.

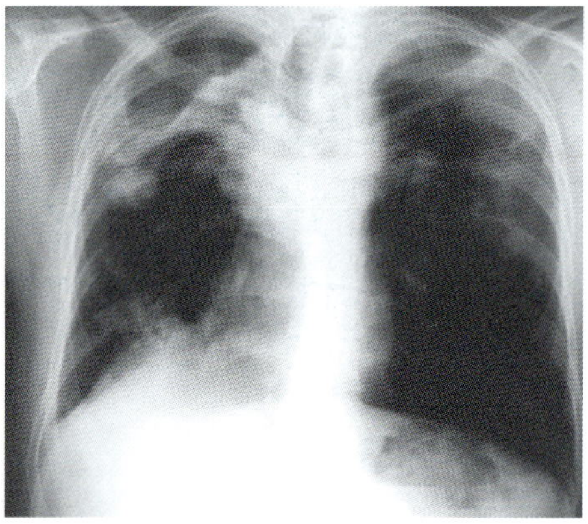

Abb. 138.4

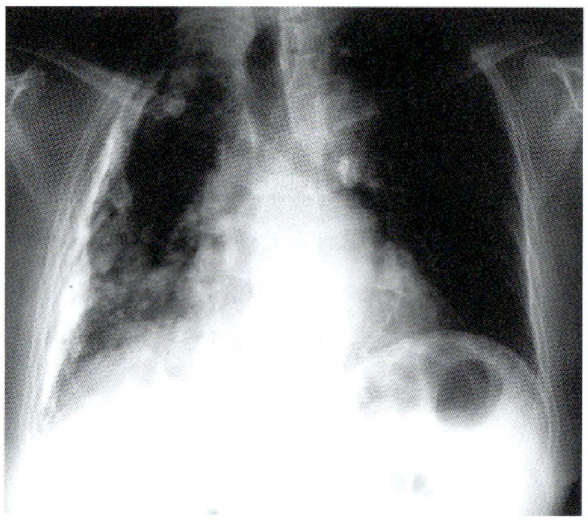

Abb. 138.5

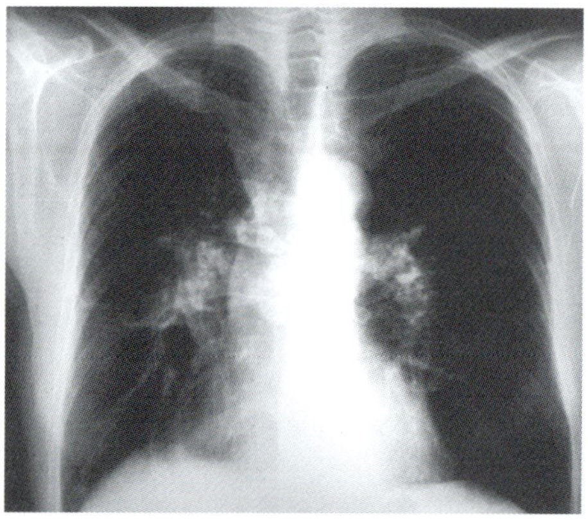

Abb. 138.6

Wenn damit Ihr detektivischer Ehrgeiz noch nicht gestillt ist, finden Sie weitere Quizvideos auf der beiliegenden CD.

Matthias Hofer

Streifig-retikuläre Veränderungen

Lernziele dieses Kapitels:

Dieses Kapitel wird u.a. einige Erkrankungen der vorangegangenen Kapitel wieder aufgreifen, die nicht nur flächige oder fokale, sondern auch streifige bzw. retikuläre (netzförmige) Veränderungen der Lungentransparenz hervorrufen können. Nach der Lektüre dieses Kapitels sollen Sie anschließend in der Lage sein,

- Normvarianten korrekt zu identifizieren, die zu linien- oder streifenförmigen Veränderungen des Lungengerüstes führen,
- normale linien- oder streifenförmige Transparenzminderungen von echten pathologischen Veränderungen zu unterscheiden,
- pulmonal-venöse Stauungszeichen von entzündlichen Veränderungen abzugrenzen,
- eine beginnende pulmonal-venöse Stauung von einem alveolären Lungenödem zu differenzieren,
- die typischen Zeichen verschiedener Pneumonieformen zu beschreiben,
- ein interstitielles Infiltrationsmuster der Lunge zu erkennen,
- typische Erscheinungsformen und häufige Primärtumoren einer Lymphangiosis carcinomatosa zu beschreiben.

Varianten

Die häufigste linienförmige Variante, der Sie in p.a.-Aufnahmen rechts apikal begegnen werden, ist die dünne Linie einer Pleuraduplikatur (➡), die durch einen atypischen Verlauf der Vena azygos-Einmündung in die VCS (vgl. S.127) hervorgerufen wird **(Abb. 140.1)** und im othograd getroffenen Gefäßbogen (↗) der V. azygos **(15)** endet. Deutlich seltener treten partielle Fehlmündungen einzelner Lungenvenen in die V. azygos oder z.B. in die V.cava inferior, Lebervenen oder sogar die V. portae auf: Die **Abb. 140.2a** zeigt eine Fehlmündung der rechten Unterlappenvene (↘ ↖) in die VCI, in **Abb. 140.2b** ist eine Mündungsvariante (⬆) in das hepatische Venensystem mit einer konsekutiven Unschärfe der rechten Zwerchfellkuppel erkennbar.

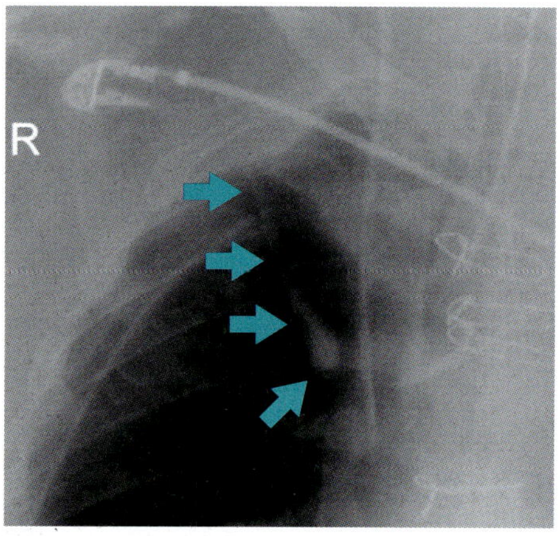

Abb. 140.1a

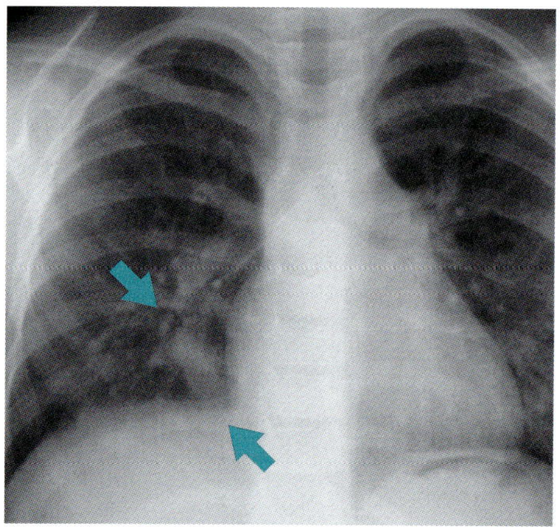

Abb. 140.2a

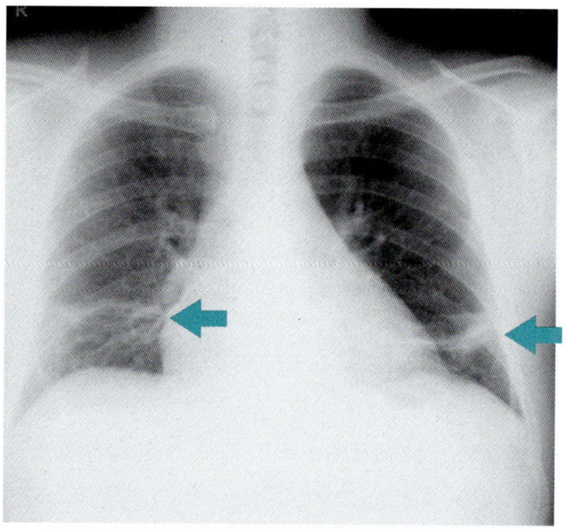

Abb. 140.3

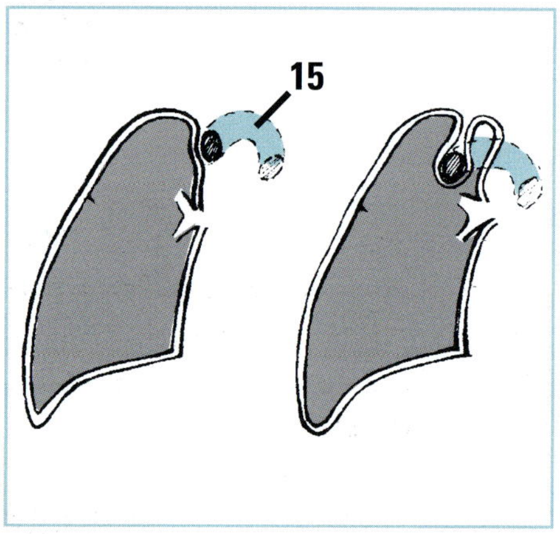

Abb. 140.1b

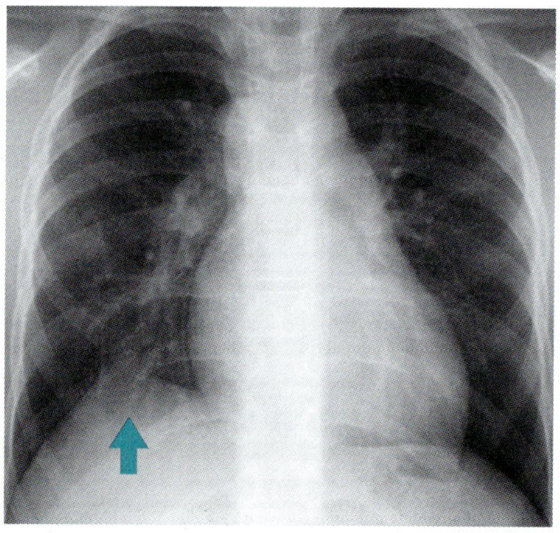

Abb. 140.2b

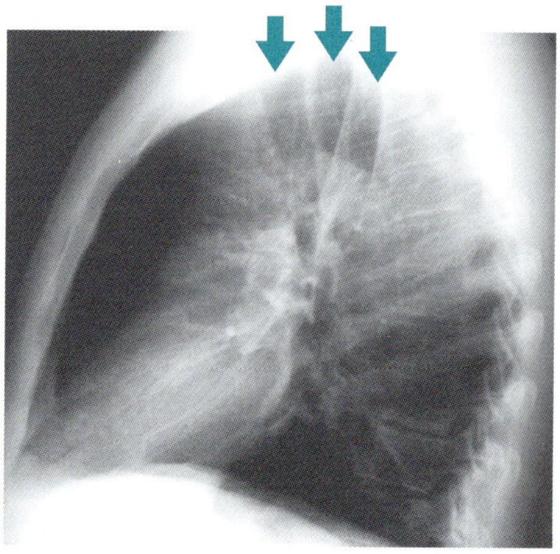

Abb. 140.4

Bei postoperativen Aufnahmen oder Intensivpatienten sind relativ häufig horizontal verlaufende, streifige Mindertransparenzen (⬅) zu beobachten: Es handelt sich um sogenannte Plattenatelektasen in den Unterfeldern, die oft schmerzbedingt auf einer mangelnden Atemtätigkeit beruhen **(Abb. 140.3)** und sich nach entsprechender Atemgymnastik oder Beatmung mit **PEEP** (**P**ositiver **e**nd**e**xspiratorischer Beatmungsdruck = **P**ressure) wieder zurückbilden.

Quiz – Testen Sie sich selbst!

46 In der Seitaufnahme der **Abb. 140.4** müssten Ihnen drei Aufhellungsbänder (⬇) anstelle eines (trachealen) Aufhellungsbandes auffallen, die von kranial nach kaudal verlaufen. Was könnte die Ursache dafür sein? Die Auflösung finden Sie am Ende des Buches.

47 Wissen Sie noch, wodurch Sie eine ebenfalls kraniokaudal verlaufende Grenzlinie eines Mantelpneumothorax von der Margo medialis der Scapula unterscheiden können und

48 wodurch gelegentlich ein horizontaler Begleitschatten der Clavicula hervorgerufen wird? Falls nicht, schauen Sie bitte noch einmal auf Seite 52 und 120 oder am Ende des Buches nach.

Lungenstauung und Lungenödem

Bei einer Behinderung des pulmonalvenösen Abflusses, z.B. im Rahmen einer Linksherzinsuffizienz oder bei Mitralklappenfehlern, resultiert ein Rückstau in die Lungenvenen mit entsprechender Druckerhöhung. Diese führt an den Kapillaren zu einer vermehrten Transsudation von Flüssigkeit zunächst in das Interstitium und später auch in die Alveolen.

Die interstitielle Stauungskomponente ist in den basalen Lungenabschnitten häufig stärker ausgeprägt **(Abb. 141.1)** und führt in den UF zu einer streifig-retikulären Dichtanhebung des Lungengerüstes mit entsprechender Unschärfe der Gefäße, Herzränder und Zwerchfellkuppeln. Ein wichtiger Hinweis auf die kardiale Genese der Verschattungen sind eine gleichzeitig bestehende Cardiomegalie (←→), eine Dilatation des linken Vorhofes (→) im Seitbild **(Abb. 141.2b)** und pleurale Ergüsse (↑) wie in **Abb. 141.2a** und **141.3**.

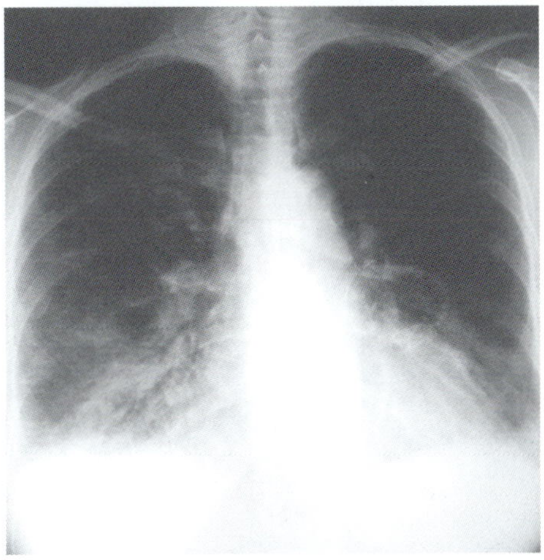

Abb. 141.1

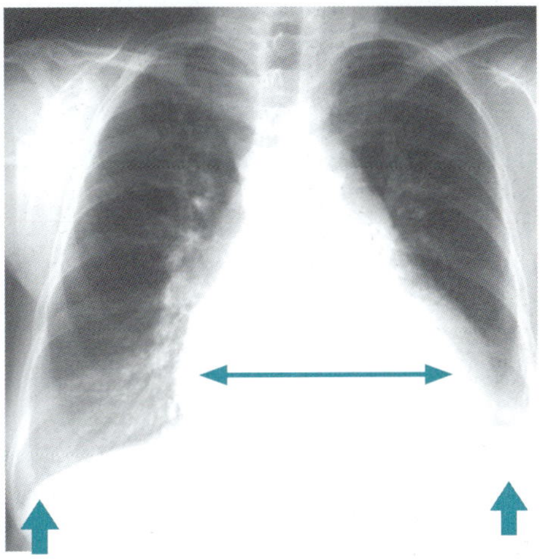

Abb. 141.2a

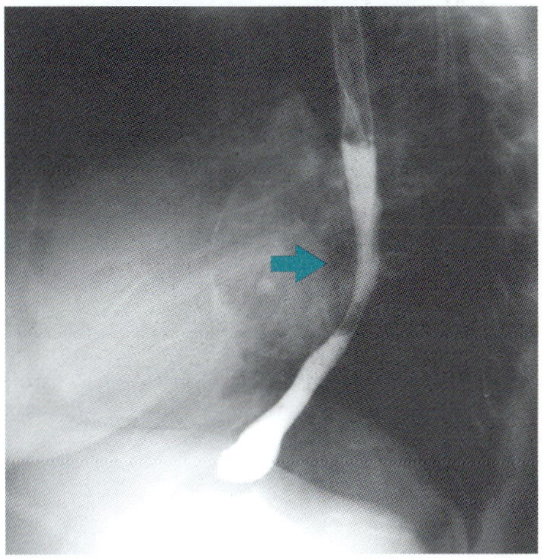

Abb. 141.2b

Das interstitielle Ödem behindert besonders basal den Gasaustausch und führt mitunter über den Euler-Liljestrand-Reflex (vgl. S.29) auch bei stehenden Patienten zu einer Kaliberzunahme der oberen und apikalen Lungengefäße **(Abb. 141.3)** im Sinne einer basoapikalen Umverteilung bzw. „Kranialisation" der Perfusion (vgl. S.25). In der CT **(Abb. 141.3b)** ist für das interstitielle Ödem eine milchglasartige Trübung des Lungenparenchyms mit Aussparung einer schmalen Randzone in der Peripherie typisch (vgl. S.21). Beachten Sie wieder die pleuralen Ergüsse (↑).

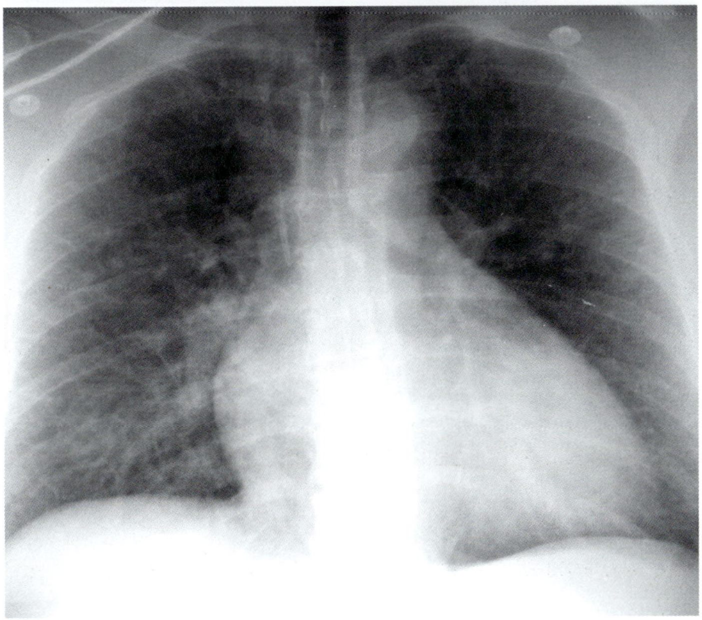

Abb. 141.3a

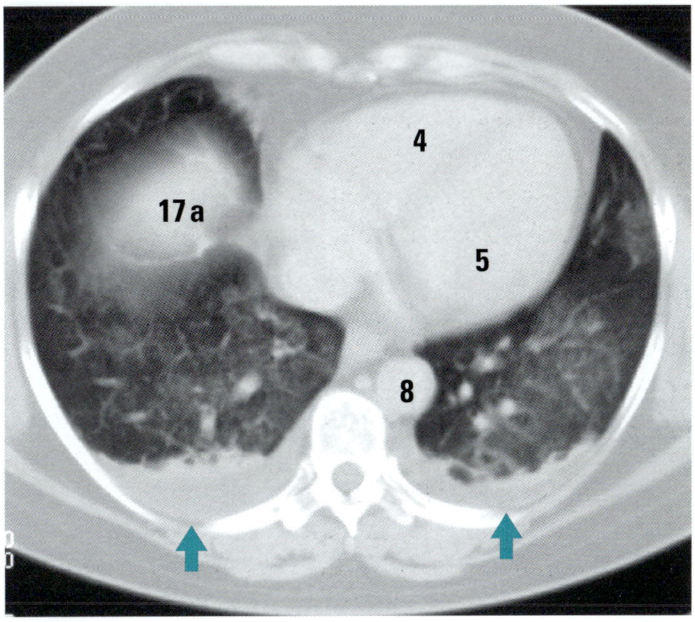

Abb. 141.3b

Ein stauungsbedingtes, interstitielles Ödem muss jedoch nicht immer die basalen Lungenabschnitte stärker betreffen als die Oberfelder:
Wenn eine streifig-retikuläre Verdichtungszone schmetterlingsförmig besonders den Lungenkern betrifft (vgl. S.10) und mit einer Cardiomegalie und Pleuraergüssen kombiniert ist **(Abb. 142.1a)**, ist eine entzündliche Infiltration als Ursache der Transparenzminderung eher unwahrscheinlich: Die **Abb. 142.1b** zeigt eine vollständige Rückbildung nach Diuretikagabe und kardialer Rekompensation.
Gelegentlich kann der Begleiterguss so stark ausgeprägt sein, dass die typische Schmetterlingsform kaschiert wird und nicht gleich auf den ersten Blick erkennbar ist **(Abb. 142.2)**.

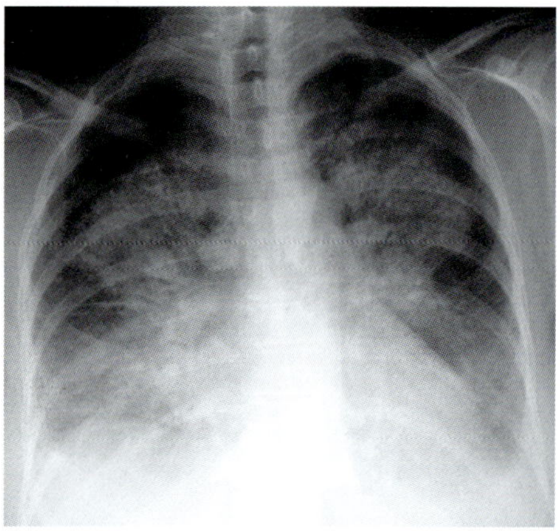

Abb. 142.1 a

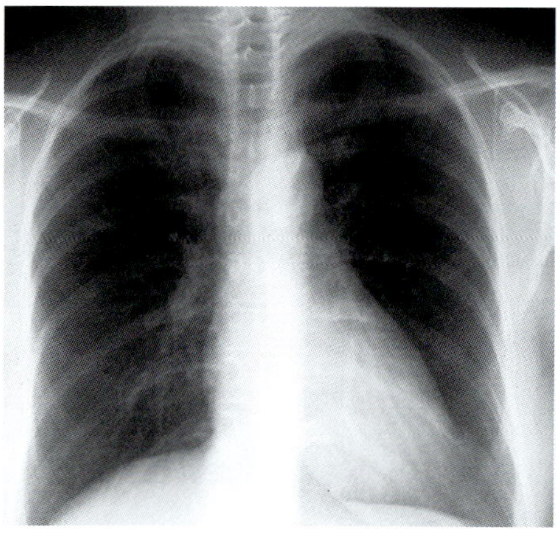

Abb. 142.1 b

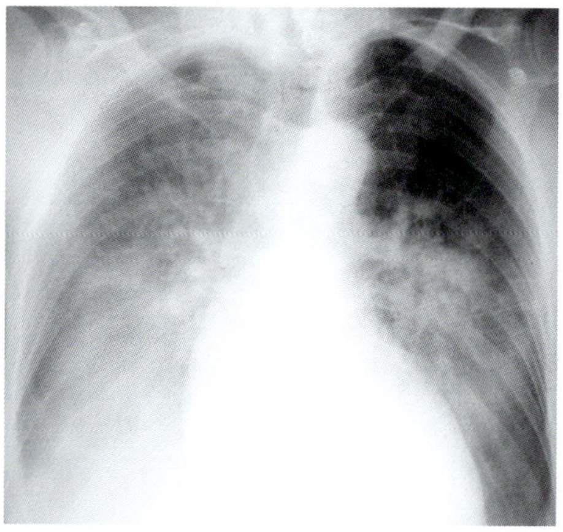

Abb. 142.2

Stauung bei Lungenemphysem

Eine besondere Herausforderung stellt die Erkennung einer pulmonalen Stauung bei Patienten dar, deren Lungengerüst z.B. im Rahmen eines Lungenemphysems (vgl. S.118) rarifiziert ist: In der **Abb. 142.3a** muss man schon genau hinsehen, um die betonten pulmonalen Gefäßkaliber (↖) und die zarten Kerley-B-Linien (→) nicht zu übersehen. Erst die Verlaufskontrolle nach einigen Tagen **(Abb. 142.3b)** offenbart die vorherige Lungenstauung – auch die diskreten Pleuraergüsse (↑) haben sich vollständig zurückgebildet. In Zweifelsfällen hilft Ihnen die **Tab. 143.3** weiter.

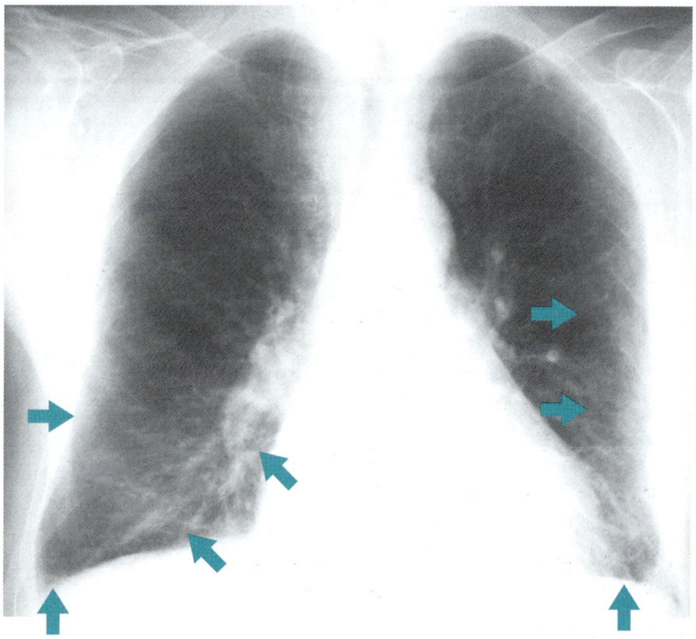

Abb. 142.3 a

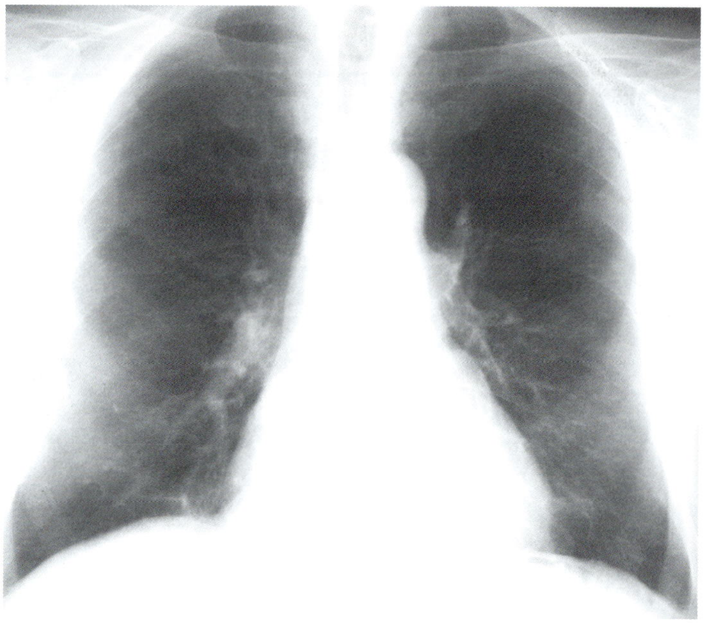

Abb. 142.3 b

Typisch für stauungsbedingte streifig-retikuläre Verschattungen ist nicht nur die Kombination mit pleuralen Ergüssen und einer Cardiomegalie **(Tab. 143.3)**, sondern auch die kurzfristige Änderung des Befundes innerhalb eines Tages oder sogar weniger Stunden: Die **Abb. 143.1** zeigt einen Patienten nach kardialer Bypassoperation, der zunächst zwar eine Kardiomegalie, aber keine wesentliche Stauungskomponente aufwies **(Abb. 143.1a)**. Am Folgetag kam es im Rahmen einer Linksherzinsuffizienz zu einer pulmonalen Flüssigkeitseinlagerung **(Abb. 143.1b)** mit zahlreichen Kerley-B-Linien (➔), die kurze Zeit später wieder ausgeschwemmt werden konnte **(Abb. 143.1c)**.

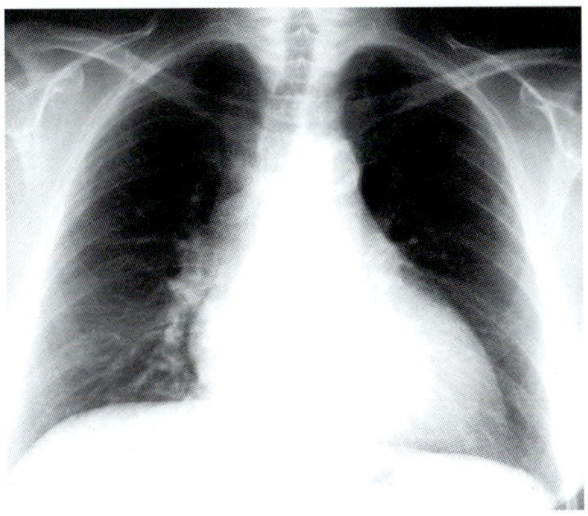

Abb. 143.1 a

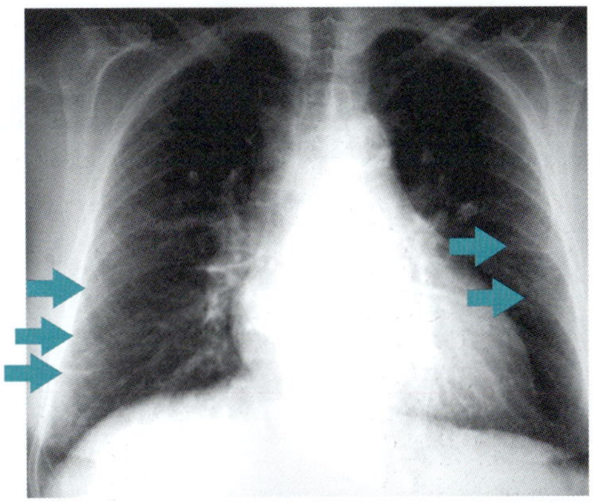

Abb. 143.1 b

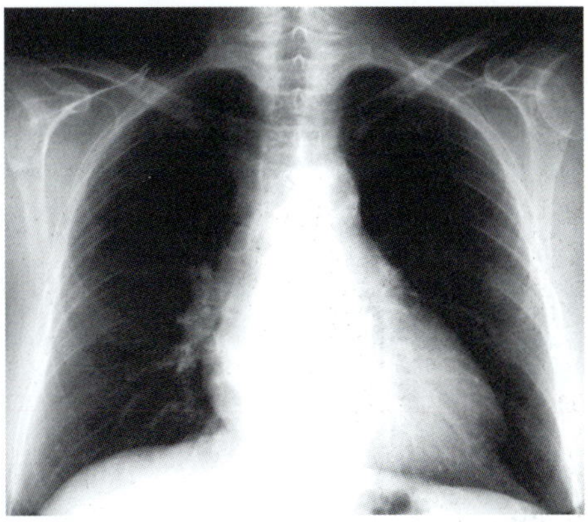

Abb. 143.1 c

Alveoläres Lungenödem

In fortgeschrittenen Stadien tritt das Ödem aus dem Interstitium auch in die Alveolen über. Die flüssigkeitsgefüllten Azini und Lobuli verursachen Fleckschatten mit 3-5 mm Größe. Es resultiert ein Bildeindruck konfluierender Fleckschatten **(Abb. 143.2)**, der dann nur noch schwer von entzündlich bedingten Infiltrationen abzugrenzen ist, da u.a. auch ein positives Bronchopneumogramm (↖) resultieren kann (vgl. S.144). Wird die Stauung chronisch, kann sich daraus eine Lungenfibrose entwickeln (vgl. S.150).

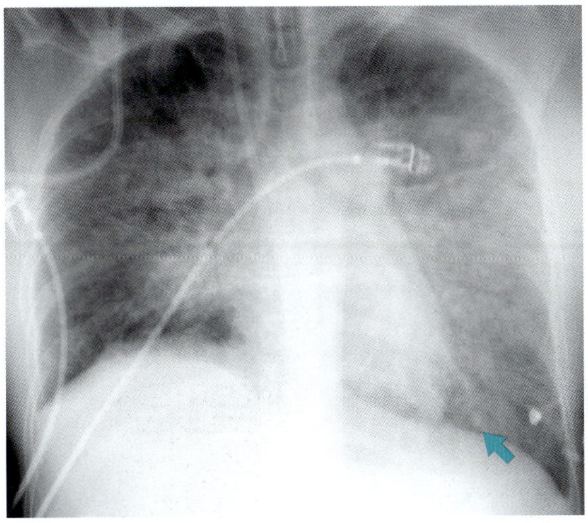

Abb. 143.2

Checkliste pulmonal-venöse Stauung

(i.d.R. symmetrisch, außer nach Seitlagerung)

- vermehrte Lungengefäßzeichnung
- unscharfe Gefäß- und Herzkonturen
- betonte und verwaschene Hili
- Cardiomegalie (bes. li. Vorhof von lat.)
- Nachweis von Kerley-Linien (vgl. S.21)
- verdickte Interlobien
- Pleuraergüsse: oft re. > li.
- unscharfe Zwerchfellkuppeln
- evtl. Kranialisation der Perfusion
- später konfluierende Fleckschatten (alveoläres Ödem)
- u.U. schnelle Dynamik im Verlauf

Checkliste pulmonal-arterielle Stauung

- prominentes Pulmonalissegment in p.a.
- prominente V. azygos > 7 mm in p.a. (durch Rückstau vor dem re. Herzen)
- rechte UL-Arterie (vgl. S.18) > 18 mm Männer, > 16 mm Frauen
- betonte und „amputierte" Hili (plötzliche Kalibersprünge zur Peripherie)
- periphere Gefäßrarifizierung hinter dem Verschluss (Westermark-Zeichen)

Tab. 143.3

Pneumonieformen

Die klassische Lobärpneumonie, die u.a. durch Staphylococcus-, Klebsiella- und Legionella pneumoniae hervorgerufen wird und ganze Lappen infiltriert, ist im heutigen Zeitalter der Antibiotika sehr selten geworden. Es dominieren eher Herd-, Broncho- oder interstitielle Pneumonieformen, die aerogen oder hämatogen durch eine Vielzahl von Bakterien, Viren und Parasiten hervorgerufen werden können: Die **Abb. 144.1a** zeigt einen durch Chemotherapie immunsupprimierten Patienten mit Hickman-Katheter (←), der ein streifig-retikuläres Infiltrationsmuster (↘) mit zusätzlichen konfluierenden Fleckschatten (↑) im rechten MF und UF aufweist. Beachten Sie bitte, dass diese Veränderungen im Gegensatz zur pulmonalvenösen Stauung (vgl. S.141-143) hier einseitig-fokal lokalisiert sind und keine Cardiomegalie vorliegt. Ein entzündlicher Begleiterguss wäre jedoch gut mit einer Pneumonie vereinbar. Nach einer bronchoalveolären Lavage waren diese entzündlichen Infiltrationen nicht mehr erkennbar **(Abb. 144.1b)**.

Typisch ist ein positives Bronchopneumogramm (↗), das durch eine Dichteanhebung des peribronchialen Lungengewebes hervorgerufen wird **(Abb. 144.2)**. In der CT **(Abb. 144.3)** finden sich ebenfalls feinnoduläre neben streifig-retikulären Dichteanhebungen als Korrelat der entzündlichen Infiltrationen, hier wieder nur rechtsseitig.

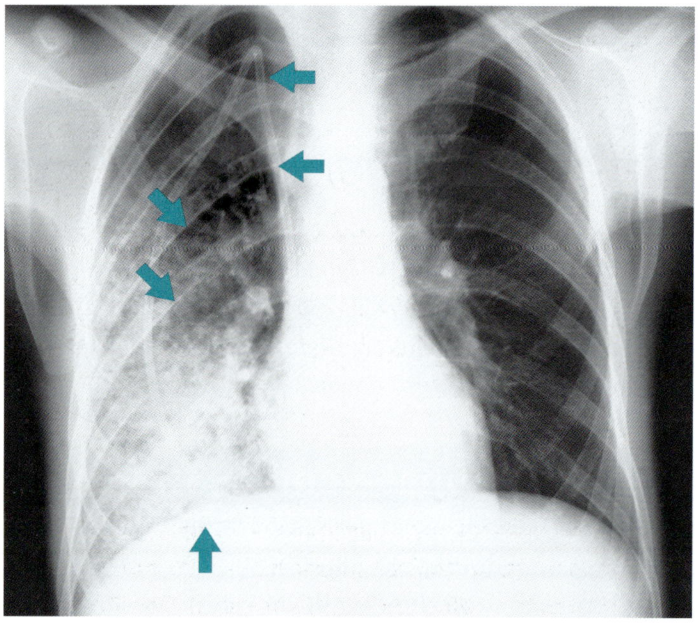

Abb. 144.1 a

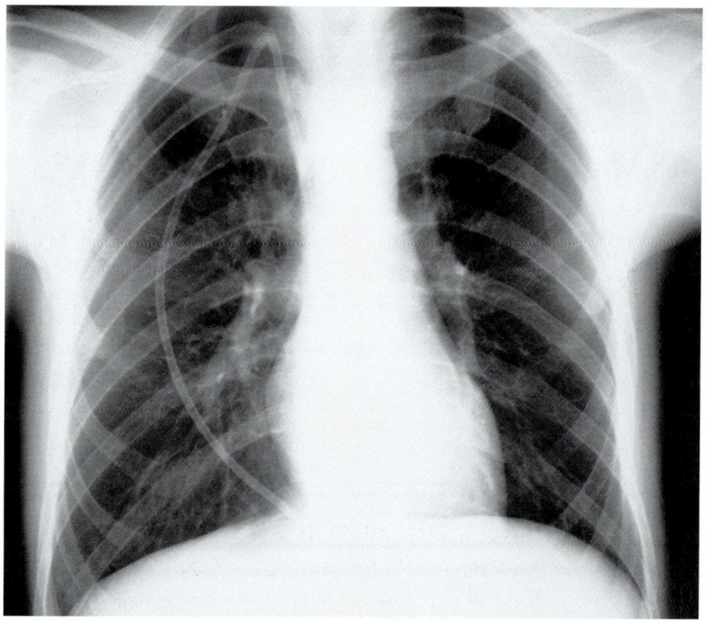

Abb. 144.1 b

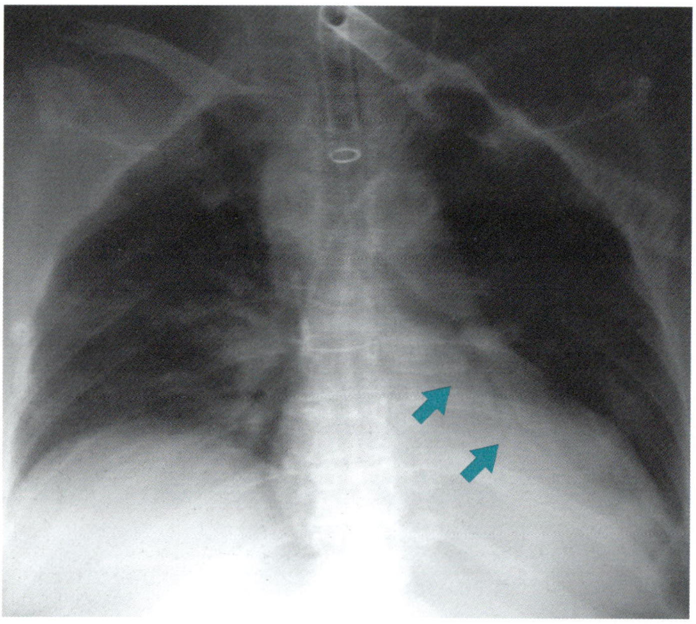

Abb. 144.2

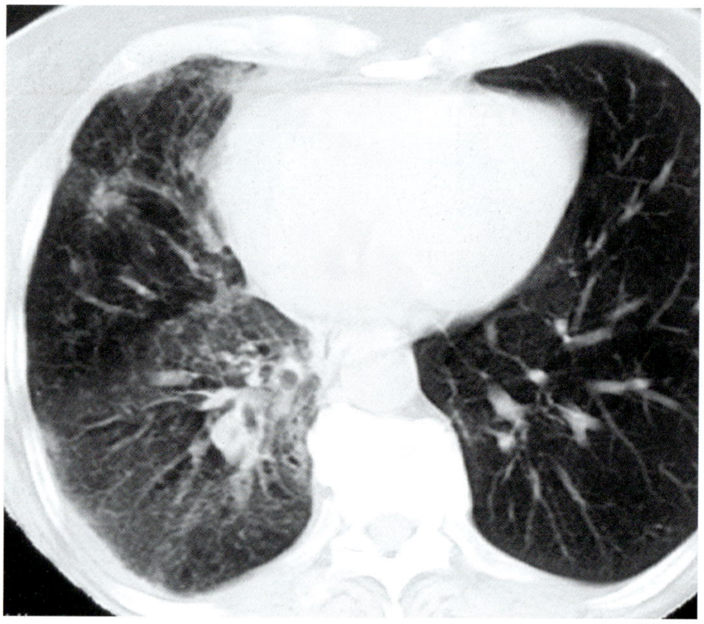

Abb. 144.3

Natürlich kann eine Pneumonie auch beidseitig auftreten. In diesen Fällen und bei Patienten mit einem Lungenemphysem **(Abb. 145.1)** kann die Abgrenzung gegenüber stauungsbedingten Infiltrationen gelegentlich Probleme bereiten (vgl. S.142/143). Oft helfen auch die klinischen Symptome (Fieber, Husten mit eitrigem Auswurf) in Kombination mit Laborbefunden (Leukozytose bzw. Eosinophilie bei Parasiten) weiter. Hier waren zunächst links parahiläre (↙) und rechts retrokardiale (➞) Infiltrationen erkennbar **(Abb. 145.1a)**, die im weiteren Verlauf **(Abb. 145.1b)** progredient waren. Woher wissen wir, dass die Infiltrationen hier im rechten UL und nicht im ML lagen, z.B. für die Planung einer bronchoskopischen Lavage? Falls Sie dies nicht mehr wissen, schauen Sie bitte auf Seite 28 noch einmal nach.

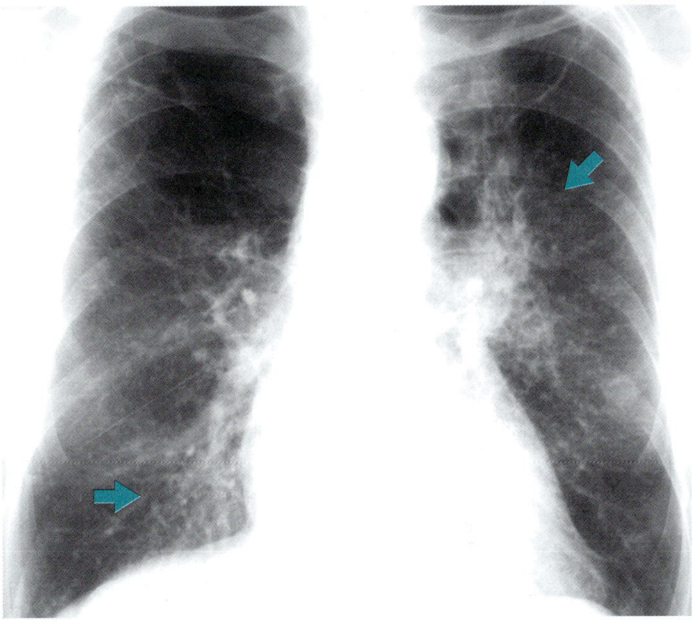

Abb. 145.1 a

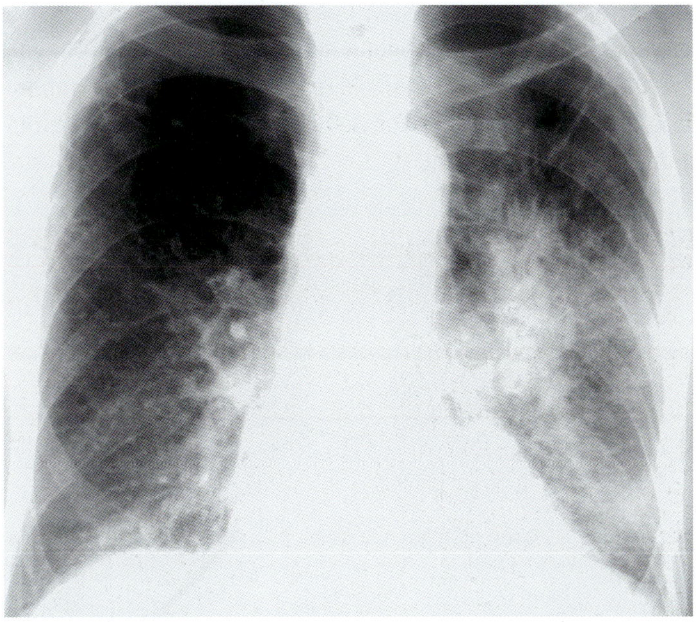

Abb. 145.1 b

Als mögliche Komplikation besonders bei immunkompromittierten Patienten (HIV-Infektion oder Chemotherapie) entstehen gelegentlich Abszedierungen, die im Frühstadium durch Einschmelzungen im Zentrum von Verschattungen mit oder (wie hier) ohne Spiegelbildung erkennbar werden. Die **Abb. 145.2** zeigt eine diskrete Aufhellung (△) im Zentrum des retrokardialen, pneumonischen Infiltrates, die nur bei aufmerksamer Betrachtung auffällt. Nicht immer sind Abszesse so auffällig wie in auf der Seite 135.

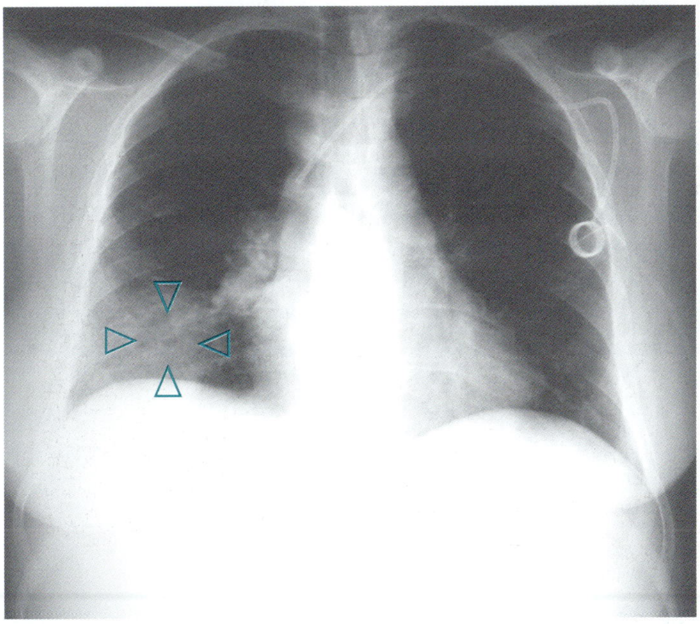

Abb. 145.2 a

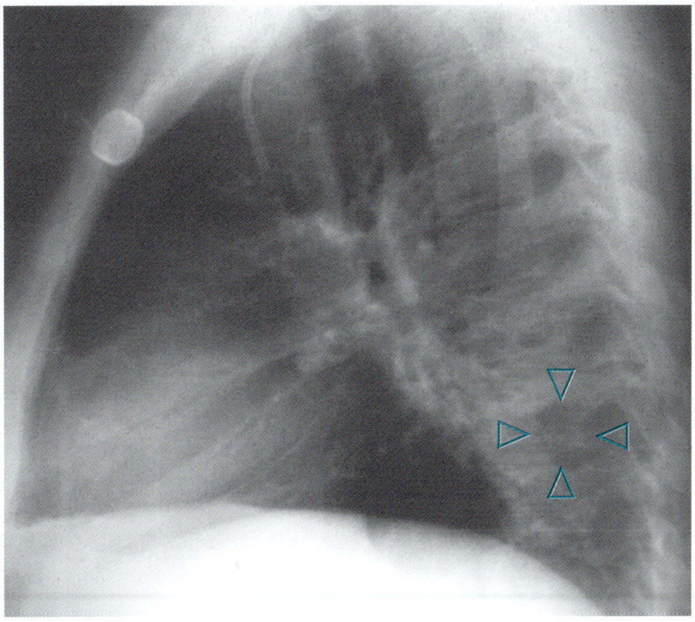

Abb. 145.2 b

Pneumocystis carinii Pneumonie (PcP)

Dieser Erreger wird auf Grund seiner Antigeneigenschaften den Pilzen zugeordnet, obwohl er auf Antibiotika anspricht. Er tritt ebenfalls bei immungeschwächten Patienten unter Kortikoid- oder Chemotherapie sowie bei HIV-Infizierten und Frühgeborenen mit gestörter zellulärer Immunabwehr auf.

Die Erreger lagern sich den Alveolarwänden an und vermehren sich dort so massiv, dass sie in bronchoalveolärem Lavagematerial oft massenhaft nachweisbar sind. Anfänglich besteht bei vielen Patienten ein radiologischer Normalbefund oder nur ein Zwerchfellhochstand aufgrund der verminderten Compliance der Lunge.

Etwas später zeigt sich unter Aussparung der Lungenperipherie beidseits perihilär ein zunächst nur zartes interstitielles Infiltrationsmuster **(Abb. 146.1)** sowie milchglasartige Trübungen der zentralen Parenchymabschnitte im CT. Typisch für die PcP ist das Fehlen begleitender Pleuraergüsse oder hilärer LK-Vergrößerungen.

Wird die Therapie nicht frühzeitig eingeleitet, kommt es im weiteren Verlauf zu einer Zunahme des interstitiellen Infiltrationsmusters **(Abb 146.2)** und schließlich auch zu fleckigen und flächenhaften Transparenzminderungen bei einer klinisch beatmungspflichtigen respiratorischen Insuffizienz **(Abb. 146.3)**.

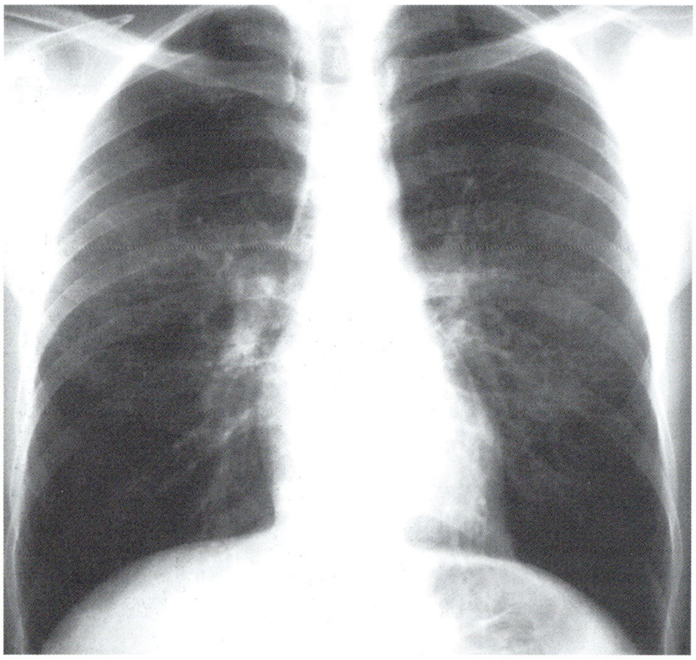

Abb. 146.1 a

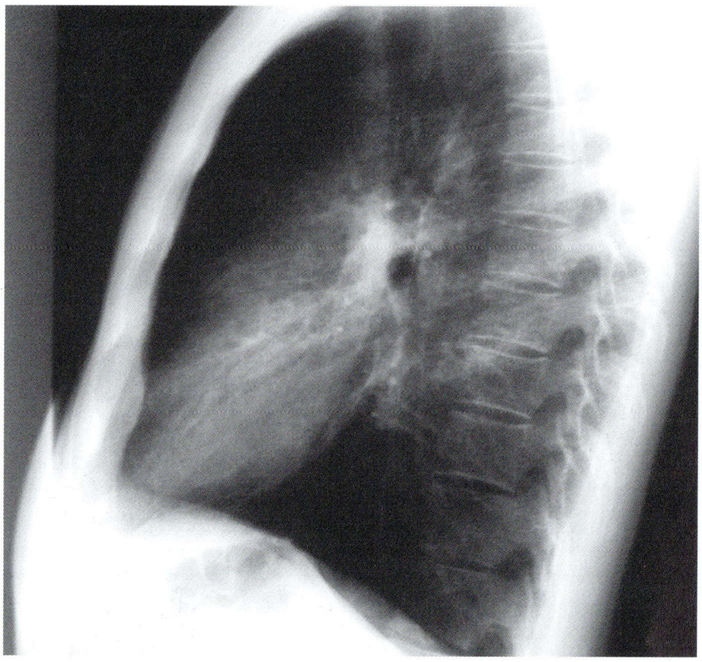

Abb. 146.1 b

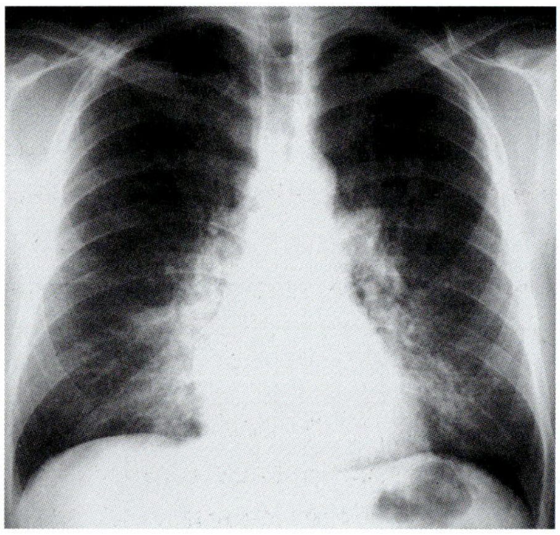

Abb. 146.2 a

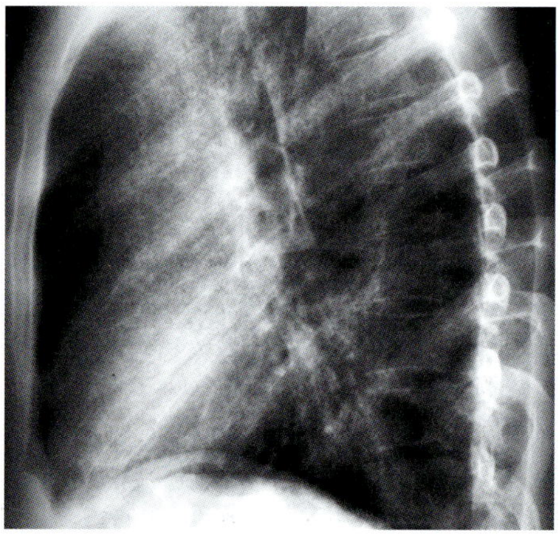

Abb. 146.2 b

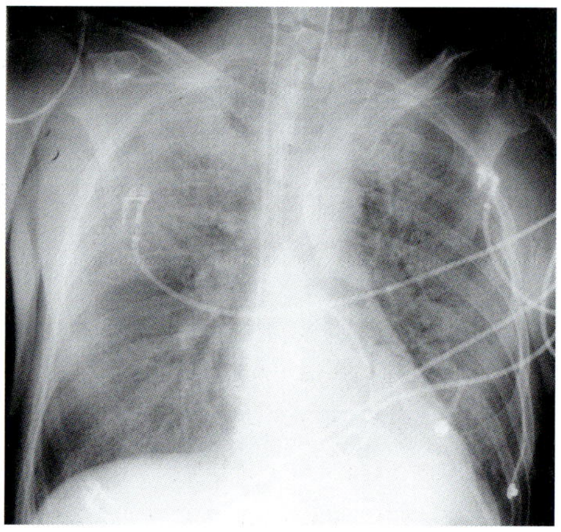

Abb. 146.3

DD der Pneumonie

Eine Dystelektase eines Segmentes oder Lappens (vgl. S.112-116) kann ebenfalls zu einer aufgelockerten Transparenzminderung (➘) führen, die mit einer Pneumonie verwechselt werden könnte **(Abb. 147.1)**. Eine Aspergilleninfektion manifestiert sich zwar am häufigsten als Aspergillom in einer präformierten Höhle (vgl. S.136), kann jedoch auch eine akute oder chronische Bronchopneumonie mit zahlreichen retikulären oder fleckig-konfluierenden Herden hervorrufen **(Abb. 147.2)**.

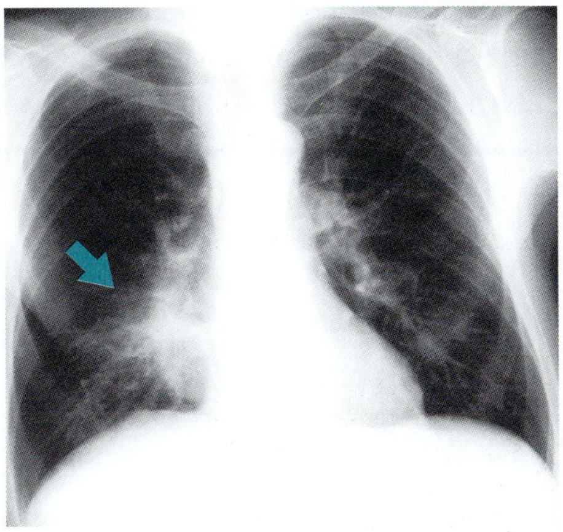

Abb. 147.1 a

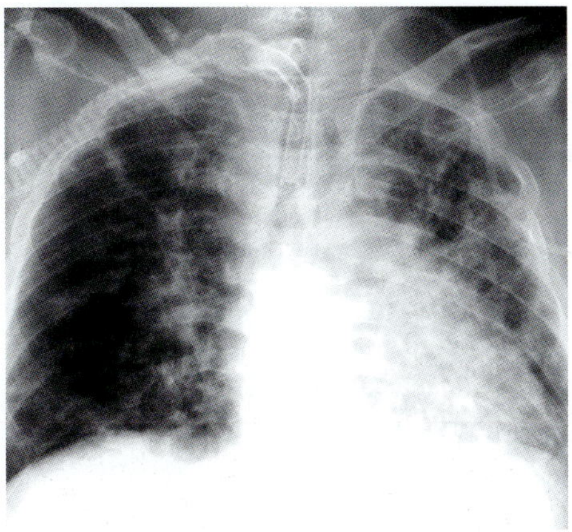

Abb. 147.2 a

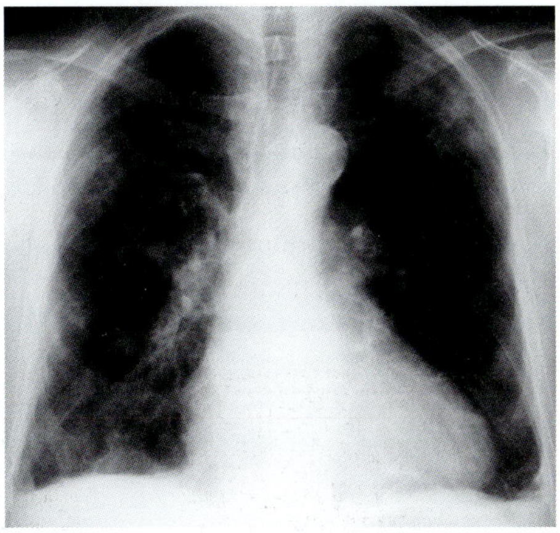

Abb. 147.3 a

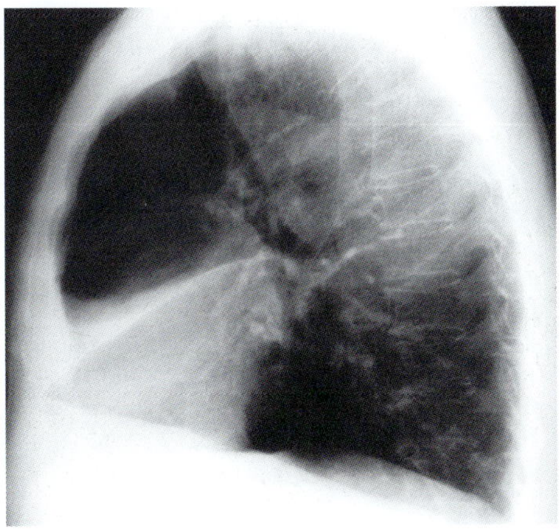

Abb. 147.1 b

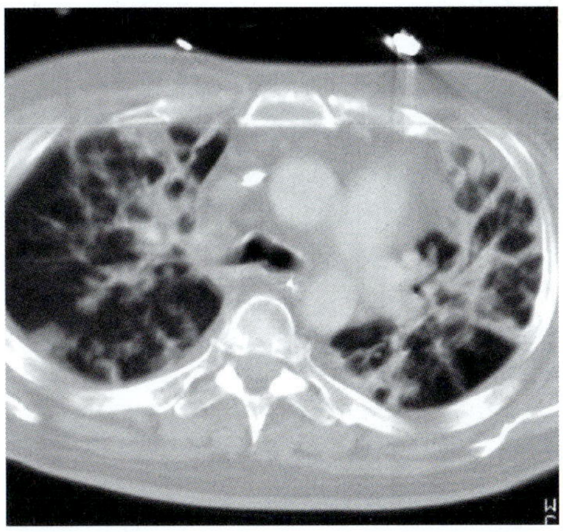

Abb. 147.2 b

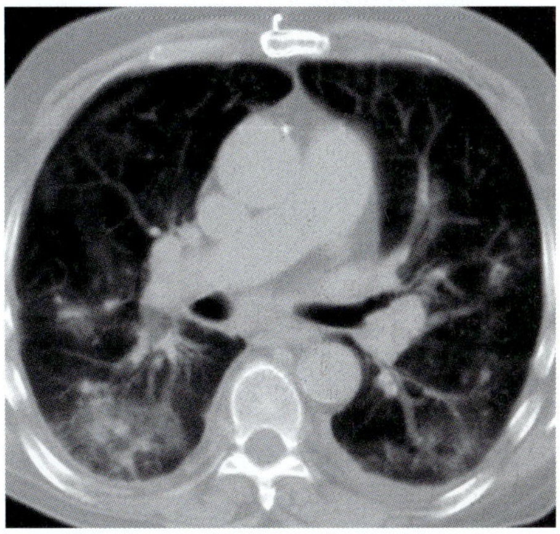

Abb. 147.3 b

Einige Zytostatika (u.a. Methotrexat, Cyclophosphamid, Bleomycin) können ebenfalls eine chronische fibrosierende Alveolitis mit lymphozytären Infiltraten der Lunge verursachen. Diese Veränderungen sind chronisch progredient und münden in eine Lungenfibrose oder Honigwabenlunge (vgl. S.150) ein.

Zahlreiche andere Medikamente können bei entsprechender Disposition eine allergische Reaktion der Lunge auslösen, die zu eosinophilen Infiltraten (vgl. **Abb. 132.4**) oder interstitiellen Pneumonien mit Asthma-ähnlicher Symptomatik führen kann. Die **Abb. 147.3** zeigt das Beispiel einer Amiodaron(Cordarex)-Nebenwirkung mit interstitiellen und feinfleckig-konfluierenden Entzündungsherden. Diese Medikamenten-induzierten Veränderungen sind in der Regel reversibel und bilden sich nach Absetzen des auslösenden Medikaments schnell wieder zurück. Falls Sie also bei derartigen Lungenbefunden weder mikrobiologisch noch laborchemisch einen Hinweis auf eine Infektion finden, denken Sie bitte an die Möglichkeit einer Medikamenten-induzierten Pneumonitis.

Eine Lungenbeteiligung findet sich auch bei einigen Autoimmunerkrankungen wie dem Goodpasture-Syndrom (gleichzeitige Hämaturie / Niereninsuffizienz), dem Morbus Bechterew (HLA B27), dem Sjögren-Syndrom, der Rheumatoiden Arthritis und bei den Granulomatosen Morbus Churg-Strauss und Morbus Wegener (vgl. S.134).

Pneumokoniosen

Bei Arbeitern aus der Keramikindustrie oder Minen mit quarzreichem Gestein und bei Personen, die mit Sandstrahlern arbeiten, kann sich bei massiver Inhalation akut oder (sehr viel häufiger) nach 10-20-jähriger Quarzstaub-Exposition durch diese anorganischen Stäube eine Silikose der Lunge manifestieren: Das Siliziumdioxid (SiO_2) gelangt aufgrund seiner ungünstigen Partikelgröße von 2-5 µm in die Alveolen, wird dort von Makrophagen phagozytiert und in das Interstitium transportiert. Dort bilden sich aus Fibroblasten und Kollagenfasern Fibrosezonen aus, die zu restriktiven und obstruktiven Ventilationsstörungen führen. Im chronischen Verlauf entwickeln sich zusätzlich Gefäßeinengungen, eine pulmonale Hypertonie mit zunehmender Dyspnoe und schließlich ein Cor pulmonale.

Wegen der Bedeutung für die Anerkennung als Berufserkrankung wurden die Pneumokoniosebedingten Lungenveränderungen nach den Kriterien des International Labor Office (ILO) klassifiziert [8.1, 8.2]:

Staublungen-Klassifikation nach ILO

Beurteilung der Bildqualität		noduläre Verdichtungen (vorherrschender Durchmesser)		lineare, retikuläre, retikulonoduläre Verdichtungen	
+	gut, ohne diagnost. Einbuße	p	< 1,5 mm (mikronodulär)	s	< 1,5 mm, fein, linear
+/-	technische Mängel, jedoch noch ohne diagnost. Einbuße	q	1,5 - 3 mm	t	< 1,5 - 3 mm, mittelgrob
+/--	Beurteilung von Lunge oder Pleura nur eingeschränkt möglich	r	3 - 10 mm	u	3 – 10 mm, grob, fleckförmig
u	unbrauchbar				

Streuung und Lokalisation (ermittelt durch den Vergleich mit Standardfilmen)

Hierzu existiert eine Punkteskala von 0-3 für vier Hauptkategorien und eine weitere Punkteskala von 0-12 Punkten innerhalb dieser Hauptkategorien, auf die hier nicht weiter eingegangen werden soll.

8

flächenhafte Verdichtungen

A eine oder mehrere Verdichtungen > 1 cm, mit einem Gesamtdurchmesser < 5 cm

B eine oder mehrere Verdichtungen größer als in **A**, deren Flächenäquivalent insgesamt die Fläche des rechten Oberfeldes nicht überschreitet

C eine oder mehrere Verdichtungen größer als in **B**, deren Flächenäquivalent insgesamt die Fläche des rechten Oberfeldes überschreitet

Pleuraveränderungen

Dicke (gemessen von der inneren Grenze der Thoraxwand bis zur Lungengrenze):

a 3 - 5 mm
b > 5 - 10 mm
c > 10 mm

maximale Längenausdehnung (seitengetrennte Distanz zwischen Apex und Sinus)

1 < 1/4 dieser maximalen Distanz (Summation aller längs getroffenen Plaques)
2 1/4 - 1/2 dieser maximalen Distanz (Summation aller längs getroffenen Plaques)
3 > 1/2 dieser maximalen Distanz (Summation aller längs getroffenen Plaques)

Pleuraverkalkungen (seitengetrennte Summation aller verkalkten Plaques)

1 eine oder mehrere Verkalkungen in Summation < 2 cm Gesamtlänge
2 dito, 2 - 10 cm Gesamtlänge
3 dito, > 10 cm Gesamtlänge

Zusätzlich existieren zahlreiche Symbole, die Veränderungen der Herzform, Bullae, Atelektasen, Aortenverkalkungen, emphysematische Veränderungen etc. kodieren.

Wenn Sie mit gutachterlichen Fragestellungen zu Aufnahmen beruflich exponierter Personen betreut werden, konsultieren Sie bitte zusätzliche Quellen [8.1].

Silikose

Eine fortgeschrittene Silikose der Lunge kann zu unterschiedlichen Erscheinungsformen führen: Das Spektrum reicht von einer generalisierten Streifen- und Netzzeichnung (diffuse retikuläre Fibrose, **Abb. 149.1**) bis zu multiplen, kleineren Rundherden mit scharfer Begrenzung und 1–10 mm Durchmesser (noduläre Fibrose). Das Gesamtbild erinnert dann an ein „Schneegestöber" **(Abb. 149.2)**, wie bei der miliaren Form einer Tuberkulose (vgl. S.133). Gelegentlich besteht eine Betonung der MF und der OF. Finden sich in Hilusnähe LK mit eierschalenförmigen Verkalkungen (↘), so ist dies nahezu pathognomonisch für eine Silikose **(Abb. 149.3)**. Bei einigen Patienten entwickelt sich eine massive, progressive Fibrose mit Emphysemzonen und Schwielenbildungen.

Zusätzlich werden gehäufte Reaktivierungen einer Tuberkulose und eine vermehrte Induktion eines BC beobachtet. Spirometrisch überwiegen die obstruktiven Ventilationsstörungen (COPD) gegenüber den restriktiven.

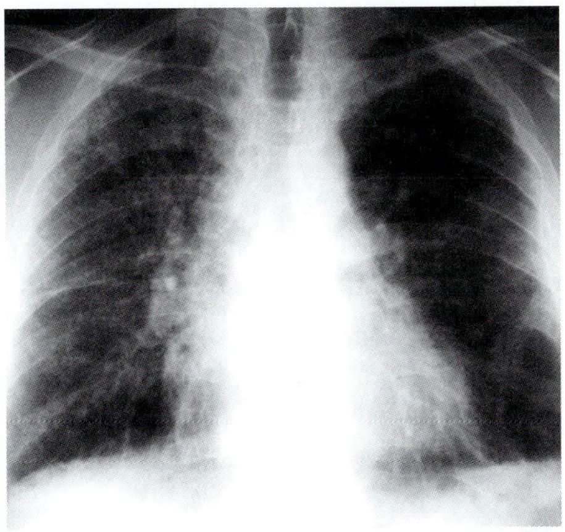

Abb. 149.1

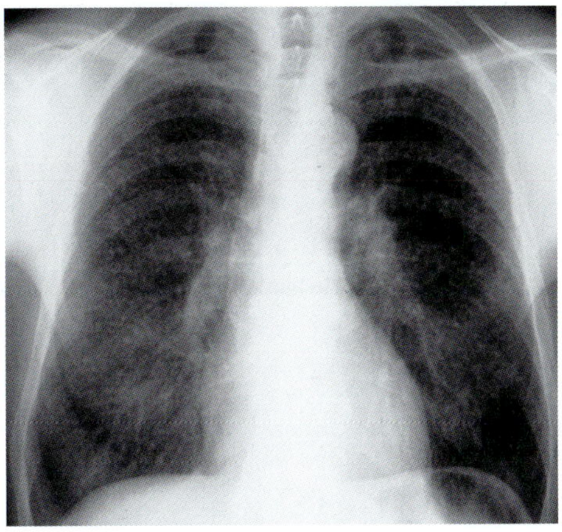

Abb. 149.2

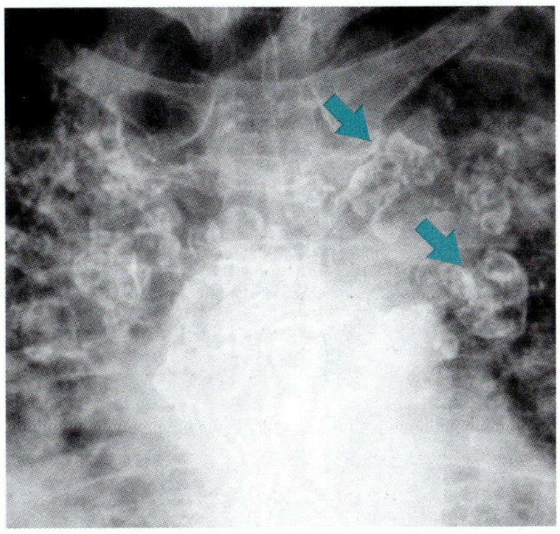

Abb. 149.3

Asbestose

Inhalierte Silikatfasern aus der Produktion von Isoliermaterial, Textilien, Papier und Kunststoffen verursachen erst nach einer Latenz von 15-30 Jahren nach Beginn der Exposition eine Lungenfibrose und begünstigen die Entstehung von Pleuramesotheliomen und eines BC. Hier stehen im Gegensatz zur Silikose die pleuralen Veränderungen im Vordergrund: Typisch sind Pleuraplaques an der ventrolateralen (↗) und diaphragmalen Pleura **(Abb. 149.4b)**, häufig auch verkalkt (↓ in **Abb.149.5**). Die pleuralen Plaques (vgl. S.53, 56) lassen oft die Herz- (→) und Zwerchfellkontur (↑) stellenweise unscharf erscheinen **(Abb. 149.4a)**. Hinzu kommen fibrotische Veränderungen des Lungengerüstes mit Bronchiektasen (vgl. S.151), Narbenemphysemen und schließlich der Umbau in ein Honigwabenmuster (vgl. S.150). Diese Veränderungen finden sich eher in den basalen Lungenabschnitten.

Spirometrisch überwiegen hier die restriktiven Ventilationsstörungen gegenüber den obstruktiven. Weitere Ursachen für Pneumokoniosen finden Sie auf der nächsten Seite.

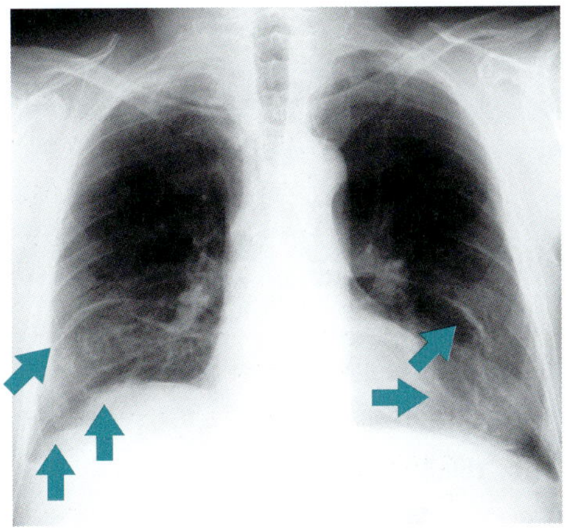

Abb. 149.4 a

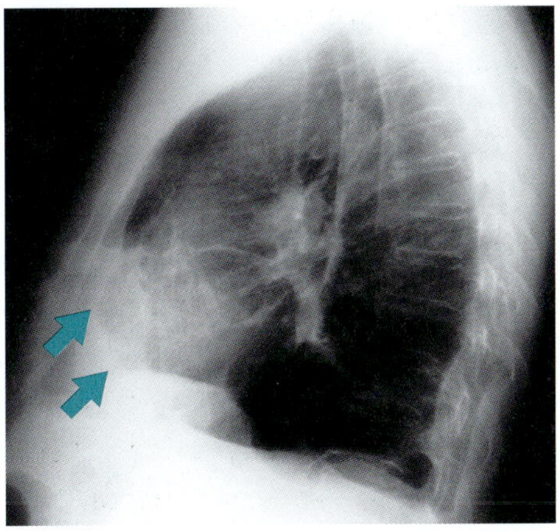

Abb. 149.4 b

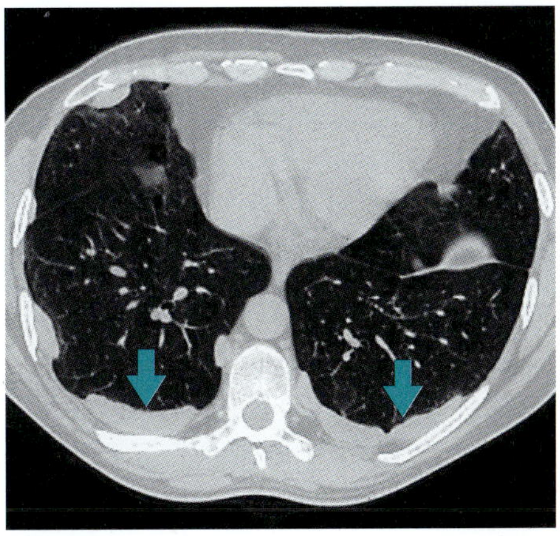

Abb. 149.5

8

Neben Quarzstäuben (vgl. S.148 / 149) können auch andere inhalative Noxen eine Pneumokoniose verursachen. Die häufigsten Ursachen sind in **Tab. 150.1** aufgelistet.

Weitere Ursachen für Pneumokoniosen

Anorganische Stäube

- Anthrakose (Kohlestaub)
- Siderose (Eisenoxid)
- Bauxit (Aluminium)
- Hartmetalle (Zinn, Wolfram, Titan, Vanadium, Kobalt...)
- Berylliose (Flugzeugindustrie)

Organische Stäube

- Farmerlunge (feuchtes Heu)
- Getreidearbeiter (Getreidekäfer)
- Vogelhalter (Vogelkotproteine)
- Kork- und Holzarbeiter (Schimmel)
- Malzarbeiter (schimmelige Gerste)
- Käsewäscher (Schimmel)

Tab. 150.1

Lungenfibrose

Auf den vorherigen Seiten wurde hergeleitet, welche Erkrankungen chronisch in eine Lungenfibrose einmünden können: Dazu gehören neben entzündlichen Prozessen auch eine chronische Lungenstauung, das Endstadium der Sarkoidose (M. Boeck) und die o.g., inhalativen Noxen. Häufig ist ein streifig-retikuläres Linienmuster vorherrschend, evtl. kombiniert als Mischbild mit regionalen Aufhellungen durch ein postentzündliches Narbenemphysem (**Abb. 150.2**). Postpneumonisch hat sich im Beispiel der **Abb. 150.3** ein Honigwabenmuster (↘) mit weitgehendem Verlust des Lungenparenchyms der rechten Lunge mit Mediastinalverschiebung nach rechts (←) ausgebildet.

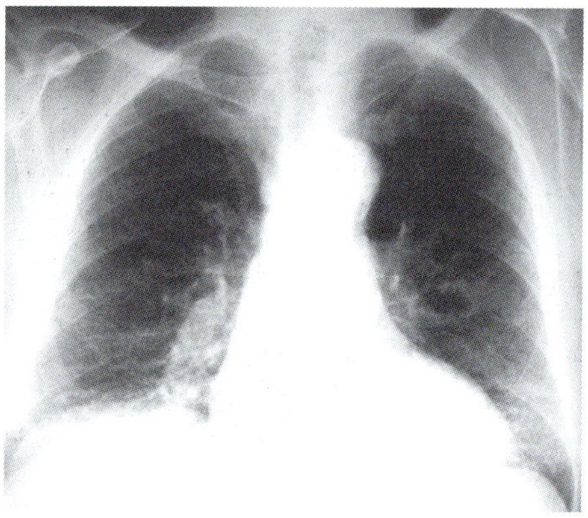

Abb. 150.2a

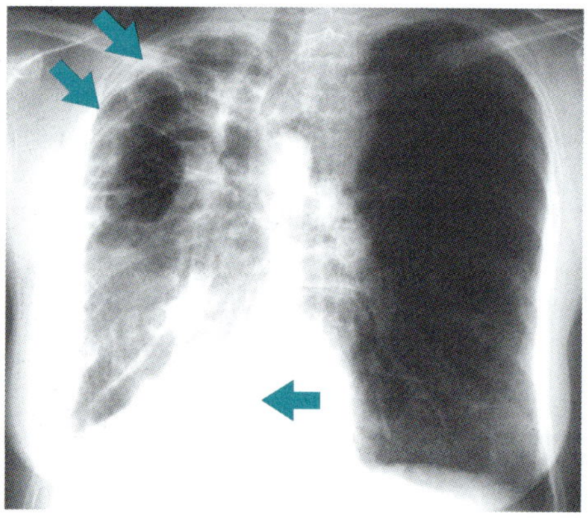

Abb. 150.3a

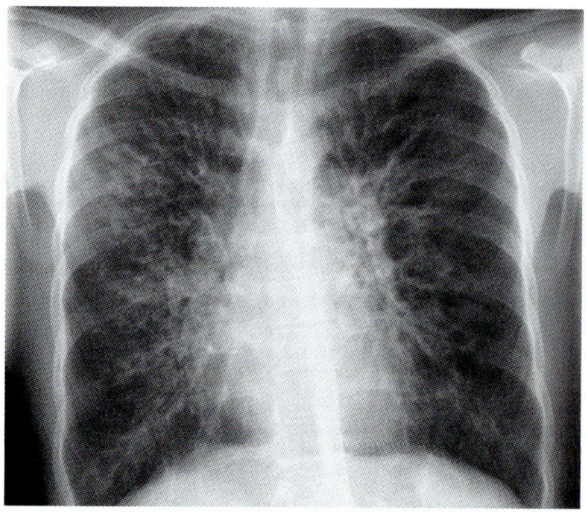

Abb. 150.4a

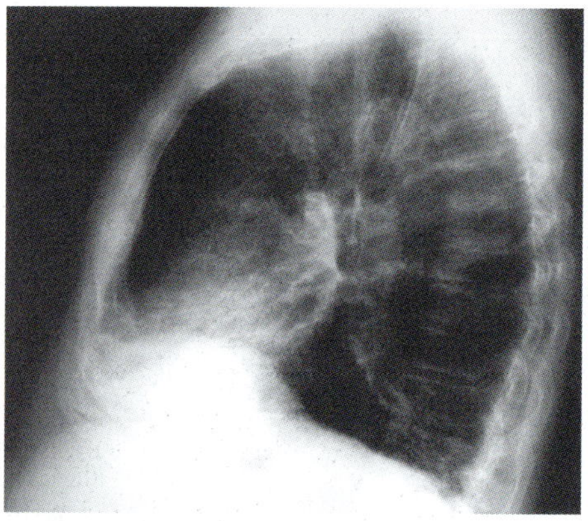

Abb. 150.2b

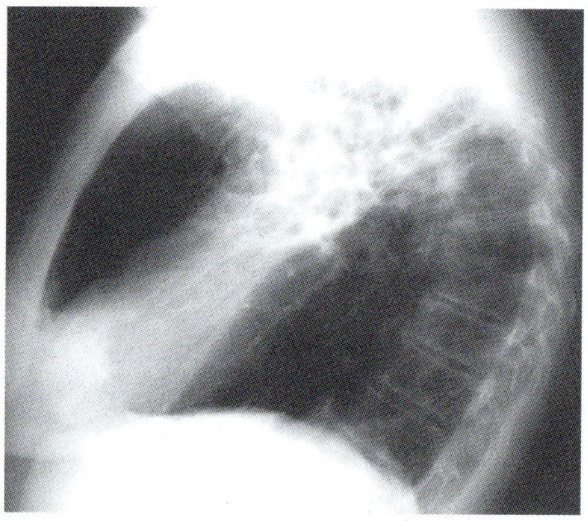

Abb. 150.3b

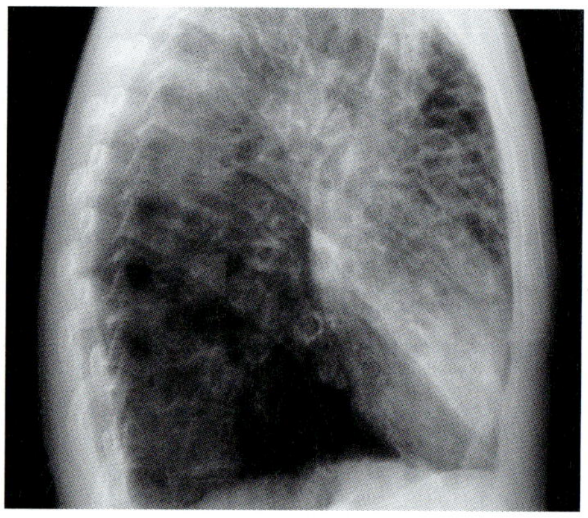

Abb. 150.4b

Schreiten die Veränderungen fort, kann die gesamte Lunge von den Veränderungen betroffen sein, so dass eine Honigwabenlunge bzw. zystische Fibrose (**Abb. 150.4**) entsteht. Klinisch resultiert letztendlich eine Hypoxämie mit Belastungs- und später auch Ruhedyspnoe, Trommelschlegelfingern und anderen Zyanosezeichen.

Bronchiektasen

Es handelt sich um irreversible Erweiterungen der mittleren und kleineren Bronchien, deren Wände im Gegensatz zu den größeren (Segment-, Lappen- oder Haupt-) Bronchien nicht mehr durch Knorpelspangen stabilisiert werden. Eine Bronchiektasie ist meistens regional begrenzt und beruht auf einer frühkindlichen Bronchiolitis, Pneumonie oder einer Lungenfibrose. Seltener treten Bronchiektasen angeboren oder im Rahmen einer Mukoviszidose (zähe Schleimbildung, häufig mit Beteiligung von Pankreas und Schweißdrüsen) bzw. eines Alpha-1-Antitrypsin-Mangels (dann oft basal, 4. Dekade) auf. Als Kartagener Syndrom bezeichnet man die Kombination mit einer chronischen Sinusitis und einem Situs inversus.

Man unterscheidet zylindriforme (besonders bei Jugendlichen) von varikösen (durch narbige Strikturen) und sakkiformen (eher bei Älteren) Bronchiektasen. Alle drei Formen sind meist dorsobasal lokalisiert **(Abb. 151.1a-c)**. Wahrscheinlich führt ein Sekretstau bei chronischen Entzündungen zur Dilatation der Bronchialwände. Die Erkrankung prädisponiert zu chronisch-rezidivierenden Bronchopneumonien, klinisch oft mit vermehrtem eitrigem Auswurf.

Die radiomorphologischen Zeichen reichen von parallelen Verdichtungslinien („Schienengleis-Phänomen") über regional vermehrte und verdickte Streifen bis hin zu zylindrischen oder sackförmigen Hohlräumen (➘ in **Abb. 151.2** und **3**). Im CT entsteht bei Querschnitten kleinerer Bronchiektasen ein „Siegelring-Zeichen", da der Bronchus einen größeren Querschnitt aufweist als seine unmittelbar benachbarte Begleitarterie.

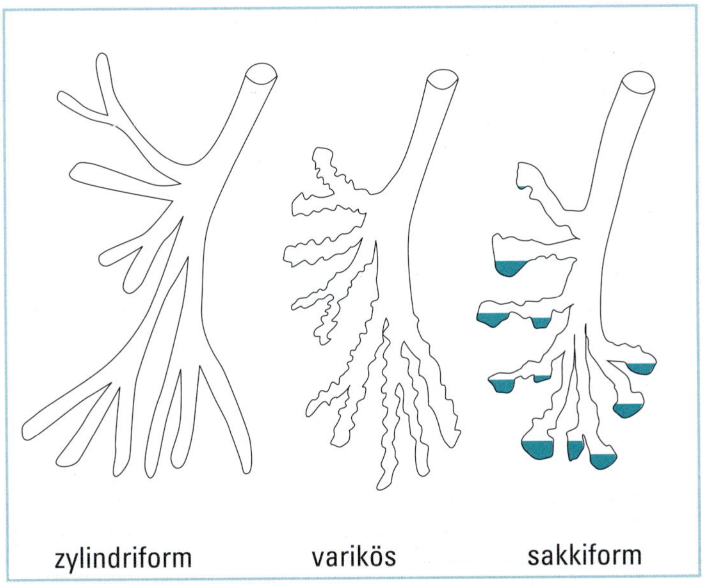

Abb. 151.1

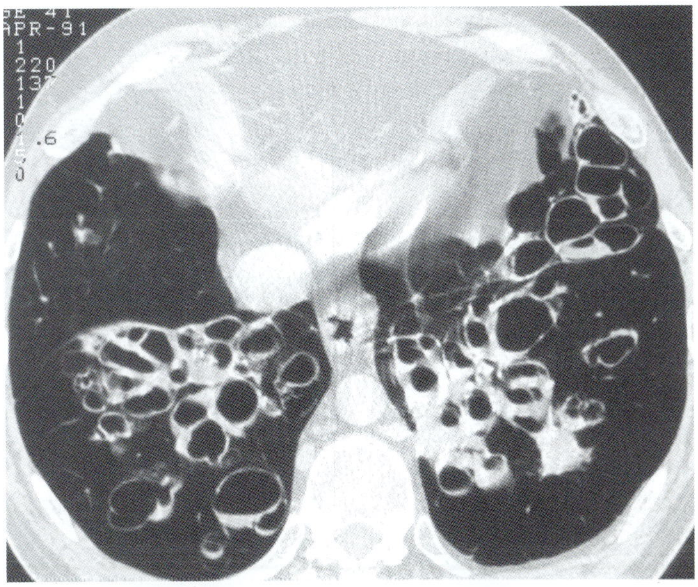

Abb. 151.3

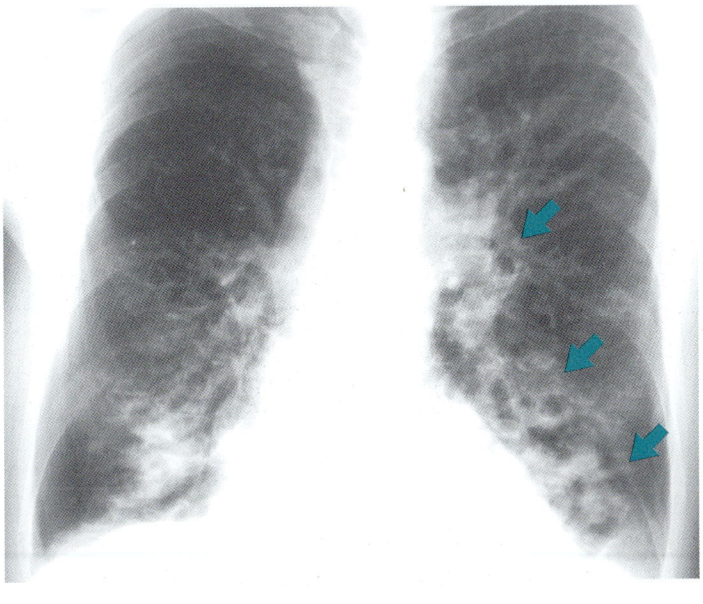

Abb. 151.2a

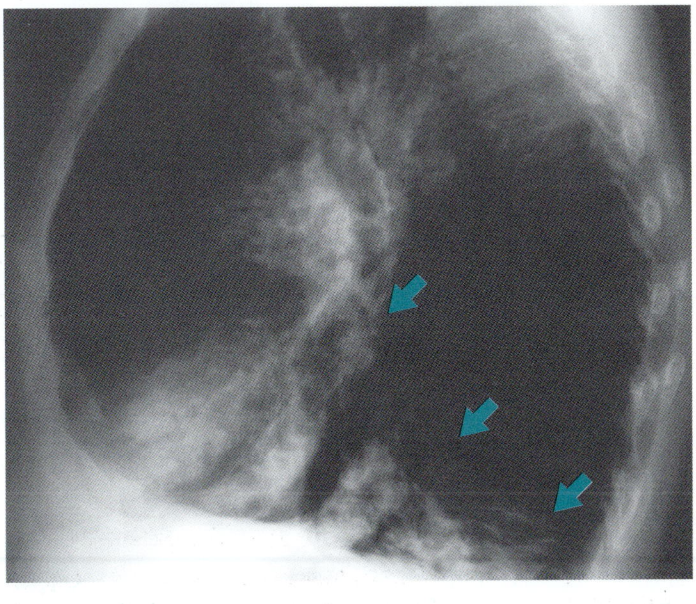

Abb. 151.2b

Lymphangiosis carcinomatosa

Im Rahmen eines Bronchialcarcinoms (BC) kann eine Tumoraussaat auch über die Lymphbahnen erfolgen und ruft dann in der Regel regional eine vermehrte streifige bis retikuläre Zeichnungsvermehrung hervor. Bei dem Patienten mit rechts-hilärem BC **(Abb. 152.1a)** erkennt man eine vom Tumorsitz aus zentrifugal in die Lungenperipherie ziehende Streifenzeichnung (⇉), die der Lymphangiosis entspricht. Im CT sind verdickte Interlobulärsepten, die auch perlschnurartig erscheinen können, neben mikronodulären Veränderungen erkennbar **(Abb. 152.1b)**.

Ein anderer Patient mit linksseitigem BC zeigt in der Kontrollaufnahme **(Abb. 152.2b)** eine deutliche Zunahme der Lymphangiosis carcinomatosa gegenüber der Voraufnahme **(Abb. 152.2a)** und als Nebenbefund eine fragliche Infiltration auch der rechten Lunge (↘) sowie apikale Narbenbullae (↓). Weitere Beispiele zu einem BC finden Sie auf den Seiten 76 und 129.

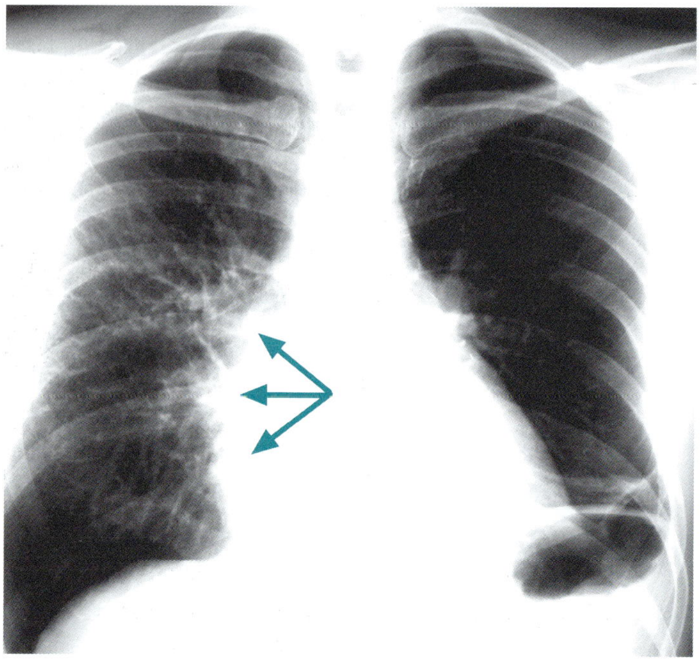

Abb. 152.1 a

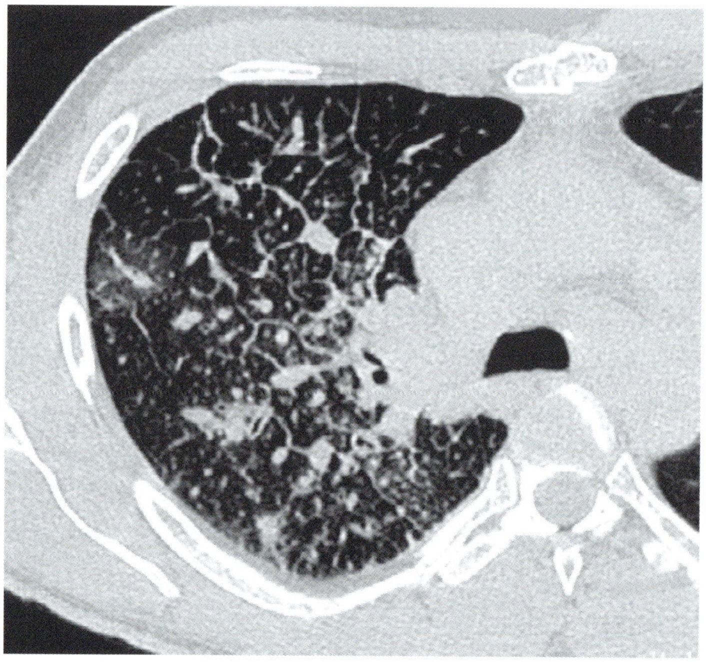

Abb. 152.1 b

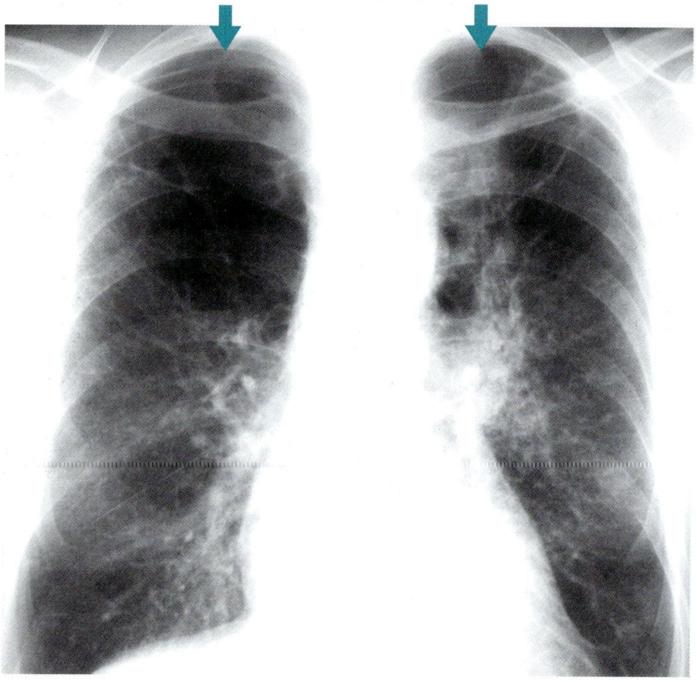

Abb. 152.2 a

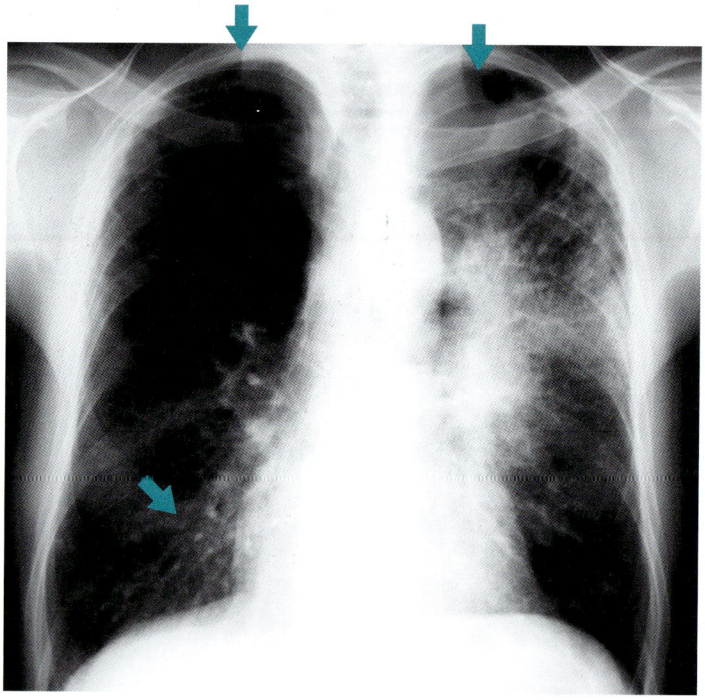

Abb. 152.2 b

Eine Lymphangiosis carcinomatosa kommt ebenfalls gehäuft bei Primärtumoren des Magens oder der Mamma vor: Auch wenn sie häufiger auf der Seite der betroffenen Mamma zu beobachten ist **(Abb. 153.1)**, kommt sie ebenfalls beidseitig vor **(Abb. 153.2)**. Wenn Sie ein Port-A-Kathetersystem (←) auf den Aufnahmen erkennen (vgl. S.164), können Sie fast immer von einer Chemotherapie bei maligner Grunderkrankung ausgehen, so auch hier in beiden Fällen.

Ein ähnliches Muster kann mit ca. 1- bis 4-monatigen Latenz nach einer Radiatio mit ≥ 20 Gray im Bestrahlungsfeld mit scharfer Abgrenzung zur nicht-bestrahlten Umgebung entstehen **(Abb. 153.3)**: Auch nach dieser Bestrahlung des Mediastinums zeigt sich die typische, felderförmige und scharf abgrenzbare Ausdehnung der Strahlenpneumonitis (↘ ↙). Initial entwickeln sich meistens feinfleckig-streifige Veränderungen, die dann im weiteren Verlauf konfluieren und oft in eine Strahlenfibrose übergehen (vgl. S.150).

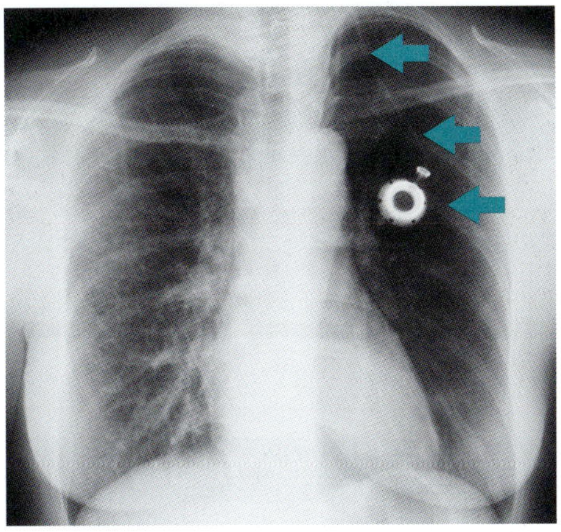

Abb. 153.1

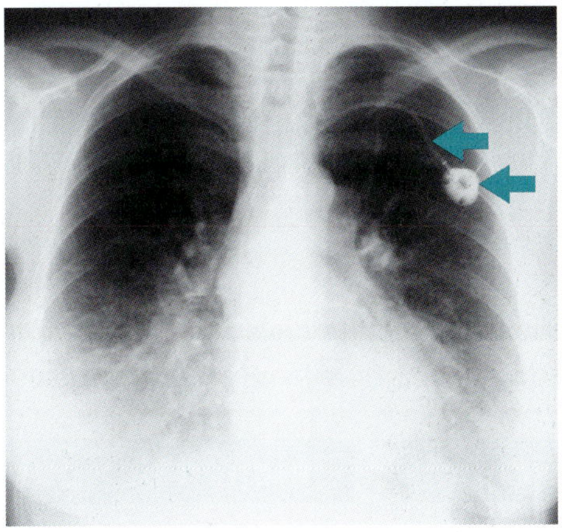

Abb. 153.2

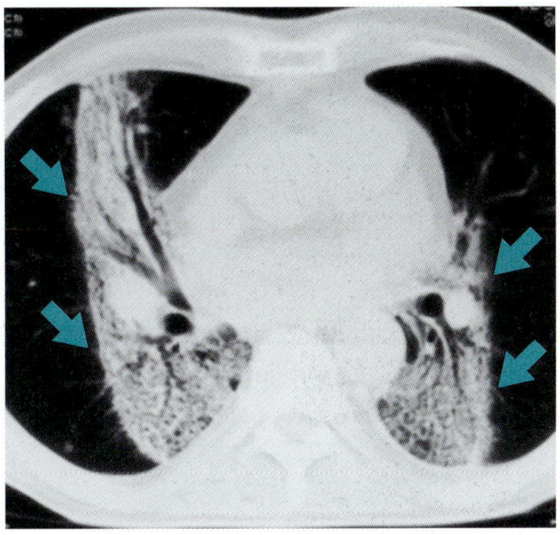

Abb. 153.3

Wenn bei Patienten mit BC, Mamma- oder Magen-Ca eine Dyspnoe auftritt, ohne dass in der konventionellen Thoraxaufnahme pulmonale Veränderungen sichtbar sind, kann im Frühstadium eine Szintigrafie sinnvoll sein: Oft zeigen sich dort schon frühzeitig Inhalations- oder Perfusionsausfälle, bevor die Zeichen der Lymphangiosis später auch im Röntgenbild sichtbar werden **(Abb. 153.4)**.

Tritt zusätzlich ein Erguss, hier mit Spiegelbildung (→) auf **(Abb. 153.5)**, kann dieser auf maligne Zellen im Pleurapunktat untersucht und so die Diagnose erhärtet werden.
Bei beidseitigem- **(Abb. 153.2)** oder sogar diffusem Befall der gesamten Lunge **(Abb. 153.6)** könnte eine Lymphangiosis dann mit einer Lungenfibrose verwechselt werden (vgl. S.150).

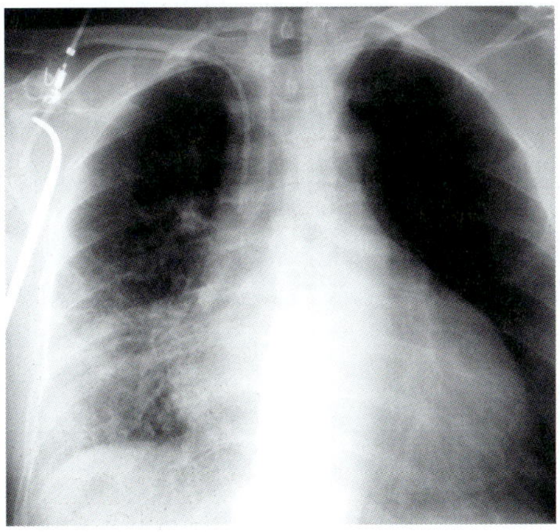

Abb. 153.4

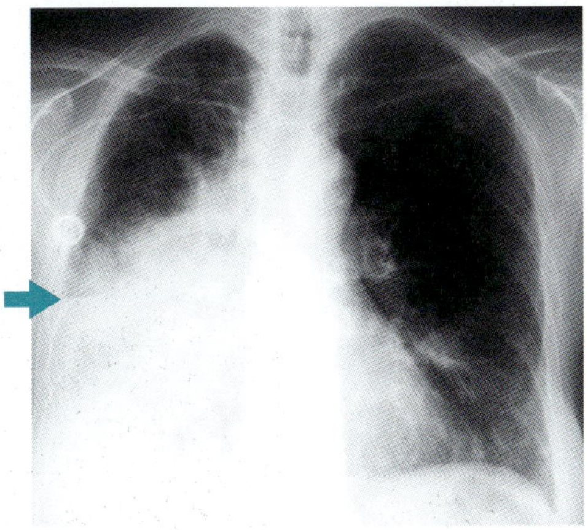

Abb. 153.5

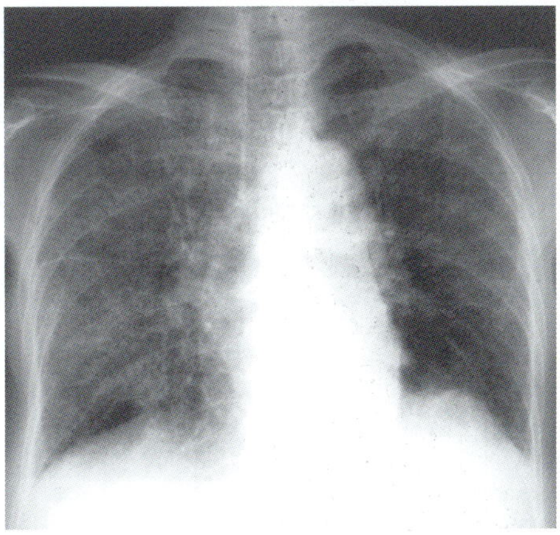

Abb. 153.6

Nach Bearbeitung dieser Quizfragen finden Sie die Lösungen wieder am Ende des Buches. Falls Ihnen diese Übung noch nicht ausreicht und Ihr detektivischer Ehrgeiz geweckt ist, finden Sie zusätzliche Quizfälle auf der beigelegten CD – viel Spaß bei deren Auflösung!

49 Erinnern Sie sich noch an Kriterien, die Ihnen die DD zwischen einer Silikose und einer Asbestose erleichtern können? Bitte notieren Sie sie hier:

DD-Kriterien	Silikose	Asbestose
Fibrotische Veränderungen: regional bevorzugt in den ...?		
Spirometrische Ventilationsstörungen?		
Besonders typisch sind jeweils ...? Wo?		

50 Notieren Sie sich bitte hier aus dem Gedächtnis typische Zeichen, die Ihnen eine Abgrenzung einer pulmonalvenösen Stauung gegenüber einer pulmonal arteriellen Hypertonie erlauben:

pulmonalvenöse Stauungszeichen	Zeichen der pulmonal arteriellen Hypertonie

51 Welche Zeichen sprechen dagegen für entzündliche Infiltrationen der Lunge?

52 Worin unterscheidet sich eine PcP von anderen Pneumonieformen und warum ist ihre frühzeitige Aufdeckung so wichtig?

53 Bitte beurteilen Sie diese Liegendaufnahme **(Abb. 155.1)** möglichst systematisch und komplett.

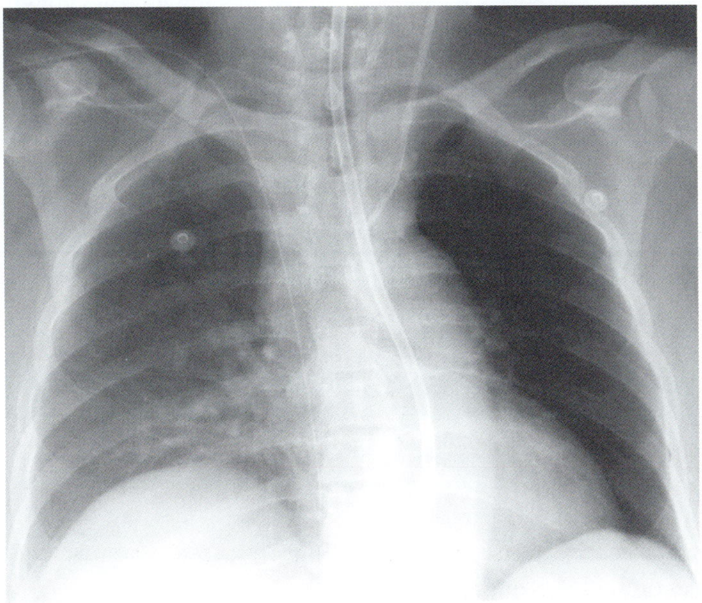

Abb. 155.1

54 Dieses Kleinkind kam mit juckenden Bläschen und Pusteln an der gesamten Haut und Mundschleimhaut mit Verdacht auf eine Otitis media zu Ihnen. Es hat Fieber, starke Abgeschlagenheit und etwas Hustenreiz **(Abb. 155.2)**.

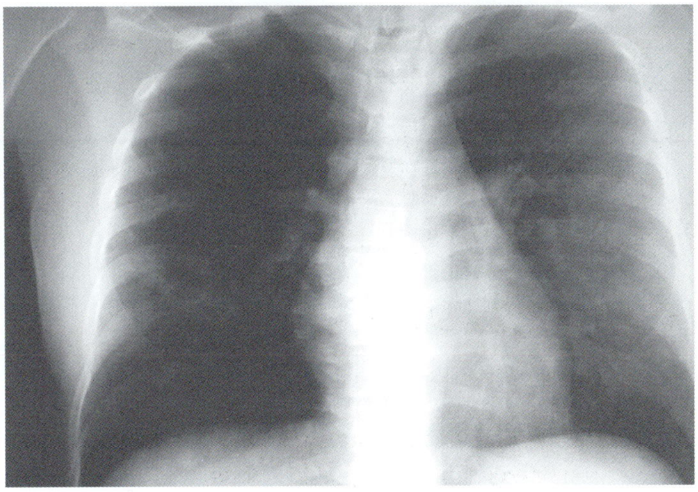

Abb. 155.2

55 Betrachten Sie bitte diese beiden Aufnahmen, die im Abstand eines Tages von demselben Patienten angefertigt worden sind **(Abb. 155.3)**. Welche Diagnose stellen Sie?

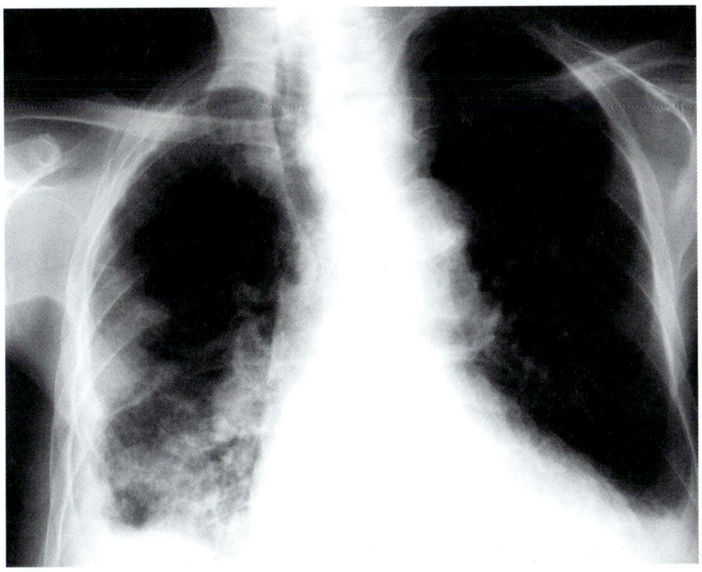

Abb. 155.3 a

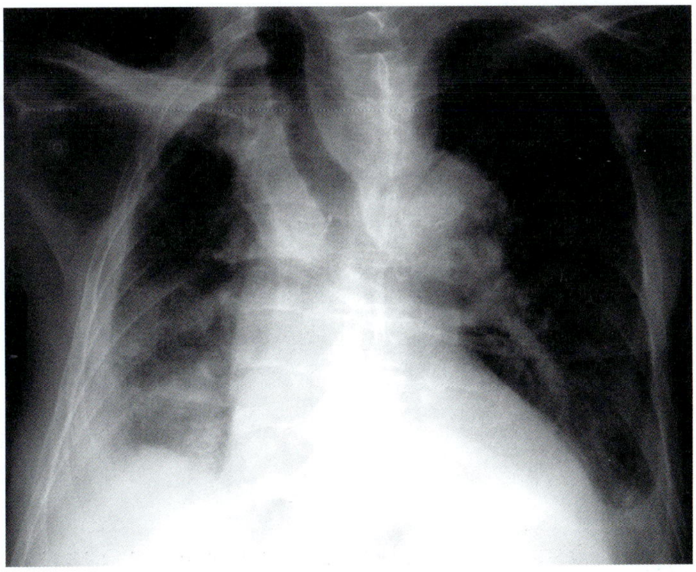

Abb. 155.3 b (Folgetag)

8

Q

56 Eine 42-jährige Patientin aus der Frauenklinik kommt zur routinemäßigen Thoraxaufnahme **(Abb. 156.1)**. Was fällt Ihnen auf?

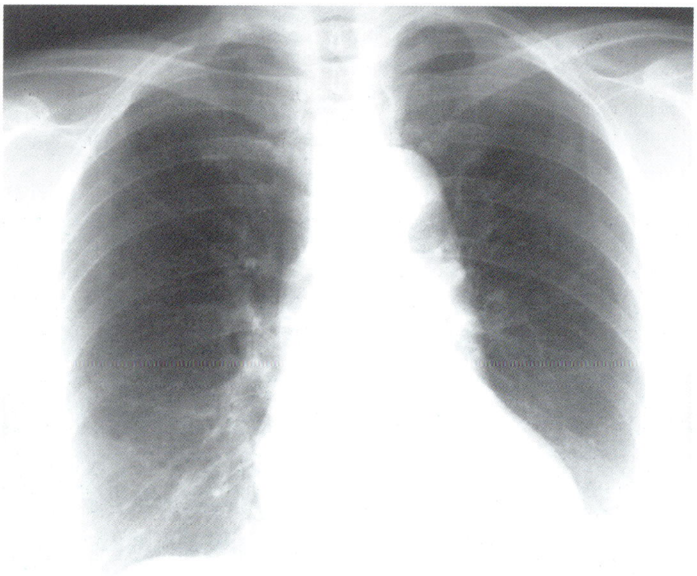

Abb. 156.1

57 Beschreiben Sie bitte die Veränderungen in **Abb. 156.2**. Welchen Teil der Anamnese möchten Sie in Kenntnis der Aufnahme jetzt besonders ausdehnen und wonach fragen Sie?

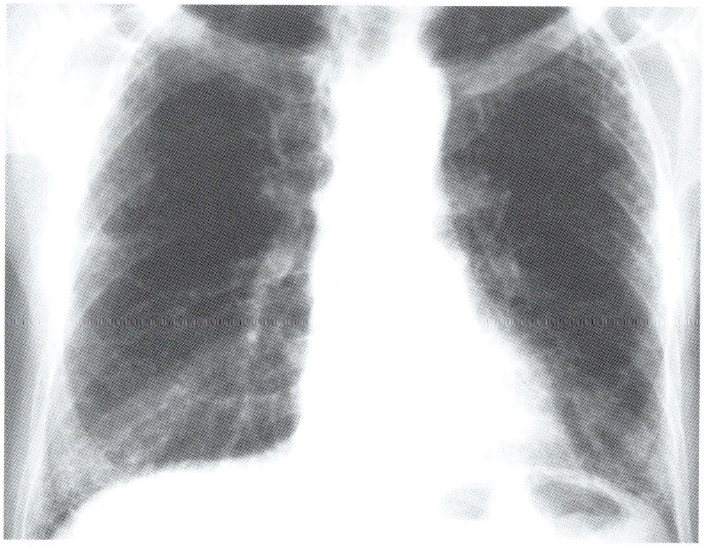

Abb. 156.2

58 Als letzte „harte Nuß" sehen Sie hier zwei Aufnahmen desselben HIV-Patienten **(Abb. 156.3)** Bitte erstellen Sie Ihre Differenzialdiagnose. Welche diagnostischen / therapeutischen Schritte ziehen Sie in Erwägung?

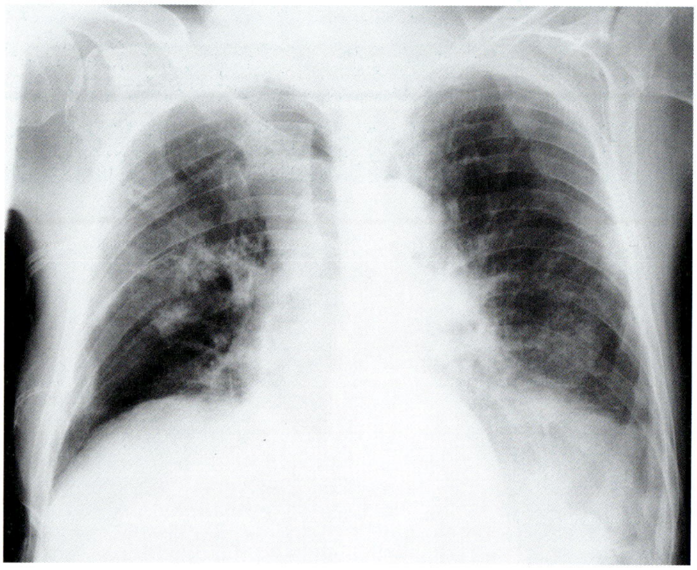

Abb. 156.3 a

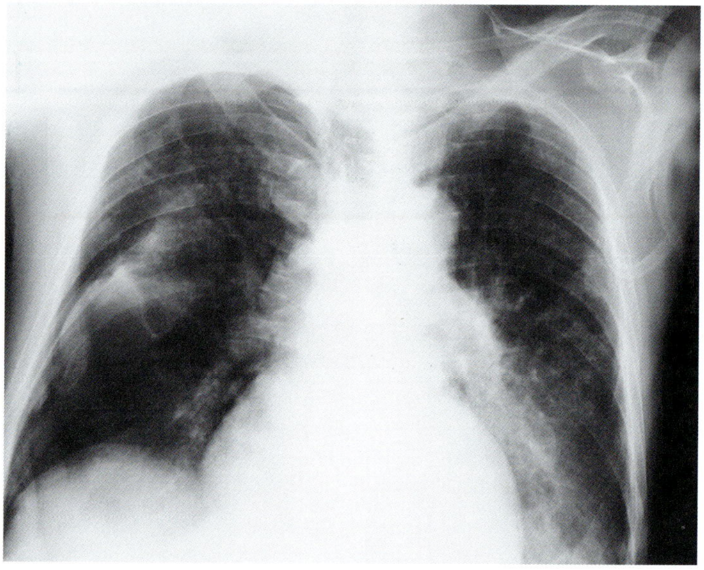

Abb. 156.3 b (Folgetag)

Lars Kamper
Matthias Hofer

Fremdkörper

Lernziele dieses Kapitels:

In diesem Kapitel werden die häufigsten Fremdmaterialien, wie verschiedene Katheter und Schrittmachersysteme, aber auch verschiedene Herzklappen, Tuben und Sonden behandelt. Da diese Fremdmaterialien häufig im klinischen Alltag der Intensivmedizin benutzt werden, ist es sinnvoll, diese in der Thorax-Aufnahme zu erkennen. Nach Durcharbeiten der folgenden Seiten sollten Sie in der Lage sein:

- die einzelnen Schritte zur ZVK-Anlage zu kennen und die häufigsten Komplikationen in der Röntgen-Aufnahme zu diagnostizieren,
- die korrekte Lage der verschiedenen Katheter auf der Röntgen-Aufnahme zu beschreiben,
- verschiedene Kathetersysteme nach ihrer Funktion zu differenzieren,
- verschiedene Herzschrittmachersysteme auf der Thoraxaufnahme unterscheiden zu können und ihre unterschiedliche Funktion zu kennen,
- Herzklappentypen auf der Thorax-Aufnahme zu erkennen,
- die korrekte Lage endotrachealer Tuben zu diagnostizieren.

Zentralvenöse Zugänge

Nach der Anlage zentralvenöser Zugänge werden Röntgen-Thoraxaufnahmen zur Lagekontrolle und Ausschluss von anlagebedingten Komplikationen durchgeführt. Die Katheterspitze sollte in der Vena cava superior (VCS), etwa 2 cm oberhalb der Mündung in den rechten Vorhof positioniert werden (Abb. 158.1). Die Literaturangaben über die Projektion der Katheterspitze (➜) auf der Röntgenkontrolle variieren etwas. Wir favourisieren aus Praktikabilitätsgründen [9.1] die Einmündungstelle der V. azygos in die Vena cava superior in Höhe der Trachealbifurkation (⬆ in Abb. 158.2) bzw. etwas oberhalb des rechten Hauptbronchus (**14a**). Eine Aufstellung über unterschiedliche Kathetertypen und deren Anwendungsgebiete zeigt Tab. 158.3.

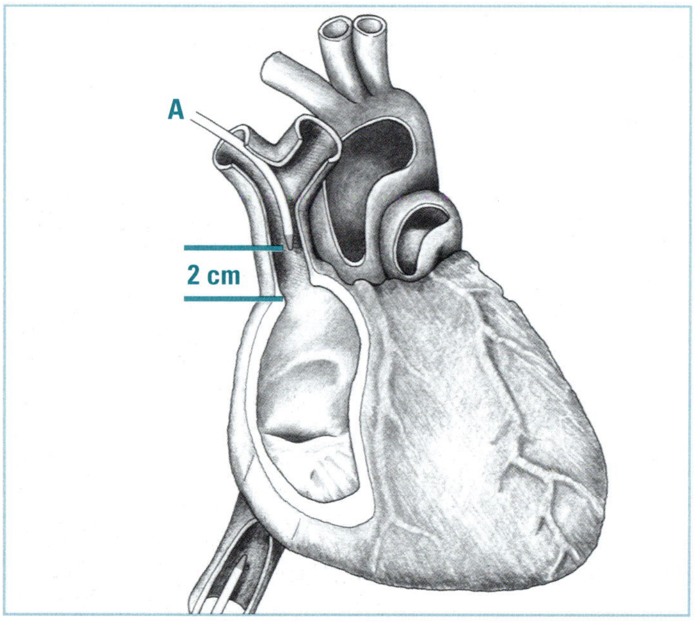

Abb. 158.1

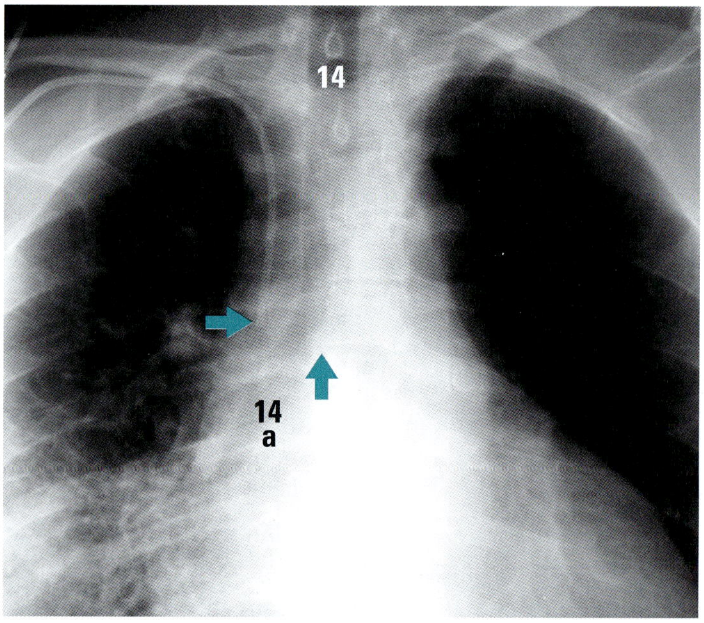

Abb. 158.2

Katheterart	Anwendungsgebiete
ZVK (Zentraler Venenkatheter)	**Kunststoffkatheter zur zentralen Applikation venotoxischer und kardiozirkulatorisch wirksamer Medikamente** • Punktion einer Vene (meist der oberen Körperhälfte) und Einführung in das venöse Gefäßsystem • Vorschub herznah in die Vena cava superior (vgl. S.158-163)
Hickman	**Langzeit-ZVK für z. B. Chemotherapien bei Kindern** • Punktion der Vena subclavia oder Vena jugularis interna unter Röntgenkontrolle • Vorschub der Spitze herznah in die Vena cava superior • Infektreduzierung durch antimikrobiellen Cuff und subcutane Tunnelung des Katheters vor der Austrittsstelle • Fixierung durch Dacronmanschette, die mit der Haut verwächst
Shaldon	**Großlumiger Katheter zur Akutdialyse und Volumenersatztherapie** • Vorschub herznah in die Vena cava superior (vgl. Abb. 165.2)
Demers	**Großlumiger Vorhofkatheter zur längeren Dialysetherapie** • bei Patienten ohne Dialysefistel bzw. ohne Shunt • Im Unterschied zum Shaldon Vorschub meist über die Vena subclavia in den rechten Vorhof (vgl. Abb. 165.4) • Infektreduzierung durch antimikrobiellen Cuff und subcutane Tunnelung des Katheters vor der Austrittsstelle
Port	**Subkutan implantiertes Kunststoffreservoir (Port-System) für mehrere Chemotherapie-Zyklen** • Portsystem aus einem zentral-venösen Katheter und subcutan plazierten Injektionsport (vgl. S.164) • Vorschub herznah in die Vena cava superior • Kunststoffreservoir durch spezielle Portnadeln zugänglich

Tab. 158.3

Katheteranlage

Vor der ZVK Anlage wird ein steriler Tisch (Abb. 159.1) vorbereitet:

- mehrere Spritzen mit isotoner Kochsalzlösung (**A**)
- 1x Skalpell (**B**)
- 1x Spritze mit Lokalanästhetikum (**C**)
- 1x Spritze mit der Punktionskanüle (**D**)
- 1x Dilatationskanüle (**E**)
- 1x Führungsdraht (**F**)
- Nahtmaterial (**G**) und Clip (**H**)
- ZVK mit Drei-Wege-Hähnen (**K**)
- sterile Kompressen und Pflaster (**J**)

Die Anlage erfolgt in Seldinger-Technik: Dazu wird bei der Anlage eines Subclavia-Katheters erfahrungsgemäß am besten in der MCL und ca. 1-2 cm unterhalb der Clavicula punktiert.

Die Punktionsregion wird mit einer alkoholischen Lösung in spiralförmigen Bewegungen von innen nach außen desinfiziert (Abb. 159.2). Nach der Abdeckung der entsprechenden Thoraxseite mit einem sterilen Lochtuch wird das Lokalanästhetikum **(C)** subcutan infiltriert und unter ständiger Aspiration in den gesamten Stichkanal bis hin zur Clavicula injiziert (Abb. 159.3).

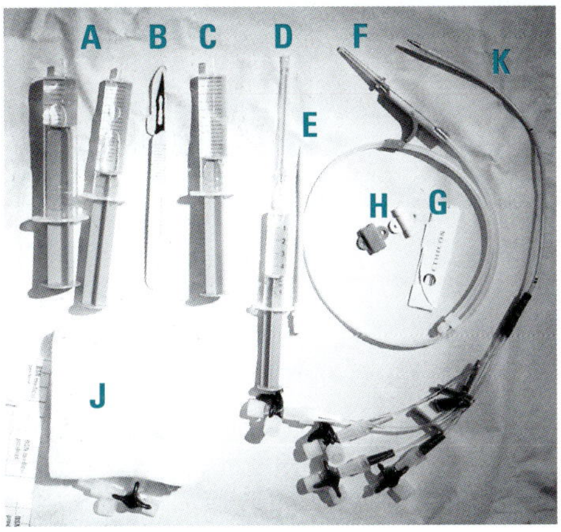

Abb. 159.1 Punktionstisch

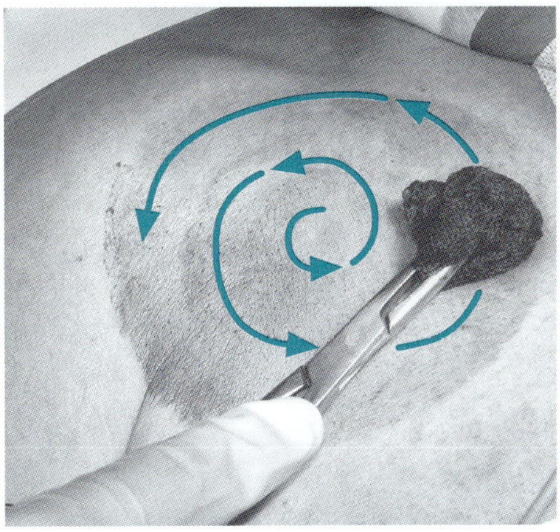

Abb. 159.2 Desinfektion

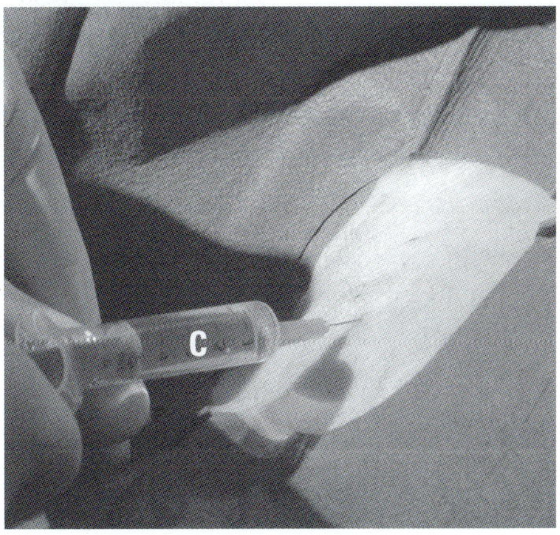

Abb. 159.3 Lokalanästhesie

Die Punktion erfolgt in zwei Schritten: In einem flachen Winkel zur Haut wird zuerst auf die Clavicula zu punktiert (Abb. 159.4), und danach die Punktionskanüle **(D)** unter den Knochen geführt. In einem zweiten Schritt wird der Punktionswinkel der Kanüle so verändert, dass die Spitze auf das Sternoclaviculargelenk oder Jugulum zeigt (Abb. 159.5).

Der Mittelfinger verdeutlicht hier die Zielrichtung der Punktion. Die Punktionskanüle wird unter ständiger Aspiration weiter vorgeschoben, wobei die plötzliche Aspiration (↖) von Blut die intravasale Lage anzeigt (Abb. 159.6).

Hierbei können evtl. Pulsationen der Blutsäule und die Farbe des Blutes einen Hinweis auf eine versehentliche arterielle Punktion geben. Bei niedrigem arteriellen Blutdruck oder schlechter Oxygenierung ermöglicht eine Blutgasanalyse oder die Ableitung einer Druckkurve die Differenzierung zwischen venösem und arteriellem Blut.

In einigen Fällen kann ein Zug des entsprechenden Armes in Richtung der Körperlängsachse nach distal und eine leichte Außenrotation die Punktion erleichtern. Auf diese Weise wird die Vena subclavia maximal gespannt und nach ventral verlagert.

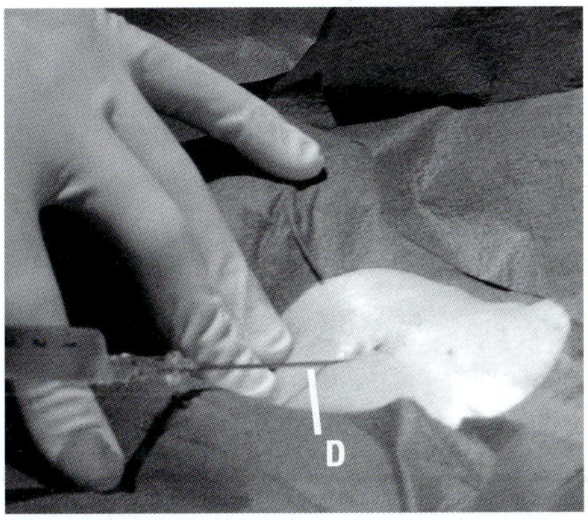

Abb. 159.4 Punktion Richtung Calvicula

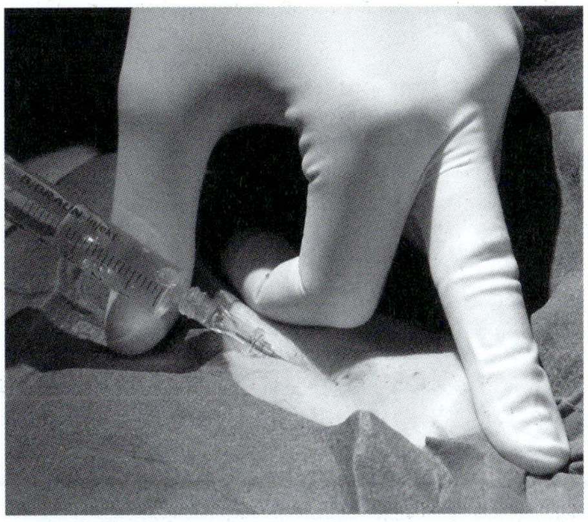

Abb. 159.5 Punktion Richtung Jugulum

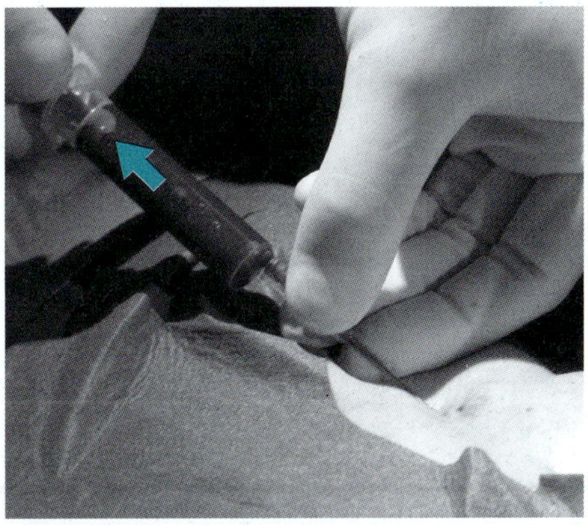

Abb. 159.6 Aspiration

9

Bei sicherer venöser Lage wird der Seldinger-Draht **(F)** über die vorübergehend platzierte Punktionskanüle **(D)** eingeführt (↘) und ca. 20-25 cm vorgeschoben **(Abb. 160.1)**. Die Punktionskanüle wird über den Seldinger-Draht entfernt und die Einstichstelle mittels Skalpell **(B)** inzidiert **(Abb. 160.2)**. Danach wird der Punktionskanal mit Hilfe einer starren Dilatationskanüle **(E)** erweitert (↘ in **Abb. 160.3**).

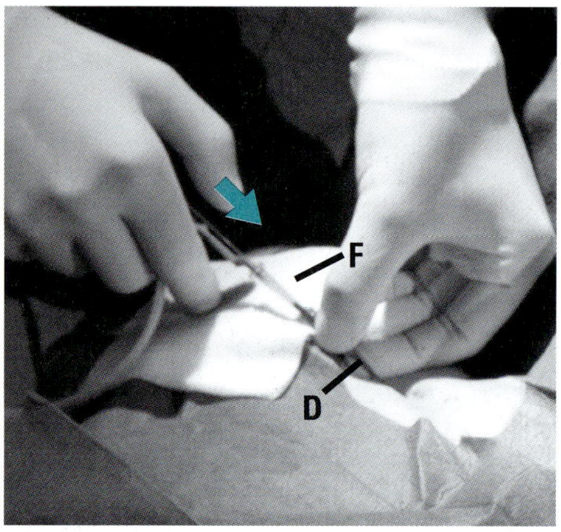

Abb. 160.1

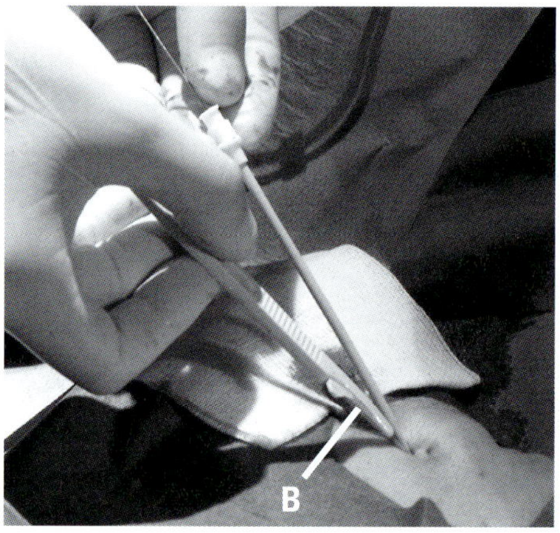

Abb. 160.2

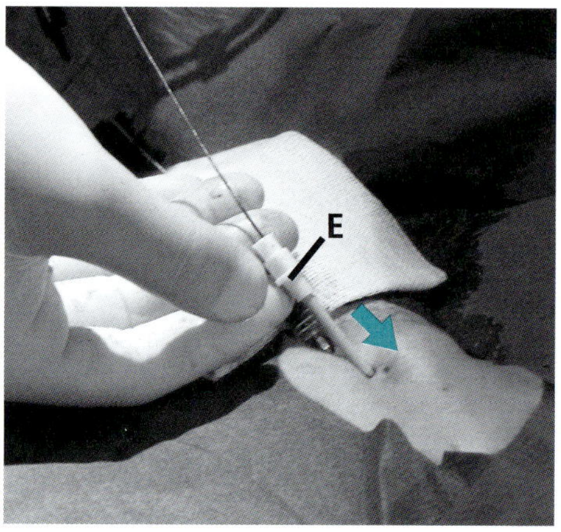

Abb. 160.3

Anschließend wird der Katheter **(K)** auf den Führungsdraht **(F)** aufgefädelt **(Abb. 160.4)** und ca. 16-18 cm ins Gefäßlumen vorgeschoben **(Abb. 160.5)**. Dabei darf nicht vergessen werden, den ZVK vorher mit isotoner Kochsalzlösung zu füllen, um Luftembolien zu vermeiden. Ist der Katheter aufgefädelt, wird er soweit auf den Seldinger-Draht geschoben, dass das Drahtende (↙) hinten aus dem ZVK hinausragt.

Der Führungsdraht erscheint bei mehrlumigen Systemen aus dem distalen Schenkel – daher muss der Drei-Wege-Hahn an diesem Schenkel geöffnet sein!

Auch bei einer notfallmäßigen Katheteranlage darf beim Vorschieben nicht vergessen werden, das herausragende Drahtende (↙) mit den Fingern zu fixieren (↘ ↖), wie in **Abb. 160.6** gezeigt.

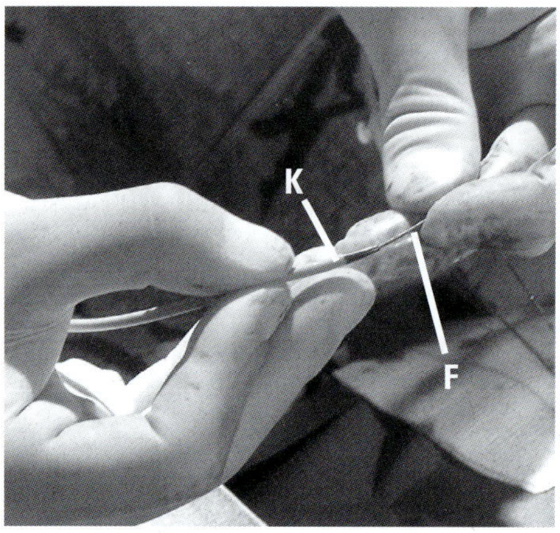

Abb. 160.4

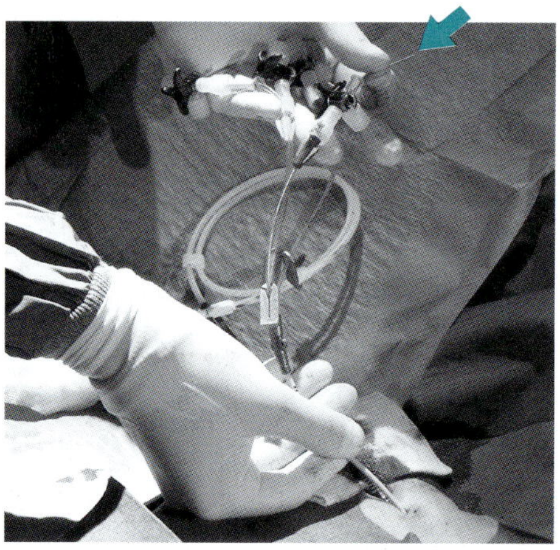

Abb. 160.5

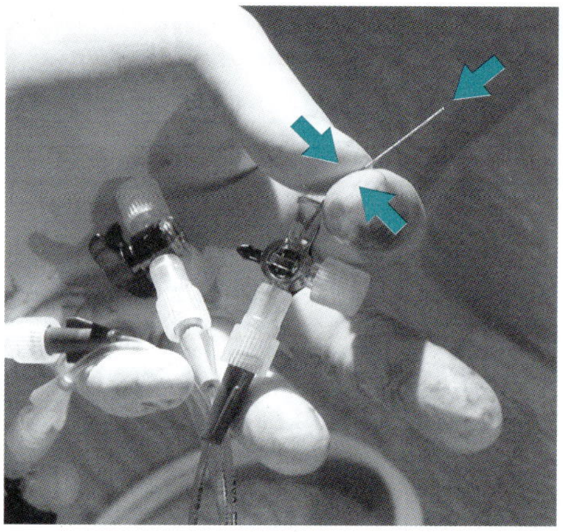

Abb. 160.6

Zur Überprüfung der intravasalen ZVK-Lage wird – nach der Entfernung des Führungsdrahtes – Blut (↗) aspiriert (↖ in **Abb. 161.1**) und anschließend mit einer isotonen Kochsalzlösung gespült (↘ in **Abb. 161.2**). Bei mehrlumigen Kathetern wird dieser Vorgang für jedes einzelne Lumen (!) wiederholt. Vor dem Entfernen der Spritze ist besonders auf den regelrechten Verschluss der Drei-Wege-Hähne zu ach-ten **(Abb. 161.3)**. Abhängig vom zentralen Venendruck könnten bei offenen Hähnen Luftembolien oder Blutungen aus dem Katheter entstehen.

Zur Prophylaxe einer Luftembolie empfiehlt sich die Positionierung des Patienten in Kopftieflage, um den ZVD durch hydrostatischen Druck zu erhöhen und eine vermehrte Blutfüllung der oberen Halsvenen zu erreichen.

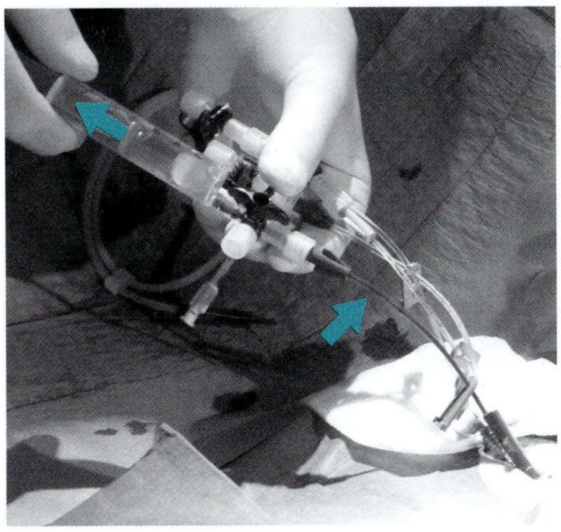

Abb. 161.1

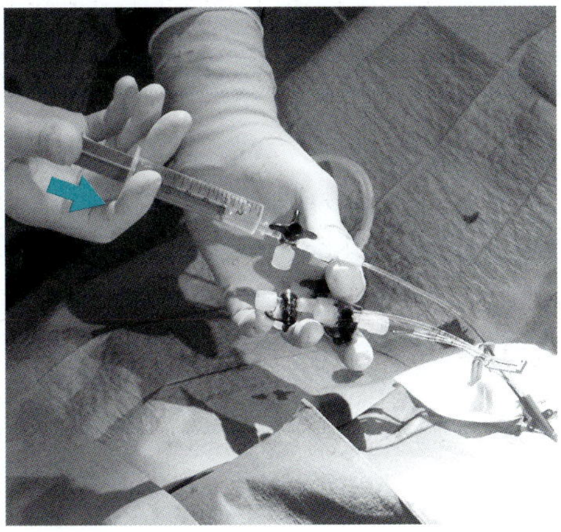

Abb. 161.2

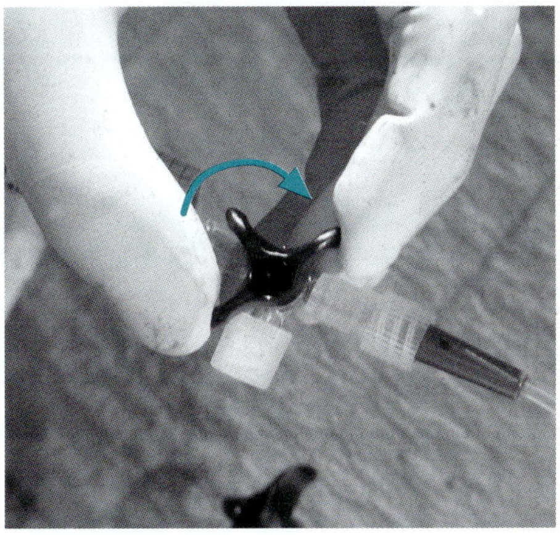

Abb. 161.3

Zur korrekten Fixierung des ZVKs wird ein Kunststoff-Clip **(H)** am Katheter befestigt. Dieser wird dann zweifach angenäht **(Abb. 161.4-5)** und die Einstichstelle mit sterilen Schlitz-Kompressen **(J)** und Pflastern verbunden **(Abb. 161.6)**. Vor allem bei problematischer oder notfallmäßiger Anlage sollte innerhalb der ersten Stunde nach Katheteranlage zur Lagekontrolle und zum Ausschluss von Komplikationen eine Röntgenaufnahme erfolgen.

Zur Katheterpflege gehört die regelmäßige Wundkontrolle und der Verbandswechsel. In der Regel liegt ein ZVK bei unauffälliger Punktionsstelle zwischen zehn bis vierzehn Tagen. Bei lokalen oder systemischen Infektionszeichen ohne identifizierbaren Focus sollte der ZVK sofort entfernt werden. Bei Verdacht auf Katheter-assoziierter Infektion wird die Katheterspitze mikrobiologisch auf mögliche Erreger und evtl. Antibiotika-Resistenzen untersucht.

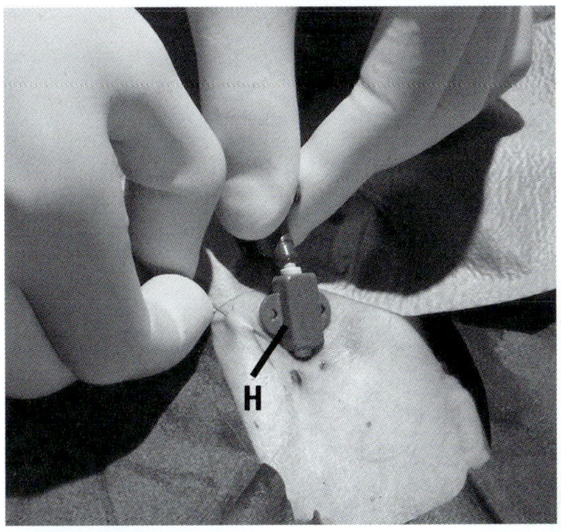

Abb. 161.4

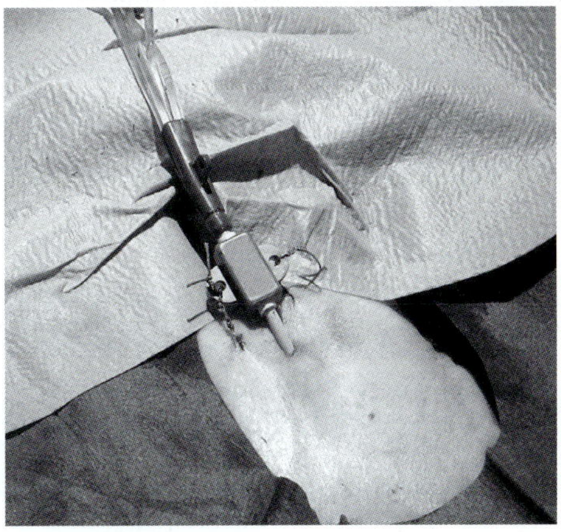

Abb. 161.5

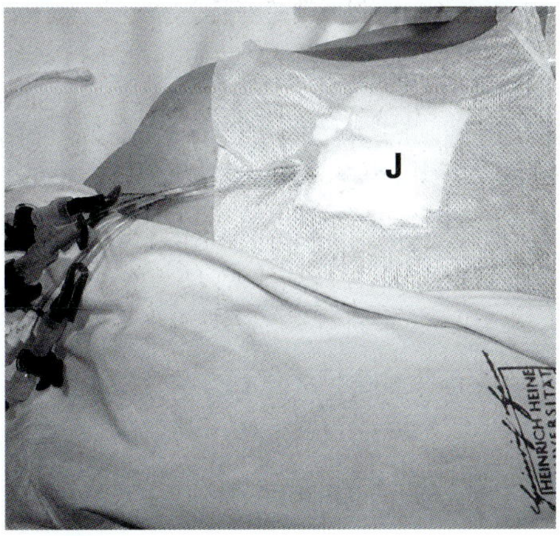

Abb. 161.6

Alternativ kann eine EKG-kontrollierte Katheteranlage erfolgen. Dabei wird über die Katheterspitze kontinuierlich ein EKG abgeleitet **(Abb. 162.1)**. Im venösen Gefäßsystem zeigt sich bis in die Vena cava superior ein normaler Stromkurvenverlauf **(A)**. Beim Vorhofeintritt zeigt die p-Welle (↓) eine charakteristische Veränderung von einem monophasischen (eingipfeligen) **(B)** zu einem biphasischen **(C)** Ausschlag im EKG **(Abb. 162.1)**. Bei der Passage des Sinusknotens nimmt die p-Welle wieder ab und wird schließlich negativ **(D)**. Diese bleibt auch bei versehentlicher Lage der Katheterspitze in der Vena cava inferior negativ **(E)** **(Abb. 162.2)**.
Bei der Anlage wird der Katheter dann soweit vorgeschoben, bis sich die p-Welle vergrößert **(C)**. Daraufhin wird der Katheter bis zur Normalisierung der p-Welle zurückgezogen **(B)**.

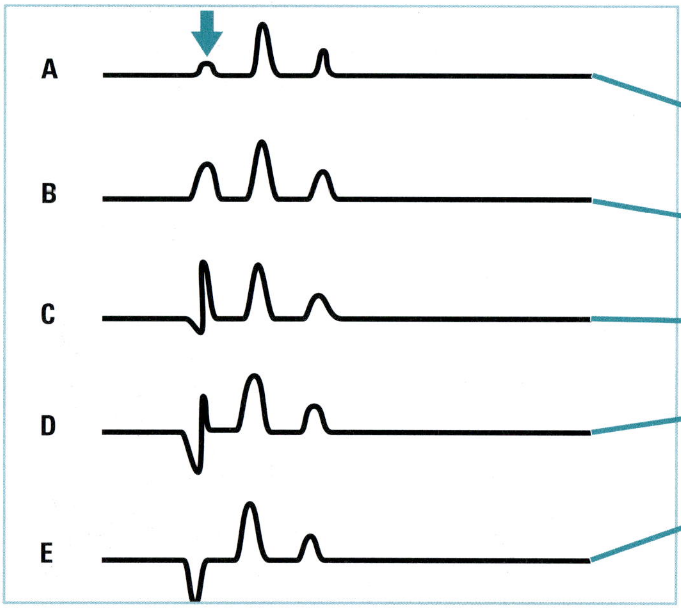

Abb. 162.1

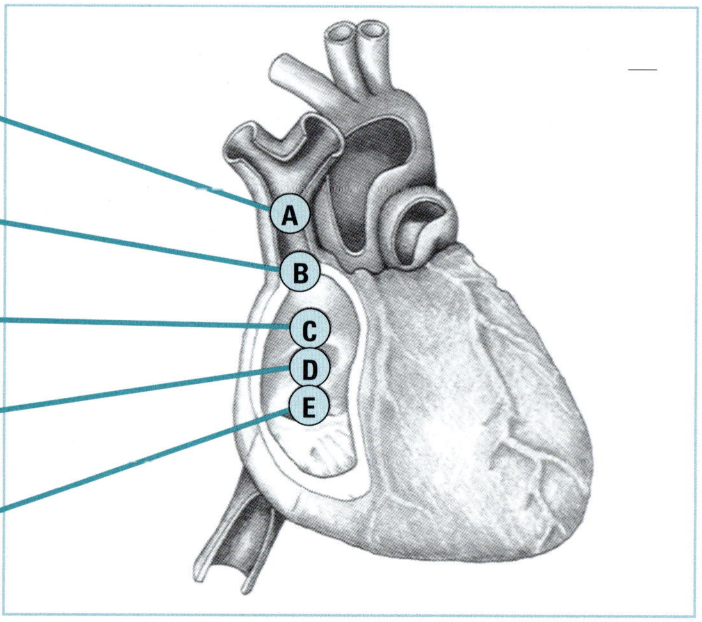

Abb. 162.2

Von dieser Stelle erfolgt nochmals ein Rückzug um mindestens weitere 2 cm. Dadurch liegt der Katheter dann sicher in der Vena cava superior **(Abb. 162.3)**. **Abb. 162.4** zeigt eine Röntgenaufnahme einer korrekt platzierten ZVK-Spitze (→) in der Vena cava superior **(1)**. Neben der Lagekontrolle bietet die Röntgenaufnahme zusätzlich die Aussage über anlagebedingte Komplikationen (vgl. S.163).

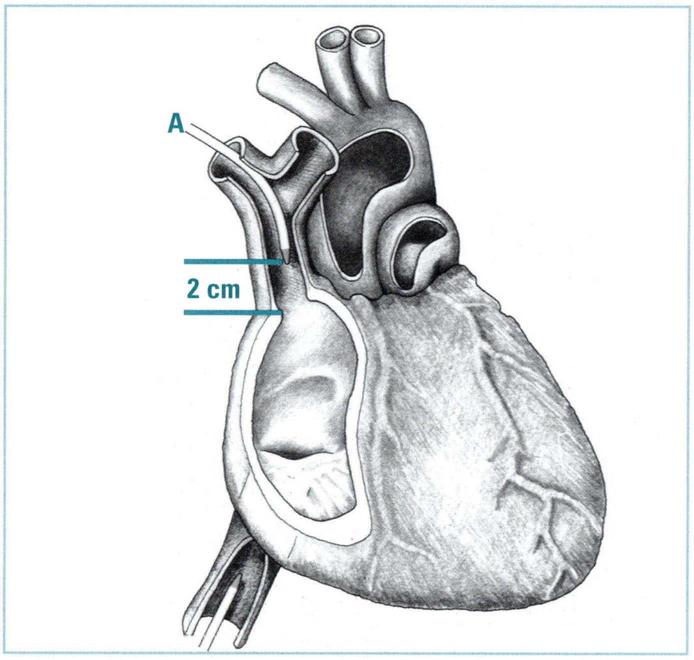

Abb. 162.3

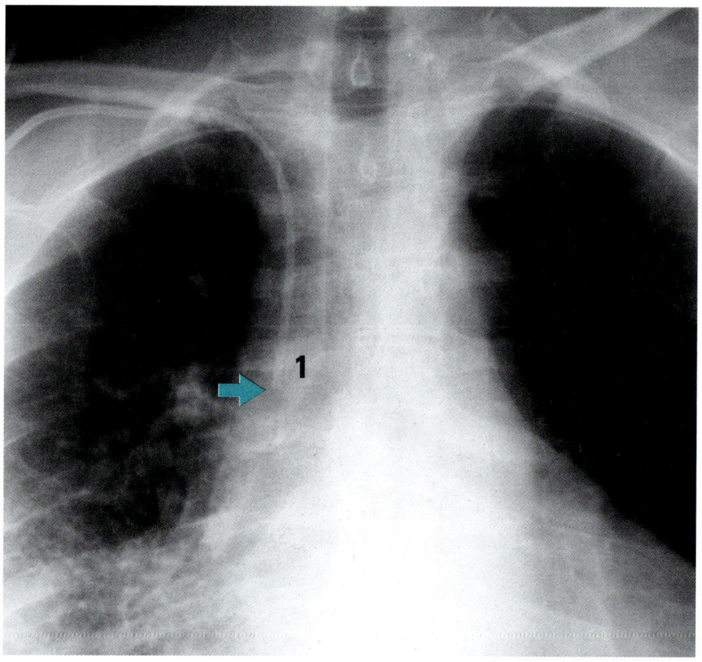

Abb. 162.4

Komplikationen

Durch ein zu tiefes Vorschieben kann die Katheterspitze (➡) intracardial in den rechten Vorhof gelangen **(Abb. 163.1)** und dort eventuell Herzrhythmusstörungen auslösen. Bei zu tiefer Lage der Katheterspitze muss der Katheter entsprechend zurückgezogen werden. Im Extremfall kann der Katheter sogar bis in eine Lebervene reichen. Genauso kann es zur Fehlpositionierung des Katheters in andere Gefäße kommen **(Abb. 163.2)**. In **Abb. 163.3** ist die Katheterspitze (↖) eines Jugularis-ZVKs aus der Vena jugularis interna falsch in die Vena subclavia umgeknickt. Eine Verschlingung des Katheters nach cranial (↻) zeigt **Abb. 163.4**, bei der die Spitze (➡) letztendlich noch in der Vena cava superior platziert wurde. In solchen Fällen muss eine Neuanlage erfolgen, da der Katheter wegen mangelnder Sterilität nicht weiter vorgeschoben oder umpositioniert werden darf. Eine anlagebedingte Komplikation ist, besonders bei Subclavia-ZVKs, die Entwicklung eines Pneumothorax. Kontrollaufnahmen sollten daher besonders nach komplizierter subclaviculärer Anlage in Exspiration durchgeführt werden (vgl. S.191). Eine seltene, aber schwerwiegende Komplikation ist eine Pericardtamponade aufgrund einer Katheterfehlpositionierung im Pericardbeutel.

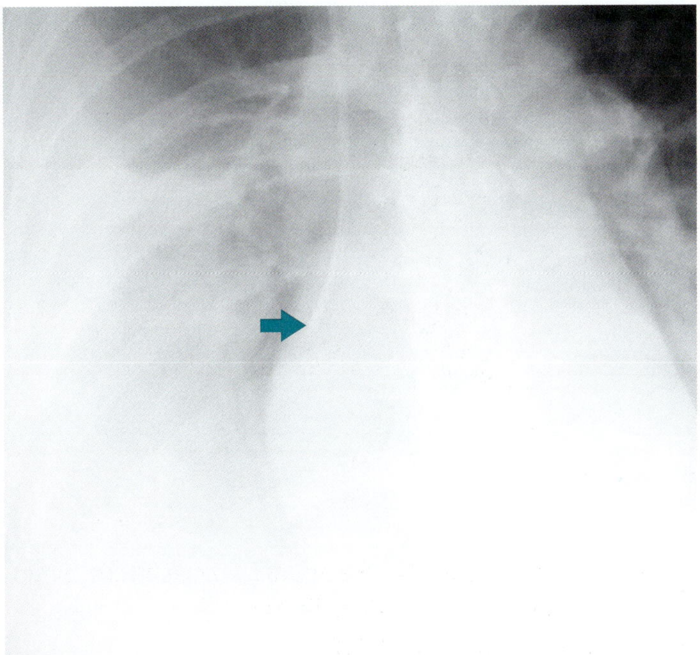

Abb. 163.1

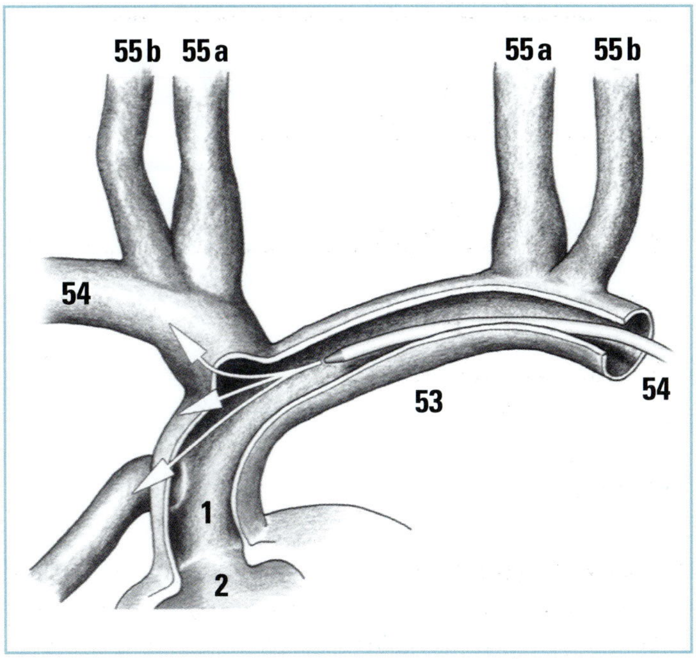

Abb. 163.2

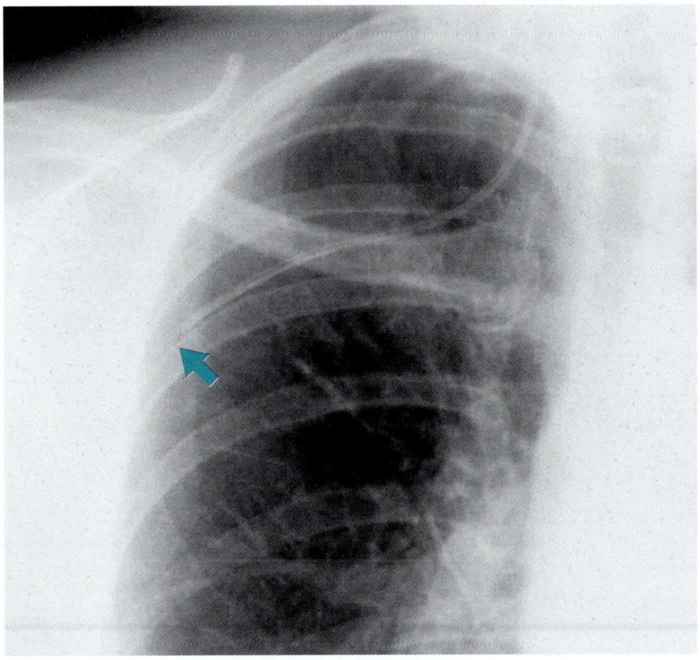

Abb. 163.3

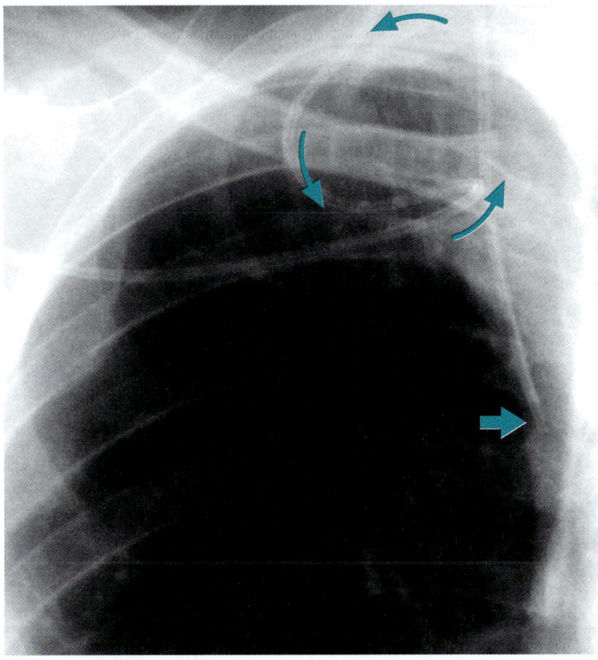

Abb. 163.4

Portsysteme werden zur ambulanten Langzeittherapie mit zentral zu verabreichenden, venotoxischen Medikamenten z. B. im Rahmen einer Chemotherapie eingesetzt. Die Implantation erfolgt operativ: Der Katheter wird unter Durchleuchtung in die Vena cephalica eingeführt und die Katheterspitze über die Vena subclavia in die Vena cava superior vorgeschoben. Anschließend wird das Reservoir zwischen Musculus pectoralis und Körperfaszie platziert. Die postoperative Röntgenkontrolle erfolgt zum Ausschluss von punktionsbedingten Komplikationen: **Abb. 164.1** zeigt die korrekte Lage eines Portsystems: Das Reservoir (↑) projiziert sich caudal der Clavicula **(23)**, die Katheterspitze (→) liegt in der Vena cava superior **(1)**, an der Einmündung zum rechten Vorhof **(2)**. Wie in **Abb. 164.2** kann durch KM-Applikation die intravasale Lage des Port-Katheters überprüft werden: Sowohl der Katheterverlauf, als auch die austretende KM-Ansammlung (▶) distal der Katheterspitze (↗) werden deutlich sichtbar. Die Spitze projiziert sich zwar korrekt in die Vena cava superior **(1)**, jedoch zeigt sich eine zusätzliche KM-Ansammlung (↙) im Gewebe caudal der Clavicula **(23)**. Dieses spricht für ein Leck im proximalen Kathetersystem.

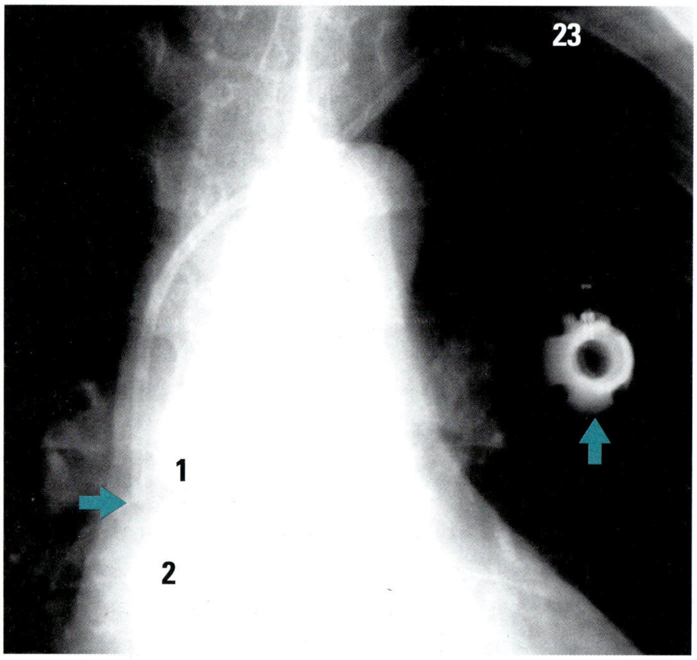

Abb. 164.1

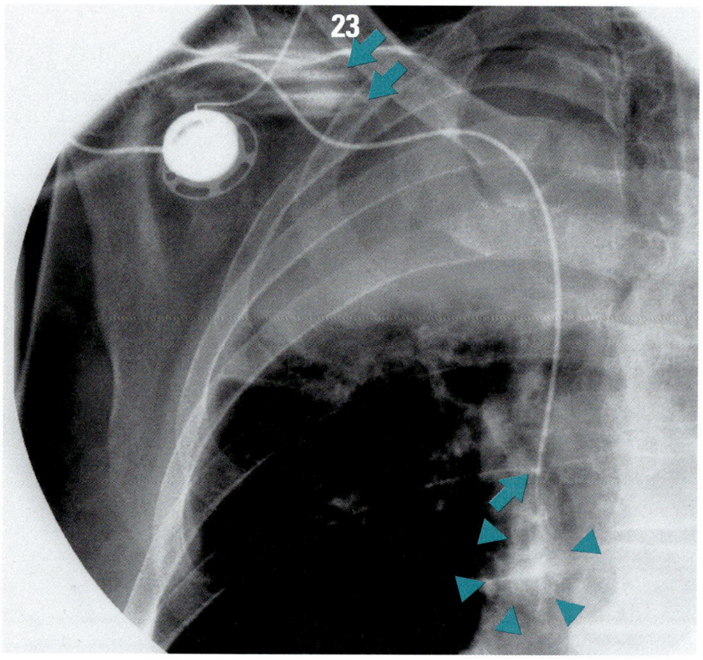

Abb. 164.2

Das Titangehäuse älterer Portsysteme **(Abb. 164.5)** kann im MRT Artefakte verursachen **(Abb. 164.4)**: Auf der linken Pectoralis-Seite ist ein deutliches Auslöschungsphänomen (↓) ventral zu erkennen. Dagegen sind Portsysteme neuerer Generation **(Abb. 164.3)** MR-kompatibel und verursachen keine störenden Artefakte (→) in **Abb. 164.4**.

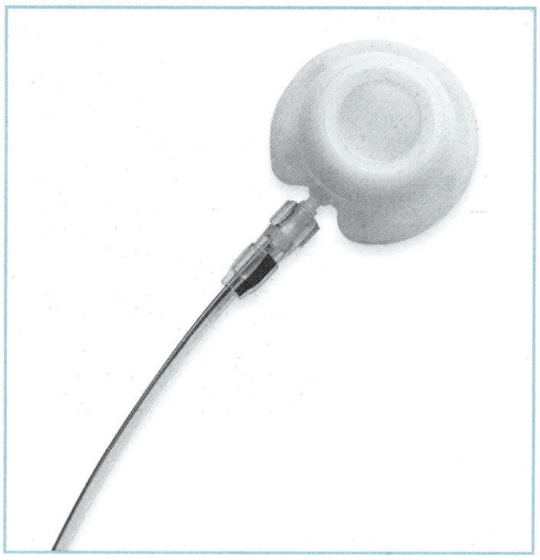

Abb. 164.3

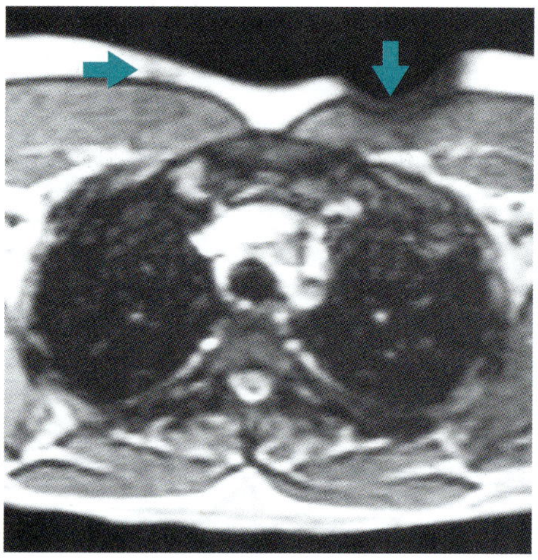

Abb. 164.4

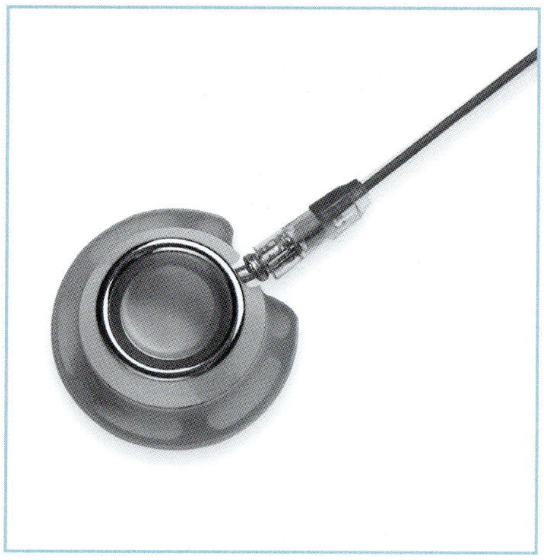

Abb. 164.5

Zu den heute meist verwendeten Dialysekathetern zählen der Shaldon-Katheter **(L)** und der Demers-Katheter **(M)** **(Abb. 165.1)**. Shaldon-Katheter werden als vorübergehender Gefäßzugang in Notfallsituationen, wie akutem Nierenversagen oder akuter Fistelthrombose eingesetzt. Der Katheter ist meist doppellumig und das Material ist härter als das des Demers-Katheters. Aufgrund des höheren Infektionsrisikos, wird er für die Dauer von ca. 2-3 Wochen eingesetzt. Wie in **Abb. 165.2** dargestellt, wird er in die Vena cava superior **(1)**, gelegentlich auch in die Leistenvene eingeführt. **Abb. 165.3** zeigt die normale Lage des Shaldon-Katheters in der Thorax-Aufnahme: Die Spitze (←) liegt in der Vena cava superior **(1)** am Eingang in den rechten Vorhof **(2)**. Als weitere Landmarke kann hier auch die Trachealbifurkation (↑) dienen: Normalerweise sollte sie oberhalb der Katheterspitze abgebildet sein. Zu tief liegende Shaldon-Katheter müssen zurück in die Vena cava superior gezogen werden, da es sonst zu Vorhof-Perforationen kommen kann. Außerdem sollte der gesamte Verlauf (▶) des Katheters kontinuierlich und regelmäßig dargestellt sein.

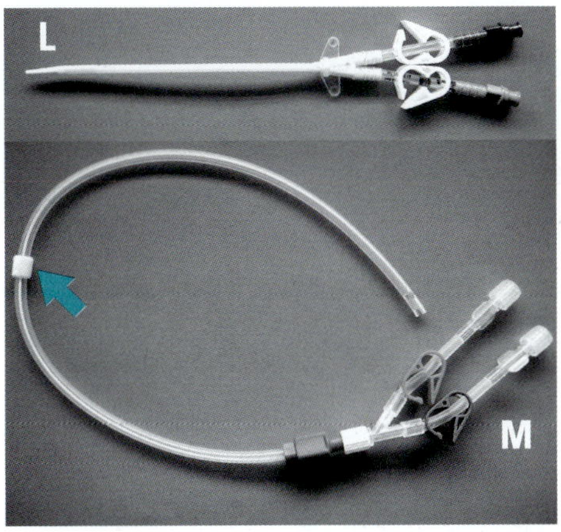

Abb. 165.1

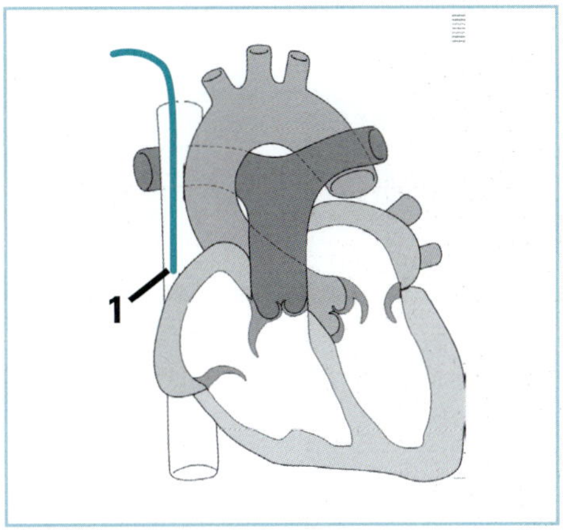

Abb. 165.2

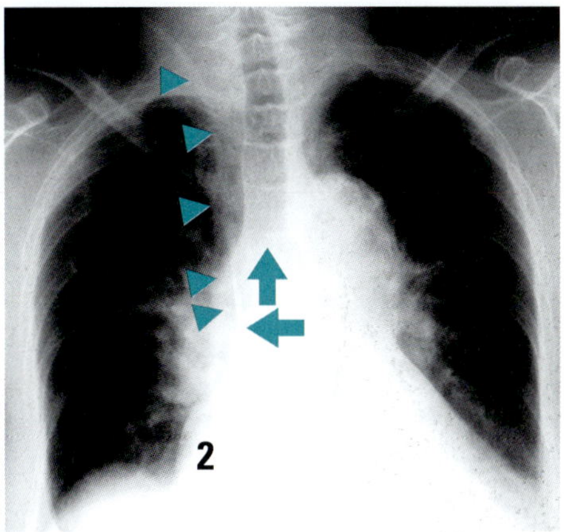

Abb. 165.3

Dagegen eignet sich ein Demers-Katheter **(M)** **(Abb. 165.1)** zur Dauerbehandlung bis zu 1-2 Jahren. Der Katheter ist meist einlumig und besteht aus einem flexiblen Material. Im Unterschied zum Shaldon-Katheter liegt er im rechten Vorhof **(2)**, da hier höhere Volumina ausgetauscht werden **(Abb. 165.4)**. **Abb. 165.5** zeigt eine p.a.-Aufnahme mit Demers-Katheter: Der extracardial liegende Katheterverlauf (▷) ist zwar deutlich zu sehen, die Katheterspitze ist aber nicht deutlich vom Herzschatten abzugrenzen. Hierbei hilft die Seitauf-nahme **(Abb. 165.6)**: Die Spitze des Demers-Katheters (→) ist bis in den rechten Vorhof **(2)** zu erkennen. Ein weiterer Vorteil ist das deutlich reduzierte Infektionsrisiko, da er meist ge-tunnelt unter die Haut eingeführt wird. Zusätzlich befindet sich – wie in **Abb. 165.1** dargestellt – ein Filzring (↖) unter der Haut, der als Keimbarriere dient. Zum zusätzlichen Infektionsschutz wird die Katheteraustrittsstelle in der Regel mit sterilem Pflaster abgedeckt.

9

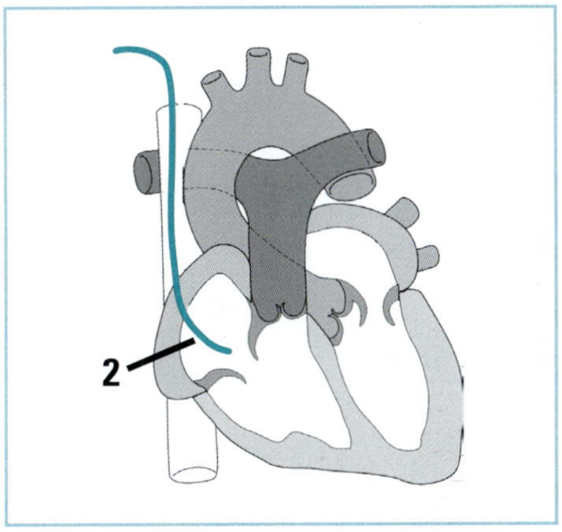

Abb. 165.4

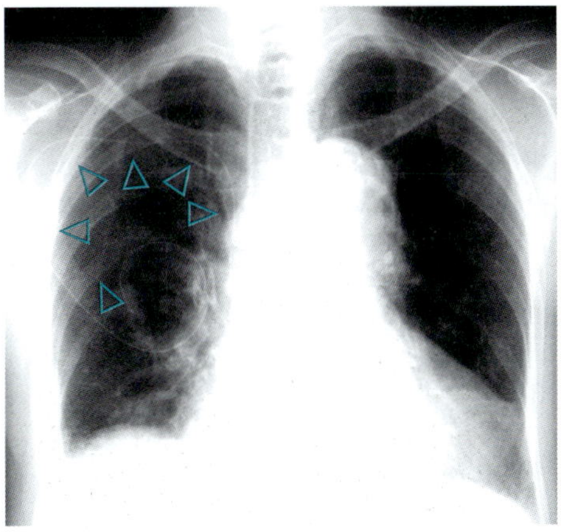

Abb. 165.5

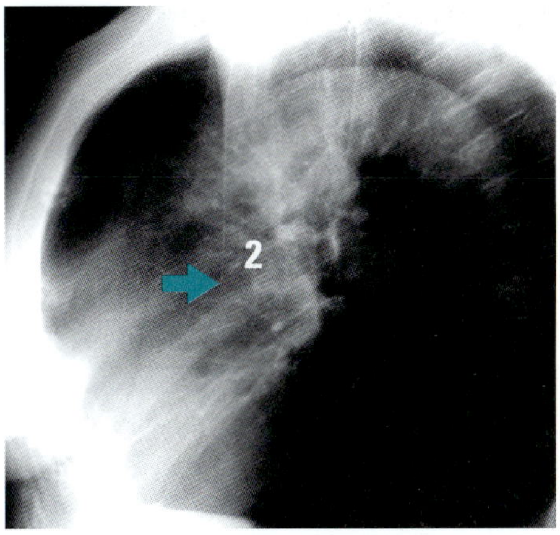

Abb. 165.6

Wegen des erhöhten Thrombose- und Infektionsrisikos bedürfen zentrale Gefäßzugänge einer besonderen ärztli-chen und pflegerischen Aufmerksamkeit und sind für Blutabnahmen oder Infusionen grundsätzlich nicht geeignet. Um Katheterthrombosen zwischen den Dialysen zu vermeiden, wird das Lumen mit Heparinlösung gefüllt.

Pulmonaliskatheter

Pulmonaliskatheter (nach Swan und Ganz [9.2, 9.3]) werden zur Verlaufsbeurteilung hämodynamisch instabiler Patienten eingesetzt. Sie ermöglichen Messungen der Drücke im kleinen Kreislauf. Die Anlage erfolgt wie bei einem ZVK über zentralvenöse Zugangswege. Allerdings wird die Katheterspitze (→) von der Vena cava superior **(1)** aus mit Hilfe eines Ballons durch den rechten Vorhof **(2)** und Ventrikel in eine Arteria pulmonalis eingeschwemmt **(Abb. 166.1)**. Die Röntgen-Thoraxaufnahme erfolgt zum Ausschluss anlage-bedingter Komplikationen, wie einem Pneumothorax (vgl. S.191) und Verschlingungen (↙) des Katheters **(Abb. 166.2)**. Außerdem kann es zu Pulmonalarterienverletzungen kommen, wenn die Katheterspitze die Gefäßwand penetriert oder der Ballon zu stark aufgeblasen wird. Dadurch können Lungeneinblutungen (vgl. S.130) und Hämoptysen entstehen.

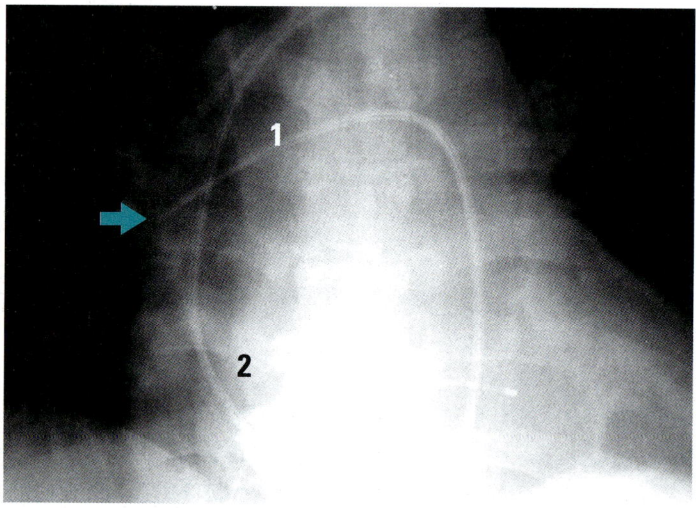

Abb. 166.1

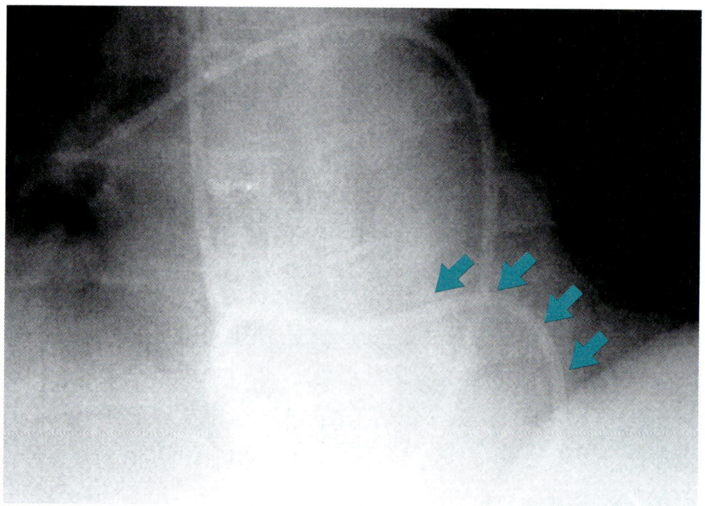

Abb. 166.2

Während der Positionierung des Katheters erfolgt die Überwachung der aktuellen Katheterposition über die Ableitung eines Druckprofils **(Abb. 166.3)**: Innerhalb der V. cava bzw. des rechten Vorhofs imponiert beim Gesunden eine atemverschiebliche Druckkurve mit einem Mitteldruck von 2–6 mm Hg **(RA)**. Nach Passage der Trikuspidalklappe, erscheint die rechtsventrikuläre Druckkurve mit systolischen Druckwerten (↓) von 15–30 mm Hg **(RV)**. In der Pulmonalarterie steigt der diastolische Druck (↑) abrupt auf Werte von 6–12 mm Hg, während sich der systolische Wert (↓↓) kaum verändert **(PA)**. Erreicht der geblockte Ballon einen Pulmonalarterienast, dessen Lumen durch den Ballon okkludiert wird, passiert folgendes: Die Druckkurve zeigt einen plötzlichen Abfall (↘) und die systolischen Druckspitzen verschwinden **(PCWP)**. Der Mitteldruck sollte hier geringfügig unterhalb des diastolischen Pulmonalisdrucks liegen. Hier wird der Einschwemmvorgang beendet und der Ballon entblockt. Daraufhin erscheint wieder die pulsatile Pulmonalisdruckkurve **(PA)**.

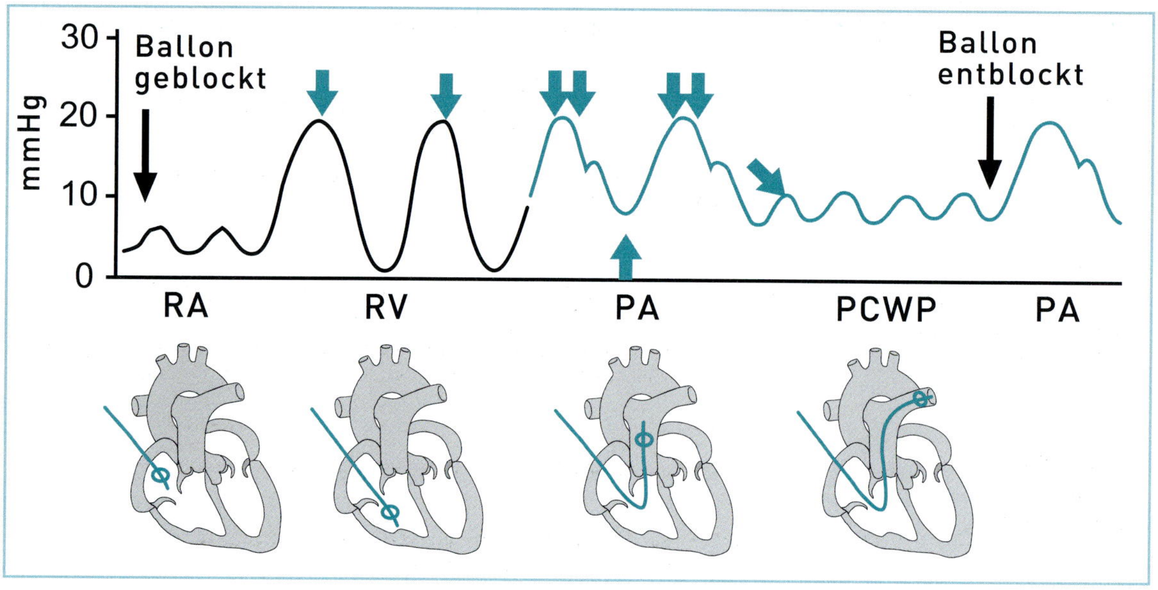

RA	=	right atrium
RV	=	right ventricle
PA	=	pulmonal artery
PCWP	=	pulmo capillary wedge pressure

Abb. 166.3

9

Die heute gebräuchlichen Schrittmachersysteme werden subcutan über dem Musculus pectoralis (Abb. 167.1) implantiert. Die Elektroden werden transvenös, über eine Vena brachiocephalica bis in den rechten Ventrikel (↘) bzw. Vorhof (↗) vorgeschoben und dort verankert. Mit Hilfe der Röntgenthoraxaufnahme (Abb. 167.2) können anlagebedingte Komplikationen, wie ein Pneumothorax, Elektrodendislokationen oder Sondenbrüche schnell und einfach diagnostiziert werden.
Außerdem können aufgrund der Elektrodenlage und -anzahl Rückschlüsse auf die Betriebsart (Tab. 167.3 und Tab. 167.4) gezogen werden.

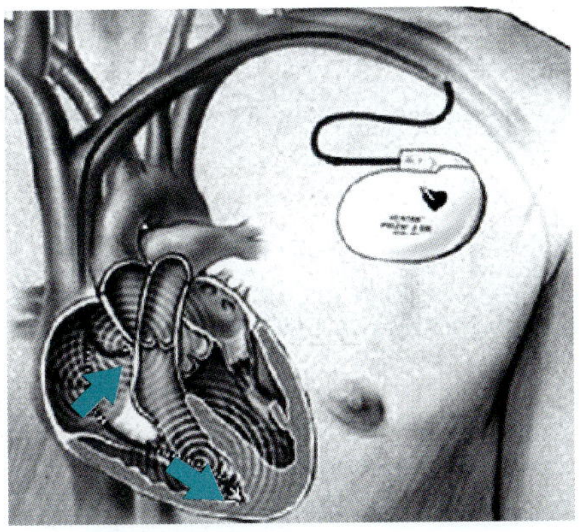

Abb. 167.1

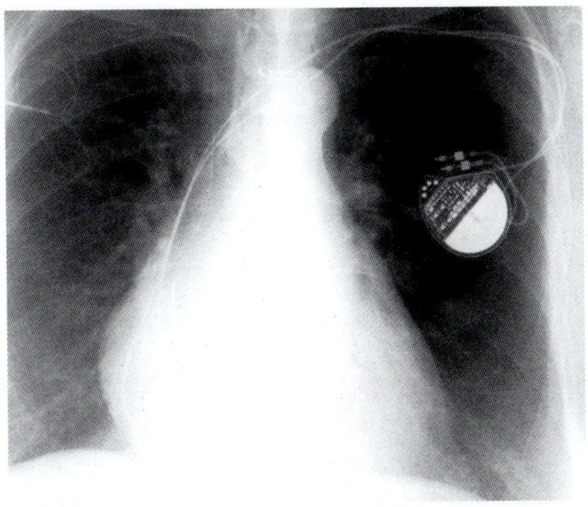

Abb. 167.2 a

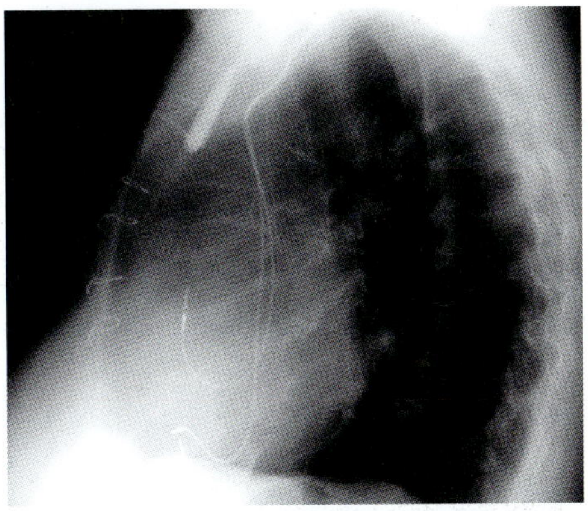

Abb. 167.2 b

Schrittmacher-Codierung

Stimulation (=Pacing)	Detektion (=Sensing)	Betriebsart	Frequenzadaption
0 = keine A = im Atrium V = im Ventrikel D = Doppelt (A + V)	0 = keine A = im Atrium V = im Ventrikel D = Doppelt (A + V)	0 = keine I = inhibiert T = getriggert D = Doppelt (T + I)	0 = keine R = frequenz-adaptiert

inhibiert:	Die Impulsabgabe wird bei Spontanerregung des Herzens inhibiert (häufigste Betriebsart)
getriggert:	Die Impulsabgabe bei Spontanerregung des Herzens (z.B. ventrikuläre Stimulation nach Detektion einer spontanen p-Welle)
Frequenzadaptation:	Anpassung an unterschiedliche Belastungsbedingungen, z. B. durch biologische Parameter (QT-Zeit, Atemfrequenz, Muskelimpedanz)

Tab. 167.3 [9.4]

Betriebsart	Funktionsweise	Typisches EKG
VVI (52%)	Ventrikuläre Stimulation, Ventrikuläre Detektion, Impulsinhibierung	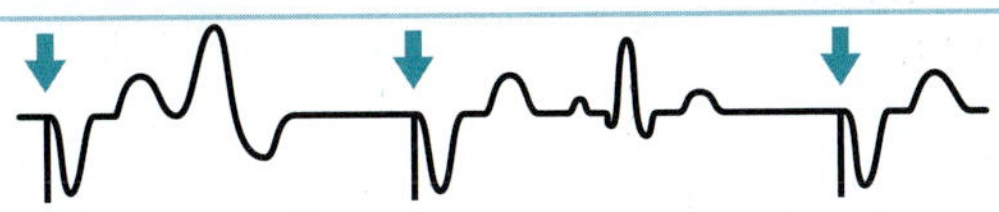 Ventrikuläre Stimulation (↓) im Bedarfsfall mit deformiertem Kammerkomplex
DDD (41%)	Doppelte (A + V) Stimulation, Doppelte (A + V) Detektion, Impulsinhibierung und -triggerung	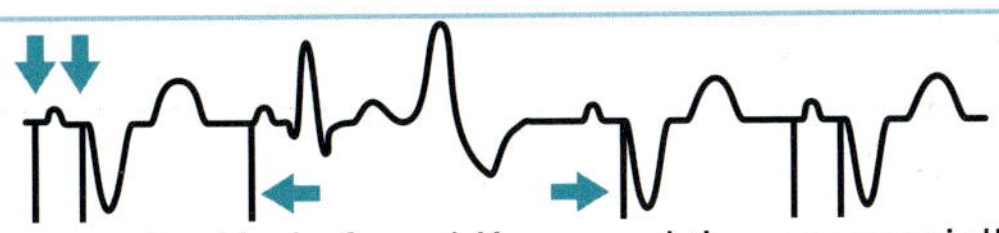 Bedarfsweise werden Vorhof- und Kammeraktion sequenziell ausgelöst (↓ ↓), Vorhof (←) und Kammer (→) können aber auch einzeln stimuliert werden
AAI (2%)	Atriale Stimulation, Atriale Detektion, Impulsinhibierung	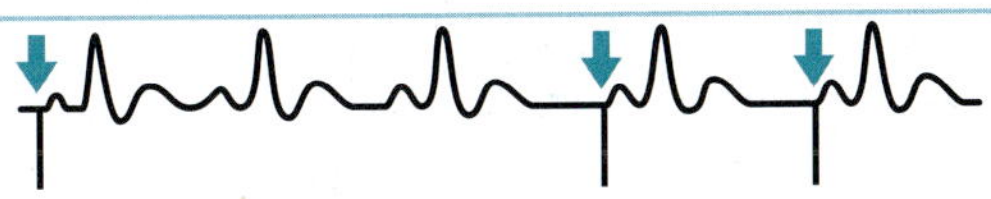 Vorhofstimulation (↓) Im Bedarfsfall mit normalem Kammerkomplex Cave: nur bei intakter AV-Überleitung

Tab. 167.4

9

Die heutztage gebräuchlichsten Stimulationsarten sind VVI (ca. 52%), DDD (ca. 41%), AAI (ca. 2%) und VDD (ca. 5%) [9.4]. Die übrigen Modi kommen nur zum diagnostischen Einsatz und werden fast nie im Permanentbetrieb eingesetzt. VVI-Schrittmacher (Abb. 168.1 a-c) haben nur eine einzelne Elektrode im rechten Ventrikel (➚). Sie werden durch spontane Ventrikelerregungen inhibiert und erst bei der Unterschreitung einer vorher festgelegten ventrikulären Minimalfrequenz aktiviert.

Ein Nachteil dieses Schrittmacher-Typs ist die unphysiologische (retrograde) Erregung des Vorhofes über den rechten Ventrikel. VVI-Schrittmacher sind daher hauptsächlich bei Bradyarrhythmien mit Vorhofflimmern indiziert.

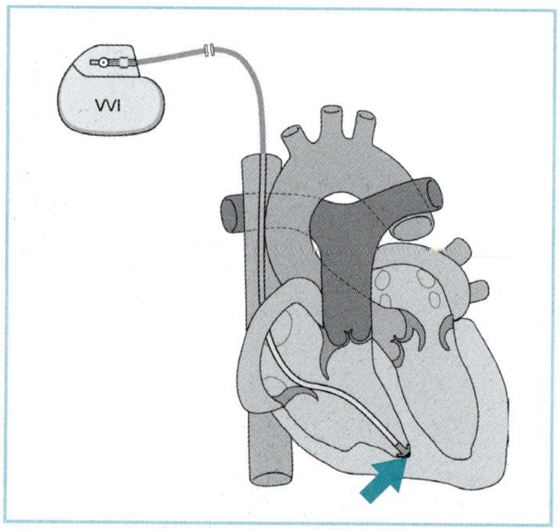

Abb. 168.1 a

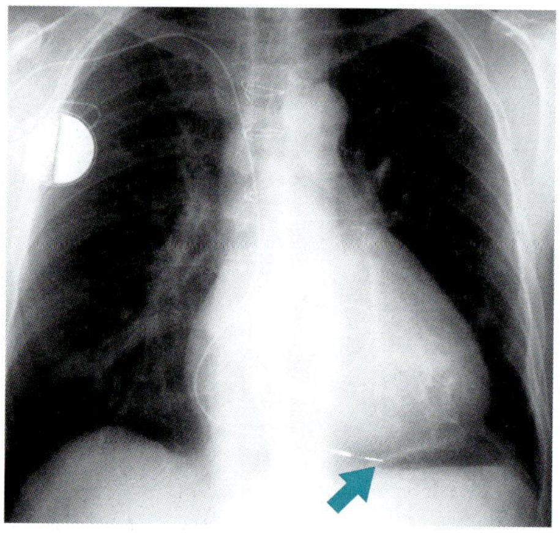

Abb. 168.1 b

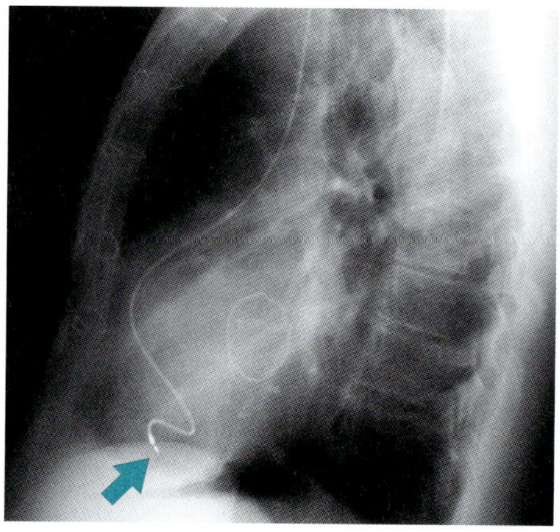

Abb. 168.1 c

DDD-Schrittmacher (Abb. 168.2 a-c) mit jeweils einer Elektrode in rechtem Atrium (➞) und Ventrikel (⬅) kommen z.B. bei Patienten mit AV-Blockierungen zum Einsatz. Bei Unterschreitung einer definierten Minimalfrequenz werden Vorhof und Ventrikel nacheinander stimuliert (AV-sequenzielle Stimulation). Diese Zeitverzögerung ermöglicht eine physiologischere Erregungsausbreitung und verbessert so die cardiale Auswurfleistung. Die Ventrikelelektrode (⬅) wird wie beim VVI-Schrittmacher zwerchfellnah am Boden des rechten Ventrikels implantiert (Abb. 168.2 c). In diesem Fall entsteht die verbesserte Darstellung im Seitbild aufgrund der fehlenden Überlagerung durch die Wirbelsäule und die Aorta descendens **(8)**. Die Vorhofelektrode (➞) ist im p.a.-Bild deutlich am rechten Herzrand zu erkennen (Abb. 168.2 b).

9

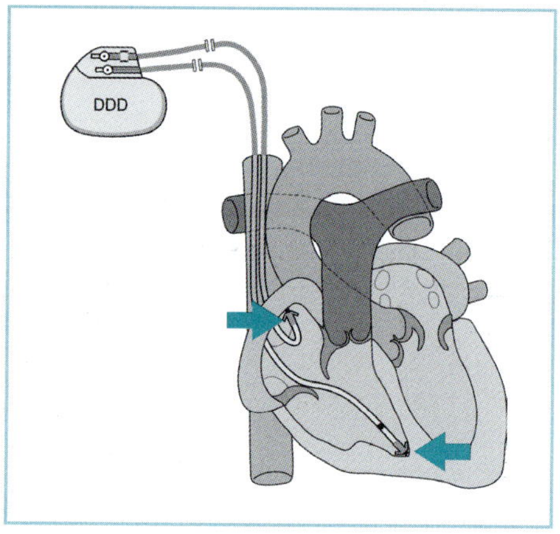

Abb. 168.2 a

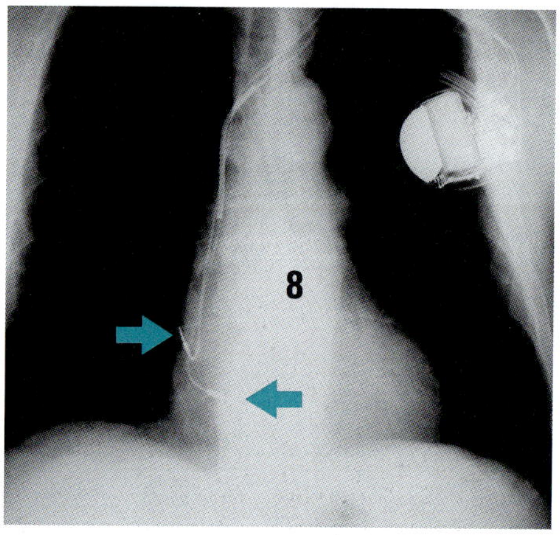

Abb. 168.2 b

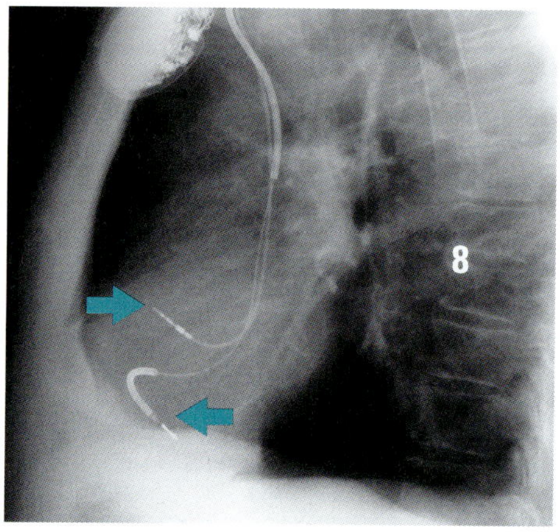

Abb. 168.2 c

Der AAI-Schrittmacher (Abb. 169.1 a) besitzt nur eine Elektrode (⬇) im rechten Vorhof, die dort Erregungen wahrnehmen und stimulieren kann. Der Schrittmacher wird durch Spontanerregungen des Atriums inhibiert und tritt nur beim Unterschreiten einer atrialen Minimalfrequenz in Aktion. Natürlich ist die AAI-Stimulation nur bei intakter AV-Überleitung indiziert (z.B. bei isoliertem Sinusknotensyndrom), da er bei einer blockierten AV-Überleitung keinen Einfluss auf die ventrikuläre Frequenz hat. Häufig kommt es bei herzkranken Patienten mit einem Schrittmacher auch zu kardiochirurgischen Eingriffen. In diesem Fall überlagern die Sternalcerclagen **(52)** die Spitze der Vorhofelektrode (⬅) im p.a.-Bild (Abb. 169.1 b). Eventuelle Sondenbrüche sind dann wieder im Seitbild überlagerungsfrei zu erkennen (Abb. 169.1 c).

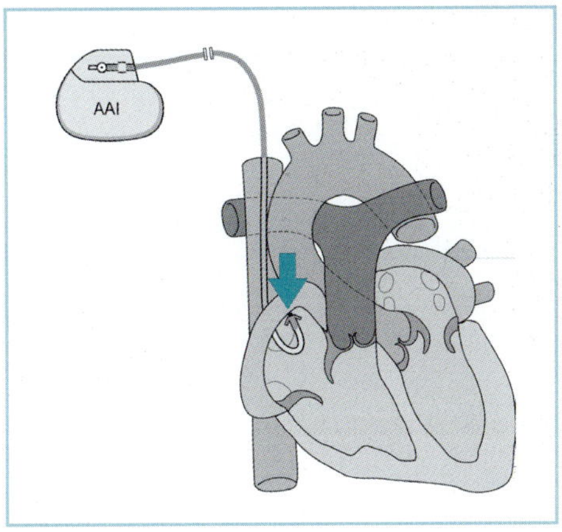

Abb. 169.1 a

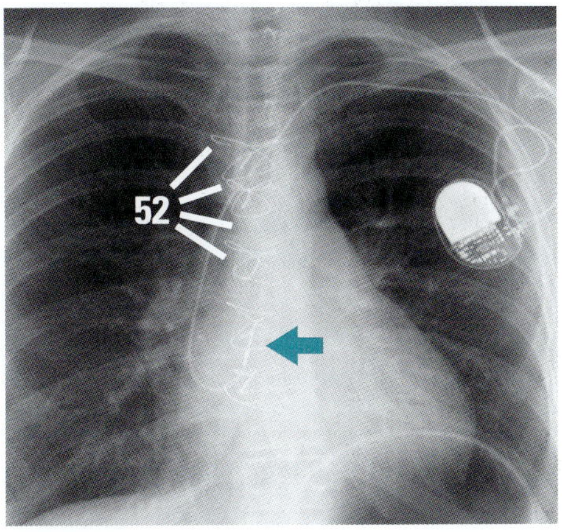

Abb. 169.1 b

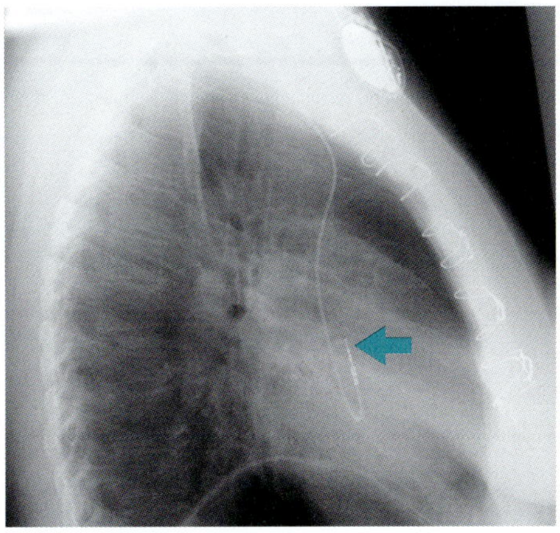

Abb. 169.1 c

Der VDD-Schrittmacher ermöglicht eine AV-sequenzielle Stimulation, ohne die Implantation von zwei separaten Elektroden. Die Elektrode des VDD-Schrittmacher ist rechtsventrikulär verankert (↗) und dient dort der Wahrnehmung und Stimulation. Auf der gleichen Elektrode befinden sich zwei Elektrodenringe (↙), die frei im rechten Atrium flottieren (Abb. 169.2). Da sie keinen Wandkontakt haben, dienen sie ausschließlich der Reizwahrnehmung. Im Gegensatz zum DDD-Schrittmacher ist bei einem VDD-Aggregat keine Vorhofstimulation möglich.

Sind die atrialen Elektrodenringe (➡) zu erkennen (Abb. 169.3a), erlauben sie die Abgrenzung von einem VVI-Aggregat. In diesem Falle handelte es sich um einen implantierbaren Defibrillator (vgl. Abb. 170.2), erkennbar an der Isolierung (⬇) der ventrikulären Sonde.

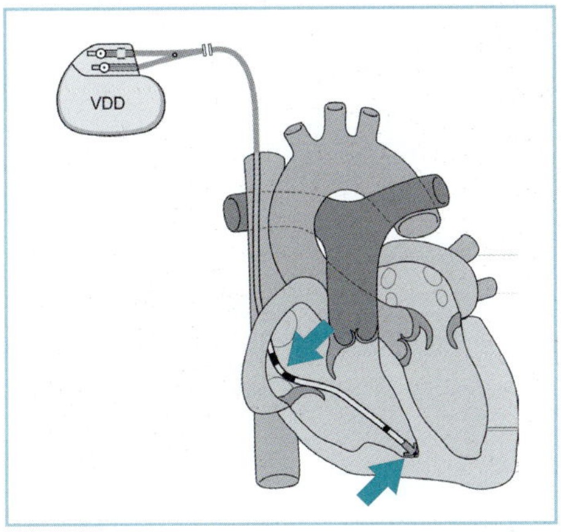

Abb. 169.2

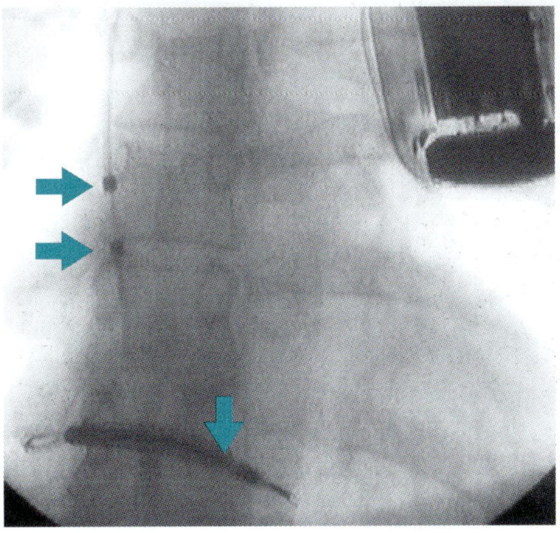

Abb. 169.3 a

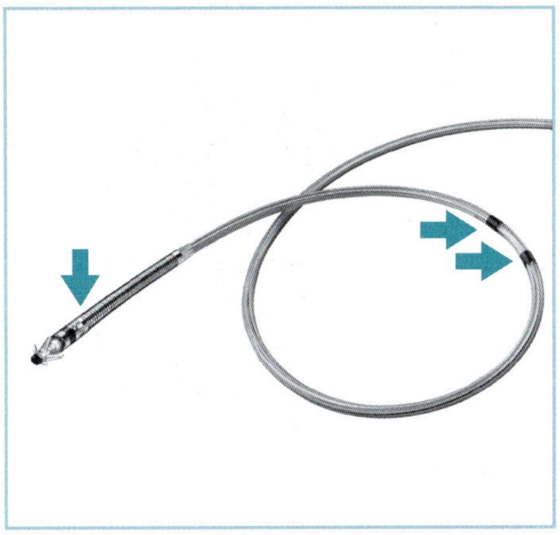

Abb. 169.3 b

Biventrikuläre Schrittmacher kommen z. B. bei einer terminalen Herzinsuffizienz und bei deutlichem Linksschenkelblock zum Einsatz. Sie besitzen neben den Elektroden im rechten Vorhof **(2)** und Ventrikel **(4)** eine weitere Elektrode für die Stimulation des linksventrikulären Myokards. Diese wird dazu über den Sinus coronarius in einer Koronarvene (←) platziert **(Abb. 170.1)**.

Im Gegensatz zu Schrittmachern mit nur einer rechtsventrikulären Sonde bewirkt die simultane biventrikukläre Stimulation eine schnellere Erregung des linksventrikulären Myokards. Bei Linksschenkelblock kann so eine asynchrone Ventrikelkontraktion verhindert und dadurch eine Steigerung der cardialen Auswurfsleistung erreicht werden.

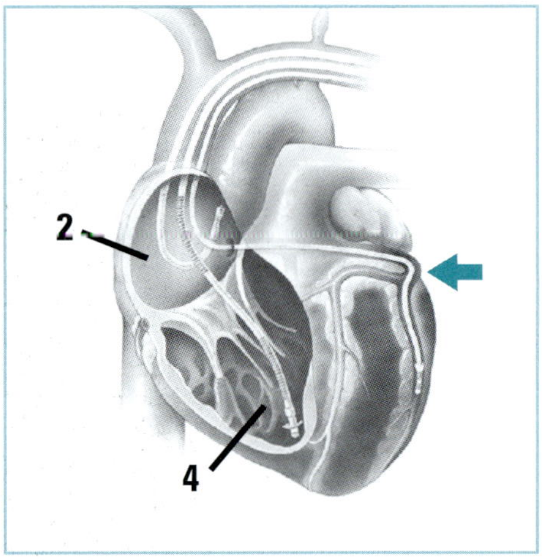

Abb. 170.1 a

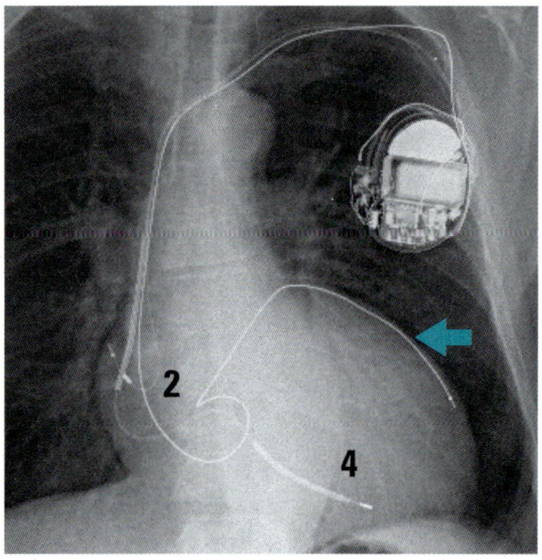

Abb. 170.1 b

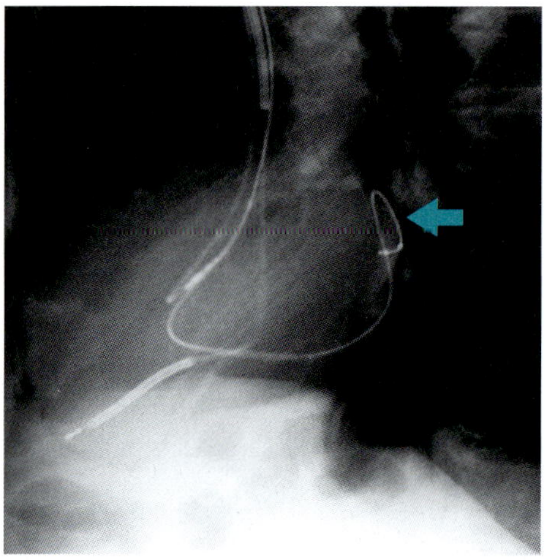

Abb. 170.1 c

Neben der antibradykarden Funktion der bisher besprochenen Schrittmacher, sind implantierbare Cardioverter-Defibrilatoren (ICD, [9.5]) in der Lage, zusätzlich lebensbedrohliche tachykarde Herzrhythmusstörungen zu unterbrechen.

Abhängig von der Art der Rhythmusstörung wird dazu über eine besonders isolierte Elektrode (↓) ein Cardioversions- bzw. ein Defibrillationsimpuls abgegeben. Im Röntgenbild ist die ICD-Elektrode an ihrer dickeren Isolierung (↑) zu erkennen **(Abb. 170.2 a,b)**:

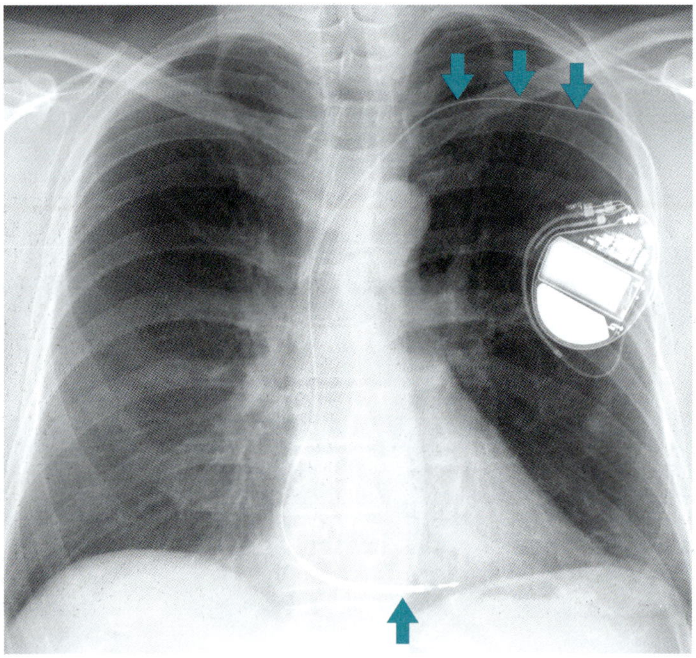

Abb. 170.2 a

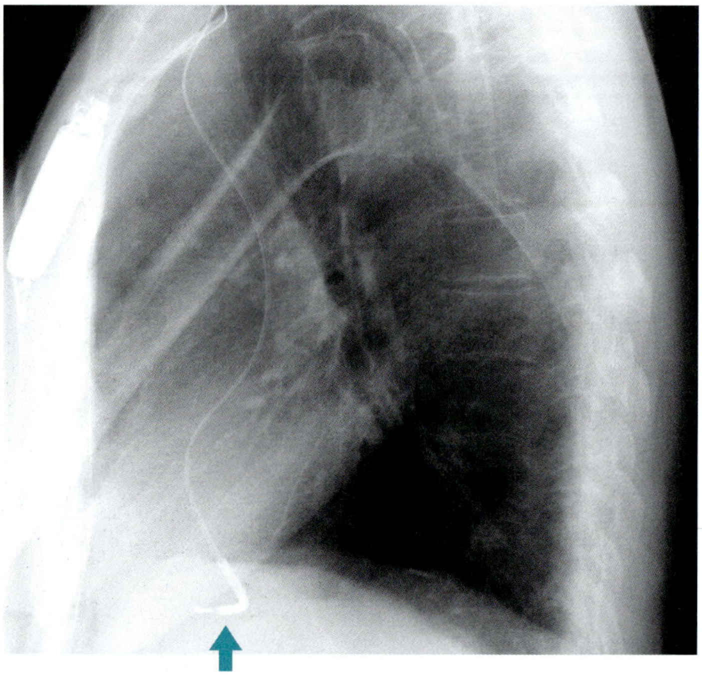

Abb. 170.2 b

Intraaortale Ballonpumpe

Eine intraaortale Ballongegenpulsation (IABP [9.6]) wird z.B. im kardiogenen Schock oder bei terminaler Herzinsuffizienz zur Zeitüberbrückung bis zu kardiochirurgischen Eingriffen eingesetzt. Sie dient der mechanischen Unterstützung des Herzens: Durch Dilatation des Ballons (◀) in der Diastole **(Abb. 171.1)** wird die Coronarperfusion gesteigert und der myokardiale Sauerstoffverbrauch gesenkt. Während der Systole **(Abb. 171.2)** erschlafft der Ballon, um den Blutfluss in der Auswurfphase nicht zu behindern. Die Röntgenkontrolle wird zur Überprüfung der Ballonplatzierung herangezogen. In **Abb. 171.3** ist die röntgendichte Markierung proximal (←) des Ballons zu erkennen. In korrekter Position liegt diese distal des Abganges (↙) der Arteria subclavia sinistra **(Abb. 171.2)**. Eine Fehlpositionierung weiter cranial hätte während des Pumpvorganges den Verschluss der supraaortalen Äste mit einer eventuellen cerebralen Ischämie zur Folge.

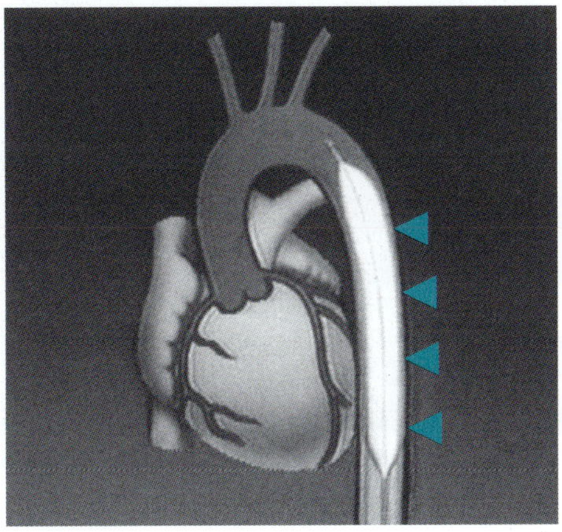

Abb. 171.1 Diastole

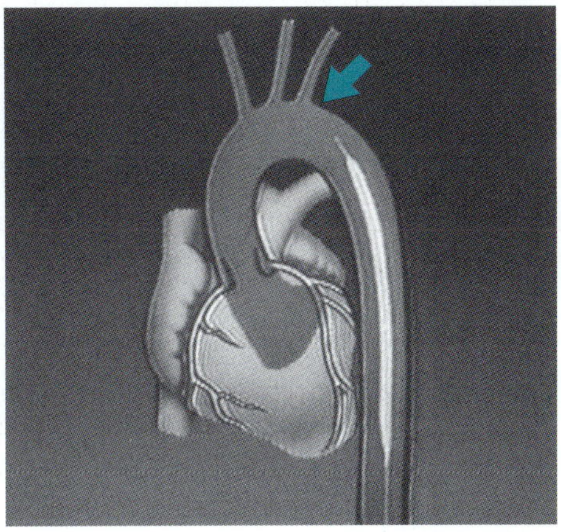

Abb. 171.2 Systole

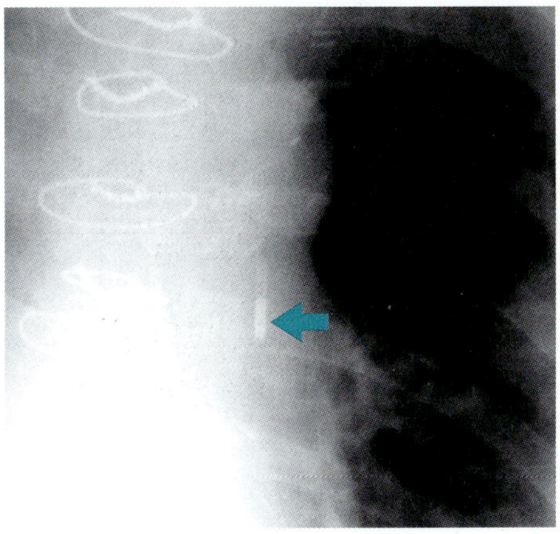

Abb. 171.3 IABP-Markierung

Stent

Heutzutage können thorakale Aneurysmen oder Dissektionen der Aorta descendens als Alternative zur operativen Therapie minimal-invasiv durch die endovaskuläre Implantation eines Aortenstents versorgt werden **(Abb. 171.4a)** [9.7]. Der Stent (↙) wird dabei über die A. femoralis mit Hilfe eines Katheters in der Aorta descendens platziert. In der Seitaufnahme **(Abb. 171.4b)** projiziert sich das Stentmaterial auf die Wirbelkörper **(26)** und verdeutlicht damit den paravertebralen Verlauf der Aorta descendens. Sogar intracoronare Stentimplantate (↘) können manchmal im konventionellen Röntgen-Thorax erkannt werden **(Abb. 171.5)**.

Ähnlich wie bei der Darstellung von Herzklappenprothesen ist die Darstellung hier abhängig vom Metallgehalt der Implantate und der Herzfrequenz. Eine Darstellung ohne Bewegungsartefakte gelingt nur bei bradykarder Herzfrequenz mit langsamer Herzaktion.

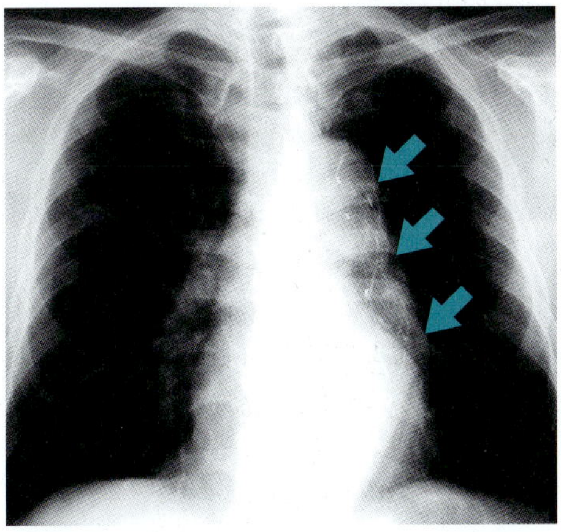

Abb. 171.4a

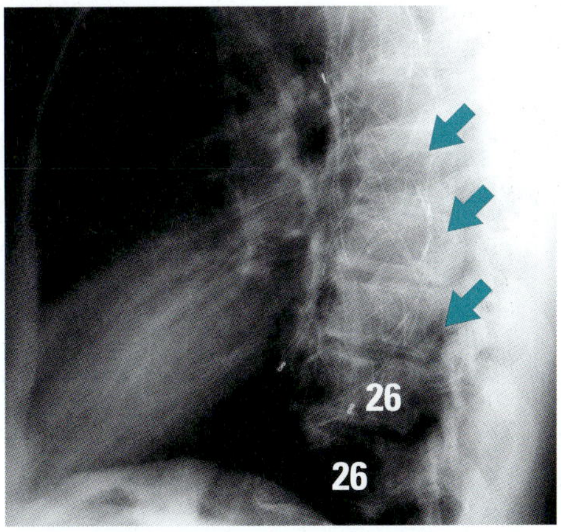

Abb. 171.4b

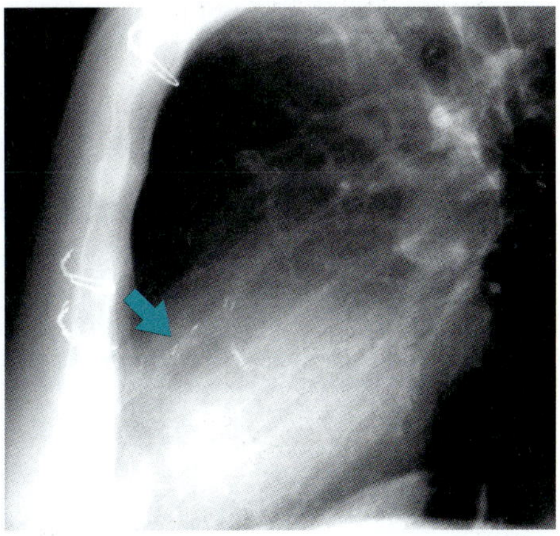

Abb. 171.5

9

Angeborene oder erworbene Herzklappenfehler führen zu einer geringeren Belastbarkeit oder sogar zu einer geringeren Lebenserwartung und machen meist den operativen Ersatz eines erkrankten Klappenventils notwendig. Die Op-Indikation ist bei fast jedem symptomatischen Patienten gegeben. Dabei sollte frühzeitig eine Klappenkorrektur erfolgen, um irreversible Schäden zu vermeiden. Zunächst steht die Klappenrekonstruktion im Vordergrund. Erst wenn diese nicht möglich ist, werden Klappenprothesen implantiert. Prinzipiell unterscheidet man mechanische und biologische Herzklappenprothesen, wobei jeder Typ seine Vor- und Nachteile hat **(Tab. 172.2)**. Mechanische Herzklappen lassen sich in ältere und modernere Modelle unterscheiden **(Tab. 172.1)**:

Die ersten künstlichen Herzklappen wurden in den 60er Jahren eingesetzt. Zu diesen zählen die Kugel-Käfig-Klappen und die Kippscheiben oder Einflügel-Klappen. Aufgrund verbesserter Hämodynamik werden heute häufiger modernere Modelle, wie die Doppelflügelklappen **(Abb. 173.2 a)** verwendet.

Mechanische Klappenprothesen		
Ältere Modelle		Modernere Modelle
Kugel-Käfig	Kippscheibe	Doppelflügel
z.B. Starr-Edwards	z.B. Medtronic Hall & Björk-Shiley	z.B. St. Jude Medical & Sorin Bicarbon

Tab. 172.1

Biologische Klappe	
Vorteile	• Keine lebenslange Antikoagulation nötig
Nachteile	• Begrenzte Haltbarkeit • Anfällig für Ablagerungen
Mechanische Klappe	
Vorteile	• i.d.R. unbegrenzte Haltbarkeit
Nachteile	• Lebenslange Antikoagulation • Veränderung der Blutströmung

Tab. 172.2

Dagegen bestehen biologische Klappen entweder aus Schweineherzklappen oder aus dem Rinderherzbeutel, und sind der Funktion der menschlichen Herzklappe sehr ähnlich. Nach chemischer Behandlung eignen sie sich zum Ersatz menschlicher Klappen. In den meisten Fällen ist keine lebenslange orale Antikoagulation notwendig, sondern lediglich eine temporäre Gerinnungshemmungsphase in den ersten drei Monaten postoperativ. Außerdem arbeiten sie im Unterschied zu mechanischen Klappen geräuschlos. Nachteilig ist, dass die Haltbarkeit dieser Prothesen meist begrenzt ist. Insbesondere bei Erkrankungen, die zu Ablagerungen an den Klappen führen können, wie z. B. bei der Niereninsuffizienz.

Mechanische Klappen bestehen dagegen aus Metall oder Kunststoff und sind in den meisten Fällen unbegrenzt haltbar. Durch die fremden Materialien im Körper wird der Blutstrom jedoch verändert, wodurch es zur Thrombenbildung kommen kann. Aus diesem Grund ist bei Kunstklappen eine lebenslange orale Antikoagulation mit Cumarinderivaten erforderlich. Die wichtigsten Komplikationen sind in **Tab. 172.3** zusammengefasst:

Wichtige Komplikationen nach Klappenersatz	
Klappendysfunktion	• Degeneration biologischer Klappen • Mechanische Klappenstörung
Thrombosen und Embolien	• Größeres Embolierisiko bei mechanischen Klappen • Lebenslange Antikoagulation bei mechanischen Klappen
Prothesenendokarditis	• Verdacht bei neu auftretenden Klappengeräuschen • Endokarditisprophylaxe bei Klappenersatz erforderlich
Herzinsuffizienz	• Meist bei zu später Op-Indikationsstellung
Mechanische Hämolyse	• Insbesondere bei Klappen älterer Bauart

Tab. 172.3

Kippscheibenprothesen (z. B. Björk-Shiley und Medtronic-Hall) wurden 1969 eingeführt. Sie bestehen aus einer sich asymmetrisch öffnenden Scheibe (↓), die in einem Halteapparat (↙) fixiert ist (Abb. 173.1 a). In der Durchleuchtung können Aussagen zu ihrer Funktion getroffen werden.
Der Halteapparat (→) und die zentrale Kippscheibe können auch im Röntgen-Thorax (Abb. 173.1 b) sichtbar werden. Hier handelte es sich um einen Zustand nach zweifachem Klappenersatz in Aorten- und in Mitralposition (vgl. Abb. 182.2). Auch Abb. 173.1c zeigt die Seitaufnahme einer anderen Patientin mit Z. n. Mitralklappenersatz (↗). Aufgrund des anderen Aufnahmewinkels und der anderen Klappenzusammensetzung ist hier nur der Klappenring und die Aufhängung der Kippscheibe zu erkennen.

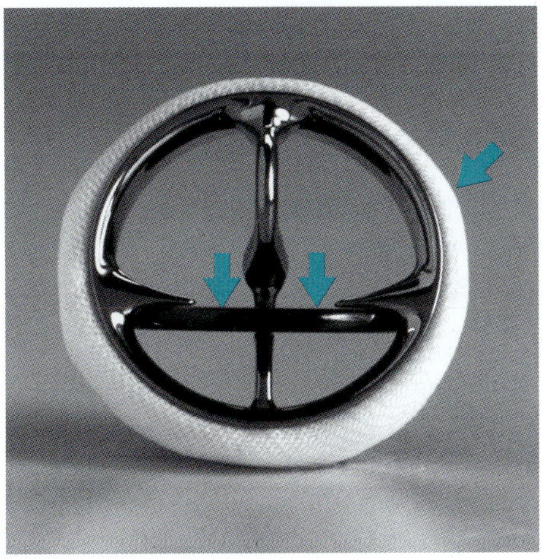
Abb. 173.1 a

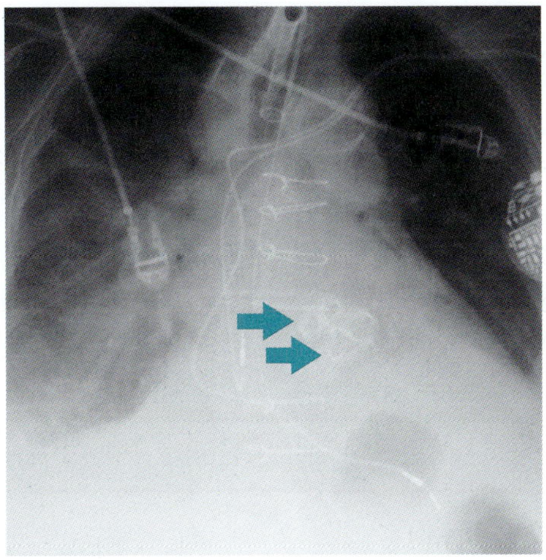
Abb. 173.1 b

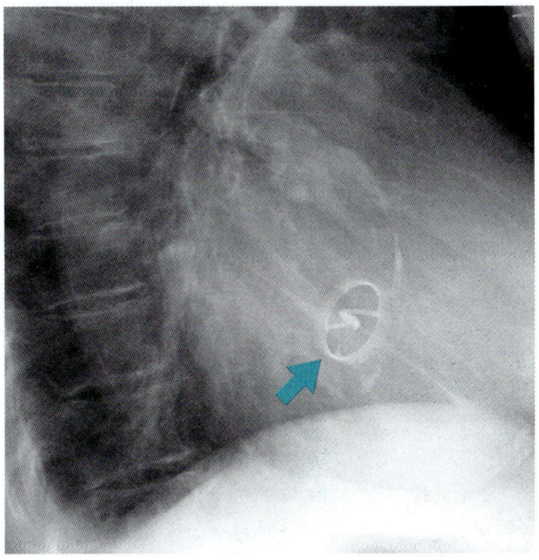
Abb. 173.1 c

Moderne Doppelflügelprothesen (z.B. St.-Jude-Medical, Sorin-Bicarbon) haben besonders günstigste hämodynamische Eigenschaften, da sich die Klappenflügel bei geöffneter Klappe annähernd parallel zum Blutstrom ausrichten (Abb. 173.2 a). Die Doppelflügel in St. Jude Medical Prothesen haben eine Wolframlegierung und sind so besser unter Durchleuchung beurteilbar. In bestimmten Projektionswinkeln und bei bradykarden Patienten mit langsamem Herzzyklus können die Doppelflügel (←) auch im konventionellen Thoraxbild ohne Bewegungsartefakt abgebildet sein (Abb. 173.2 b).
Aufgrund der relativ langen Belichtungszeiten bei konventionellen Röntgen-Thorax-Aufnahmen sind sie allerdings oft nur undeutlich sichtbar. Die Seitaufnahme desselben Patienten zeigt nur noch den Fixierungsring (↑) der Aortenklappenprothese (Abb. 173.2 c).

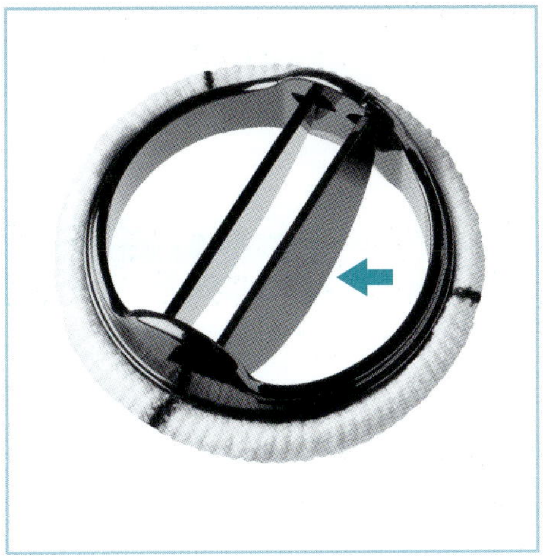
Abb. 173.2 a

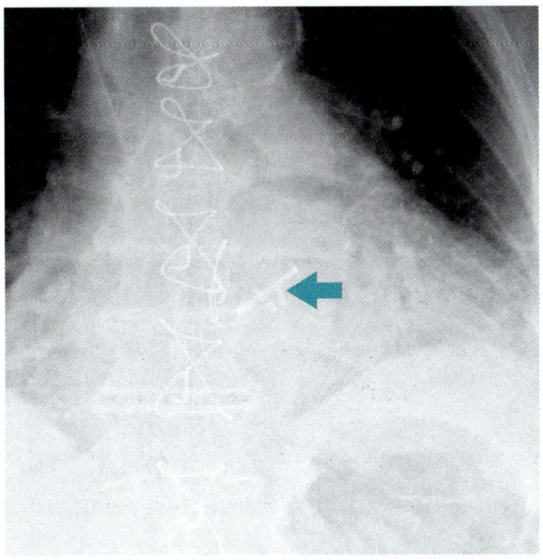
Abb. 173.2 b

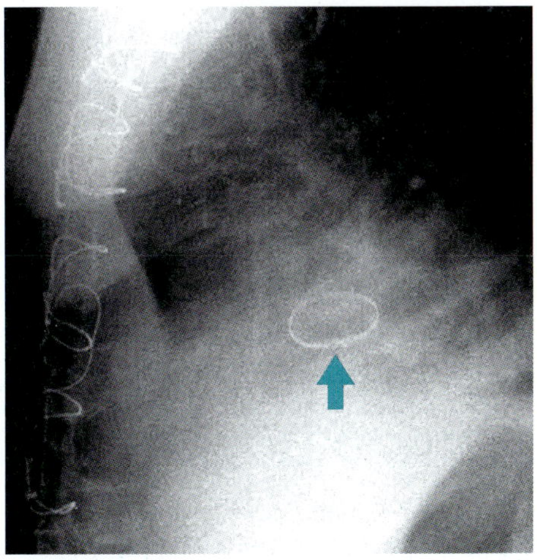
Abb. 173.2 c

Bei den Kugel-Käfig-Prothesen handelt es sich um die ältesten Herzklappenprothesen. Die Star-Edwards Prothese (Abb. 174.1 a) wurde bereits 1960 eingeführt und zeichnete sich durch eine hohe Zuverlässigkeit aus. Aufgrund ungünstiger hämodynamischer Eigenschaften (hoher Druckgradient) und einem erhöhten Thromboembolierisiko wird sie heute nicht mehr eingesetzt. Ein weiterer Nachteil ist die mechanisch bedingte Hämolyse. Der Metallkäfig (➔) besteht bei Aortenklappen aus drei Bügeln (Abb. 174.1 b), während der Käfig bei Mitralklappenprothesen (➚) einen Käfig aus vier Bügeln besteht (Abb. 174.1 c).
Zusätzlich ist hier Kontrastmittel im Ösophagus (▶) nach Breischluck sichtbar. Das Prinzip des Breischlucks wird im Mediastinum-Kapitel (vgl. S.84) erklärt.

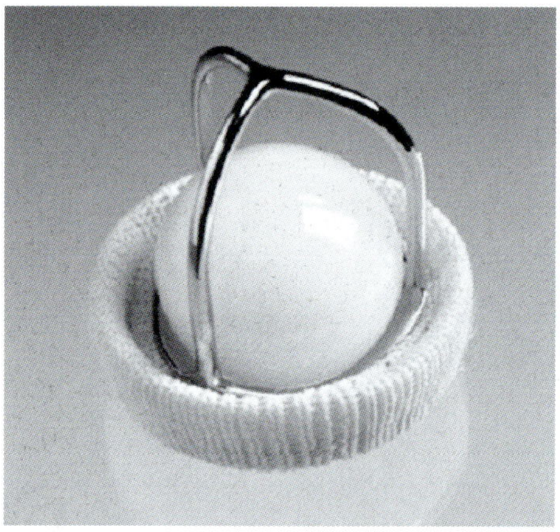

Abb. 174.1 a

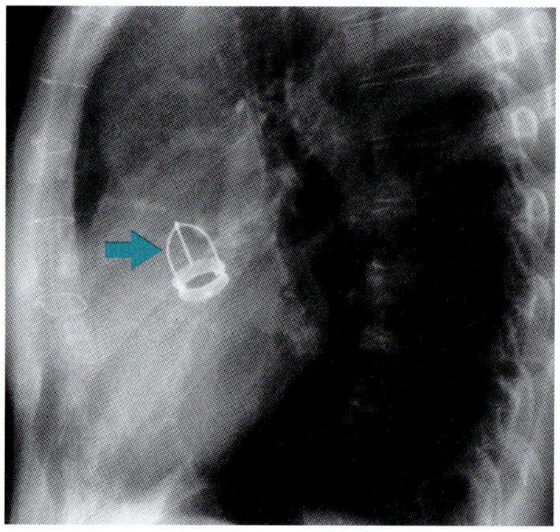

Abb. 174.1 b

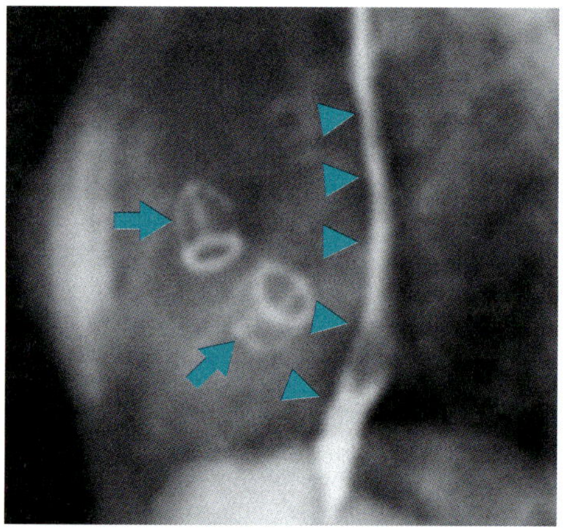

Abb. 174.1 c

Unter den Bioprothesen werden Xenotransplantate von Schwein und Rind und menschliche Homotransplantate zusammengefasst (Abb. 174.2 a). Dem Vorteil der nicht zwangsläufig lebenslangen Antikoagulation steht der Nachteil der begrenzten Haltbarkeit gegenüber. Im Röntgenbild sind nur Bioprothesen mit Metallgerüst (z. B. Carpentier Edwards) zu erkennen. Die postoperative Verlaufskontrolle (Abb. 174.2 b,c) bei einem Patienten mit biologischem Mitralklappenersatz (⬅) zeigt noch ein deutliches Pneumopericard (◀). Biologische Klappen ohne Halteapparat sind im Röntgen-Thorax nicht zu erkennen. Mögliche Hinweise liefern dann nur die Drahtcerclagen **(52)** nach Sternotomie.

9

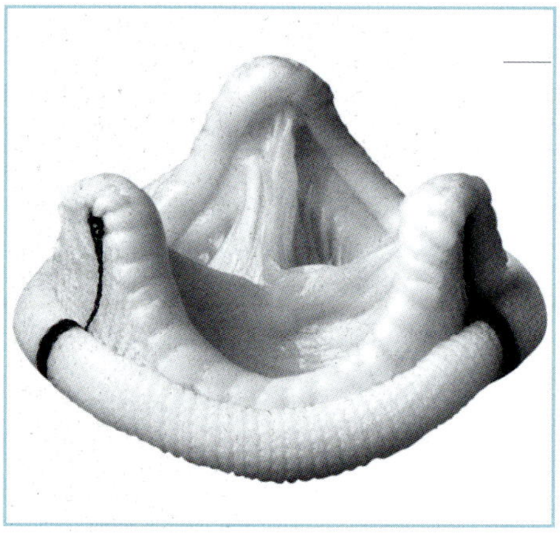

Abb. 174.2 a

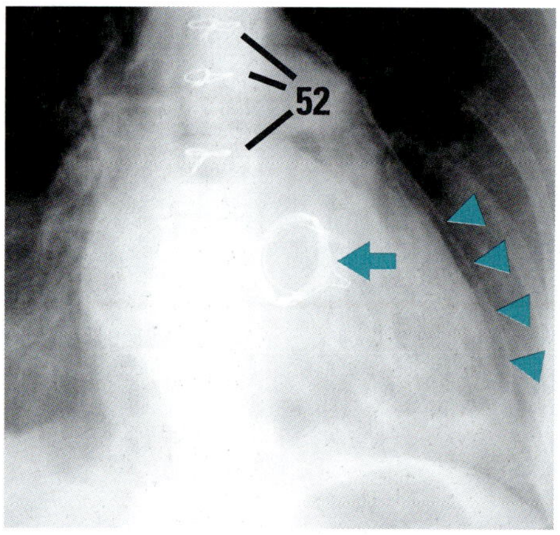

Abb. 174.2 b

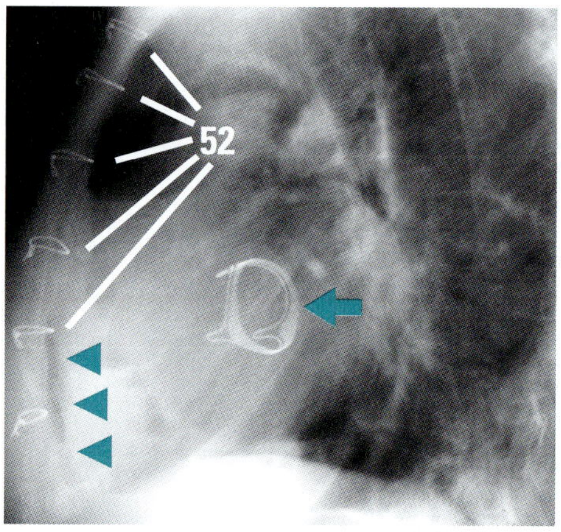

Abb. 174.2 c

MR-Sicherheit von Herzklappenprothesen

Die Beantwortung der Frage, ob sich ein Träger einer künstlichen Herzklappe sicher einem MRT nähern darf, hängt von dem Klappenmaterial und der Stärke des Magnetfeldes ab: Viele Kunstklappen sind bei Magnetfeldstärken von 1,5 Tesla als MRT-sicher („MR-safe") einzustufen und können problemlos im MRT untersucht werden. Manche ältere Modelle werden aufgrund ihrer Bauweise allerdings als MRT tauglich („conditional") bezeichnet oder sind in Einzelfällen auch als „nicht-MRT-sicher" einzustufen (vgl. S. 176). Im Regelfall verfügen die Klappenträger über einen Klappenausweis, in dem die Angaben zur MRT-Sicherheit vor der Untersuchung eingesehen werden können.

Bei einer alleinigen Insuffizienz der Mitralklappe mit Dilatation des Klappenanulus kann zur Straffung der Klappensegel eine Anuloplastik mit einem flexiblen, offenen **(Abb. 175.1)** oder geschlossenen **(Abb. 175.2)** Ring durchgeführt werden: Dabei bleibt der funktionelle Klappenapparat erhalten und wird mittels Ringprothese gestrafft. Dadurch wird das Thromboembolierisiko und die Endokarditisgefährdung gesenkt. Kann der Klappenapparat nicht erhalten werden, muss ein Klappenersatz mit biologischer oder künstlicher Prothese durchgeführt werden. Der röntgendichte Fixierungsring (➡) einer biologischen Herzklappe **(Abb. 175.3)** ist ebenfalls komplett durchgängig und kann somit von einer unterbrochenen Ringprothese **(Abb. 175.1)**, nicht aber von einem geschlossenen Anuloplastiering **(Abb. 175.2)** abgegrenzt werden.

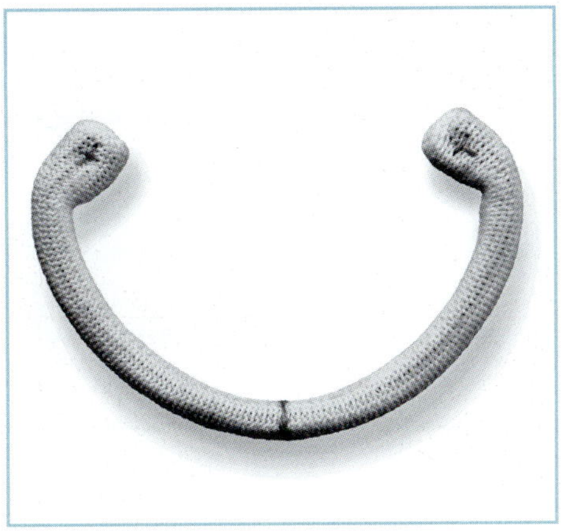

Abb. 175.1

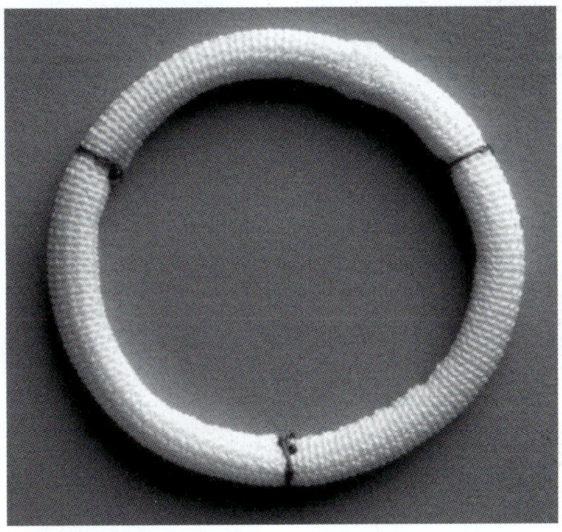

Abb. 175.2

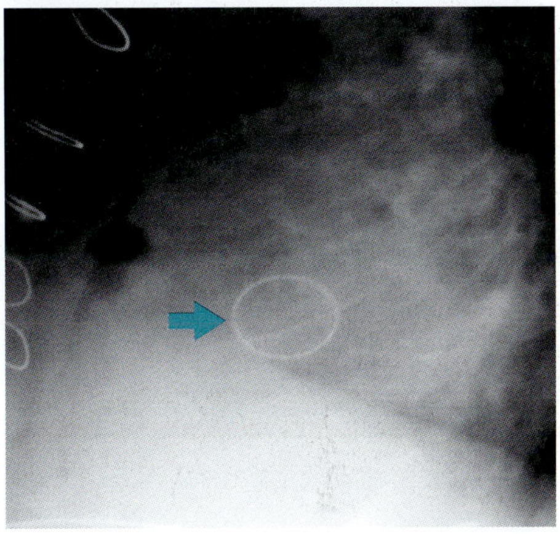

Abb. 175.3

Der Patientin in **Abb. 175.4a** wurde aufgrund ihrer Mitralstenose eine künstliche Herzklappe implantiert. Präoperativ be-stand eine deutliche mitrale Herzkonfiguration mit verstrichener Herztaille (↙), rechts- (⬅) und linksatrialer Dilatation mit Trachealwinkelaufspreizung (↖↗) und Vorhofkernschatten (▽), vgl. **Abb 82.1**. Dieser, sowie die p.v.-Stauung stellten sich postoperativ **(Abb. 175.4b)** deutlich rückläufig dar. Zusätzlich finden sich sternale Drahtcerclagen **(52)** als Folge der medialen Sternotomie.

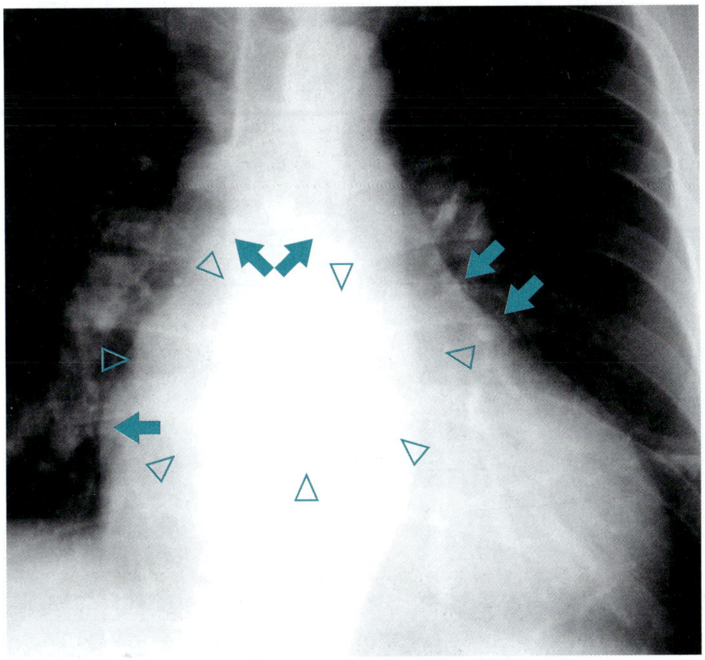

Abb. 175.4a

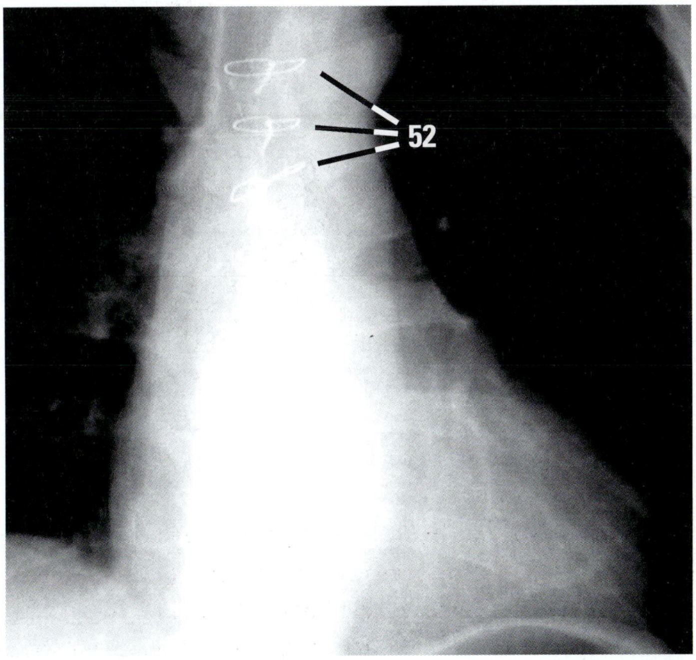

Abb. 175.4b

9

Die funktionelle Diagnostik von Herzklappenprothesen und Verlaufskontrollen können mit der Echokardiographie erfolgen **(Abb. 176.1)**. Die Björk-Shiley- Mitralklappenprothese (➔ ←) erzeugt im Vierkammerblick deutliche Artefakte (↗) im dahinterliegenden Vorhof **(2)**. Außerdem ist das beschleunigte Flussmuster (↙) entlang der Kippscheiben vom Vorhof in den Ventrikel zu erkennen. Auch in der Computertomografie verursachen der Titanring künstlicher Herzklappen und die Halterung biologischer Klappen oft Fremdkörperartefakte (↓). Die Untersuchung in **Abb. 176.2** zeigt einen Trikuspidalklappenersatz mit deutlichen Artefakten im rechten Vorhof **(2)** und rechten Ventrikel **(4)**.

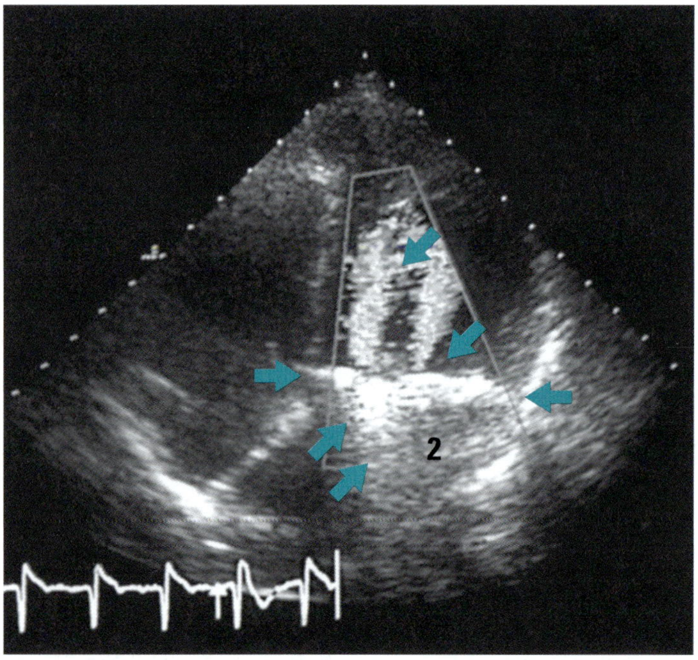

Abb. 176.1

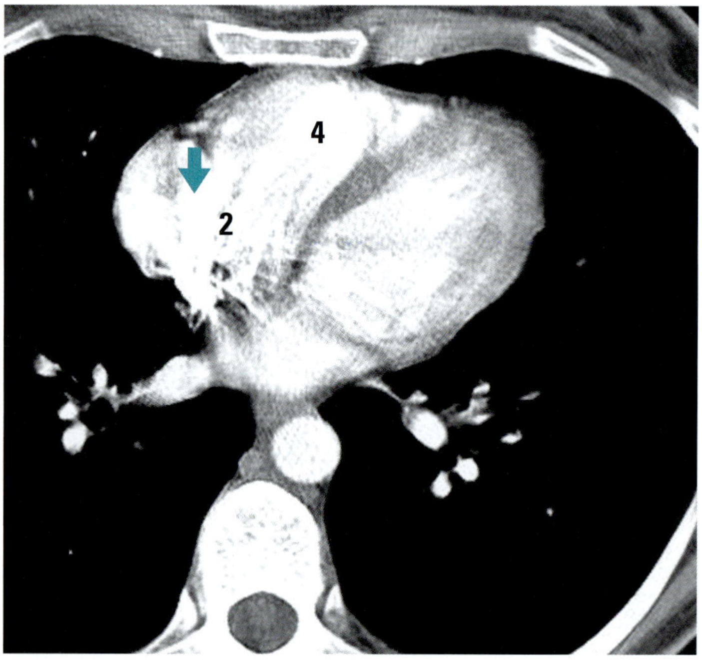

Abb. 176.2

Moderne Kippscheiben oder Doppelflügelklappen bestehen hauptsächlich aus Pyrolit-Carbon. Dieses Material ist nur leicht röntgendicht und daher können moderne Herzklappen im Röntgen Thorax meistens nur am Halteapparat aus Titan erkannt werden. Sowohl der Titanring als auch die Carbonanteile der Okkluder innerhalb des Halteapparates haben keine magnetischen Eigenschaften. Daher können Patienten mit modernen künstlichen Herzklappen nach sorgfältiger Überprüfung des verwendeten Materials **(Tab. 176.3)** und der Indikation im MRT untersucht werden [9.8-9.10].

Für einige ältere Klappenmodelle, wie z.B. die Starr-Edwards-Prothesen **(Abb. 174.1 a)** von Baxter (Modelle 1000 und 6000) existieren Herstellerwarnungen bezüglich der MRT-Sicherheit [9.11].

Prothesentyp	Prothesenname	Okkluder	Rahmen
Bioprothesen	• Carpienter-Edwards • Hancock	Schweineherzklappe	• Elgior® Legierung, Dacronring • Haynes® Legierung, Dacronring
Doppelflügel	• Carbomedics • St. Jude Medical	• Pyrolit Carbon • Pyrolit Carbon mit Tungsten	• Titan mit Nickel, Teflon Nahtring • Pyrolit Carbon, Dacronring
Kippscheibe	• Björk Shiley • Medtronic Hall	Pyrolit Carbon	• Haynes® Legierung • Titan, Teflon Nahtring
Kugelkäfig	Starr Edwards (Baxter 1000 und 6000)	Silikonkautschukball	• Stellit® Legierung, Teflonring

Tab. 176.3

In Zweifelsfällen existieren zur Abklärung der MRT-Sicherheit zusätzlich webbasierte Quellen, z.B. www.mrisafety.com, die eine Sicherheitseinstufung erlauben, soweit der implantierte Klappentyp bekannt ist.

9

Endobronchiale Tuben

Besonders nach notfallmäßiger endobronchialer Intubation ist die Röntgen-Thoraxaufnahme zur Verifizierung der korrekten Lage wesentlich sicherer als die körperliche Untersuchung [9.7, 9.8]. Die Spitze eines korrekt eingeführten Tubus (➔) sollte sich einige Zentimeter oberhalb der Karina (🡅) projizieren (Abb. 177.1). Eine zu tiefe Intubation (Abb. 177.2a) kann aufgrund des steileren Verlaufes zu einer einseitigen Intubation des rechten Hauptbronchus **(14a)** und konsekutiver Totalatelektase **(36)** der linken Lunge führen (Abb. 177.2b).

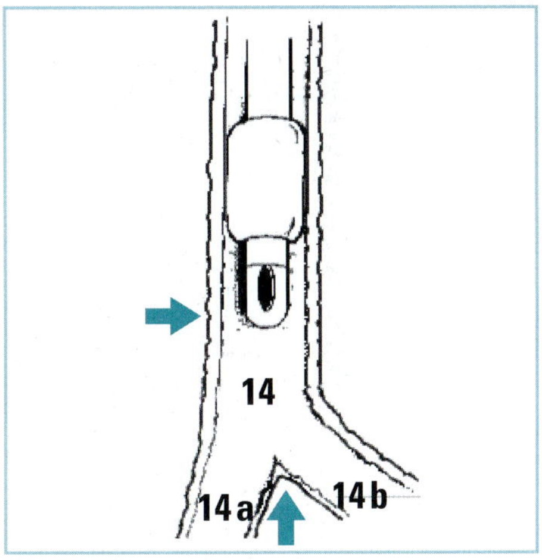

Abb. 177.1

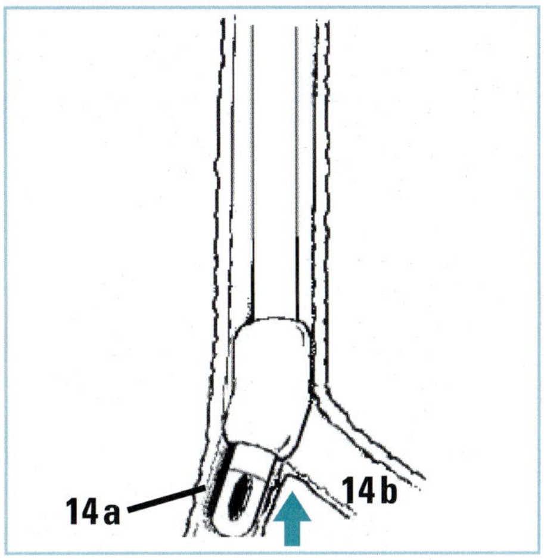

Abb. 177.2a

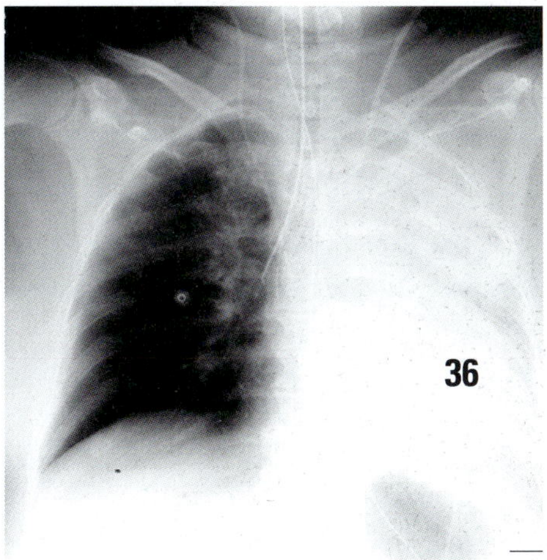

Abb. 177.2b

Wenn es nicht schon in der körperlichen Untersuchung auffällt, kann auch eine ösophageale Intubation auf der Röntgenkontrolle erkannt werden (Abb. 177.3): In diesem Fall stellte sich der Tubus (⬅) links neben dem trachealen Aufhellungsband **(14)** dar.

Für Langzeitbeatmungen (>10 Tagen) wird zur Vermeidung von Stimmbandschäden und zur besseren oropharyngealen Pflege über eine Tracheotomie eine Trachealkanüle (⬉) eingeführt (Abb. 177.4a-b). Außerdem sind die Fixierungshaken (⬋) der Trachealkanüle sichtbar.

Röntgenaufnahmen zur Lagekontrolle unmittelbar nach Tracheotomie haben hier einen sekundären Stellenwert, da die Trachealkanüle meist unter bronchoskopischer Sicht eingeführt wird.

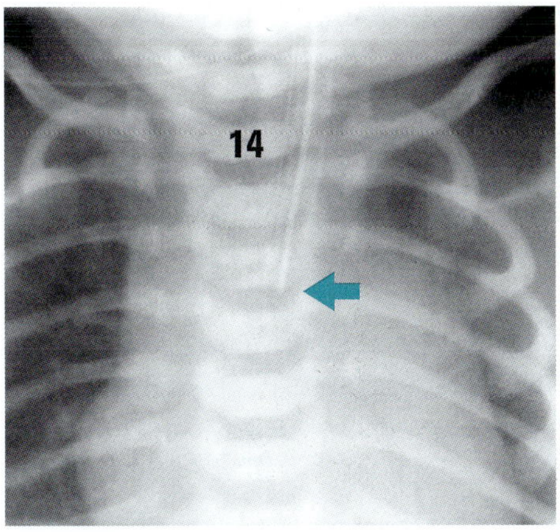

Abb. 177.3

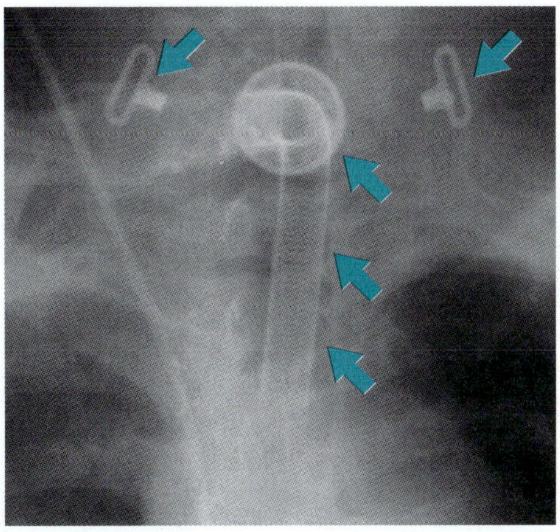

Abb. 177.4a

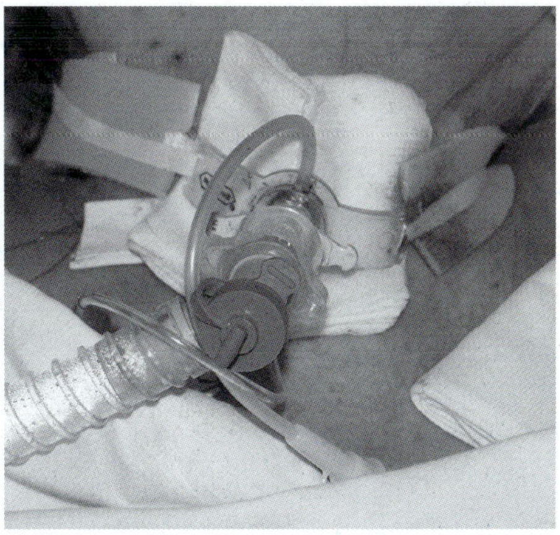

Abb. 177.4b

Bei portaler Hypertension und dekompensierter Leberzirrhose kann bei Versagen der konservativen Therapie z.B. zur Entlastung der Ösophagusvarizen ein **T**ransjugulärer **I**ntrahepatischer **P**orto-**s**ystemischer **S**hunt **(TIPSS)** eingesetzt werden. Dabei wird eine künstliche Verbindung zwischen dem Pfortadersystem und einer ableitenden Lebervene geschaffen. In **Abb. 178.1** ist der TIPSS (➔) bei deutlich verdrehter Aufnahmeposition im Leberschatten zu erkennen. Die Spitze (⬅) des rechts supraclaviculär platzierten ZVK projiziert sich auf die Bifurkation der Trachea **(14)** und liegt damit korrekt in der VCS.

Nicht operable Ösophaguscarcinome können zur Passagewiederherstellung palliativ mit einem Ösophagusstent (↙) behandelt werden **(Abb. 178.2)**.

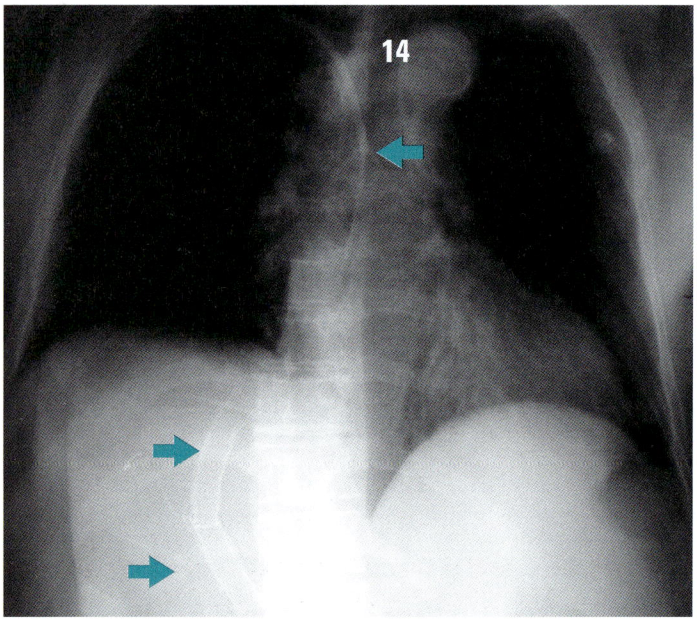

Abb. 178.1

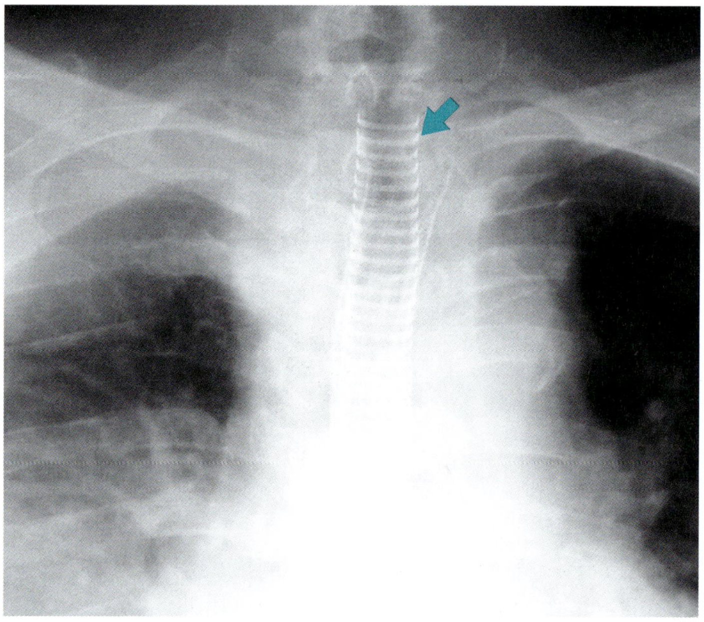

Abb. 178.2

Magensonden werden zur Ausleitung von Magensaft oder Aspirationsinhalt nasal oder oropharyngeal über den Ösophagus in den Magen gelegt. Ihre Lage kann neben der klinischen Untersuchung durch Thorax-Aufnahmen kontrolliert werden: In **Abb. 178.3** wird die richtige Lage der Magensonde (↘) durch die röntgendichte Markierung sichtbar. Dagegen befindet sich in **Abb. 178.4** die Magensonde (↗) versehentlich falsch in der Trachea **(14)** bzw. im rechten Hauptbronchus **(14a)**. Bei längerer intratrachealer Lage kann es dann durch Verlegung eines Bronchialastes zu Atelektasen kommen.

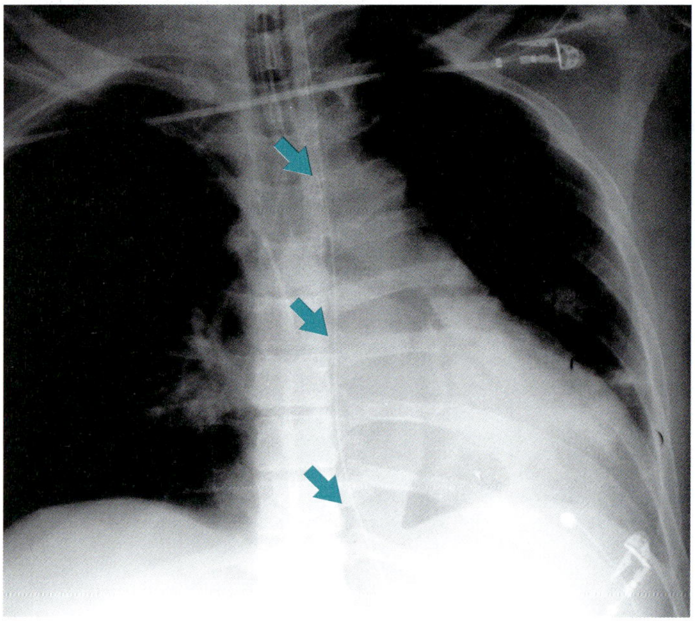

Abb. 178.3

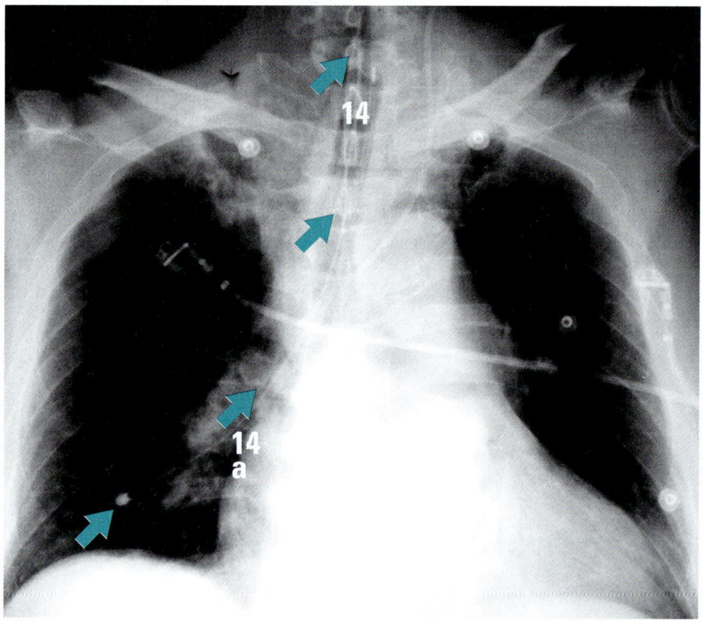

Abb. 178.4

Eine Fremdkörperaspiration wird häufig bei Kleinkindern, aber z.B. auch bei pflegebedürftigen Erwachsenen und nach zahnärztlicher Behandlung beobachtet: Größere, röntgendichte Fremdkörper (➔) stellen sich im Larynx **(Abb. 179.1)** oder der Trachea **(14)** dar, während sich kleinere Fremdkörper **(48)** typischerweise auf den Verlauf des rechten Hauptbronchus **(14a)** und das rechte Unterfeld **(34)** projizieren **(Abb. 179.2, 3)**. Aufgrund der lokalen Reizung oder einer eventuellen poststenotischen Minderbelüftung können sich begleitende Bronchitiden und pneumonische Infiltrate **(37)** entwickeln **(Abb. 179.3)** [9.12].

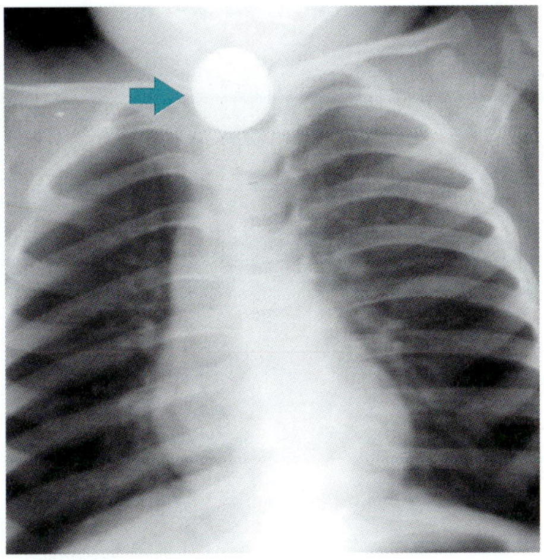

Abb. 179.1

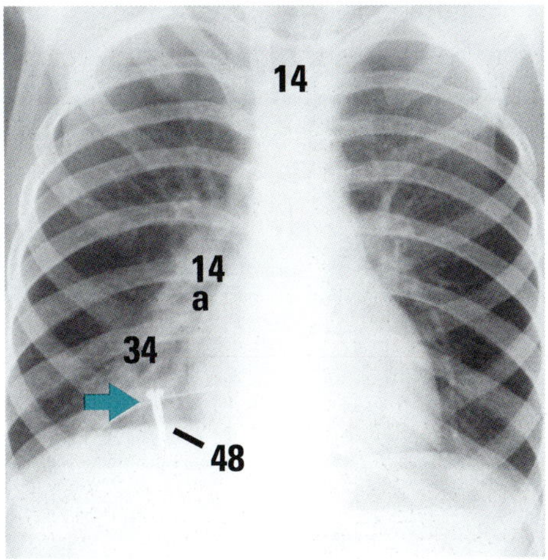

Abb. 179.2

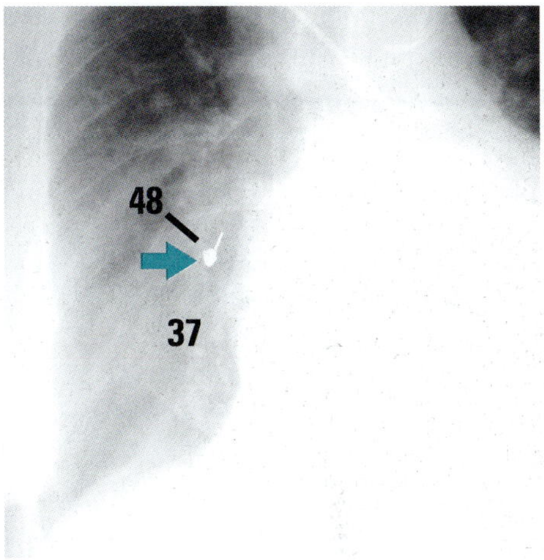

Abb. 179.3

Um die genaue Position (z.B. Ösophagus oder Trachea) eines Fremdkörpers zu bestimmen, reicht die p.a.-Aufnahme **(Abb. 179.4a)** alleine oftmals nicht aus.
Dann hilft eine zusätzliche Seitaufnahme **(Abb. 179.4b)**, bei der hier z.B. das abgebrochene Stück einer Sicherheitsnadel (⬆) tatsächlich in der Trachea **(14)** liegt – für eine Lage im Ösophagus befindet es sich zu weit ventral.
Anders verhält es sich in der **Abb. 179.5**: Hier liegt zumindest ein Teil einer Glühbirne offensichtlich im Ösophagus.

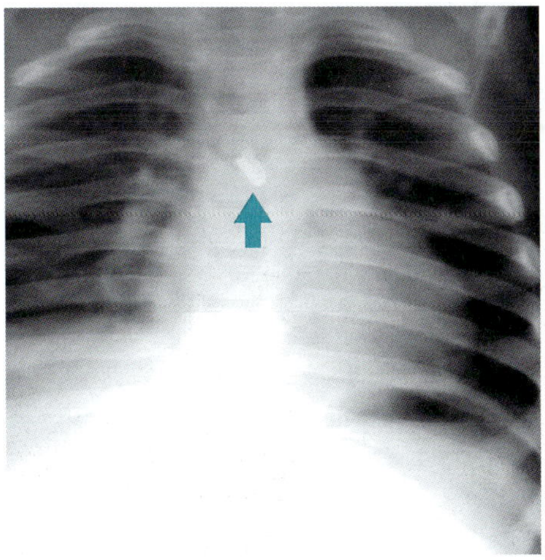

Abb. 179.4a

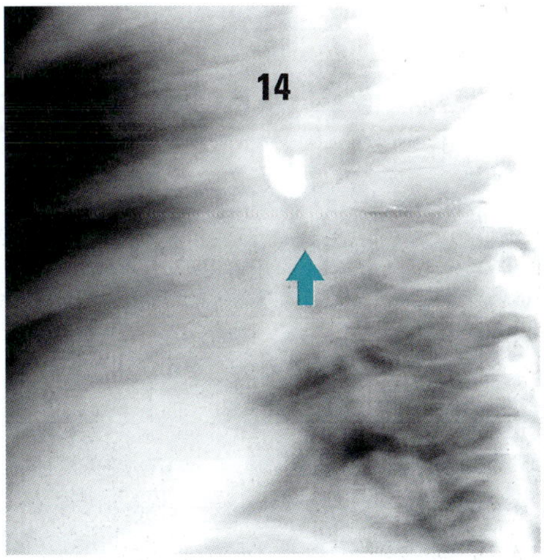

Abb. 179.4b

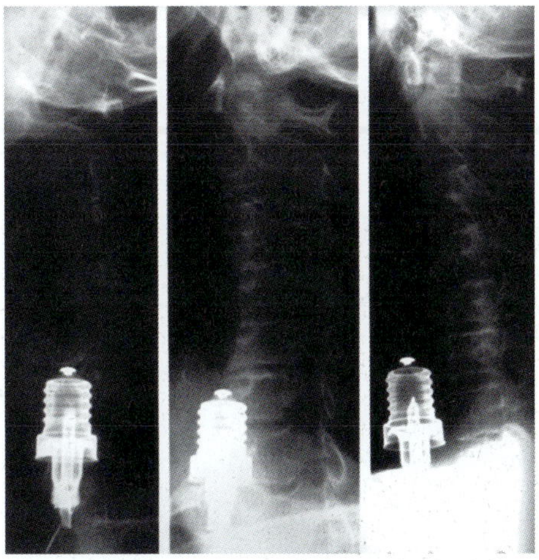

Abb. 179.5

9

Nicht-röntgendichte Fremdkörper (z.B. Erdnüsse bei Kindern) können oft durch indirekte Zeichen erkannt werden: In 75% der Fälle entsteht eine Ventilstenose mit Transparenzminderung der betroffenen Lungenanteile und in 15% entwickeln sich Obstruktionsatelektasen. Nur in 10% der Fälle ist die konventionelle Röntgenuntersuchung ohne pathologischen Befund. Im Falle einer einseitigen Ventilstenose resultiert eine pulmonale Überblähung mit Mediastinalverlagerung (←) zur gesunden Seite **(Abb. 180.1)**. In diesem Fall lag eine (seltenere) Ventilstenose des linken Hauptbronchus mit konsekutiver Transparenzerhöhung der linken Lunge vor.

Bei Verdacht auf Fremdkörperaspiration ohne typische Röntgenzeichen erfolgt die definitive Diagnose bronchoskopisch. Kleinkinder mit Verdacht auf Aspiration zeigen oft eine ausgeprägte Bewegungsunruhe im Rahmen ihrer Verunsicherung / Luftnot. Daher muss bei diesen Kindern besonders auf eine korrekte Positionierung im Strahlengang geachtet werden. Bei diesem Kind mit Hämatemesis wurde z. B. die obere Thoraxapertur in der p.a.-Aufnahme **(Abb. 180.2 a)** nicht mit abgebildet. Glücklicherweise fiel jedoch im Seitbild die Ursache der klinischen Beschwerden auf: Es hatte den Perlator eines Wasserhahns (◄) verschluckt **(Abb. 180.2 b)**.

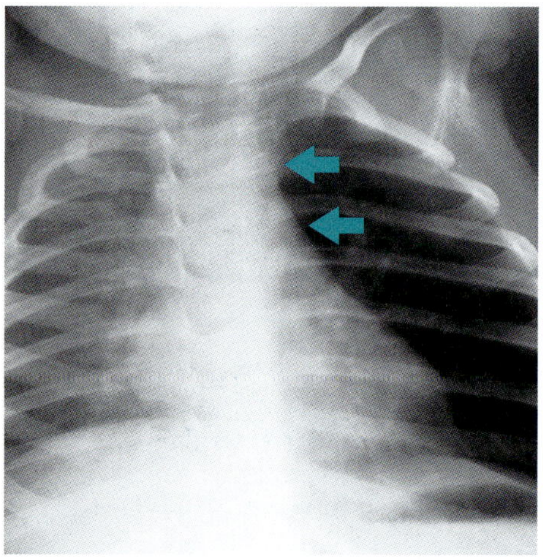

Abb. 180.1

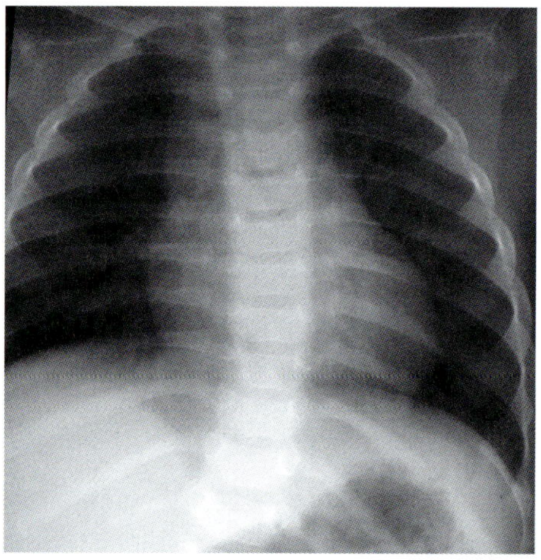

Abb. 180.2 a

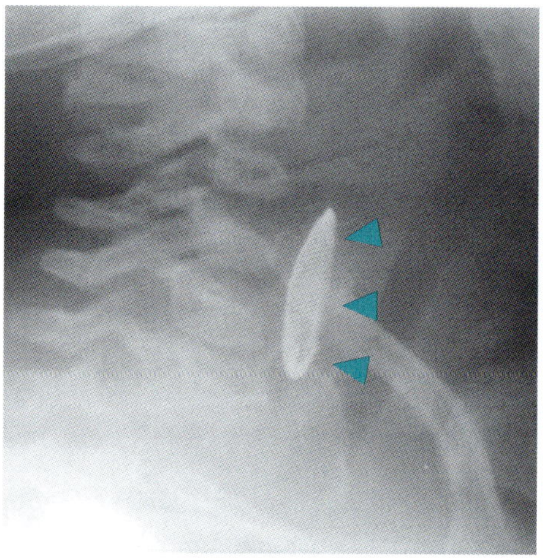

Abb. 180.2 b

Verletzungen durch Gewehrprojektile (↘ in **Abb. 180.3**) oder Schrotkugeln **(Abb. 180.4)** werden zur Zeit in Europa zwar seltener diagnostiziert als z.B. in Nordamerika, sind jedoch trotzdem relevant: Vergleichen Sie in **Abb. 180.4** die beiden Projektionen miteinander, um herauszufinden, welche Schrotkugeln sich intrapulmonal befinden und welche im thorakalen Weichteilmantel stecken geblieben sind. Die Auflösung finden Sie am Ende des Buches.

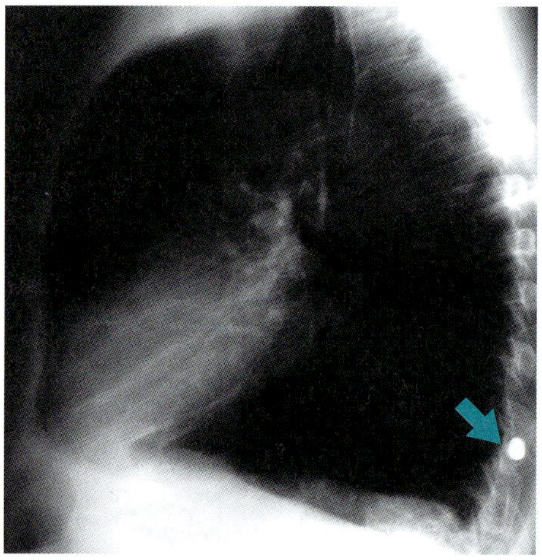

Abb. 180.3

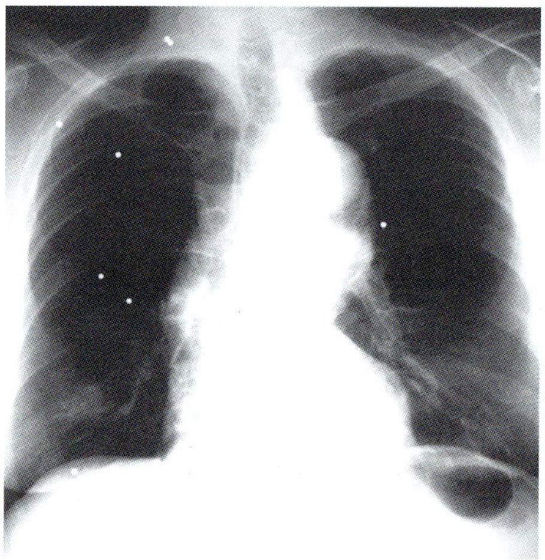

Abb. 180.4 a

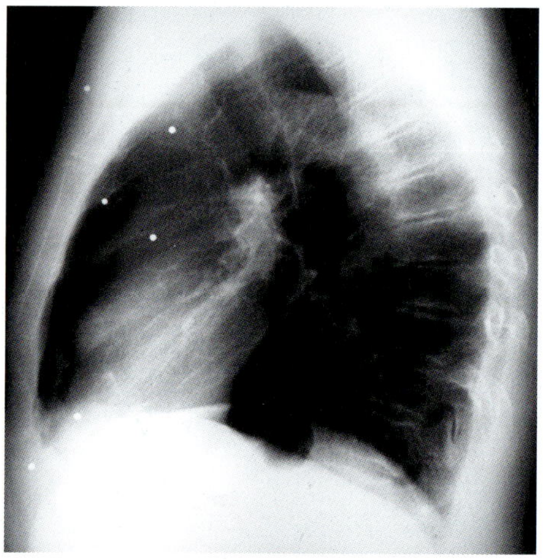

Abb. 180.4 b

Checkliste

Eine Zusammenfassung über die wichtigsten Komplikationen und korrekten Positionen der verschiedenen Fremdmaterialien finden Sie in folgender Tabelle:

Katheterart	Korrekte Position	Komplikationen
ZVK	VCS in Höhe der Azygosmündung	• Arrhythmien • Perikardtamponade • Thrombose • Gefäßverletzung • Pneumothorax • Infektionen
Portsysteme	VCS in Höhe der Azygosmündung	
Shaldon-Katheter	VCS in Höhe der Azygosmündung	
Vorhof-Dialysekatheter	Rechter Vorhof	
Pulmonalarterien-Katheter	höchstens 2 cm distal im rechten oder linken Pulmonalarterienhauptstamm	**Wie ZVK** • Ruptur der Pulmonalarterie • Pulmonalarterieninfarkt
SM-Systeme		
VVI	Sonde im rechten Ventrikel	• Arrhythmien • Perikardtamponade • Thrombose • Gefäßverletzung • Pneumothorax • Infektionen
DDD	Sonde im rechten Vorhof, rechten Ventrikel	
AAI	Sonde im rechten Vorhof	
VDD	Sonde im rechten Ventrikel	
Biventrikulär	Sonde im rechten Vorhof, rechten Ventrikel, in der Koronarvene	
Intraaortale Ballonpumpe (IABP)	Aortenbogen, **distal** der A. subclavia	• Gefäßokklusion mit Ischämie • Gasembolie bei Ruptur
Endotrachealtubus	5 - 7 cm oberhalb der Karina	• Schleimhautschäden • Atelektase • Pneumothorax • Stimmbandläsionen
Ernährungssonden	distal Hiatus oesophagei	• Reflux • Aspirationspneumonie • Ösophagusperforation • Mediastinitis

Tab. 181.1

Welche Befunde können Sie erkennen?

Notieren Sie bitte Ihre Vermutungen auf den freien Flächen. Die Auflösungen finden Sie am Ende des Buches.

59

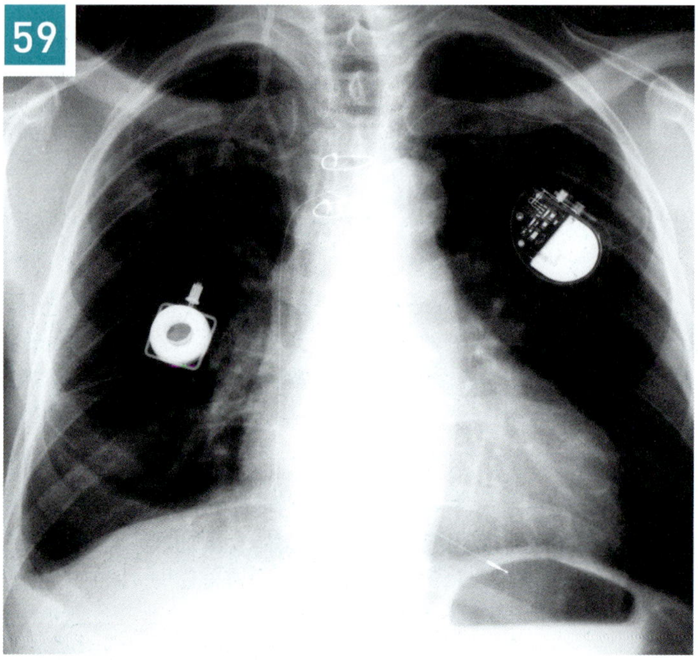

Abb. 182.1

60

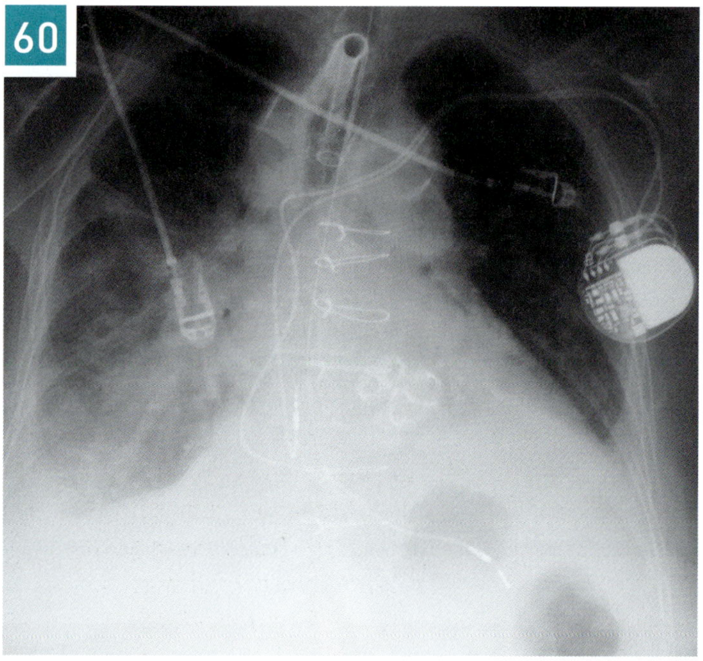

Abb. 182.2

61

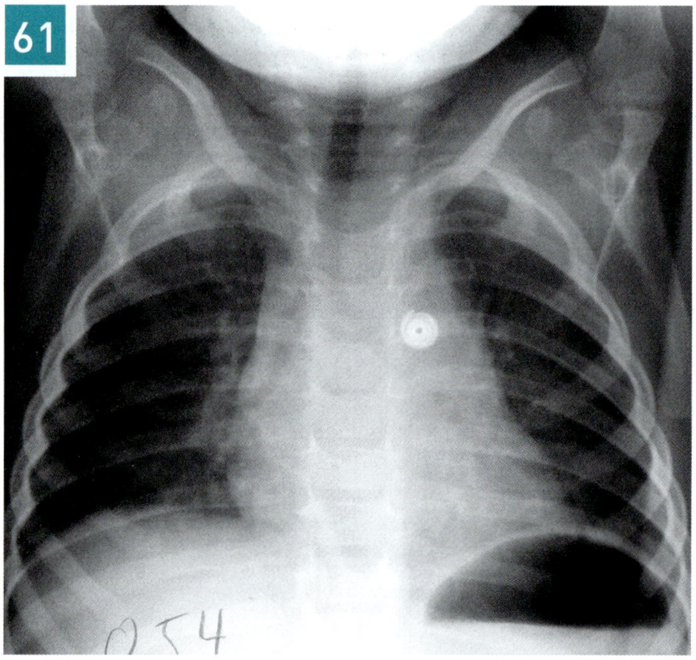

Abb. 182.3 a

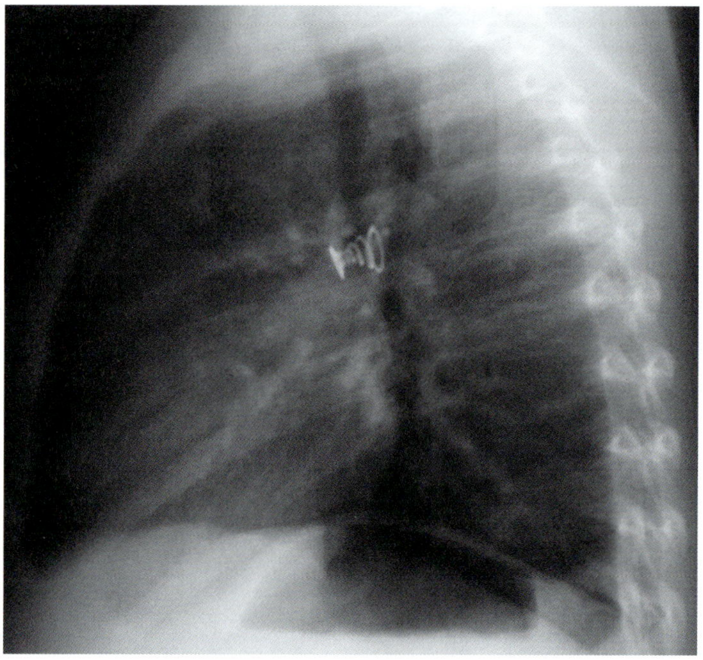

Abb. 182.3 b

Matthias Hofer

Traumathorax

* FAST = Focussed assessment with sonography for trauma

Lernziele dieses Kapitels:

In diesem Kapitel werden wichtige Veränderungen besprochen, die bei Thoraxverletzungen auftreten. In Westeuropa sind die Verletzungen meistens Folge von Verkehrs-, Freizeit- und Berufsunfällen. Bewährte Schockraumalgorithmen beinhalten die Primärdiagnostik mittels Ultraschall zum sofortigen Nachweis bzw. Ausschluss freier Flüssigkeit. Die Thorax- bzw. Skelettdiagnostik erfolgt mit einer Reihe konventioneller Röntgenaufnahmen. Die Mehrzeilen-Computertomografie hat in der Primärdiagnostik in den letzten Jahren zunehmend an Bedeutung gewonnen und in einigen Fällen schon zum Verzicht auf konventionelle Aufnahmen geführt. Da aber auch in Zukunft nicht überall eine CT-Diagnostik direkt im Schockraum verfügbar sein wird, behalten konventionelle Aufnahmen ihre Bedeutung. Nach Durcharbeiten der folgenden Seiten sollten Sie in der Lage sein:

- Frakturen von Rippen, des Sternums oder der Wirbelkörper zu diagnostizieren,
- pathologische Flüssigkeitsansammlungen im Pleuraspalt zu erkennen und eine Abschätzung der Menge vorzunehmen,
- unterschiedliche Erscheinungsformen von Verletzungen des Lungenparenchyms zu erkennen,
- einen einfachen Mantelpneumothorax von einem Spannungspneumothorax zu unterscheiden,
- traumatische Luftansammlungen im Weichteilgewebe zu erkennen,
- auf Sonographieaufnahmen relevante Einblutungen in die serösen Höhlen (Pericard, Peritoneal- und Pleurahöhlen) zu erkennen.

Die häufigsten Ursachen von Polytraumen variieren von Kontinent zu Kontinent: Während in Europa Verkehrsunfälle mit etwa 85 % dominieren [10.1, 10.2], wird man zum Beispiel in den USA oder Afrika weitaus häufiger mit thorakalen Schuss- und Stichverletzungen konfrontiert [10.3, 10.4]. Diese thorakalen Verletzungsmuster sind für ca. 20 – 25 % der Todesfälle bei polytraumatisierten Patienten verantwortlich, so dass deren korrekte Diagnose von besonderer Bedeutung ist [10.5].

Rippenfrakturen und Hämatothorax

Isolierte Frakturen einzelner Rippen können in der Routinediagnostik schnell übersehen werden **(Abb. 184.1a)**, da das Hauptaugenmerk vieler Betrachter eher auf das Herz, das Mediastinum und die Lunge gerichtet ist. Insgesamt geht man davon aus, dass nur etwa 50 % aller Rippenfrakturen auf konventionellen p.a.-Bildern erkannt werden [10.6, 10.7], besonders wenn die Fraktur an der lateralen Thoraxwand lokalisiert ist und die Fragmente kaum disloziert sind. Drehen Sie deshalb in Zweifelsfällen das Röntgenbild um 90° **(Abb. 184.1b)** oder 180° **(Abb. 184.1c)** auf die Seite oder auf den Kopf, damit sich Ihr Blick leichter auf den exakten Verlauf der costalen Randkonturen konzentrieren kann:

Wenn Sie dieses Bild näher betrachten, stellen Sie fest, dass nicht nur die 7. Rippe frakturiert ist (erkennbar am Kortikalissprung, ←), sondern auch die benachbarte 8. Rippe eine diskrete Stufenbildung (↘) aufweist **(Abb. 184.1d)**.

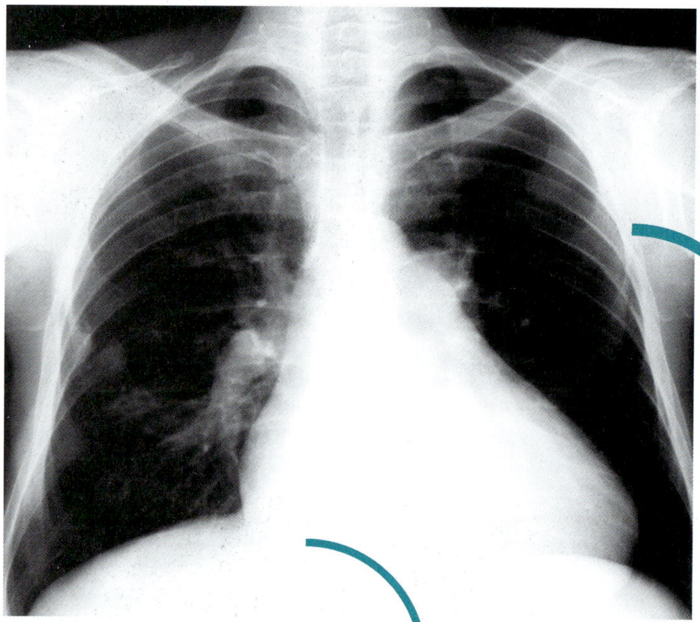

Abb. 184.1 a

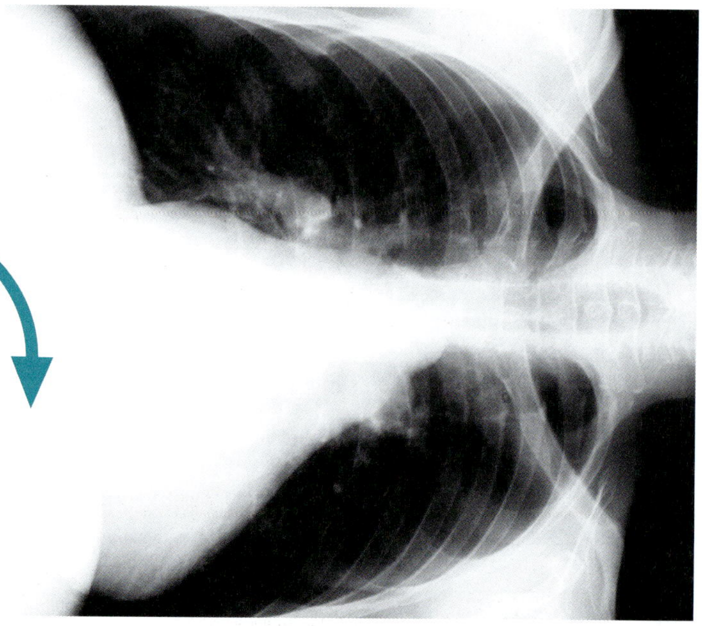

Abb. 184.1 b

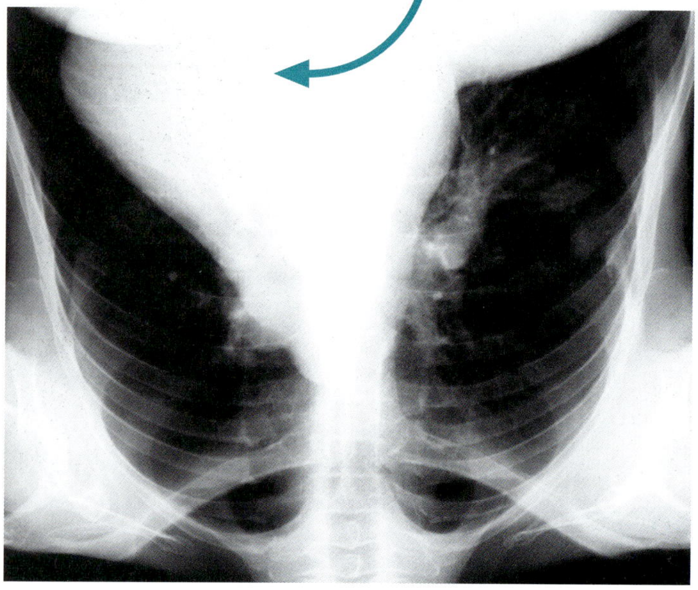

Abb. 184.1 c

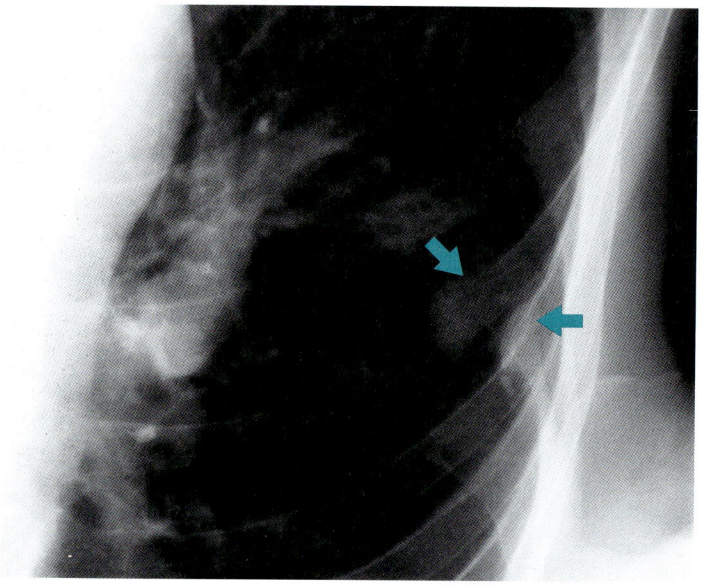

Abb. 184.1 d

Sollte danach immer noch eine diagnostische Restunsicherheit bestehen, kann es z.B. bei wenig dislozierten oder lateralen Frakturen notwendig sein, 30°-Schrägaufnahmen anzufertigen **(Abb. 185.1a)**. Solche Aufnahmen können sowohl im Stehen als auch im Liegen angefertigt werden. Dabei wird dem Patienten in Rückenlage ein Keil (↑) unter die zu untersuchende Seite gelegt **(Abb. 185.1b)** Diese sogenannte „knöcherne Hemithorax"-Aufnahme **(Abb. 185.1c)** offenbart auch diskrete Frakturzeichen (↙), die in konventioneller p.a.-Projektion **(Abb. 185.1d)** u.U. verborgen geblieben wären.

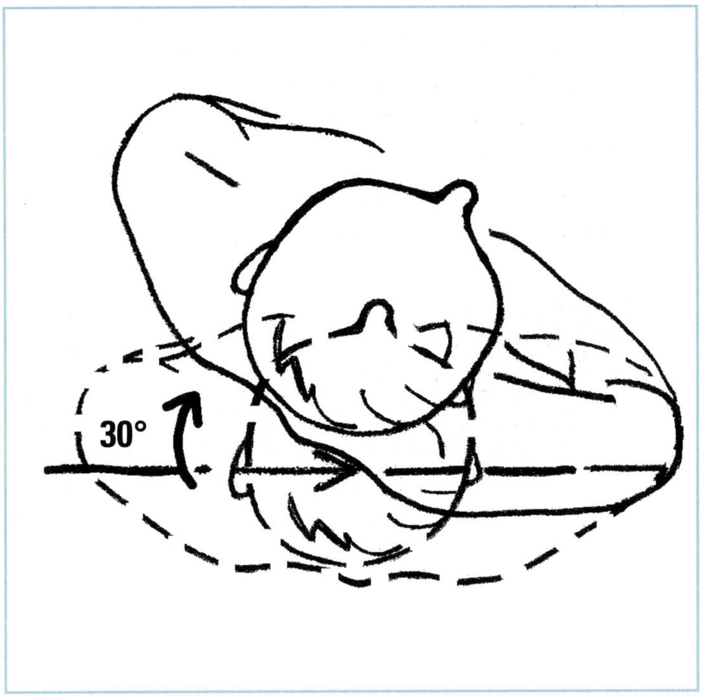

Abb. 185.1a

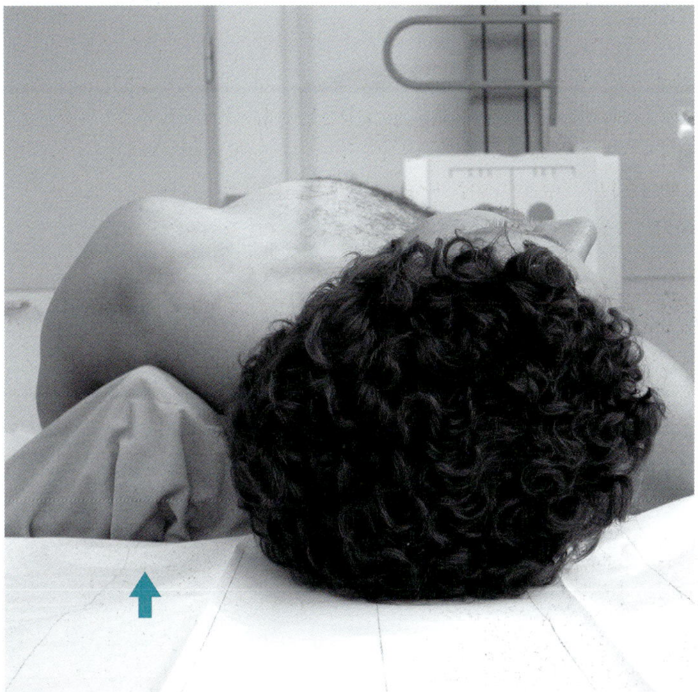

Abb. 185.1b

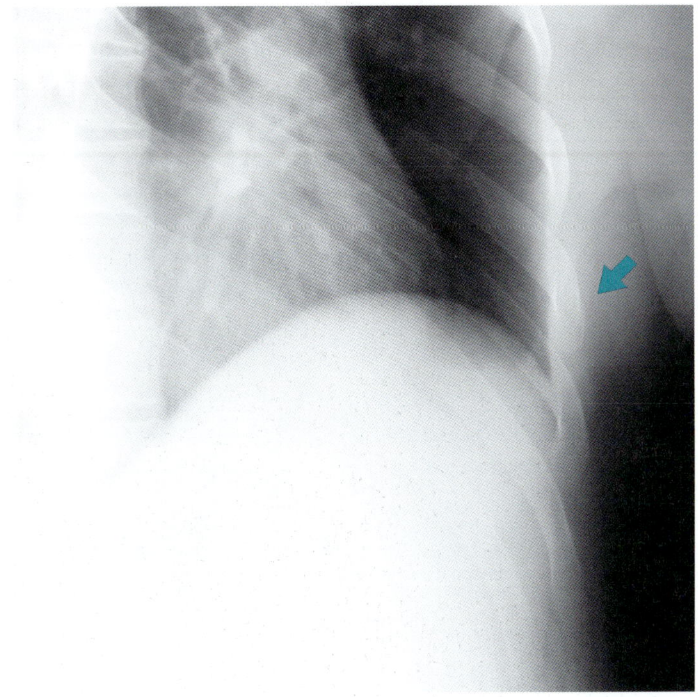

Abb. 185.1c

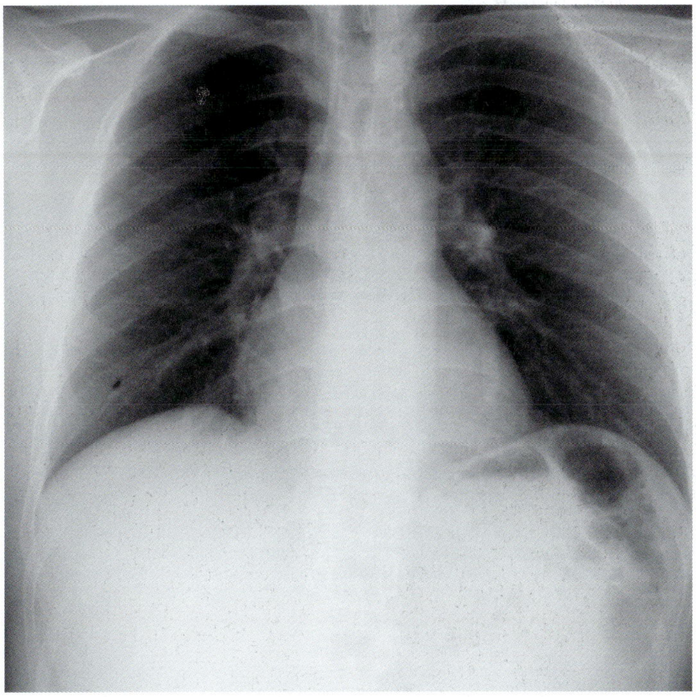

Abb. 185.1d

Rippenfrakturen verursachen häufig zusätzlich fokale extrapleurale Hämatome, die als wulstige Weichteilschatten (←) die Lunge konvexbogig nach innen verdrängen **(Abb. 186.1)** und somit einen pleuraständigen Tumor vortäuschen können. In der Sonografie erkennt man dabei nicht nur die atemabhängige Stufenbildung (↑) in der Kortikalisstruktur des Knochens **(Abb. 186.2a)**, sondern auch die echoarme Verbreiterung des umliegenden Weichteilgewebes (↘ ↙) als Ausdruck des benachbarten Hämatoms **(Abb. 186.2b)**.

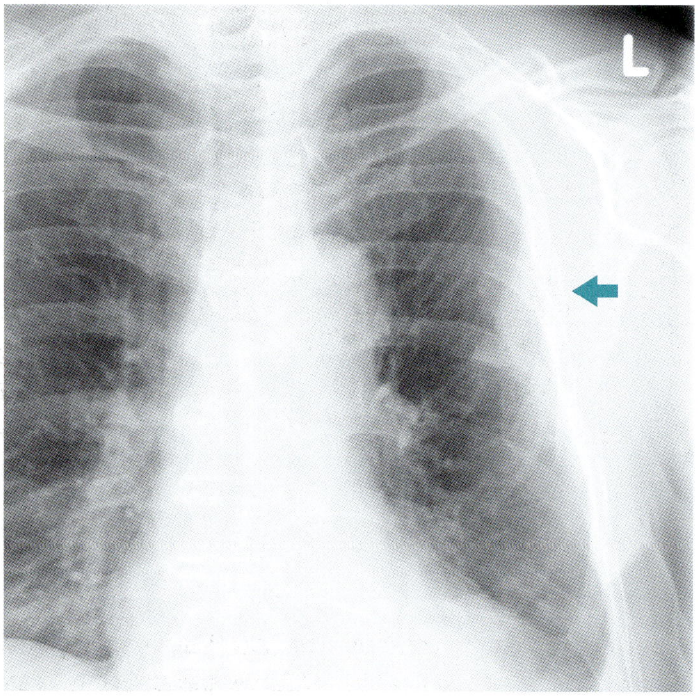

Abb. 186.1

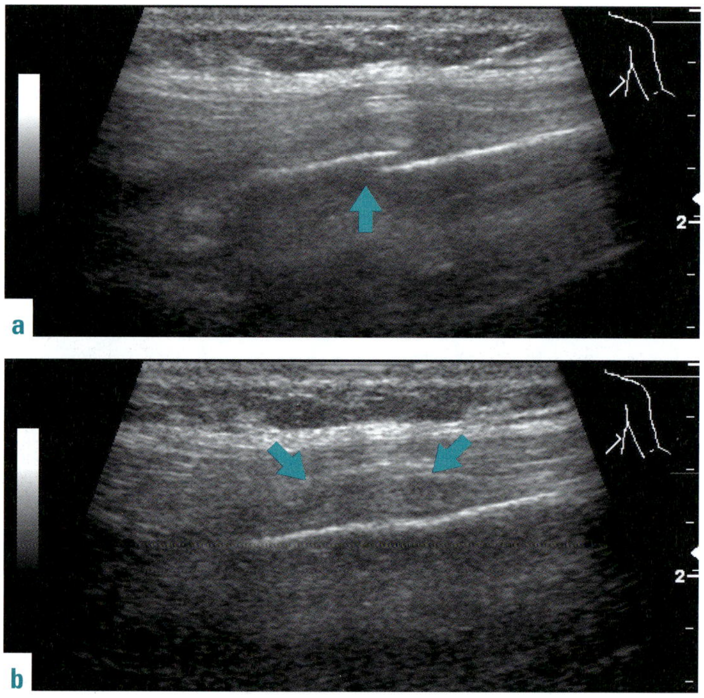

Abb. 186.2

Hämatothorax

Besonders bei Rippenserienfrakturen muss auf die Komplikation eines Hämatothorax geachtet werden. Das bildmorphologische Korrelat eines Hämatothorax ist eine sichelförmige, nach kranial auslaufende Transparenzminderung (↙, **Abb. 186.3a**). Nach zwischenzeitlicher Punktion sollte diese Verschattung deutlich rückläufig sein **(Abb. 186.3b)**. Denken Sie jedoch auch an mögliche Unfallfolgen im Abdomen und schliessen Sie sonografisch auch eine Leber- und Milzruptur aus (s. S.194, 195).

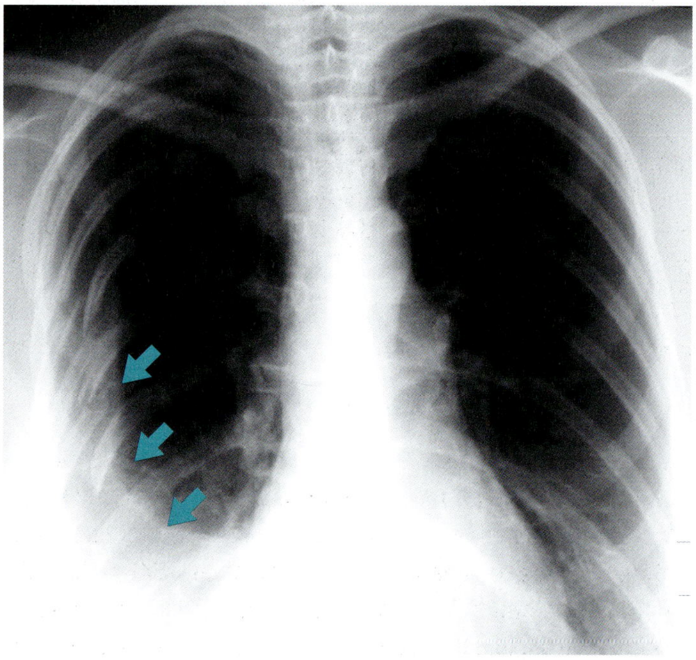

Abb. 186.3a

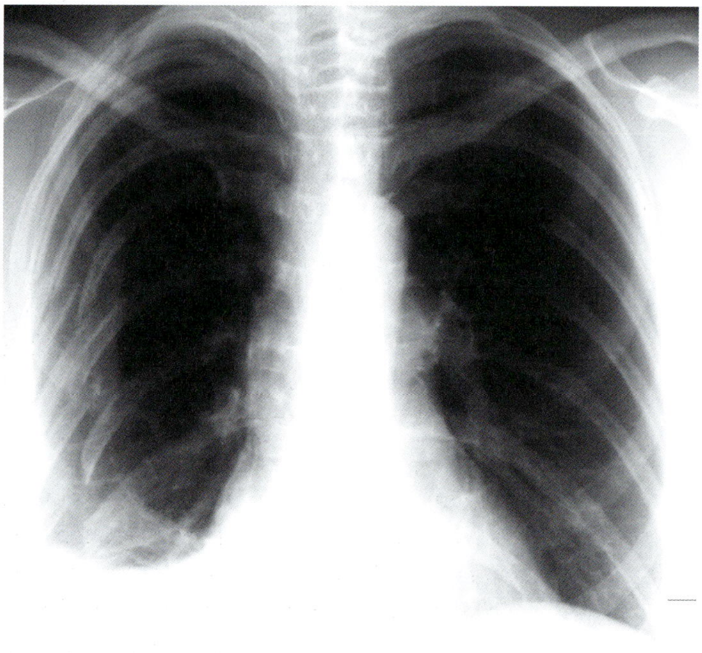

Abb. 186.3b

Rippenserienfrakturen (vgl. **Abb. 187.3**) betreffen mindestens drei Rippen einer Thoraxseite. Dadurch kann es zu einer Instabilität der Thoraxwand mit paradoxer Atmung, einer respiratorischen Insuffizienz und / oder einem Hämatothorax bzw. Pneumothorax (vgl. **Abb. 190.2, 190.3**) kommen. Bei einer relevanten Instabilität der Thoraxwand kann dann eine osteosynthetische Versorgung notwendig werden **(Abb. 187.1)**.

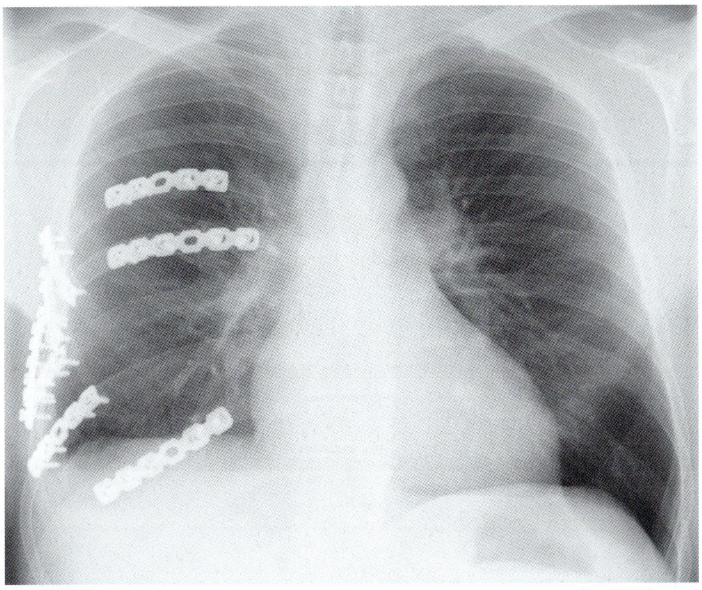

Abb. 187.1 a

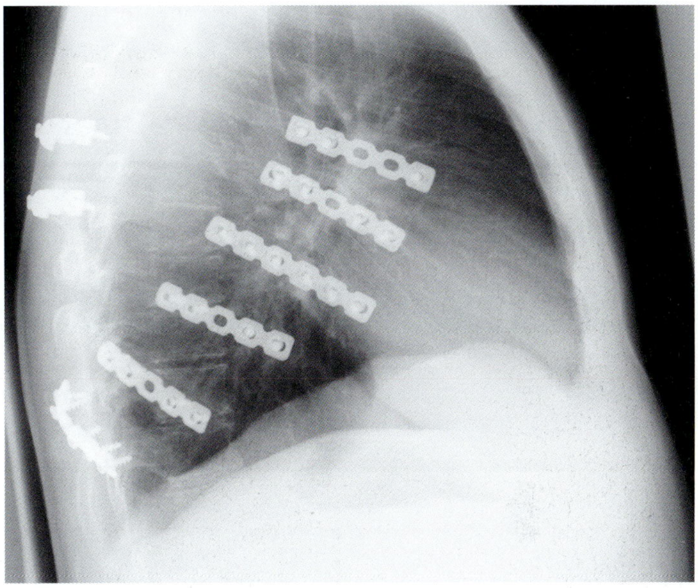

Abb. 187.1 b

Zusätzlich kann eine ergänzende CT-Diagnostik **(Abb. 187.2 b)** zum Ausschluss einer Herz- oder Lungenkontusion bzw. einer Zwerchfellruptur mit begleitendem Enterothorax **(Abb. 187.2 a)** wie in unserem Beispiel sinnvoll sein: Hier haben Rippenfrakturen einen zusätzlichen linksseitigen Hämatothorax verursacht und es liegt ein Mediastinalhämatom nach Gefäßruptur vor, die für die Verbreiterung des Mediastinalschattens in Abb. 187.2a verantwortlich ist. Falls jedoch keine Blutungsquelle gefunden werden kann, denken Sie auch an die Möglichkeit eines Chylothorax z.B. nach chirurgischem Eingriff **(Abb. 187.3)**.

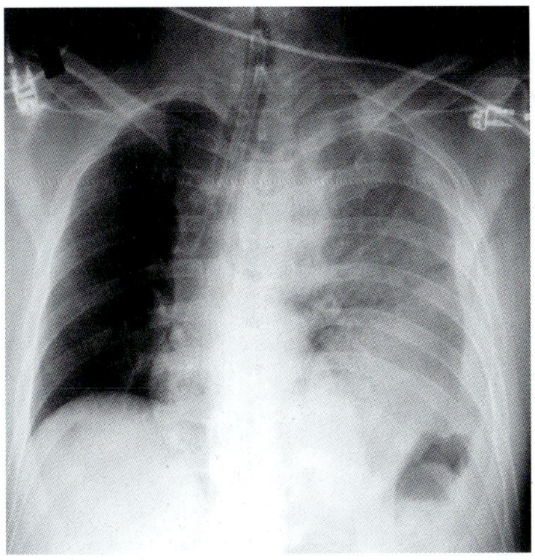

Abb. 187.2 a

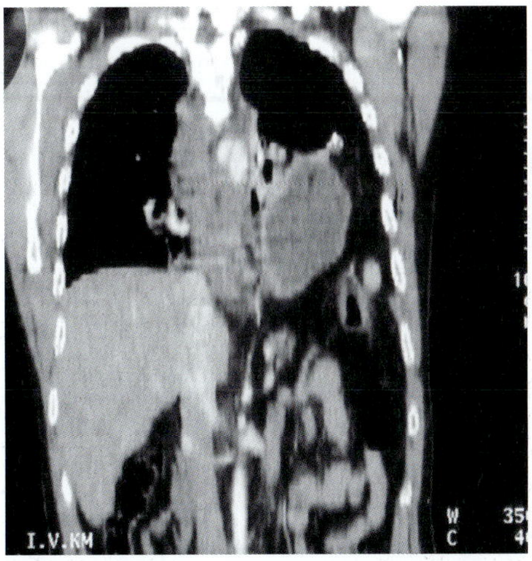

Abb. 187.2 b

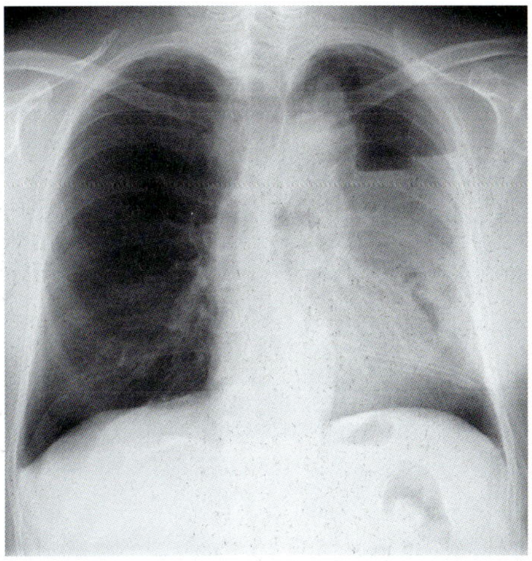

Abb. 187.3

Volumenabschätzung

Die Röntgenbefunde eines Hämatothorax auf Liegendaufnahmen hängen wesentlich von seinem Volumen ab: Die Übersichtsaufnahme lässt nur eine grobe Abschätzung des Flüssigkeitsvolumens zu. Auf p.a.-Aufnahmen im Stehen sind pleurale Flüssigkeitsansammlungen ab ca. 200 ml, auf Liegendaufnahmen erst ab einer Menge von ca. 500 ml zu entdecken (vgl. S.108). Erst dann bildet sich unter Einbeziehung des kleinen Lappenspaltes ein bandförmiger Flüssigkeitssaum zwischen Lunge und Thoraxwand. Im Liegen führen Flüssigkeitsmengen von weniger als 250 ml lediglich zu einer leichten Transparenzminderung der betroffenen Seite. Flüssigkeitsmengen von 25 - 500 ml obliterieren den Zwerchfellrippenwinkel und maskieren die Zwerchfellkontur.

Sternum- und Wirbelkörperfrakturen

Bei 8-10% aller stumpfen Thoraxtraumen werden Sternumfrakturen gefunden, die normalerweise im Seitbild gut diagnostiziert werden können [10.8]. Eine Prädilektionsstelle solcher Frakturen (↘) befindet sich am Angulus sterni, ca. 2 cm unterhalb der Symphysis zwischen Corpus und Manubrium sterni **(Abb. 188.1 a)**. Mit Hilfe einer Spiral-CT Untersuchung und ggf. coronarer Rekonstruktion ist es in den allermeisten Fällen möglich, auch feine Frakturspalten bzw. Frakturen mit nur minimalen Dislokationen (↓, **Abb. 188.1 b**) nachzuweisen. Außerdem können im CT auch Frakturen des knorpeligen Anteils der Rippen abgebildet werden. In diesem Fall erkennen Sie im CT außerdem den begleitenden, ventral gelegenen Pneumothorax **(38)**.

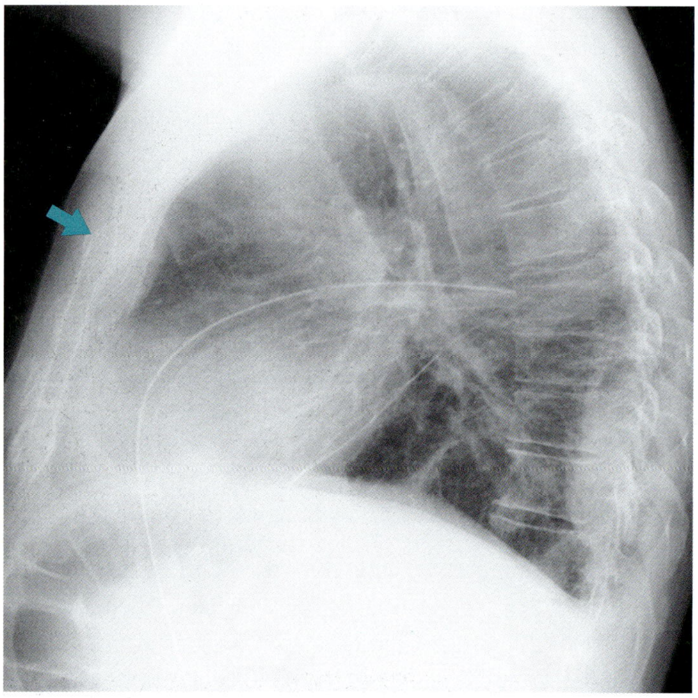

Abb. 188.1 a

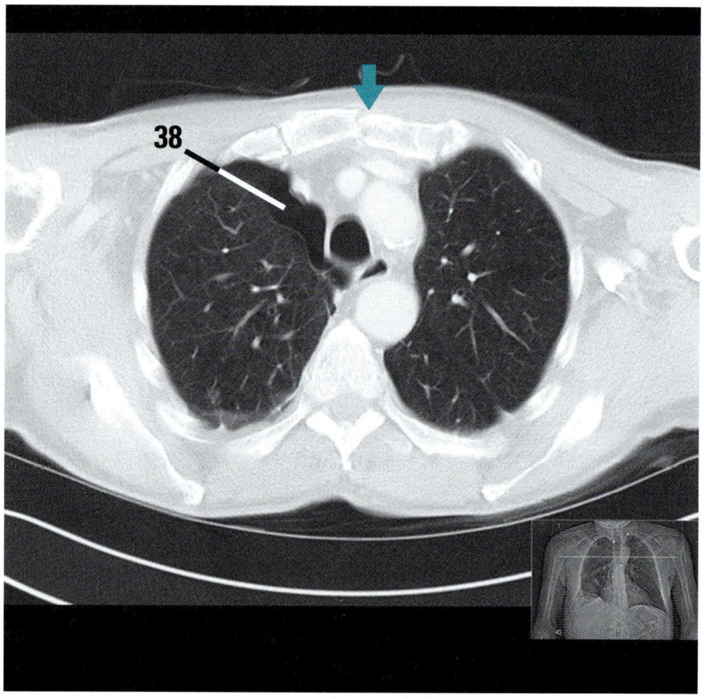

Abb. 188.1 b

Wirbelkörperfrakturen der BWS entgehen in der konventionellen Röntgendiagnostik häufig dem Nachweis, insbesondere in der kaudalen BWS. Daher werden bei Polytraumapatienten i.d.R. zusätzliche HWS-/BWS-/LWS-Aufnahmen in zwei Ebenen und ggf. eine ergänzende CT-Diagnostik durchgeführt.

Die Computertomografie **(Abb. 188.2 b,c)** ist die geeignetste Methode, um Wirbelkörperfrakturen (↑, →) zu diagnostizieren, die als paraspinaler Schatten und / oder verbreitertes Mediastinum (⟷) im konventionellem Röntgen-Thoraxbild erscheinen können **(Abb. 188.2 a)**.

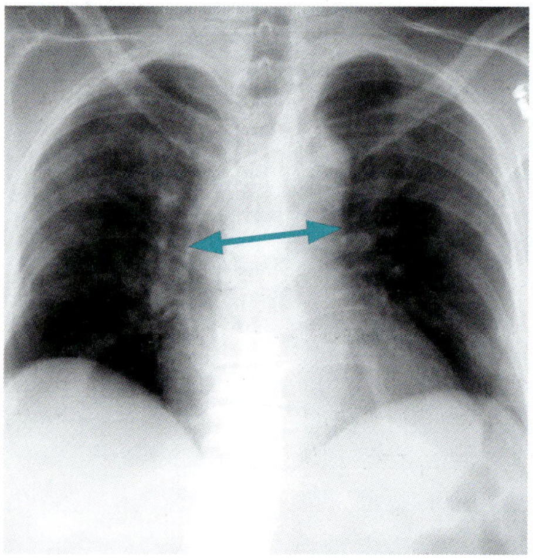

Abb. 188.2 a

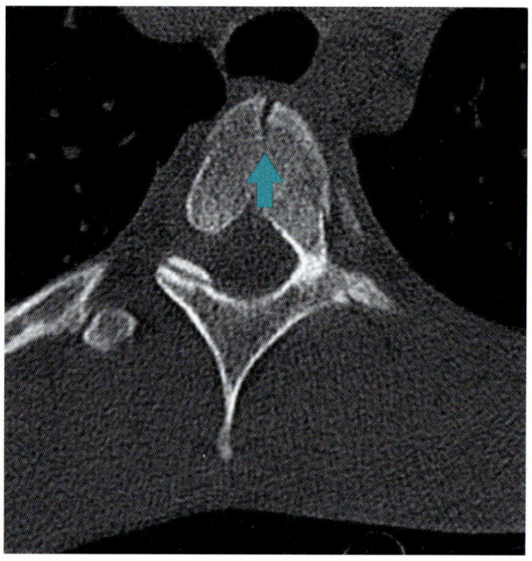

Abb. 188.2 b

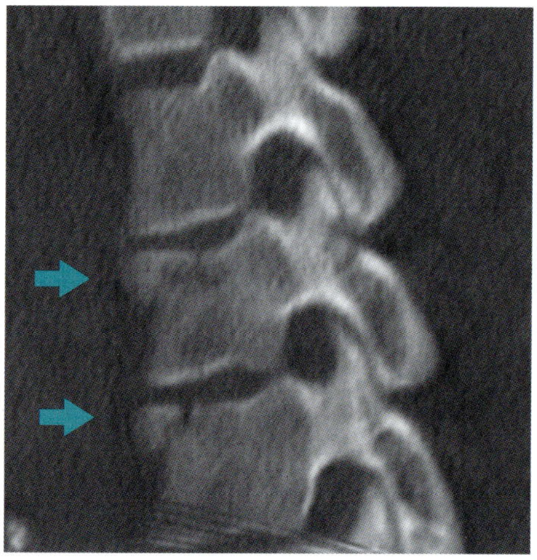

Abb. 188.2 c

Lungenparenchymverletzungen

Lungenkontusionen zählen zu den häufigsten schweren Lungenverletzungen, die durch ein stumpfes Thoraxtrauma verursacht werden. Sie sind einer der Hauptfaktoren für die Morbidität bzw. posttraumatische Mortalität [10.9, 10.10]. Grundsätzlich findet man Kontusionen vor allem in solchen Lungenanteilen, die soliden Strukturen benachbart sind (Wirbelkörper, Rippen, Leber, Herz). Lungenkontusionen manifestieren sich i.d.R. zwischen 6-24 Stunden nach dem Trauma **(Abb. 189.1 a,d, 189.2 a)** und lösen sich nach 7-10 Tagen auf **(Abb. 189.1 b, c)**. Die **Abb. 189.1 a – c** zeigen das Bild eines Patienten nach einem Motorradunfall initial im Schockraum **(Abb. 189.1 a)**, 24 Stunden nach Einlieferung **(Abb. 189.1 b)** und im Verlauf nach einer Woche **(Abb. 189.1 c)**. Zusätzlich zu der konventionell-radiologisch erkennbaren ausgeprägten Lungenkontusion (★) und der Clavicula-Fraktur rechts offenbart das CT **(Abb. 189.1 d)** noch einen Hämatothorax (➡) und einen geringgradig ausgeprägten Pneumothorax beidseits (⬆).

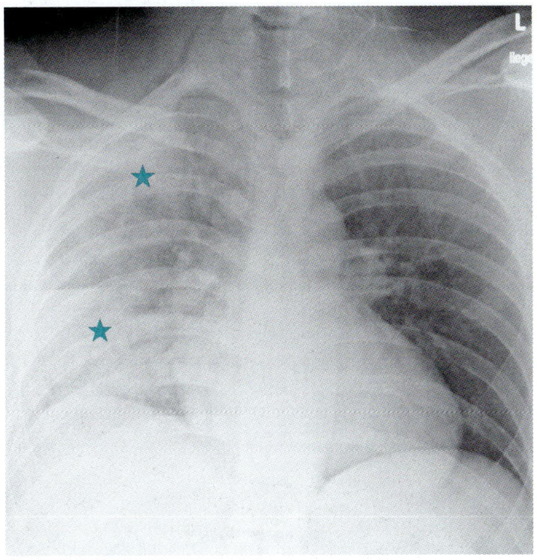

Abb. 189.1 a

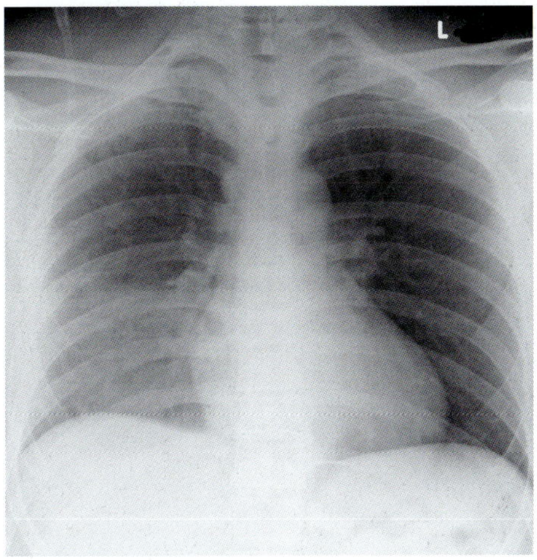

Abb. 189.1 b

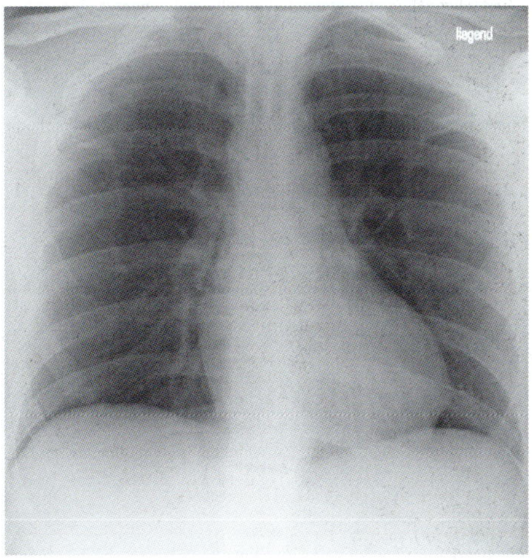

Abb. 189.1 c

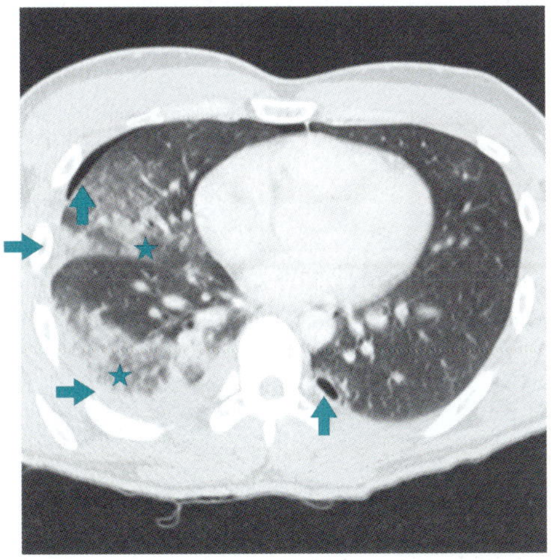

Abb. 189.1 d

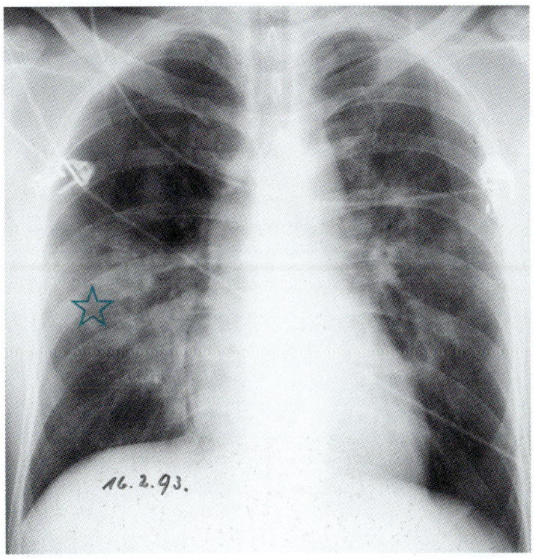

Abb. 189.2 a

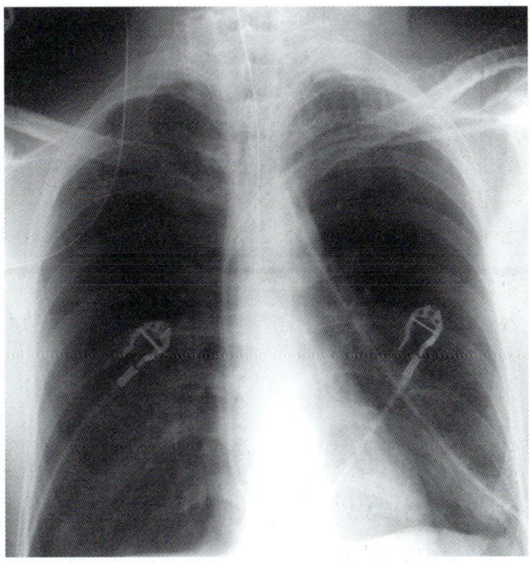

Abb. 189.2 b

Durch die Verletzung kleinerer Gefäße und der Alveolarmembran kommt es zu einem Blutaustritt mit konsekutivem Ödem ins Interstitium und in den alveolären Raum. Als Folge davon entstehen je nach Verletzungsmuster ein- oder beidseitige, fokale oder auch diffus verteilte, pulmonale Verdichtungen (☆) im Röntgenbild. Als weiteres radiologisches Zeichen kann ein positives Bronchopneumogramm vorliegen, wenn es durch die Einblutung nicht zu einer bronchialen Obstruktion gekommen ist. Die **Abb. 189.2 b** zeigt die weitgehende Rückbildung nach 10 Tagen.

Verdichtungen, die nach 10 Tagen nach wie vor vorhanden sind, können neben Atelektasen, einer Pneumonie oder einer Aspirationsfolge auch einem Hämatom durch eine Lungenlazeration entsprechen. Lazerationen sind schlitz- oder sternförmige Risse im Lungenparenchym, die meist durch ein spitzes Trauma hervorgerufen werden, hier durch eine dislozierte Rippenfraktur (↓, in **Abb. 190.1 a**). Einblutungen in diesen Raum rufen im Röntgenbild Verschattungen mit Aufhellungen oder Spiegelbildungen (↑) hervor. Als weitere Symptome treten dabei Hämoptysen sowie pleurale Blutungen auf. Innerhalb von 3-7 Wochen bilden sich die Veränderungen in der Regel zurück **(Abb. 190.1 b)**. Eine mögliche Komplikation ist das Auftreten bronchopleuraler Fisteln.

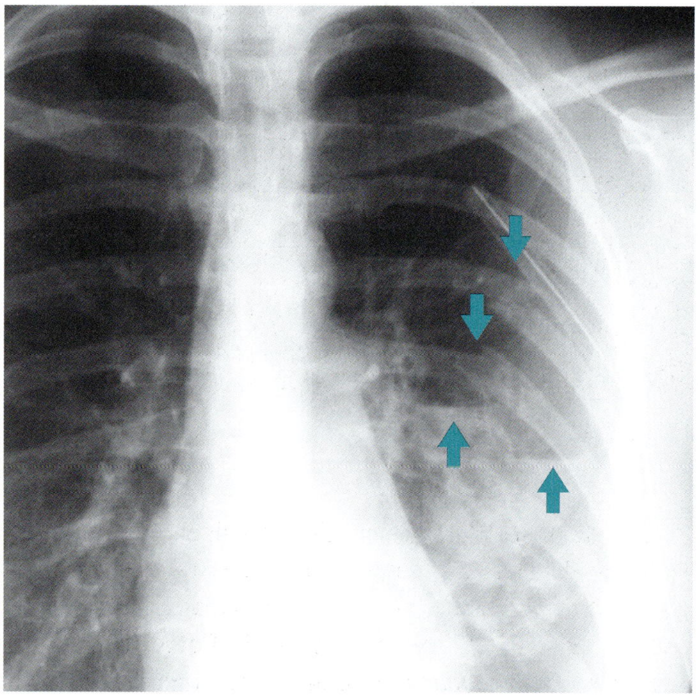

Abb. 190.1 a

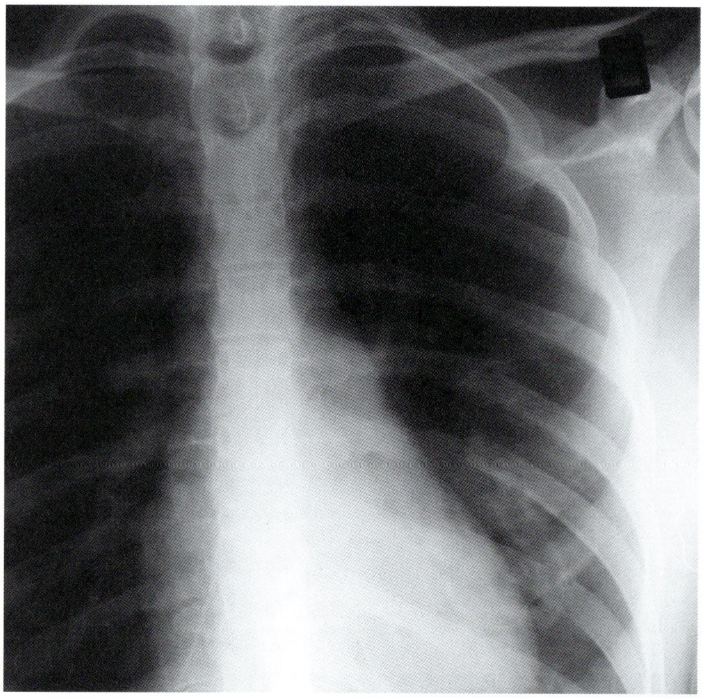

Abb. 190.1 b

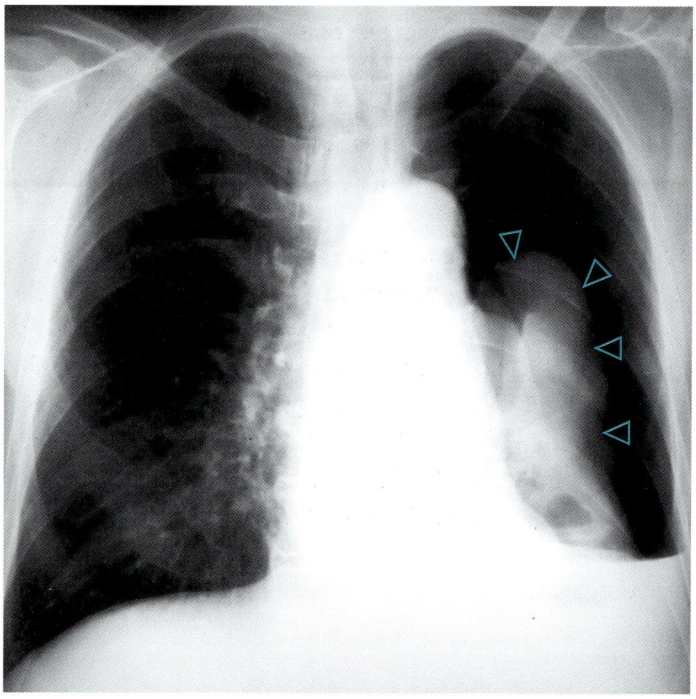

Abb. 190.2

Pneumothorax

Ein Pneumothorax ist eine häufige Komplikation beim Thoraxtrauma. Durch das Trauma gelangt Luft in den Pleuraspalt, und der dort normalerweise vorherrschende Unterdruck wird durch einen leicht positiven Druck ersetzt.

Durch den Wegfall des Unterdrucks ziehen die elastischen Fasern die Lunge in Richtung des Hilus (▽) zusammen, an dem sie befestigt ist **(Abb. 190.2)**. Ein typischer „Mantelpneumothorax" ist peripher an der fehlenden Lungengefäßzeichnung und an der feinen, dünnen Randlinie (↙) erkennbar, die durch die viszerale Pleura hervorgerufen wird **(Abb. 191.1)**.

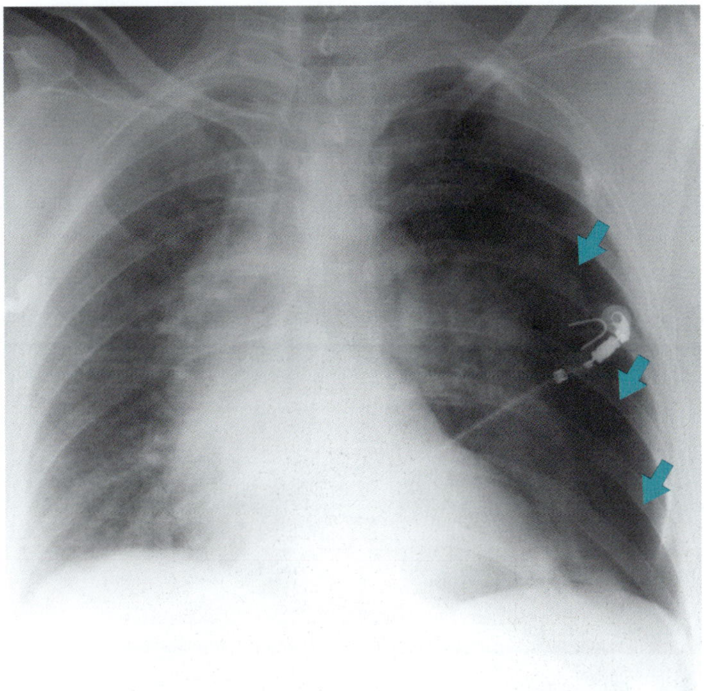

Abb. 191.1

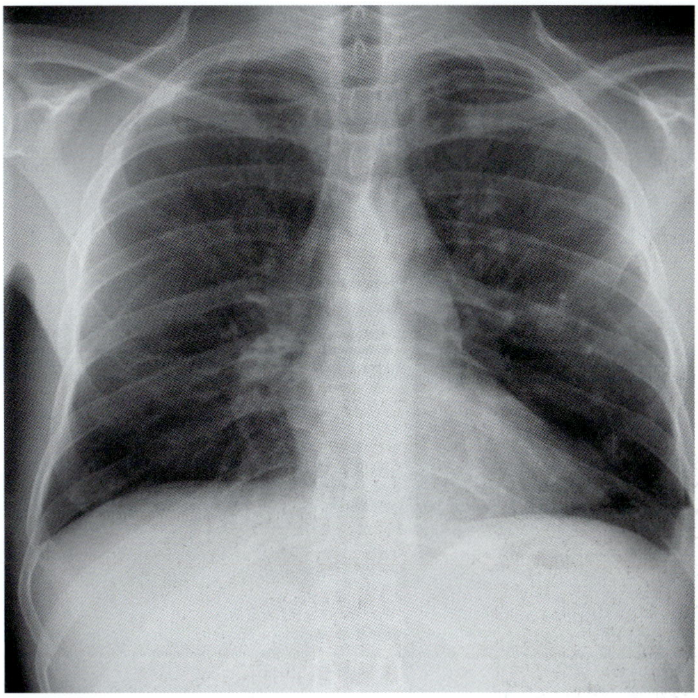

Abb. 191.2

Bei einem nur gering ausgeprägtem Pneumothorax besteht jedoch die Gefahr, diesen wichtigen Befund zu übersehen (Abb. 191.2). Bei fraglichen Pleurarandlinien ist vor allem ein Kriterium hilfreich: Man achtet darauf, ob sich lateral der fraglichen Lungengrenze noch Lungengefäße ausmachen lassen oder nicht. Bei unklaren Befunden wird häufig noch eine zusätzliche Aufnahme in Exspiration empfohlen, da hierbei der Pleuraspalt breiter und deutlich sichtbarer sein soll als in der üblichen Inspirationsstellung. Es gibt mittlerweile aber auch Arbeiten in der Literatur, die zeigen konnten, dass eine zusätzliche Exspirationsaufnahme die Detektionsrate bei fraglichem Pneumothorax nicht verbessert und deshalb auf sie verzichtet werden kann [10.11, 10.12].

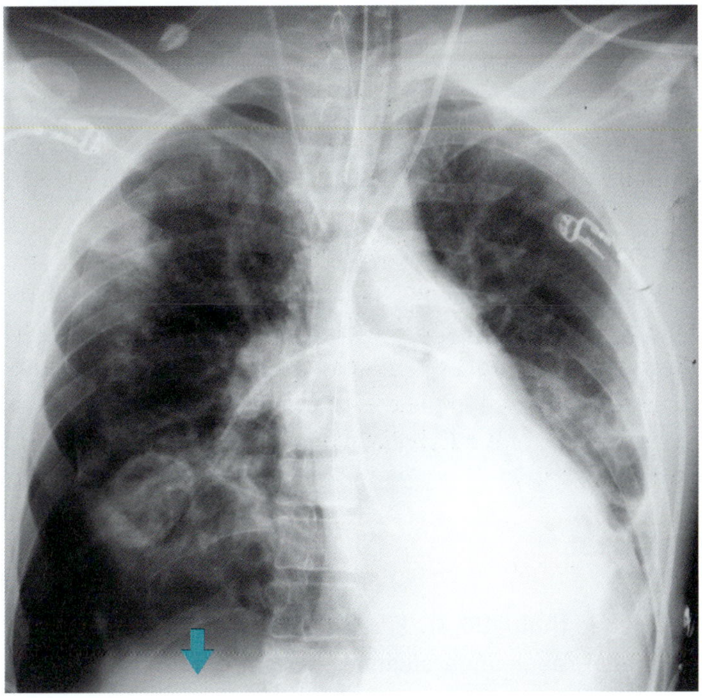

Abb. 191.3

Die schnelle Diagnose auch eines kleinen Pneumothorax ist wichtig, da sich bei bis zu 1/3 der Patienten mit unbehandeltem Pneumothorax im weiteren Verlauf ein Spannungspneumothorax mit möglicherweise lebens-gefährlichen Komplikationen entwickelt [10.13, 10.14]:

Hierbei strömt mit jeder Inspiration etwas mehr Luft in den Pleuraspalt, wie bei einem nur in eine Richtung durchlässigen Ventil (vgl. S.120). Da die Luft in der Exspiration nicht wieder entweichen kann, erhöht sich der Druck im Interpleuralspalt und verdrängt Lunge, Herz und Mediastinum zur Gegenseite (Abb. 191.3). Neben diesem sogenannten „midline shift" liegt in der Regel auch ein Zwerchfelltiefstand (↓) auf der betroffenen Seite vor (vgl. auch Abb. 192.2).

Beim aufrechten Patienten sammelt sich die Luft vorzugsweise in den apikalen oder lateralen Anteilen des Hemithorax. Beim liegenden Patienten sammelt sich die Luft dagegen vor allem ventral im vorderen Recessus costodiaphragmaticus. Ein feiner Aufhellungssaum entlang der Herzkontur oder am Zwerchfell (↑) können daher die einzigen Hinweise auf einen Pneumothorax sein (Abb. 192.1). Aus diesem Grund geht man davon aus, dass in liegenden a.p.-Aufnahmen 30 - 50 % aller kleinen Pneumothoraces bei Traumapatienten nicht erkannt werden [10.15, 10.16]. Beste-hen bei einem Patienten pleurale Adhäsionen (→, ↗), bleibt die Lunge an diesen Stellen teilweise entfaltet (Abb. 192.2).

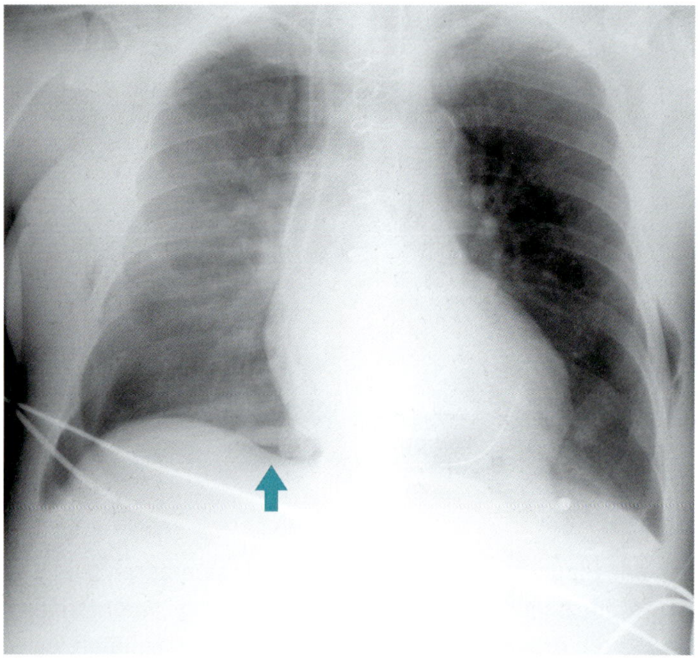

Abb. 192.1

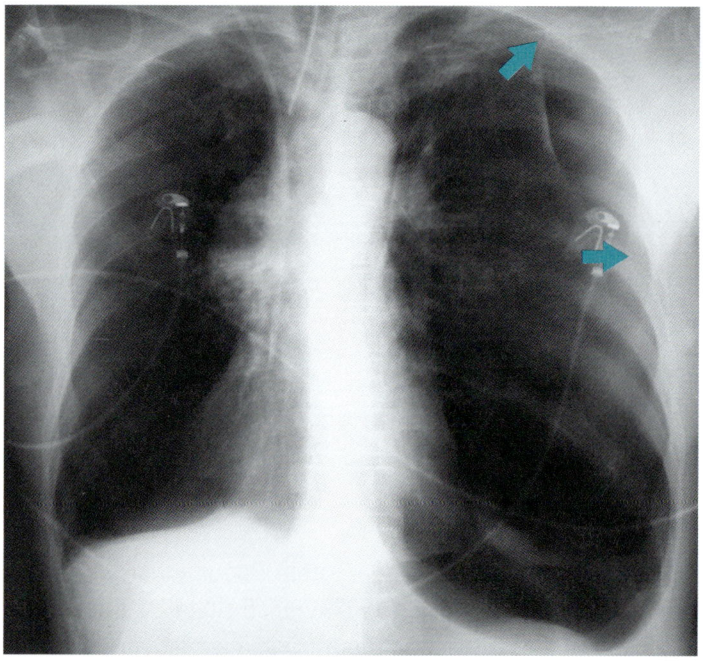

Abb. 192.2

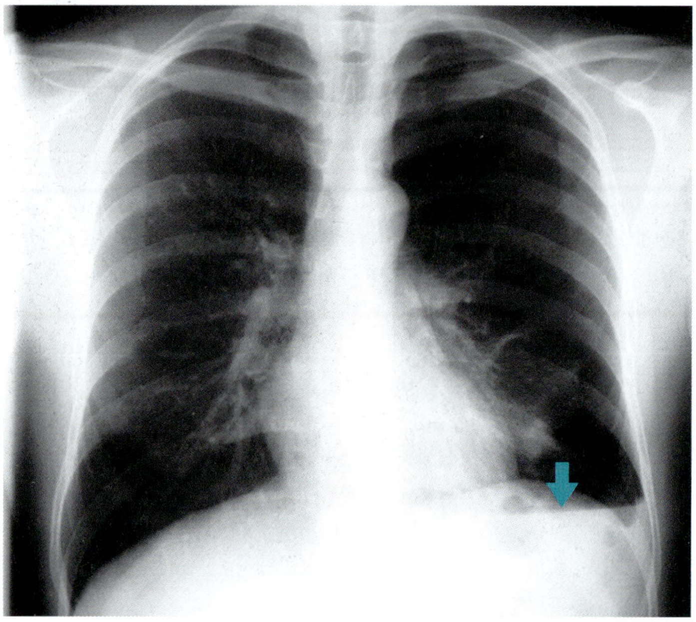

Abb. 192.3 a

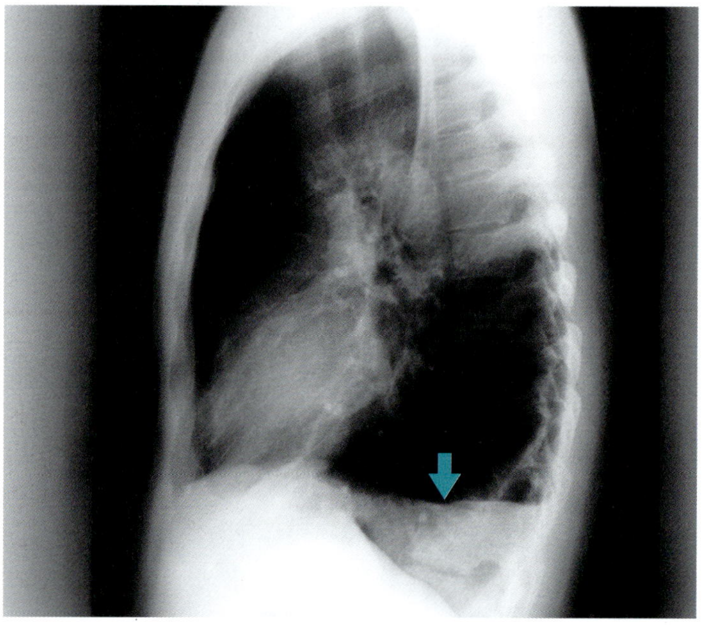

Abb. 192.3 b

Häufig ist ein Pneumothorax mit einem Pleuraerguss kombiniert. In diesem Fall entsteht ein horizontaler Luft-Flüssigkeitsspiegel (↓), da sich die Flüssigkeit durch den fehlenden Unterdruck nicht wie sonst meniskusartig im Pleuraraum ausbreitet (Abb. 192.3). Eine weitere häufige Folge penetrierender, aber auch stumpfer Thoraxverletzungen ist das Eindringen von Luft in das Mediastinum.

10

Ein Pneumomediastinum **(Abb. 193.1)** entsteht als Folge einer Alveolarruptur (traumatisch oder durch **p**ositive **e**nd-**e**xpiratorische Druck- (**P**ressure) = **PEEP**-Beatmung), durch Verletzung von Trachea, Bronchien, Ösophagus oder auch durch Verletzungen im Kopf-, Halsbereich. Typisch sind vertikale Linien erhöhter Strahlentransparenz (←). Weitere Zeichen sind ein Hautemphysem (↑) und eine Hervorhebung der typischen Muskelfiederung (↓) der Mm. pectorales **(Abb. 193.2)**.

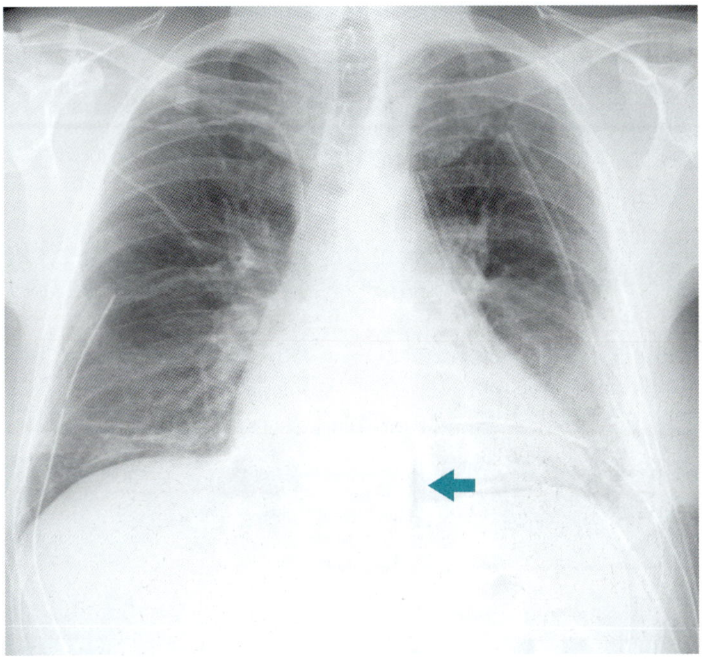

Abb. 193.1

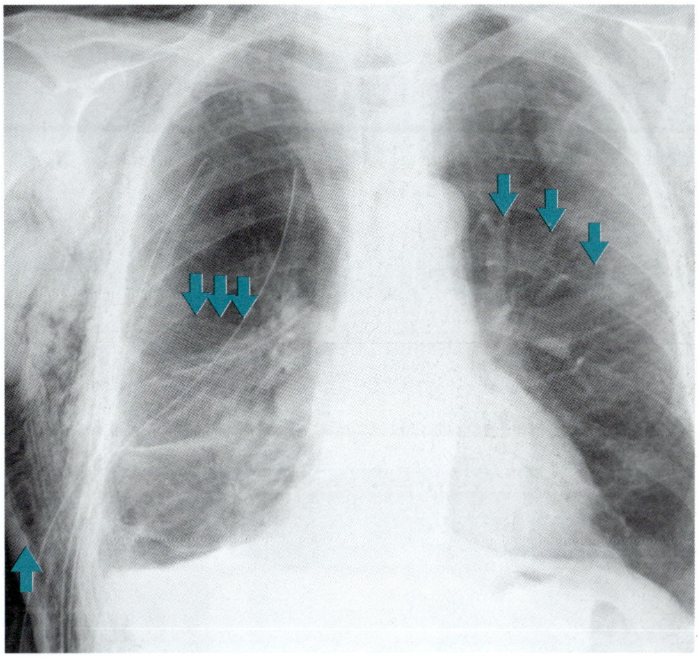

Abb. 193.2

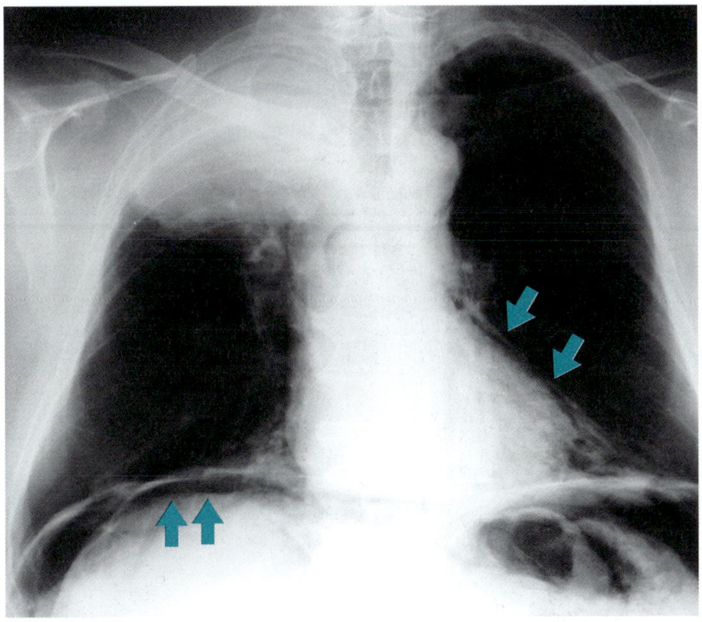

Abb. 193.3a

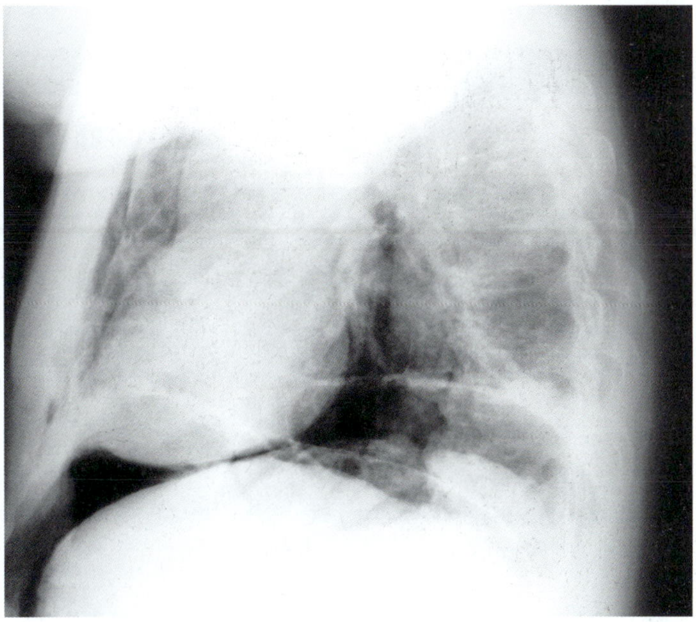

Abb. 193.3b

Bei ausgeprägtem Befund kann sich die Luft auch in das Perikard (↙), extraperitoneal entlang der ventralen Bauchwand oder intraperitoneal (↑) wie bei einem primären Pneumoperitoneum ausbreiten **(Abb. 193.3)**. Bei gering ausgeprägtem Befund kann es manchmal schwierig sein, ein Pneumomediastinum von einem Pneumothorax bzw. einem Pneumoperikard zu unterscheiden. Eine zusätzliche Aufnahme in einer anderen Position kann in Zweifelsfällen hilfreich sein: Während sich die Luftansammlungen beim Pneumothorax und beim Pneumoperikard relativ ungehindert der Lageänderung anpassen und wandern, ist die Luft beim Pneumomediastinum im Weichteilgewebe „gefangen" und bleibt auch bei veränderter Position des Patienten stationär.

10

Ergänzende Diagnostik

Prinzipiell besteht die Gefahr, dass wesentliche Thoraxverletzungen beim alleinigen Einsatz konventioneller Röntgenaufnahmen auch unter Berücksichtigung der Klinik übersehen werden [10.5, 10.17, 10.18]. Zusätzlich wird daher vor allem die Spiral-CT eingesetzt: Im Rahmen der Notfalldiagnostik wird diese Technik von den meisten Traumatologen gegenüber anderen zeitaufwendigeren Techniken (Angiographie/MRT) bevorzugt. Diese Verfahren kommen jedoch dann in Frage, wenn der Patient kreislaufstabil ist und im Rahmen der OP-Planung z.B. die genaue Lokalisation einer Blutungsquelle im CT nicht gelingt. Im Schockraum wird inzwischen auch die Sonographie in standardisierter Form (**FAST** = **F**ocussed **a**ssessment with **s**onography for **t**rauma) eingesetzt [10.19]: Dabei geht es vor allem um den Nachweis freier Flüssigkeit als Zeichen schwerer Blutungen, aber auch um den Nachweis etwaiger Parenchymrisse von Leber und Milz. Bei fehlendem Flüssigkeitsnachweis muss die Untersuchung wiederholt werden, um nicht einen verzögerten Blutungsbeginn zu übersehen. Mit Hilfe der FAST-Methode ist es möglich, die häufigsten intrathorakalen bzw. intraabdominellen Lokalisationen freier Flüssigkeit innerhalb kürzester Zeit zu beurteilen. Dabei wird der Schallkopf an vier definierten Stellen des Körpers aufgesetzt (**Abb. 194.1**).

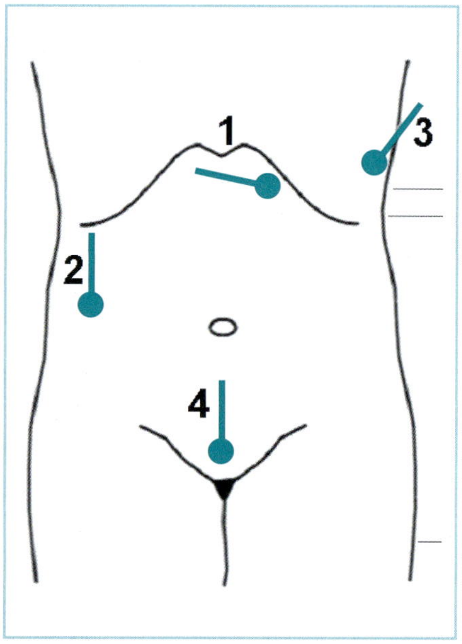

Abb. 194.1

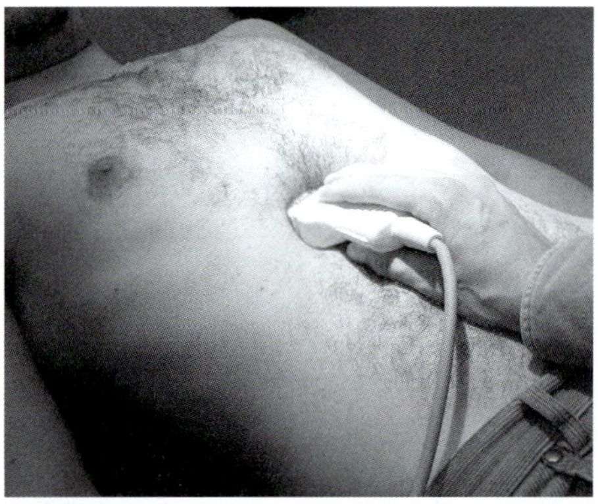

Abb. 194.2a

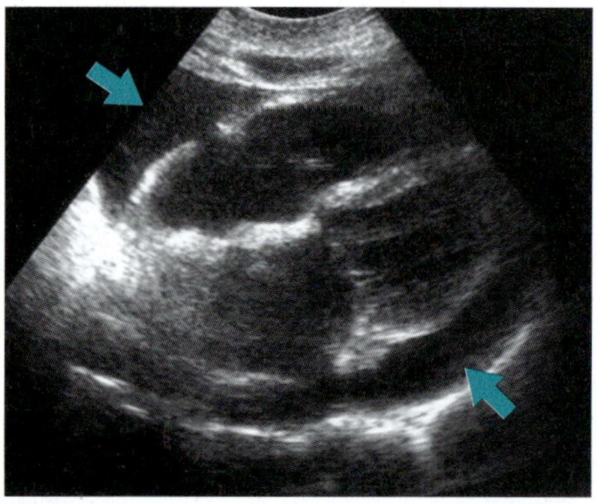

Abb. 194.2b

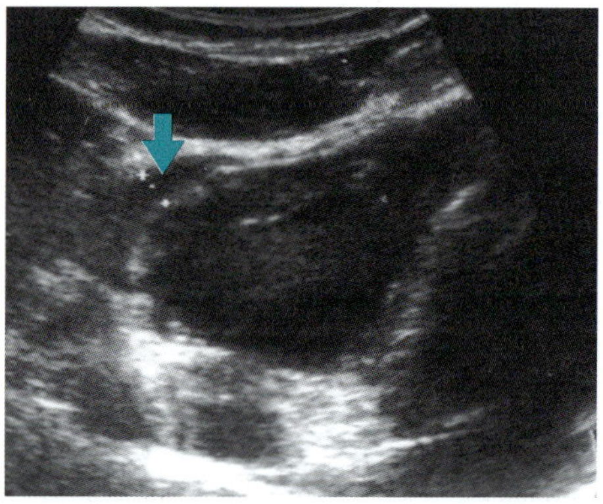

Abb. 194.2c

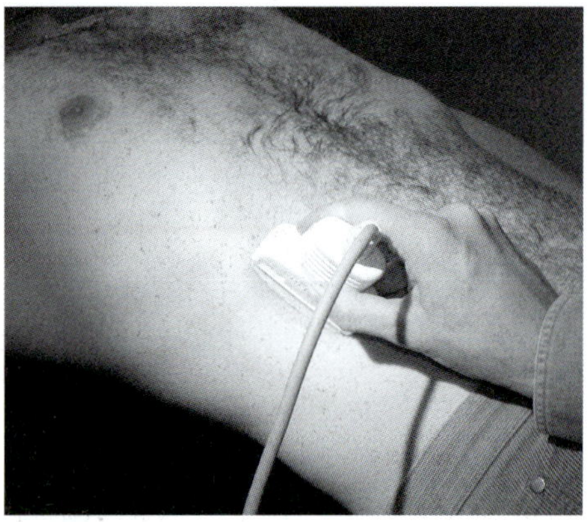

Abb. 194.3a

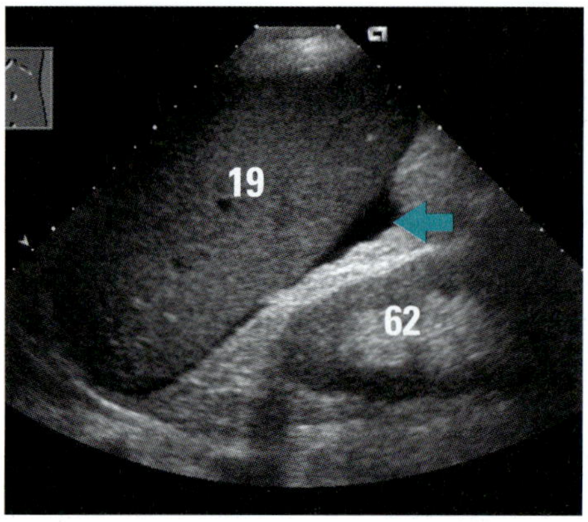

Abb. 194.3b

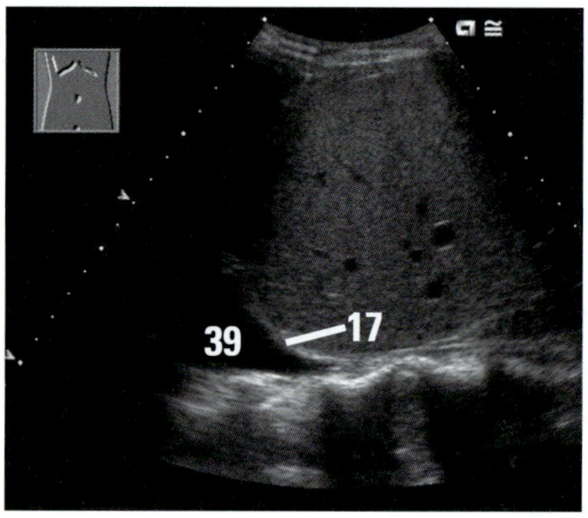

Abb. 194.3c

Für eine Beurteilung des Herzbeutels wird der Schallkopf in der Medianebene flach aufgesetzt (**Abb. 194.2a**). Liegt ein Hämatoperikard vor, findet sich ein echofreier (= schwarzer) Flüssigkeitssaum (↘ ↖) zirkulär um das Herz herum innerhalb der echoreichen Perikardgrenzlinie (**Abb. 194.2b**). Epikardiales Fettgewebe (⬇) stellt sich differenzialdiagnostisch ebenfalls als echofreie Zone innerhalb der Perikardgrenzen dar und kann die Diagnose erschweren (**Abb. 194.2c**). Es ist jedoch in der Regel fokal betont und verändert sich bei Lagewechsel des Patienten nicht. Setzt man den Schallkopf in der rechten vorderen Axillarlinie (**Abb. 194.3a**) auf, erkennt man Blutungen in die freie Bauchhöhle als echoarme (= dunkle) Keilformation (⬅), die sich von kaudal zwischen Leber **(19)** und Niere **(62)** in die Morrison-Tasche schiebt (**Abb. 194.3b**).

Erst größere Flüssigkeitsmengen finden sich perihepatisch zwischen Leber und Zwerchfell, da die Leber aufgrund ihres Eigengewichtes geringere Flüssigkeitsmengen verdrängt. Ein Hämatom im Pleuraspalt **(39)** findet sich in dieser Ebene kranial (also im Bild links) vom Zwerchfell **(17)** in **Abb. 194.3c**. Die Milz wird auf echoarme Blutansammlungen **(39)** im Parenchym und entlang der Kapsel untersucht **(Abb. 195.1b)**. Dabei wird mit nach kraniodorsal gerichtetem Schallkopf **(Abb. 195.1a)** die Milz **(44)** zunächst durchmustert.
Erst danach wird der Schallkopf nach ventral geschwenkt **(Abb. 195.1d)**, damit die Schallwellen sich in Richtung des dorsalen Recessusanteils ausbreiten (◄···), weil sich dort im Liegen ein Hämatothorax der Schwerkraft folgend ausbreitet. Außerdem muss echofreies Blut (←) im Raum zwischen kaudalem Pol der Milz **(44)** und Niere **(62)** (Koller-Pouch) ausgeschlossen werden **(Abb. 195.1c)**.

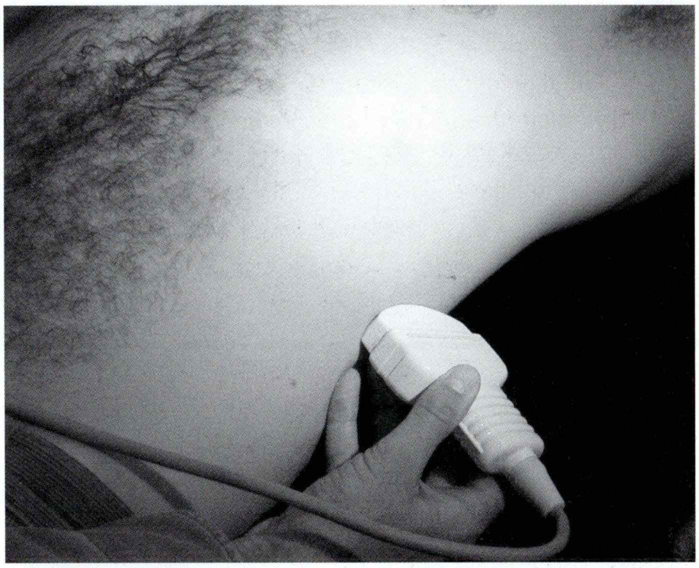

Abb. 195.1a

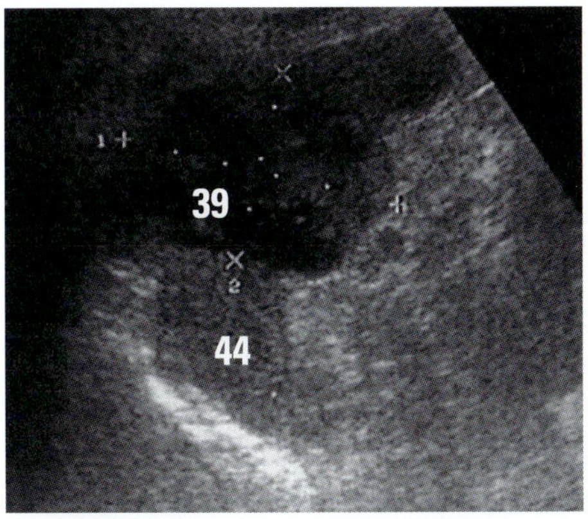

Abb. 195.1b

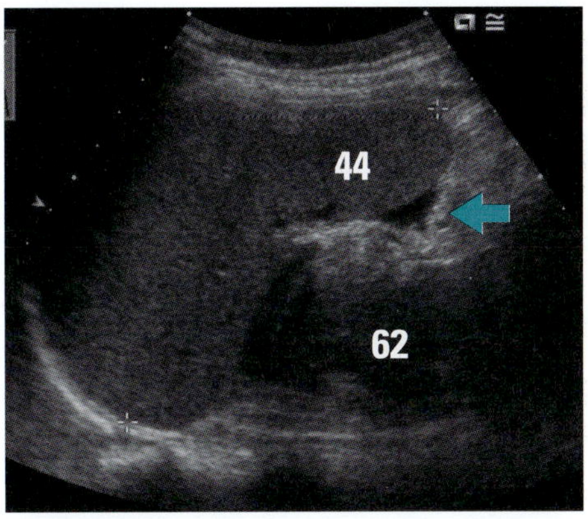

Abb. 195.1c

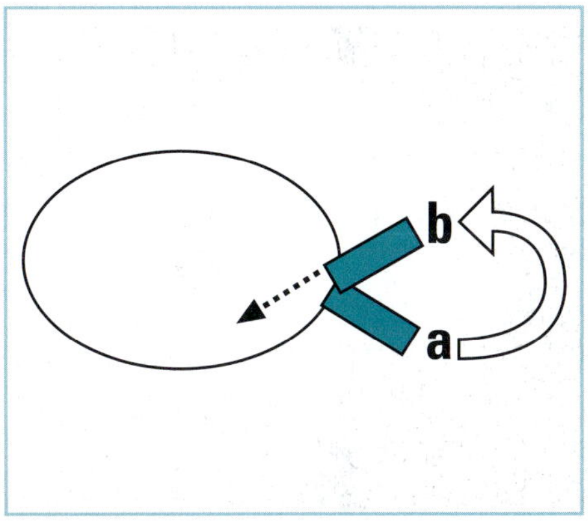

Abb. 195.1d

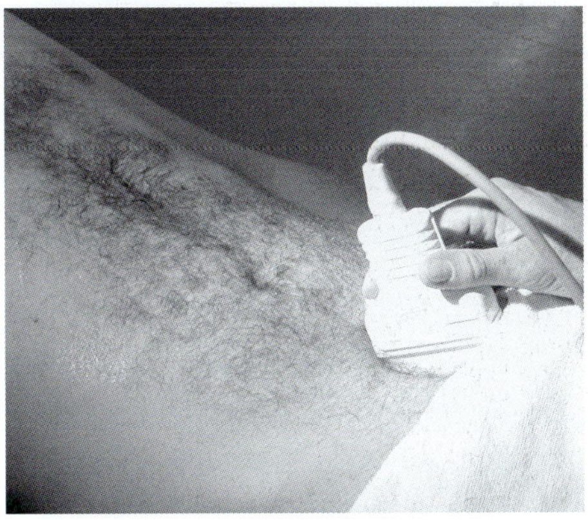

Abb. 195.2a

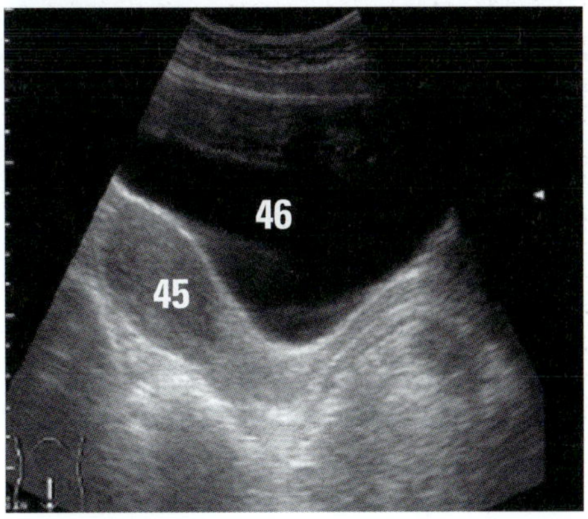

Abb. 195.2b

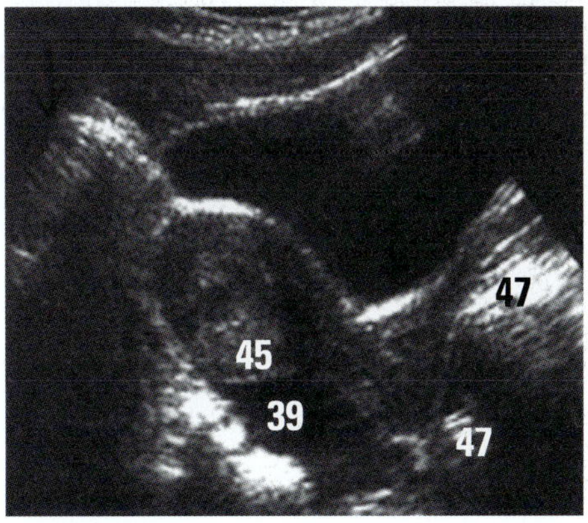

Abb. 195.2c

Mit einem suprapubischen Längsschnitt wird schließlich der Douglasraum dargestellt **(Abb. 195.2a, b)**. Dies entspricht bei Frauen der Excavatio rectouterina und bei Männern der Excavatio rectovesicalis. Freie Flüssigkeit **(39)** findet sich als echofreies (= schwarzes) Areal zwischen Rektum **(47)** und Uterus **(45)** bei der Frau **(Abb. 195.2c)** bzw. zwischen Harnblase und Rektum beim Mann. Außerdem kann sich Flüssigkeit auch kranial der Harnblase auf dem Harnblasendach sammeln.

62 In **Abb. 196.1** sehen Sie den Röntgen-Thorax einer 29-jährigen Frau, die aus der psychiatrischen Abteilung überwiesen wurde. Welche Pathologie erkennen Sie? Wenn Sie genau hinschauen, können Sie in diesem besonderen Fall sogar die Ursache des Befundes entdecken.

63 Die **Abb. 196.2** stammt von einem 78-jährigen männlichen Patienten, der mit dem Helikopter und der Anmeldung „Polytrauma" in Ihre Notaufnahme eingeliefert wird. Wie lautet Ihre Verdachtsdiagnose anhand des initial angefertigten Röntgenbildes?

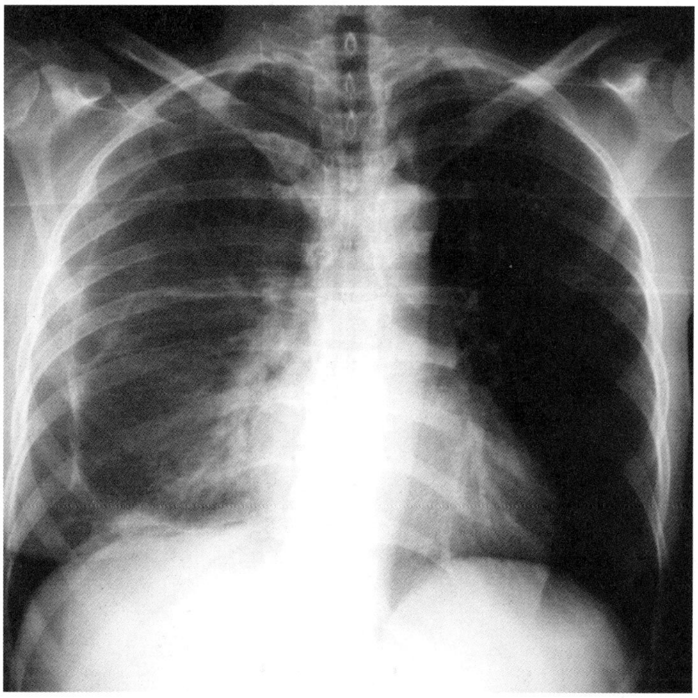

Abb. 196.1

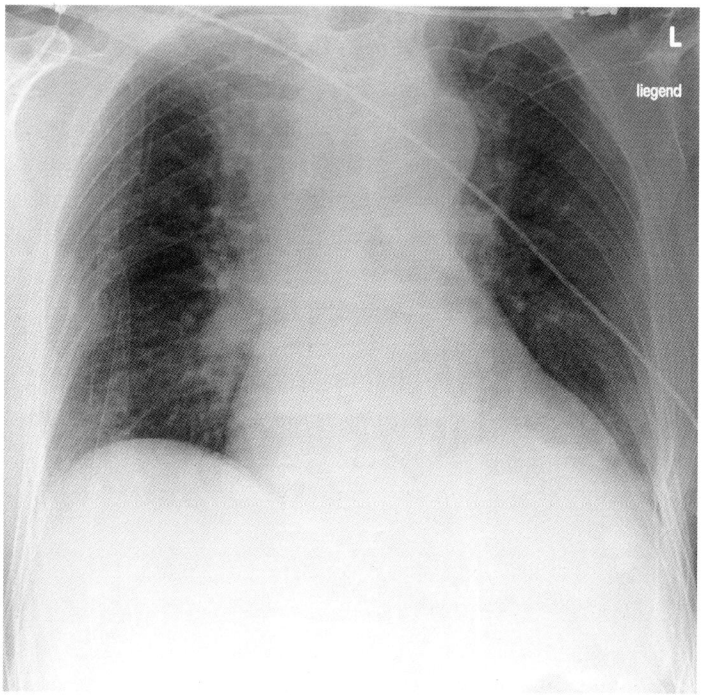

Abb. 196.2

Raum für Ihre Notizen

Matthias Hofer

Intensivstation

Lernziele dieses Kapitels:

Dieses Kapitel bezieht sich auf Fragestellungen, die erfahrungsgemäß häufiger bei beatmeten Patienten auf Intensivstationen bestehen. Dabei werden neben der Lagekontrolle von Fremdmaterialien insbesondere infusionsbedingte Überwässerungen, entzündliche Prozesse sowie Belüftungs- und Entfaltungsstörungen der Lunge wieder aufgegriffen. Nach der Lektüre dieses Kapitels sollten Sie in der Lage sein:

- Belüftungs- und Entfaltungsstörungen der Lunge zu erkennen,
- auch einen gekammerten oder ventralen Pneumothorax in Liegendaufnahmen nicht zu übersehen,
- typische Zeichen eines drohenden Spannungspneumothorax zu beschreiben,
- Volumenüberlastungen des kleinen Kreislaufs und ein Lungenödem von normalen Bedingungen bei Liegendaufnahmen zu differenzieren,
- die Röntgenveränderungen bei IRDS / ARDS in ihren zeitlichen Stadien zu beschreiben,
- typische Veränderungen bei einer Lungenembolie zu erläutern,
- die einzelnen Schritte der Anlage einer Thorax-Drainage anschaulich einem Lernpartner zu erklären.

Fremdmaterial

Einige Aufnahmen beatmeter Intensivpatienten sind wegen zahlreicher EKG-Kabel, verschiedener zentraler Katheter, Tuben und Magensonden schon richtiggehend unübersichtlich. Um so wichtiger ist jedoch die sorgfältige Überprüfung der jeweils korrekten Position aller eingebrachten Fremdmaterialien:

In der **Abb. 198.1** ist neben der (korrekten) Position beider Schrittmachersondenkabel im Trabekelwerk des rechten Vorhofes (↓) und am Boden des rechten Ventrikels (↗) auch die (ebenfalls korrekte) Lage der Tracheoflex-Kanüle **(48)** zur Beatmung zu überprüfen. Zusätzlich sind EKG-Elektrodenkabel **(52)**, die postoperativen sternalen Drahtcerclagen **(52)** und zwei Klappenprothesen (↖) auseinanderzuhalten. Während die entzündlichen Infiltrate **(37)** im rechten UF (↘) den meisten Betrachtern noch auffallen dürften, könnte jedoch untergehen, dass hier eigentlich unklar bleibt, ob sich die Spitze der eingebrachten Magensonde **(65)** auch in ausreichender Tiefe befindet (Aspirationsgefahr).

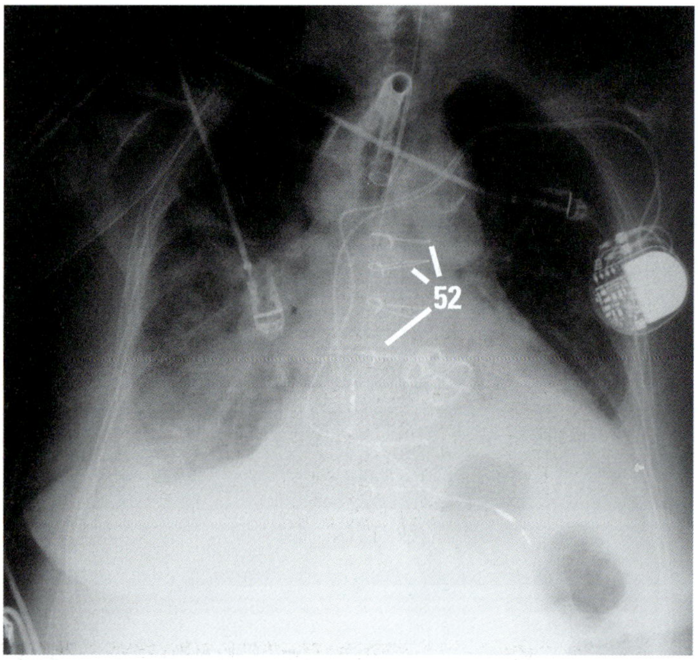

Abb. 198.1a

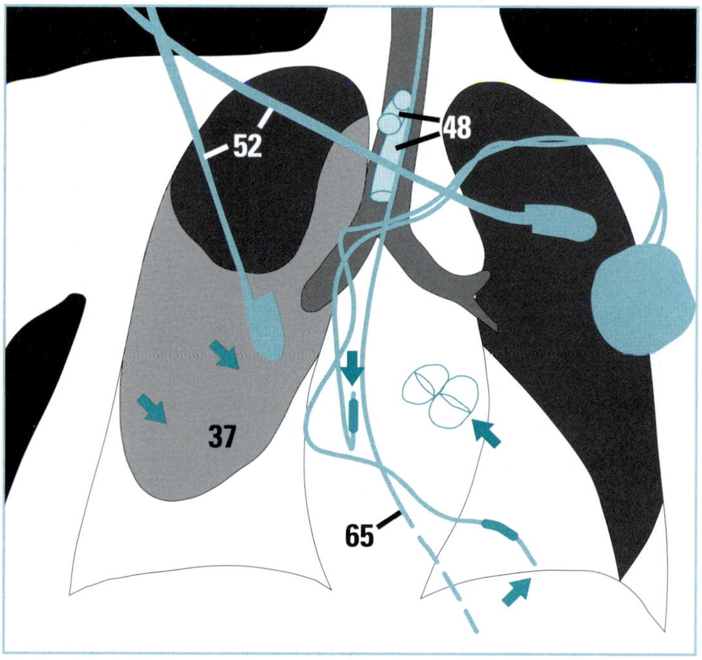

Abb. 198.1b

Nach einer Intubation sollte die Spitze des Tubus (↑) natürlich nicht so tief positioniert sein, dass er am linken Hauptbronchus **(43)** vorbei eine Atelektase **(36)** der linken Lunge und des rechten Oberlappens **(32)** verursacht **(Abb. 198.2)**. Andererseits darf der Tubus auch nicht zu weit kranial positioniert sein (←), weil er dann in Gefahr schwebt, vollständig zu dislozieren **(Abb. 198.3)**.

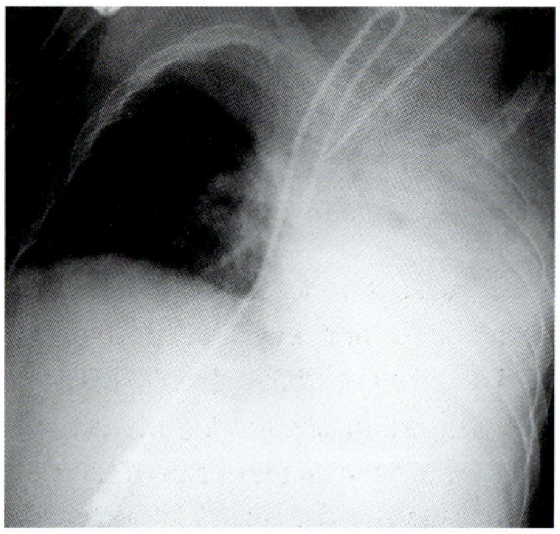

Abb. 198.2a

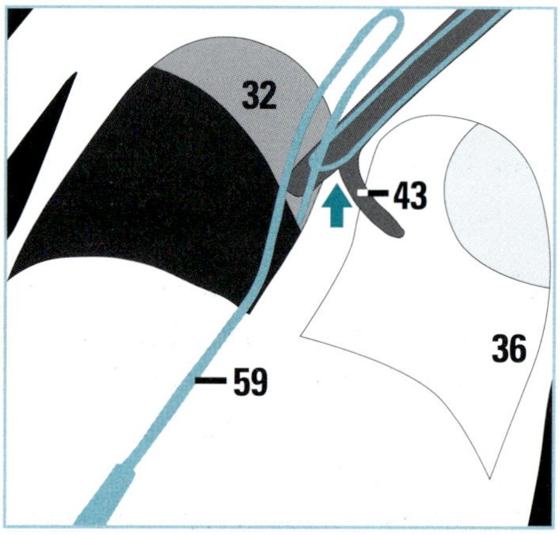

Abb. 198.2b

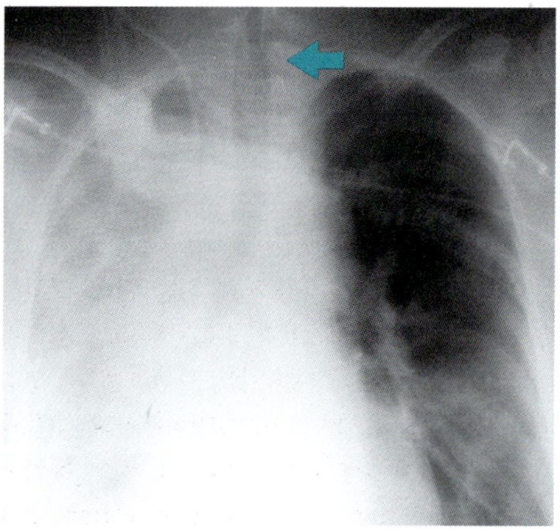

Abb. 198.3

Bei Magensonden **(65)** kommen bei beatmeten Patienten oder Kindern, deren Hustenreiz oder Unmutsbekundungen nicht immer einfach zu deuten sind, selten auch Fehllagen **(Abb. 199.1a)** in der Trachea oder einem Hauptbronchus vor. Die **Abb. 199.1b** zeigt die richtige Position nach unmittelbarerer Lagekorrektur.

Besonders nach Einschwemmung eines Pulmonaliskatheters, hier von links subclaviculär (←) vorgeschoben, ist besondere Vorsicht geboten (vgl. S.130): Hier ist der Katheter im rechten Vorhof umgeschlagen, und seine Spitze befindet sich in der linken Vena jugularis interna (↘) anstelle einer Pulmonalarterie **(Abb. 199.2)**. Der zweite, von rechts subclaviculär vorgeschobene (↓) ZVK liegt dagegen korrekt zentral (→) in der VCS.

In Zweifelsfällen muss manchmal die Katheterlage mit Kontrastmittel (KM) unter Durchleuchtung bzw. mit einer nochmaligen Aufnahme geklärt werden (vgl. S.162).
Vergessen Sie in diesen Fällen jedoch bitte nicht, direkt im unmittelbaren Anschluss das Röntgen-KM mit steriler Kochsalzlösung und verdünnter Heparinlösung aus dem Katheterlumen zu spülen, damit der ZVK bzw. Pulmonaliskatheter nicht okkludiert!

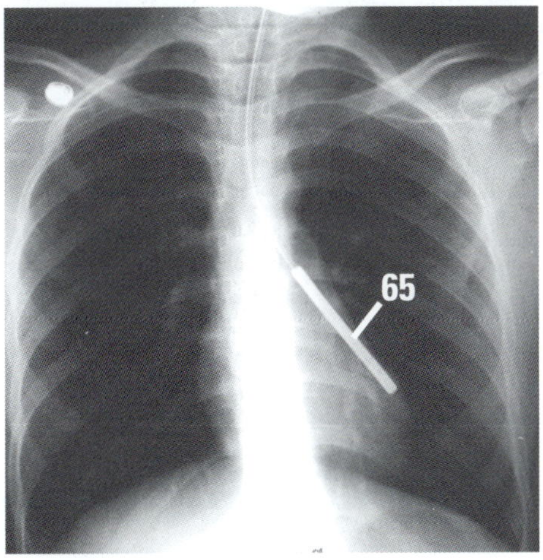

Abb. 199.1a

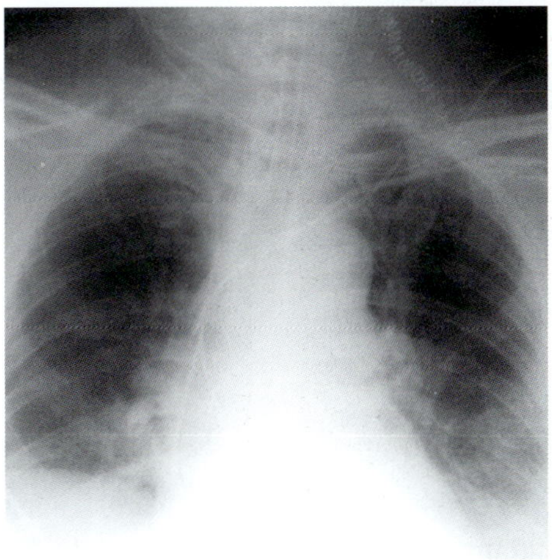

Abb. 199.2a

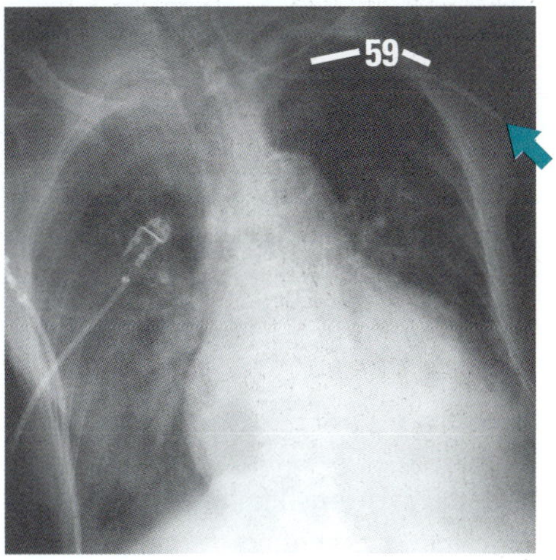

Abb. 199.3

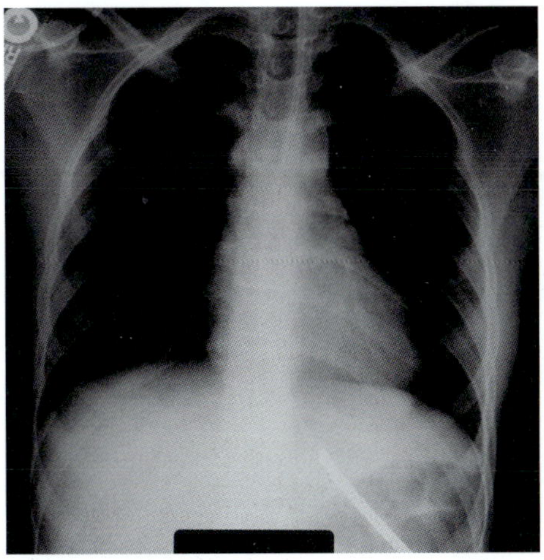

Abb. 199.1b

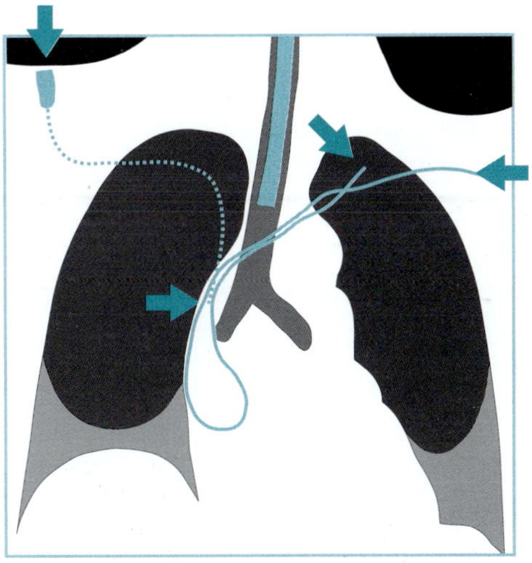

Abb. 199.2b

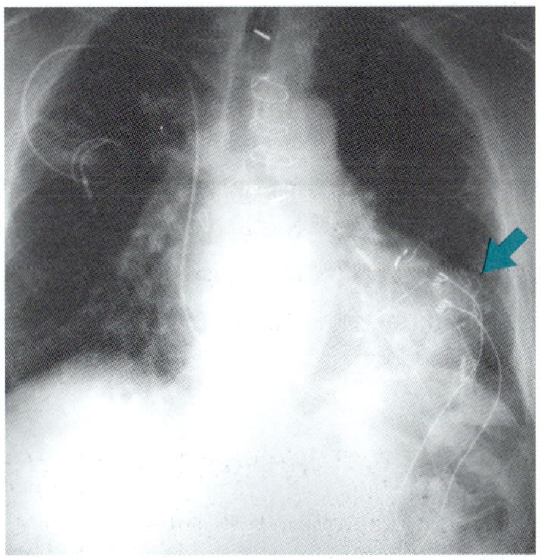

Abb. 199.4

Aber auch nach Anlage eines „einfachen" ZVK kann selbst bei routinierten Kollegen gelegentlich ein von jugulär vorgeschobener Katheter **(59)** fälschlich mit seiner Spitze (↖) in die Vena subclavia geraten **(Abb. 199.3)**.
Bei umfangreicheren herzchirurgischen Eingriffen und bei Patienten mit lebensbedrohlichen Herzrhythmusstörungen kommt es gelegentlich vor, dass vorübergehend intrakorporale Schrittmachersonden (↙) direkt am Herzen belassen werden: Die „patches", die in diesem Fällen die elektrischen Impulse des extrakorporal angeschlossenen Schrittmachers auf das Herz übertragen, sind dann häufig felderförmig an ihren röntgendichten Randlinien zu erkennen **(Abb. 199.4)**.

Lungenstauung / -ödem

Besonders nach Herzoperationen ist die Balance zwischen parenteraler Flüssigkeitszufuhr und renaler Ausscheidung so fragil, dass bei latenter Linksherzinsuffizienz schnell eine pulmonale Überwässerung entsteht: Die **Abb. 200.1** zeigt einen frisch extubierten Patienten nach ACB-Operation mit Pleuradrainage (↙) links und pleuralen Ergüssen beidseits. Im horizontalen Interlobärspalt rechts befindet sich ein gekammerter Ergussanteil (↑) mit typischer Zitronenform (vgl. S.125). Die verbreiterte Herzsilhouette in Kombination mit der betonten Gefäßzeichnung deutet hier auf das beginnende Lungenödem hin.

Im weiteren Verlauf nimmt das Lungenödem schnell zu **(Abb. 200.2a)** und behindert natürlich den Gasaustausch, so dass mitunter eine erneute Intubation notwendig ist. In diesem Fall konnte durch Schleifendiuretika eine schnelle Verbesserung des Befundes erzielt werden **(Abb. 200.2b)**.

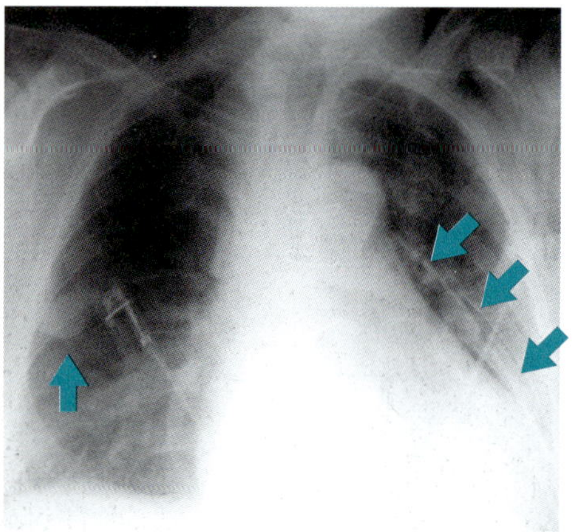

Abb. 200.1

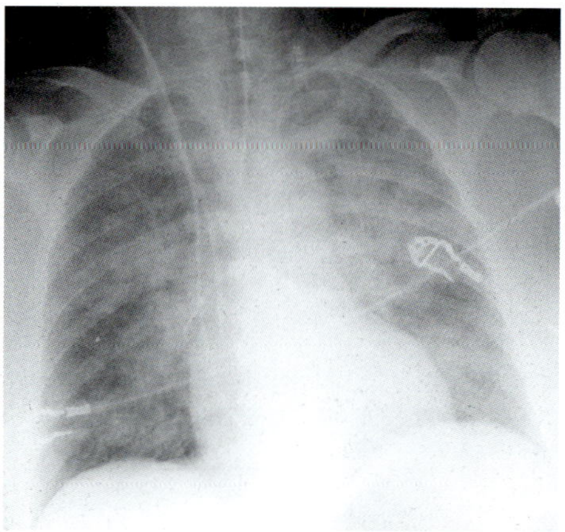

Abb. 200.2a

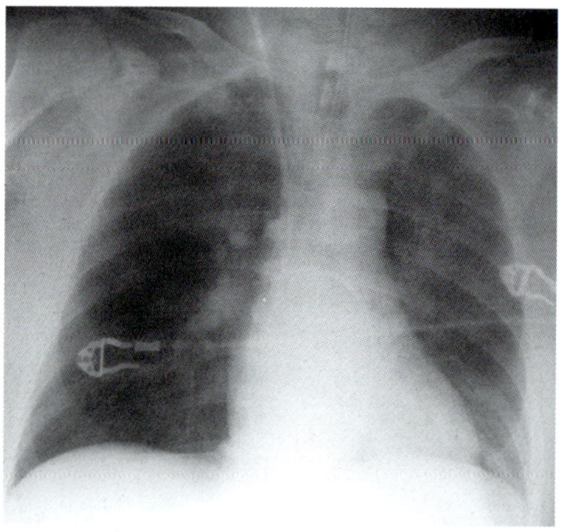

Abb. 200.2b

Gerade bei Liegendaufnahmen kann eine vorherige Seitenlagerung des Patienten stark das Verteilungsmuster der Ödemzonen beeinflussen. Insofern besteht eine gewisse Lagerungsabhängigkeit der Ödemverteilung. Nicht immer ist ein schmetterlingförmiges (hilusnahes) Lungenödem (vgl. **Abb. 142.1a**) so typisch ausgeprägt, sondern zeigt sich auch in einer eher unregelmäßigen Betonung beider perihilären Regionen **(Abb. 200.3a)**, hier zusätzlich mit entzündlicher Infiltration (↘) des rechten MF. Leider trat in diesem Fall eine akute Linksherzinsuffizienz mit deutlicher Befundverschlechterung auf **(Abb. 200.3b)**.

Wird ein Patient intubiert, resultiert häufig schon allein wegen des Beatmungsdruckes eine nur vermeintliche Befundbesserung mit besserer Strahlentransparenz der Lungen. Umgekehrt erwecken die Aufnahmen frisch extubierter Patienten oft einen nur vermeintlich gestauteren Eindruck, ohne dass eine tatsächliche Verschlechterung einer Linksherzinsuffizienz vorliegt.

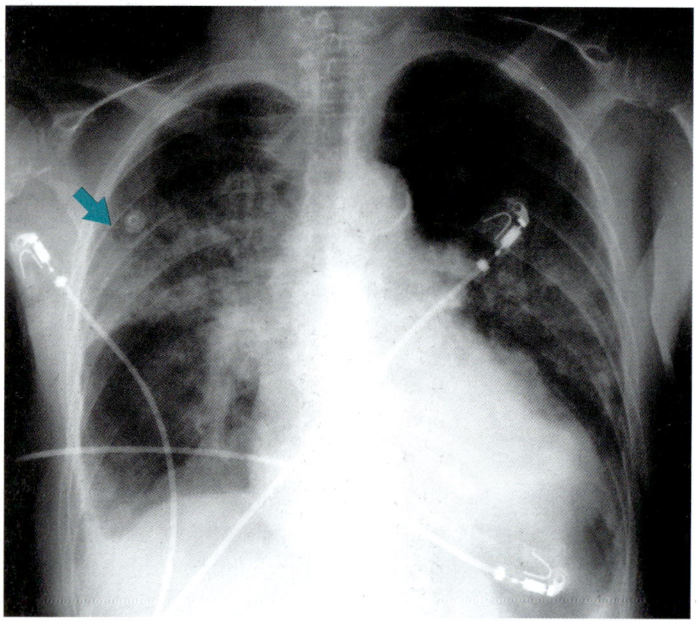

Abb. 200.3a

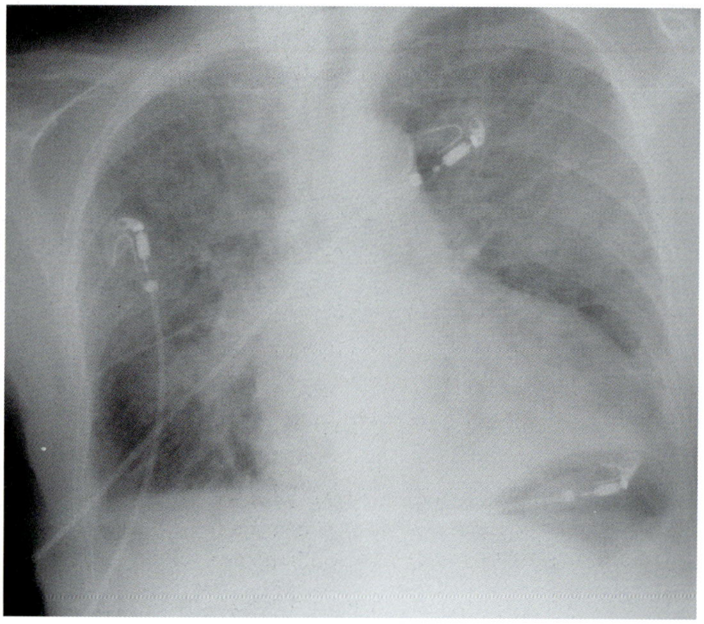

Abb. 200.3b

ARDS / IRDS

Das **a**dult **r**espiratory **d**istress **s**yndrome (ARDS) kann mit einer Latenz von 12 bis 24 Stunden vor allem posttraumatisch nach Lungenkontusionen, Schockzuständen (Hypotension), DIC, Aspirationen oder nach Inhalation toxischer Substanzen entstehen. Bei Frühgeborenen (IRDS = **i**nfant **r**espiratory **d**istress **s**yndrome) spielen vor allem die Unreife der Lunge, Barotraumen wegen der notwendigen Überdruckbeatmung und die Ausbildung hyaliner Membranen eine Rolle.

Die nachfolgende Bildserie zeigt den Verlauf eines Frühgeborenen mit IRDS, bei dem unmittelbar postnatal eine Intubation notwendig war **(Abb. 201.1a)**. Nach Beginn der Überdruckbeatmung **(Abb. 201.1b)** zeigt sich besonders rechtsseitig eine Besserung der bronchialen Pneumatisierung **(Abb. 201.1c)**. Als Folge der Überdruckbeatmung entstand hier ein mediastinal betonter Pneumothorax (↑) rechts **(Abb. 201.1d)**, der im weiteren Verlauf weiter zunahm **(Abb. 201.1e)**. Trotz des Therapieversuches mit einer Pleuradrainage (↓) konnte die respiratorische Insuffizienz nicht in ausreichendem Maße verbessert werden und das Kind verstarb noch am selben Tag **(Abb. 201.1f)**. Die verschiedenen Stadien des ARDS zeigt die **Tab. 201.2** mit einem Bildbeispiel im Stadium II in noch milder Ausprägung **(Abb. 201.3)**.

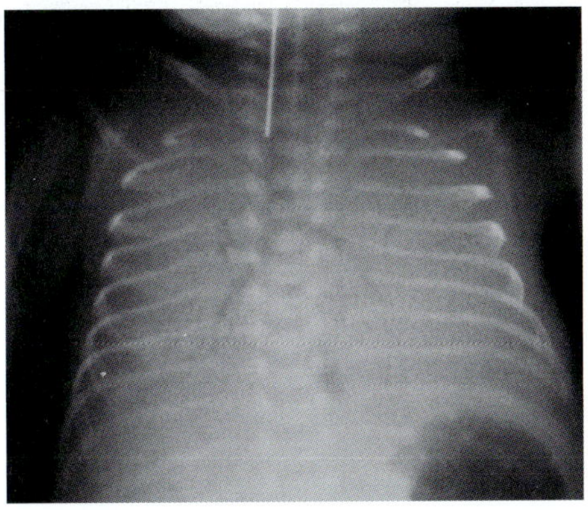

Abb. 201.1a

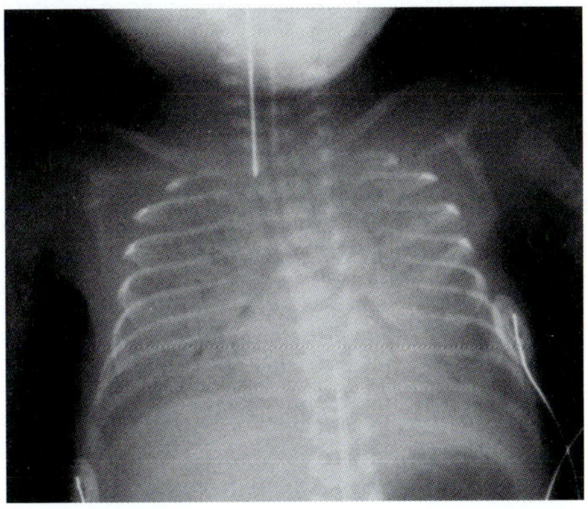

Abb. 201.1b

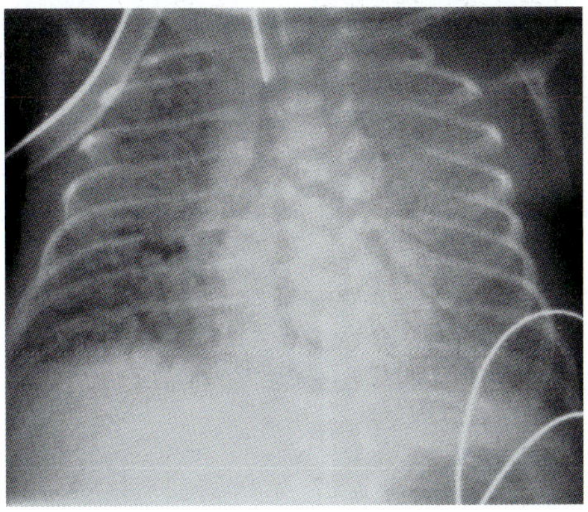

Abb. 201.1c

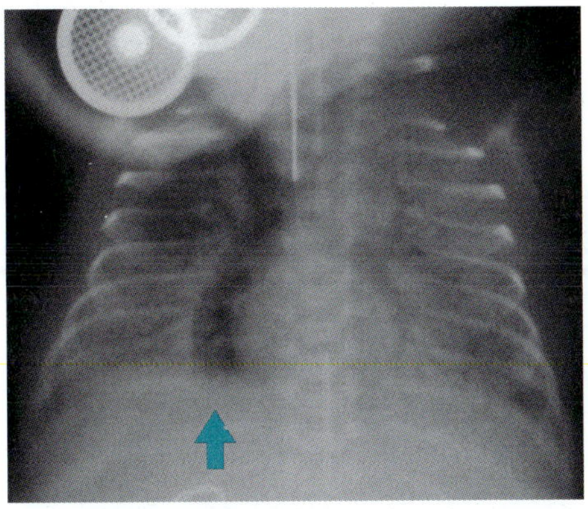

Abb. 201.1d

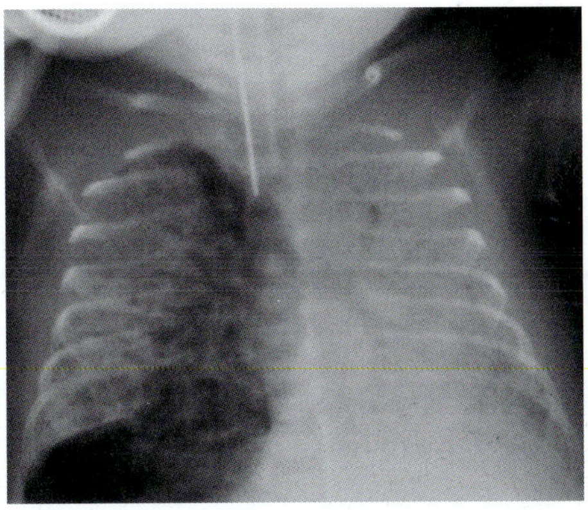

Abb. 201.1e

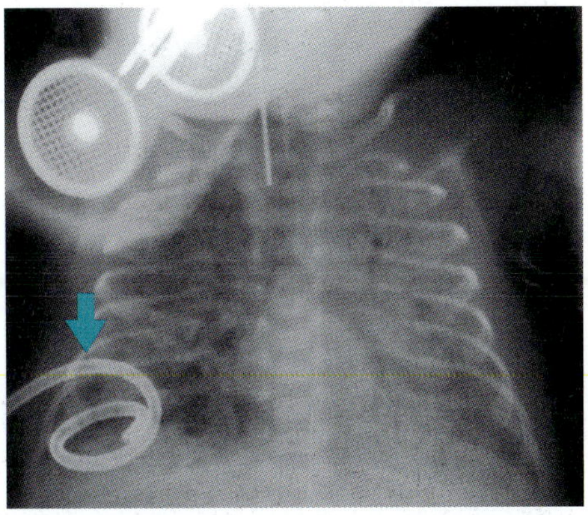

Abb. 201.1f

ARDS-Stadien nach Krug [11.1]

Stad.	Zeitpunkt	Ursache	Röntgenmorphologie
I	1. Stunde	interstitielles Ödem	Gefäße betont und unscharf Bronchien / Hili verwaschen
II	2.-24. Stunde	Übergang zum alveolären Ödem	diffuse Trübungen, später fleckig-konfluierende Inf.
III	2.-7. Tag	Zellproliferationen hyaline Membranen alveoläres Ödem	streifig-retikuläre Verdichtung fleckige / flächige Verdichtung
IV	> 1 Woche	beg. Fibrosierung	Fibrosezeichen (vgl. S.150)

Tab. 201.2

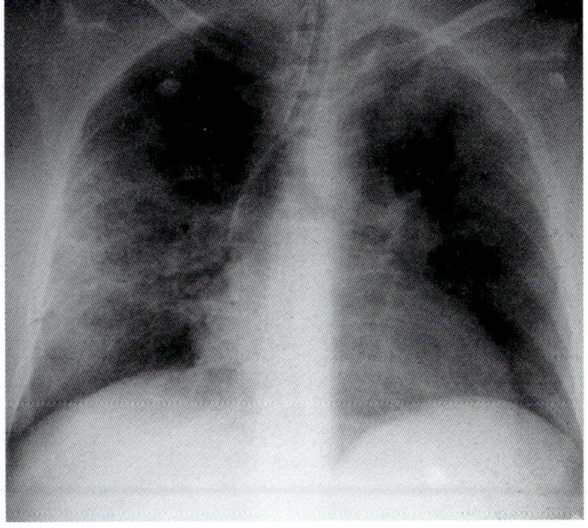

Abb. 201.3

Eine Mekonium-Aspiration erkennen Sie bei Frühgeborenen typischer Weise an einem feinfleckig-konfluierenden bis streifigen Infiltrationsmuster (Abb. 202.1).

Pneumothorax bei Liegendaufnahmen

Bei Frühgeborenen entsteht ein Pneumothorax meistens als Folge einer Überdruckbeatmung: Die Abb. 202.2 zeigt gleich mehrere (▽) auf beiden Seiten. Achten Sie hier bitte vor allem auf die ventral gekammerte pleurale Luftansammlung (⬇) rechts basal, die bei oberflächlicher Betrachtung schnell übersehen werden könnten. Es kann auch zunächst ein Pneumoperikard (⬊⬋) entstehen (Abb. 202.3). In diesem Beispiel hatten sich später Luftansammlungen **(38)** in beiden Pleurahöhlen gebildet, die jeweils durch Thoraxdrainagen **(48)** entlastet werden mussten (Abb. 202.4).

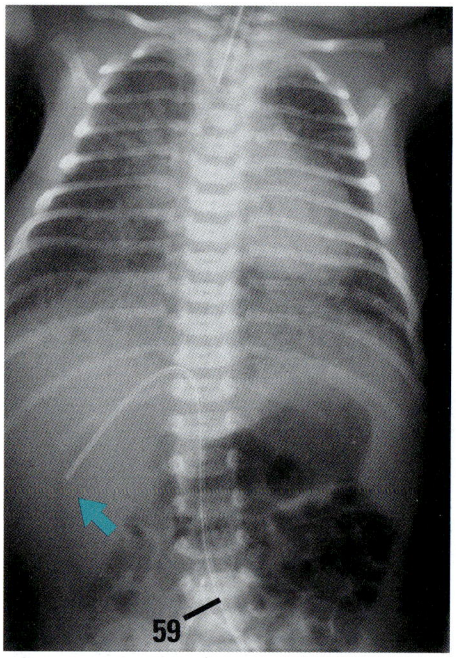

Abb. 202.1

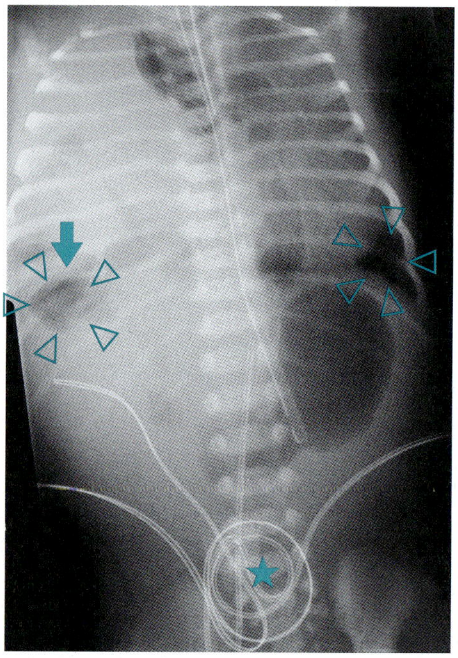

Abb. 202.2

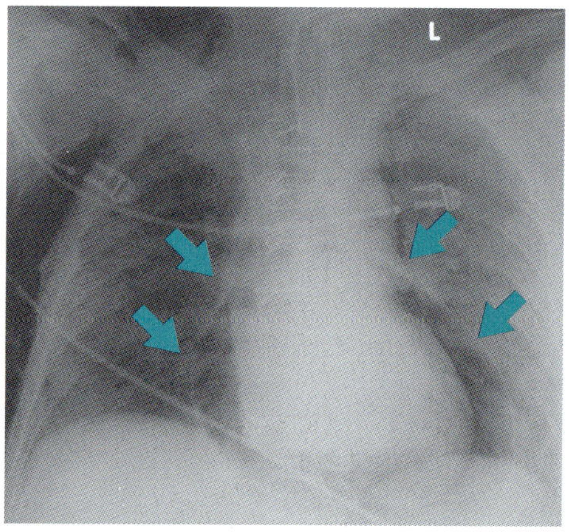

Abb. 202.3

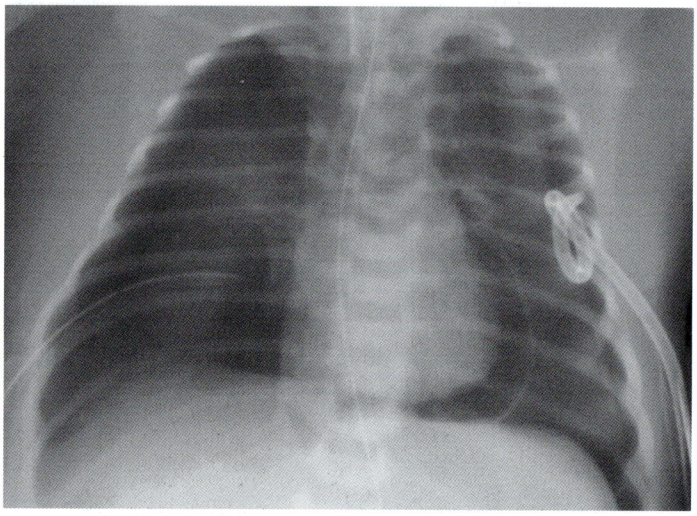

Abb. 202.4 a

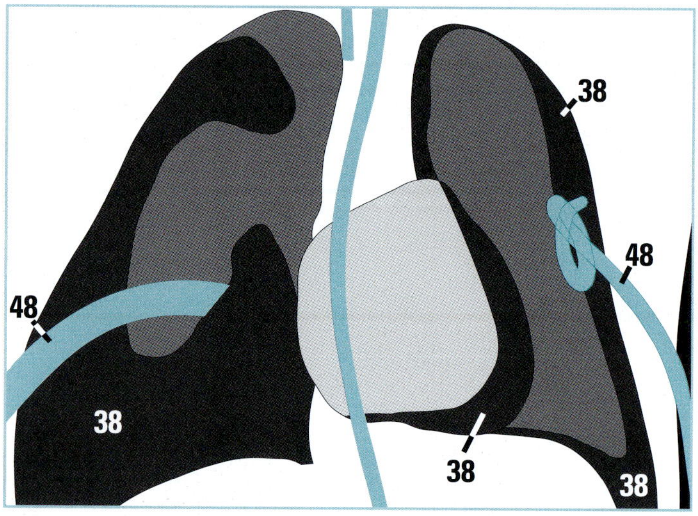

Abb. 202.4 b

Auf der Intensivstation werden Ihnen dann bei einigen beatmeten Frühgeborenen auch Katheter **(59)** am unteren Bildrand auffallen (Abb. 202.1). In diesem Fall handelt es sich um einen Nabelvenenkatheter, der üblicher Weise vom Nabel direkt nach kranial über die V. umbilicalis und den Recessus umbilicalis via ductus venosus an die Einmündungsstelle der VCI zum rechten Vorhof verläuft. Hier liegt die Spitze des Katheters (⬉) jedoch in der Vena portae, so dass die Gefahr einer (klinisch oft unbemerkten) Pfortaderthrombose besteht.

Die Differenzierung von einem Nabelarterienkatheter (★) erfolgt über den räumlichen Verlauf: Ein Katheter über die Nabelarterie verläuft vom Nabel aus zunächst schräg entlang der Plica umbilicalis lateralis, bevor er über die A. iliaca interna Richtung kranial zur Aorta abbiegt (Abb. 202.2). Seine Spitze sollte entweder in der thorakalen Aorta in Höhe BWK 6 bis 10 oder abdominell in Höhe des LWK 4 (3-5) kurz vor der aortalen Bifurkation positioniert werden.

Bei Erwachsenen kann ein Pneumothorax auch als Folge einer Überblähung mit tiefstehenden Zwerchfellkuppeln (↓) entstehen **(Abb. 203.1)**. Hier wurde die Thoraxdrainage (↙) bereits angelegt (vgl. S.204-206) und die linke Lunge hat sich wieder entfaltet.

64 Bestimmen Sie zur Übung doch einmal die Anzahl und Lage sämtlicher hier **(Abb. 203.1)** eingebrachter Katheter und vergleichen Sie insbesondere die Position des Pulmonaliskatheters mit der in **Abb. 203.2**:

Dabei werden Sie feststellen, dass sich die Spitze des 2. Pulmonaliskatheters (↑) bereits im descendierenden Anteil der rechten UL-Arterie befindet (vgl. S.130). Zusätzlich besteht ein Mantelpneumothorax (▽) rechts, mehrere Bronchiektasen (↗) links (vgl. S.135) und ein Abszess (↘) im rechten MF **(Abb. 203.2)**. Der von rechts jugulär vorgeschobene ZVK **(59)** liegt mit seiner Spitze (↖) etwas zu weit kranial in der V. brachiocephalica, während der endotracheale Tubus (←) korrekt positioniert ist.

Die **Abb. 203.3** zeigt einen Patienten mit multiplen Einblutungen **(39)** bei Vaskulitis, die von seinem Mantelpneumothorax rechts (▽) ablenken und mit entzündlichen Infiltraten verwechselt werden könnten. Der Pneumothorax war im Rahmen eines Katheterwechsels entstanden: Können Sie beide ZVK **(59)** voneinander differenzieren? Zeichen eines drohenden Spannungspneumothorax sind vor allem eine Mediastinalverlagerung zur Gegenseite und ein ipsilateraler Zwerchfelltiefstand (vgl. S.191).

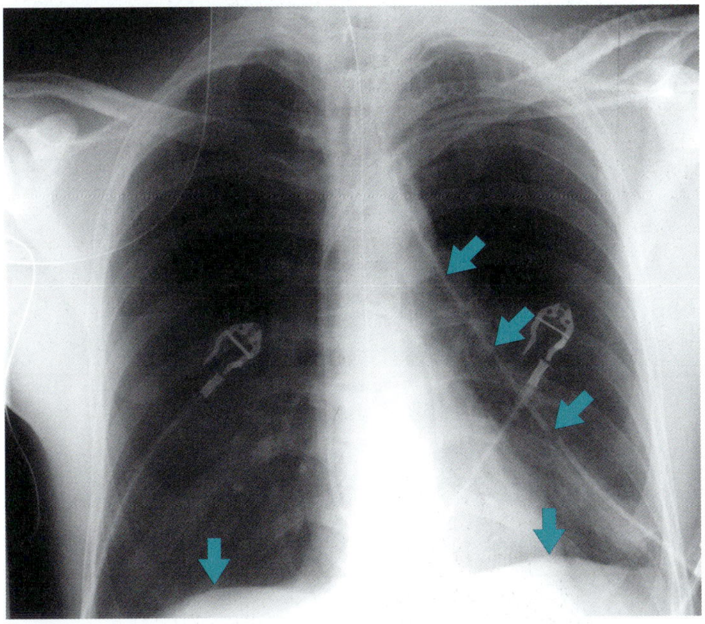

Abb. 203.1

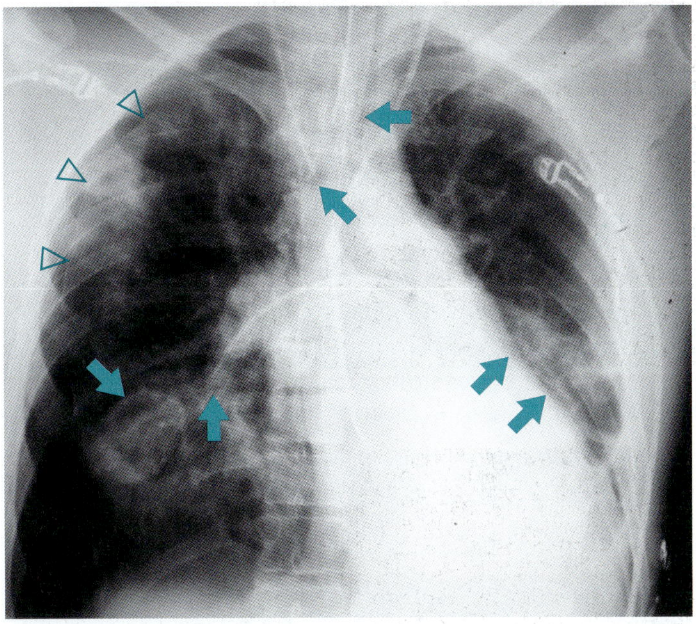

Abb. 203.2

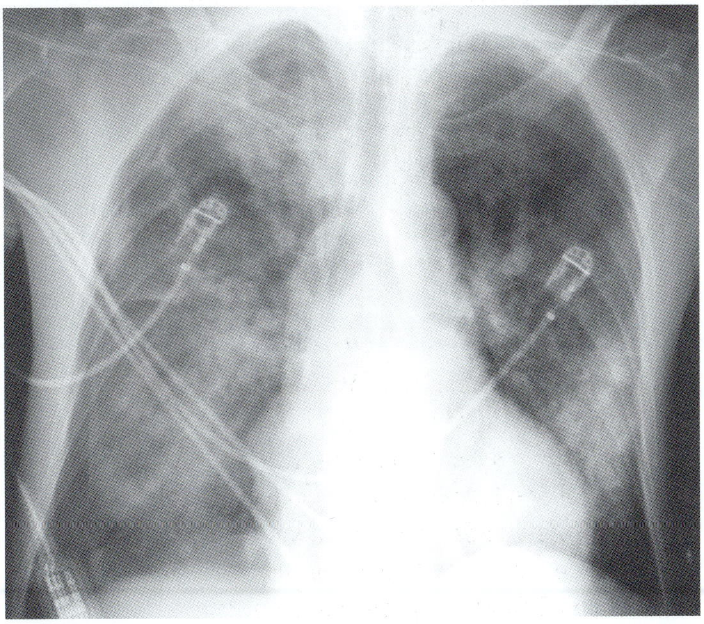

Abb. 203.3a

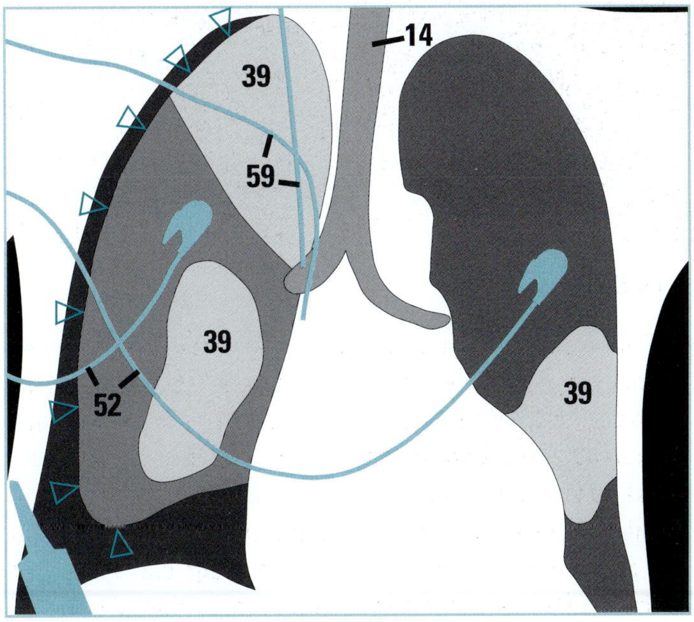

Abb. 203.3b

Chirurgische Thoraxdrainage

Die Anlage einer Saugdrainage mit kontinuierlichem Unterdruck („Bülau-Drainage“) von etwa 5-20 cm H_2O ist z.B. bei einem größeren Pneumothorax oder bei drohendem Spannungspneumothorax indiziert, um die kollabierte Lunge wieder zu entfalten. In diesen Fällen wird der Thorakalraum meistens im 3. oder 4. Intercostalraum (ICR) in der Medioclavicularlinie (MCL) oder in der vorderen Axillarlinie (VAL) im 5. oder 6. ICR punktiert. Soll dagegen bei Sero-, Hämato- oder Pyothorax eine Flüssigkeitsansammlung aus der Pleurahöhle drainiert werden, wird eher im 5./6. ICR (oder noch tiefer) in der mittleren oder hinteren Axillarlinie punktiert.

Hier folgt nun die Beschreibung der Anlagevariante mit Anlage eines Tunnels in den Weichteilen des lateralen Thoraxmantels [24.1]. Sie beginnen mit der eigenen, hygienischen Händedesinfektion. Tragen Sie Mundschutz, sterile Handschuhe und OP-Haube. Folgende Dinge werden vorbereitet **(Abb. 204.1)**:

- **(A)** sterile Handschuhe
- **(B)** steriler Kittel
- **(C)** Desinfektionsmittel
- **(D)** Abwurfbehälter
- **(E)** Klemme für die Desinfektion
- **(F)** sterile Abdecktücher
- **(G)** mehrere sterile Kompressen / Tupfer sowie Schlitzkompressen
- **(H)** Skalpell für den Hautschnitt
- **(I)** abgerundete Schere & chirurg. Pinzette
- **(J)** Spritze mit 20 ml Lokalanästhetikum
- **(K)** 2. Schere zum Kürzen der Drainage
- **(L)** Drainage mit Löchern
- **(M)** gebogene Kornzange zum Einführen
- **(N)** Nadelhalter und Nahtmaterial

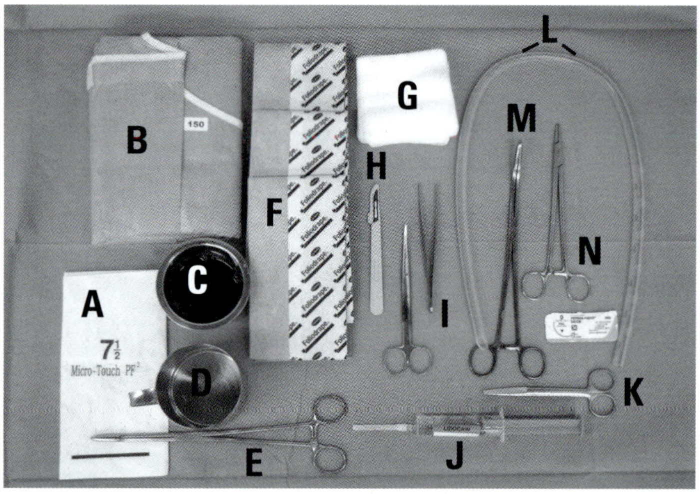

Abb. 204.1 Materialvorbereitung

Zunächst wird die ventrolaterale Thoraxwand in Nachbarschaft zur beabsichtigten Punktionsstelle desinfiziert **(Abb. 204.2)** und nach angemessener Einwirkzeit mit sterilen Tupfern abgetrocknet **(Abb. 204.3)**, damit die sterilen Abdecktücher mit ihren Klebestreifen auf der Haut fixiert werden können **(Abb. 204.4)**. Zur Lokalanästhesie wird zunächst eine Hautquaddel gesetzt **(Abb. 204.5)** und danach der Stichkanal mit 1%iger Lidocainlösung infiltriert (➡ in **Abb. 204.6**), bis hin zum Oberrand der nächst höher gelegenen Rippe **(Abb. 204.7)**.

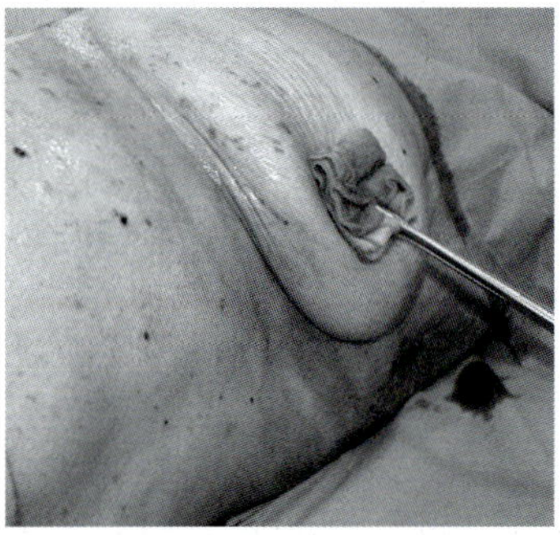

Abb. 204.2 Hautdesinfektion

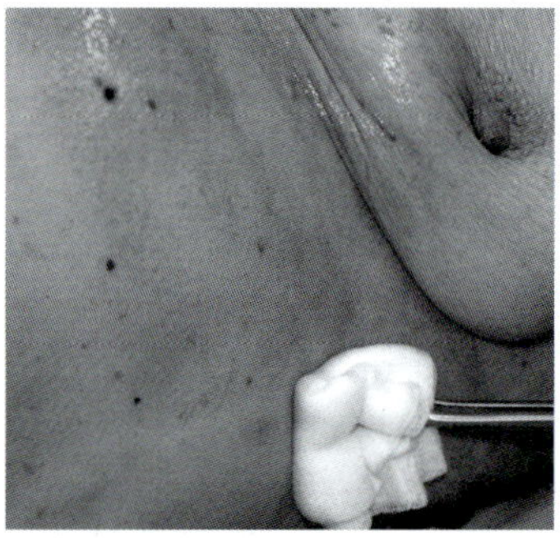

Abb. 204.3 sterile Abtrocknung

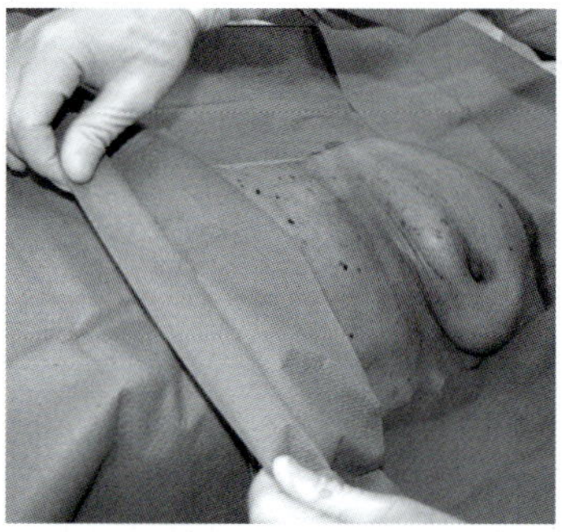

Abb. 204.4 Abdecktücher

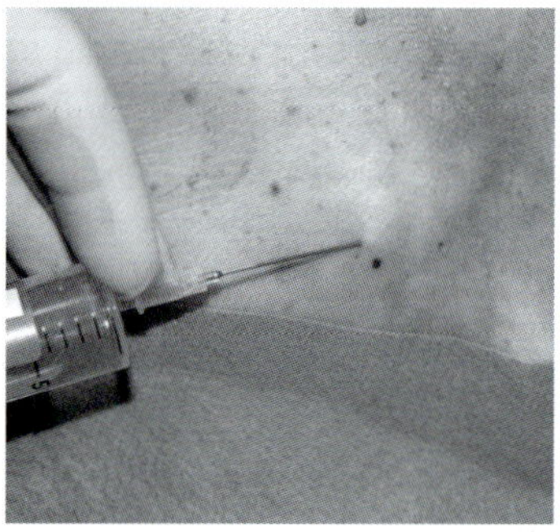

Abb. 204.5 Hautquaddel setzen

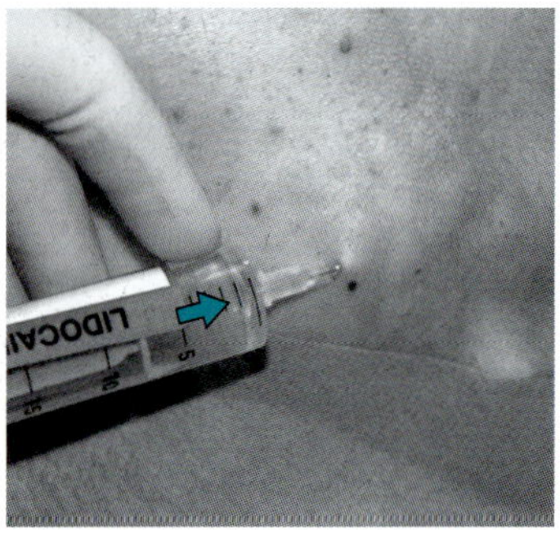

Abb. 204.6 LA des Stichkanals

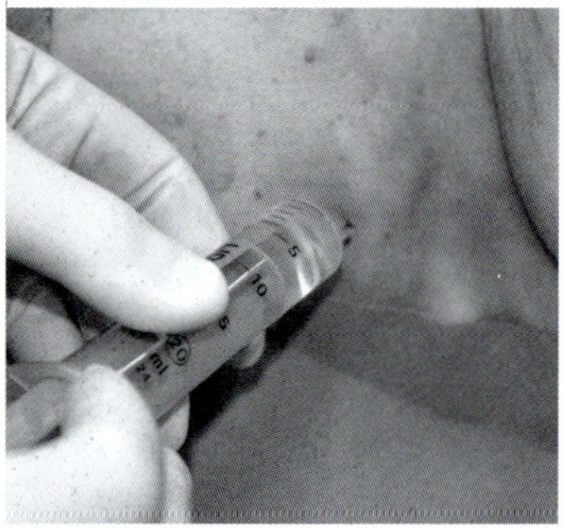

Abb. 204.7 bis zur Rippe

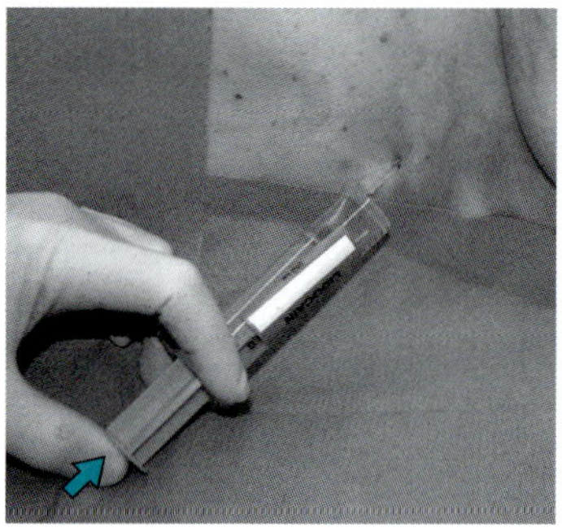

Abb. 204.8 Lidocain-Infiltration

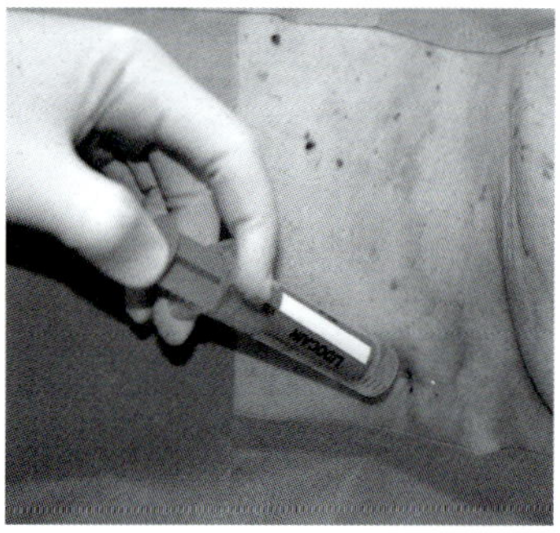

Abb. 204.9 insgesamt 15-20 ml

Dann infiltrieren ( ) Sie großzügig auch die Umgebung des Stichkanals **(Abb. 204.8)** in mehreren Richtungen **(Abb. 204.9)**. Verwenden Sie insgesamt 15 bis 20 ml des Lokalanästhetikums, um eine ausreichende Anästhesie zu erreichen. Die Thoraxdrainage sollte grundsätzlich mit einer Schere so weit gekürzt ( ) werden **(Abb. 205.1)**, dass nach Einlage alle Löcher sicher im Thorax liegen und die Drainage nicht durch Anstoßen umknickt.

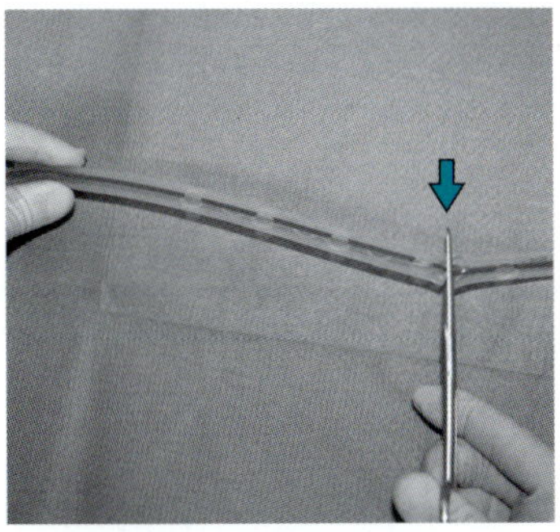

Abb. 205.1 Drainage ggfs. kürzen

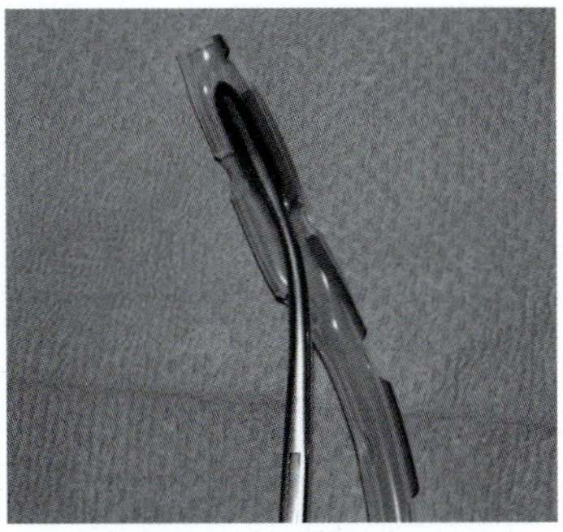

Abb. 205.2 Drainage einklemmen

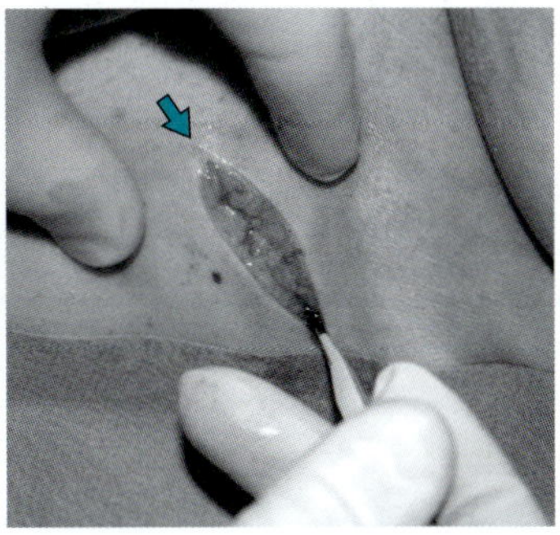

Abb. 205.3 Hautschnitt/ICR

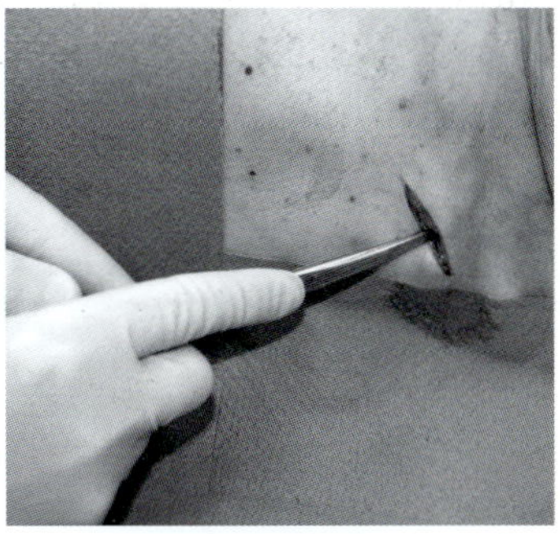

Abb. 205.4 Schere einführen

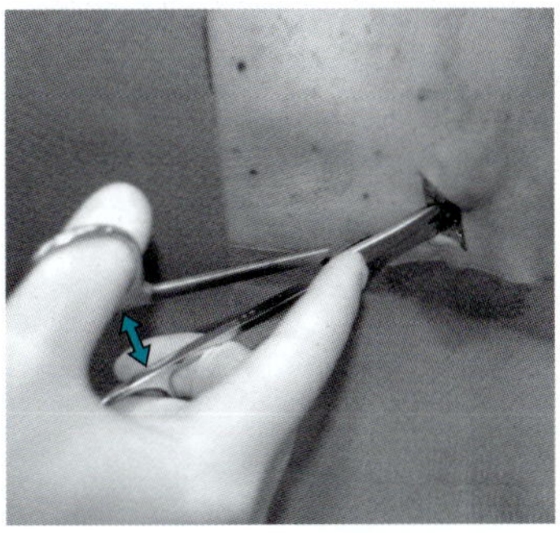

Abb. 205.5 Kanal aufspreizen

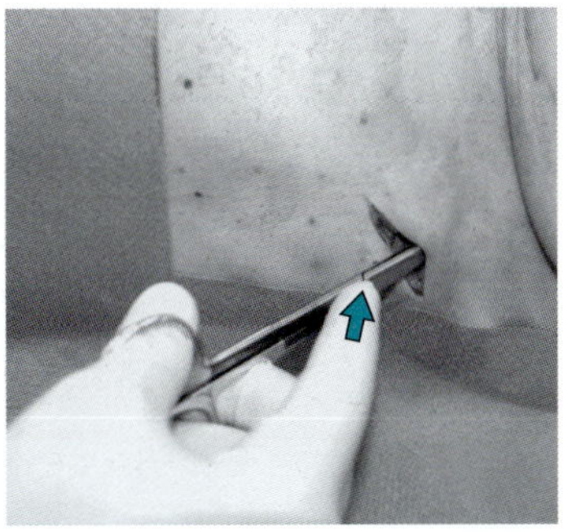

Abb. 205.6 Schere vorschieben

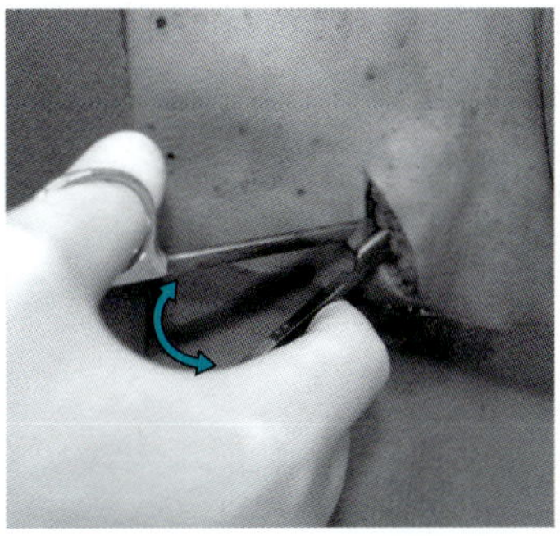

Abb. 205.7 stärkeres Spreizen

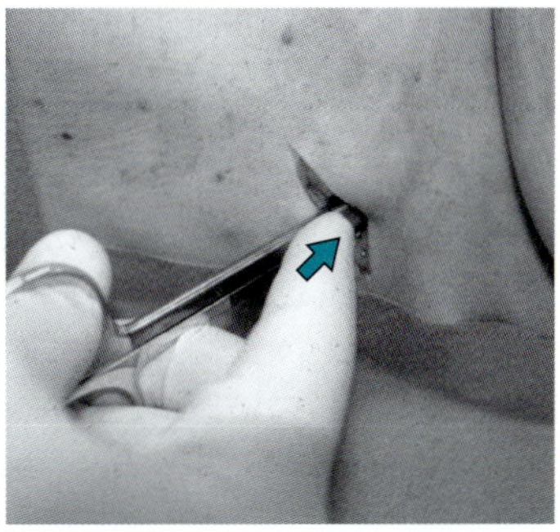

Abb. 205.8 Pleura durchstoßen

Spannen Sie nun die Drainage am gelochten Ende in die gebogene Kornzange ein **(Abb. 205.2)**. Setzen Sie den Hautschnitt parallel zum schräg ( ) verlaufenden 7. Intercostalraum **(Abb. 205.3)** in ausreichender Breite von einigen Zentimetern. Dann führen Sie die Schere ein **(Abb. 205.4)** und spreizen zunächst leicht ( ) einen subcutanen Kanal zum nächst höheren ICR **(Abb. 205.5)**. Anschließend schieben ( ) Sie die Schere auf die höhere Rippe zu **(Abb. 205.6)** und spreizen wiederholt und stärker ( ) den subcutanen Tunnel auf **(Abb. 205.7)**.

Ertasten Sie dann den Oberrand der nächst höheren Rippe, durchstoßen ( ) dort, d.h. im 6. ICR die Pleura mit einem kurzen Ruck **(Abb. 205.8)** und spreizen Sie kräftig ( ) das pleurale Loch auf **(Abb. 205.9)**. Erschrecken Sie bitte nicht, wenn sich in diesem Moment plötzlich Luft (Pneumothorax), Blut (Hämatothorax) oder Flüssigkeit (Pleuraerguss) entleert. Dann palpieren Sie den Stichkanal und überprüfen, ob er ausreichend Platz für die Drainage bietet **(Abb. 205.10)**. Scheuen Sie sich nicht, bis zur Pleuraperforation vorzufühlen **(Abb. 205.11)** und sich innerhalb der Pleurahöhle durch drehendes Austasten (in **Abb. 205.12**) zu vergewissern, dass keine pleuralen Verwachsungen die Lunge dort an der Thoraxwand fixiert haben. Drehen Sie dafür die Hand in beide Richtungen (in **Abb. 206.1**).

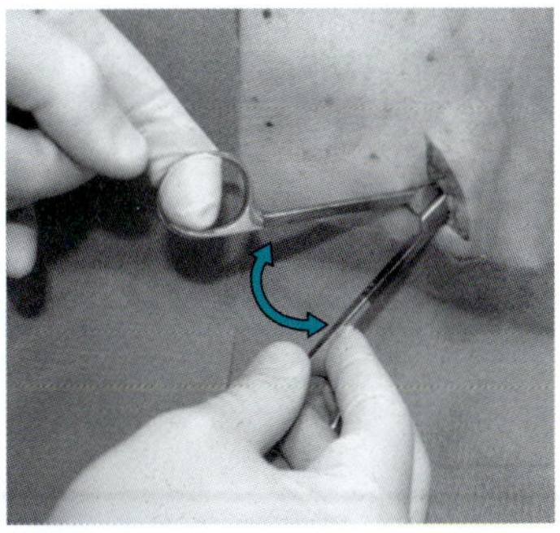

Abb. 205.9 Loch aufspreizen

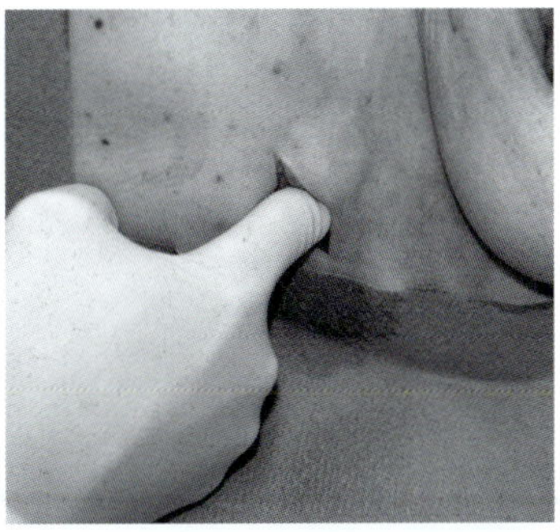

Abb. 205.10 Kanal weit genug?

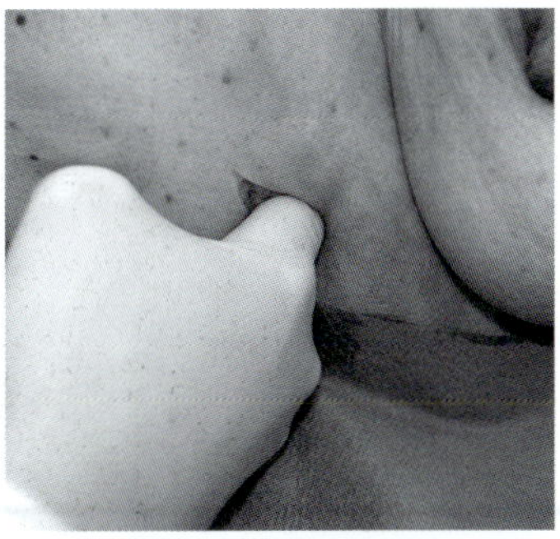

Abb. 205.11 Bis zur Pleurahöhle ...

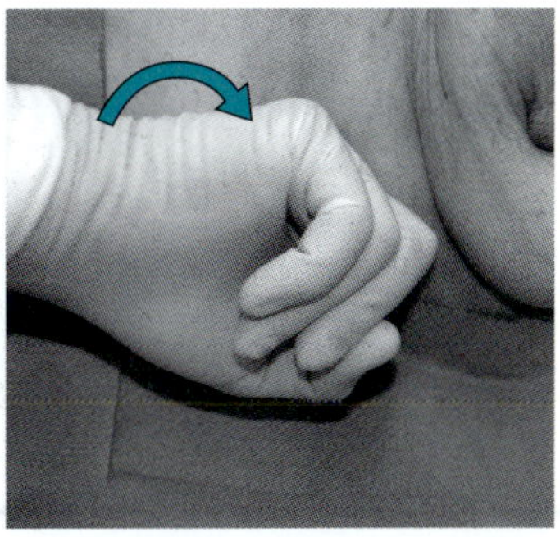

Abb. 205.12 ... austasten, ob ...

Wenn es sich um eine Punktion eines Hämatothorax oder Pleuraergusses handelt, halten Sie die gebogene Klemme so (Abb. 206.2), dass die Drainage eher nach dorsal eingeführt werden kann und schieben (➡) sie weiter vor (Abb.206.3), bis ca. 10 cm über das letzte Loch (⬇) hinaus. Dann wird sich der Erguss (↙) bzw. das Hämatom über die Drainage entleeren (Abb. 206.4). Handelt es sich dagegen um eine Drainage zur Entlastung eines Pneumothorax, führen Sie die Drainage so ein,

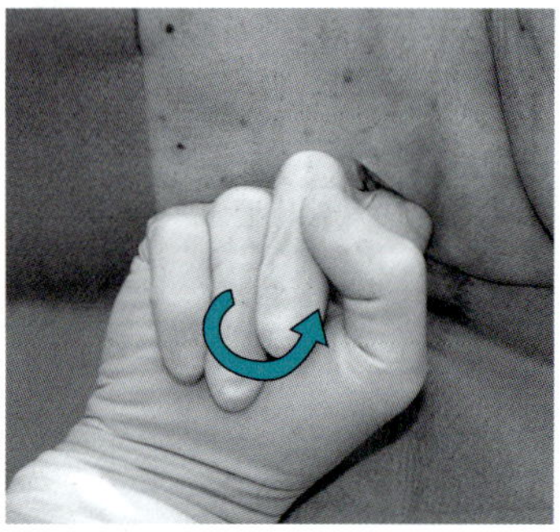

Abb. 206.1 ... Lunge adhärent?

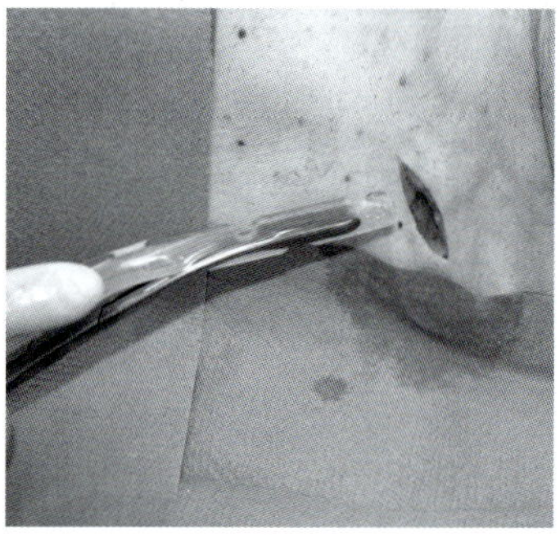

Abb. 206.2 Richtung für Erguss

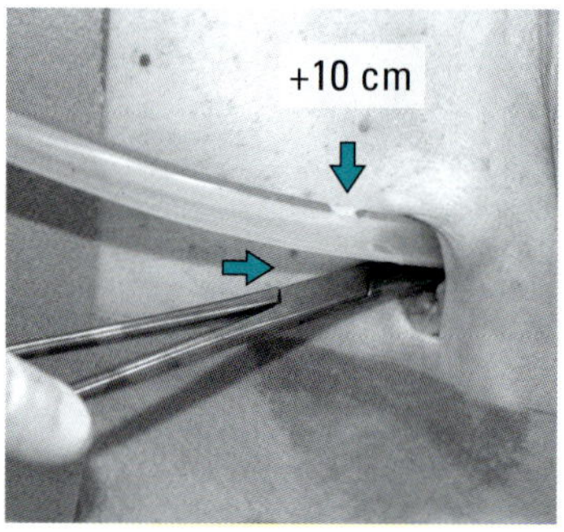

Abb. 206.3 Vorschieben, bis ...

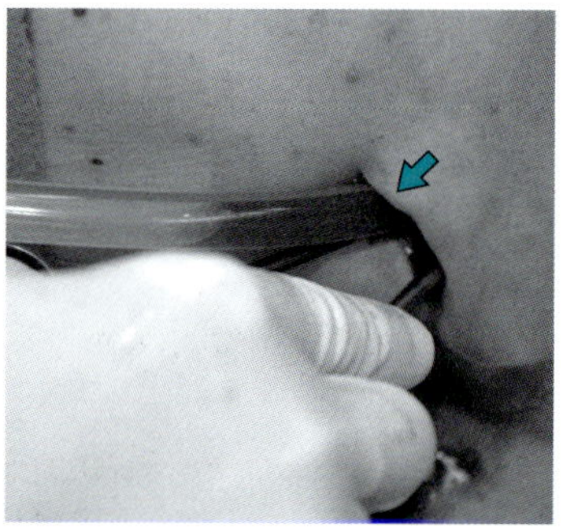

Abb. 206.4 ... Loch plus 10-12 cm.

dass sie eher nach ventral (↗) gerichtet ist (Abb. 206.5). Auch hier schieben Sie die Drainage mit Hilfe der gebogenen Klemme tiefer vor (Abb. 206.6), bis ca. 10 cm über das letzte Loch hinaus (Abb. 206.7) und überprüfen mit Ihrem Finger, dass die Drainage auch nicht abgeknickt ist, sondern regelrecht in der Pleurahöhle liegt (Abb. 206.8).

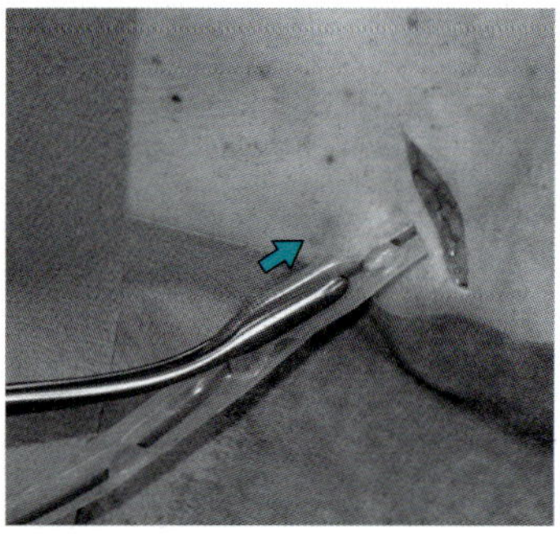

Abb. 206.5 Pneu? Nach ventral!

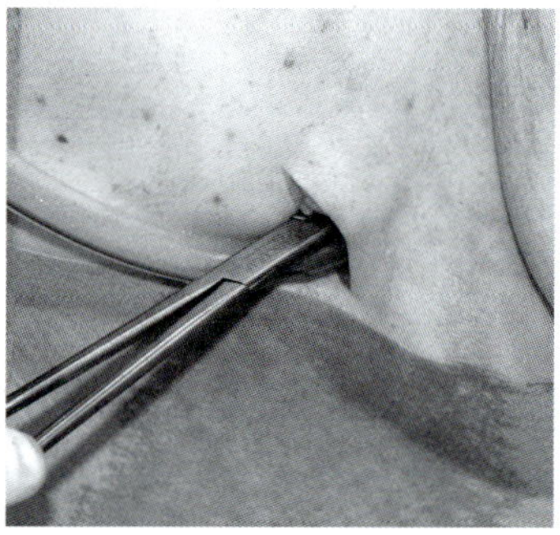

Abb. 206.6 vorschieben

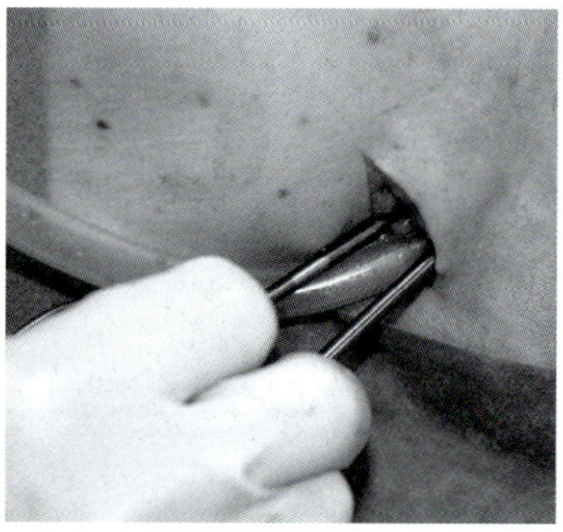

Abb. 206.7 Loch plus 10 cm

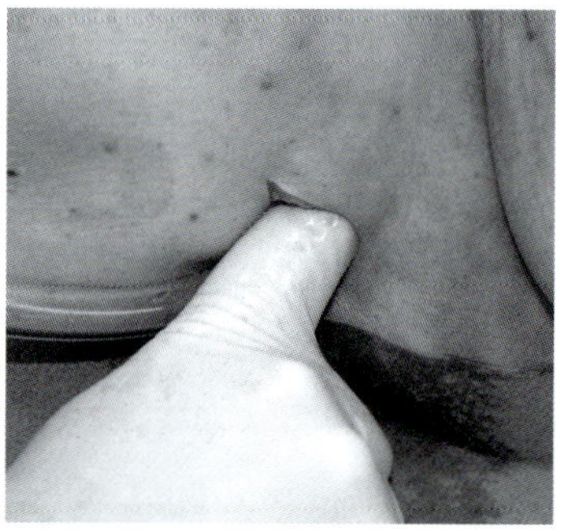

Abb. 206.8 Abknickung ausschließen

Dann fassen Sie mit dem Nadelhalter die gebogene Nadel nicht in ihrer Mitte, sondern an ihrem hinteren Ende (⬅) und durchstoßen die Haut in ca. 4 bis 5 mm Abstand zum Schnittrand (Abb. 206.9). Spannen Sie dabei die Haut am Schnittrand leicht (↖) mit einer chirurgischen Pinzette an – dann fällt das Durchstechen deutlich leichter. Dann führen Sie die Nadel in einem Bogen (↙) durch die Weichteile hindurch und stechen sie auf der anderen Seite wieder heraus, um deren Spitze dort mit der Pinzette (⬆) anzunehmen und durchzuziehen (Abb. 206.10). Dies hätte nicht funktioniert, wenn Sie zuvor die Nadel in ihrer Mitte in den Nadelhalter eingespannt hätten.

Dann fassen Sie die Rundnadel erneut am hinteren Ende und stechen zurück (↷), jedoch dieses Mal auf beiden Schnittseiten näher (1-2 mm) am Wundrand (Abb. 206.11). Die durchgestochene Nadelspitze (⬇) fassen Sie wieder mit der Pinzette (↘ ↙) und ziehen daran die Rundnadel wieder heraus (Abb. 206.12), wie im Schema der Abb. 207.1 gezeigt.

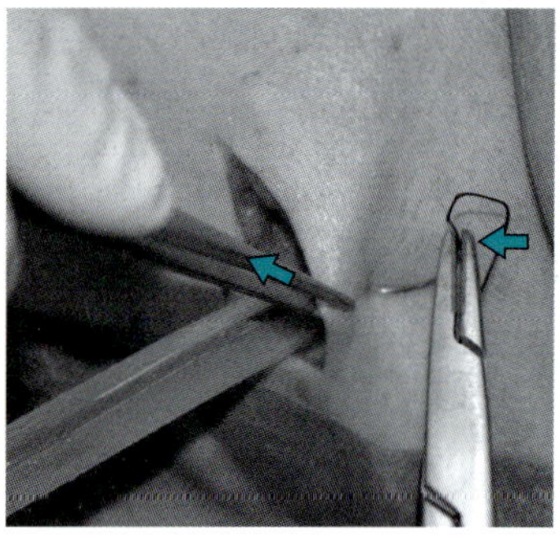

Abb. 206.9 Einstich 5-6 mm

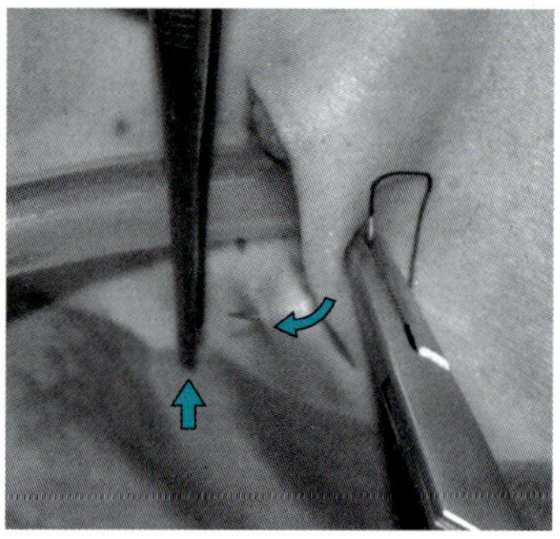

Abb. 206.10 Durchstich

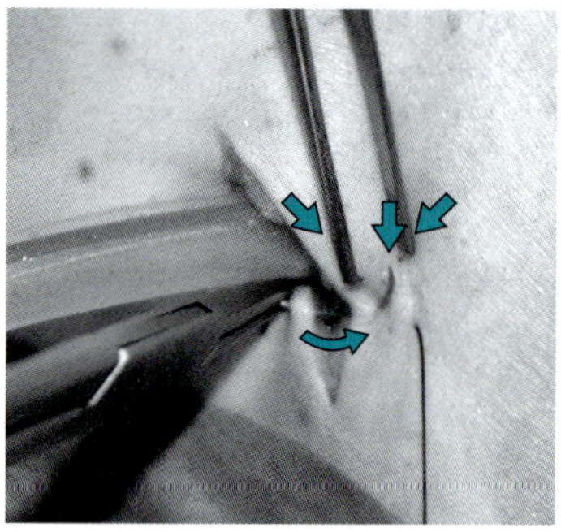

Abb. 206.11 Rückstich 1-2 mm

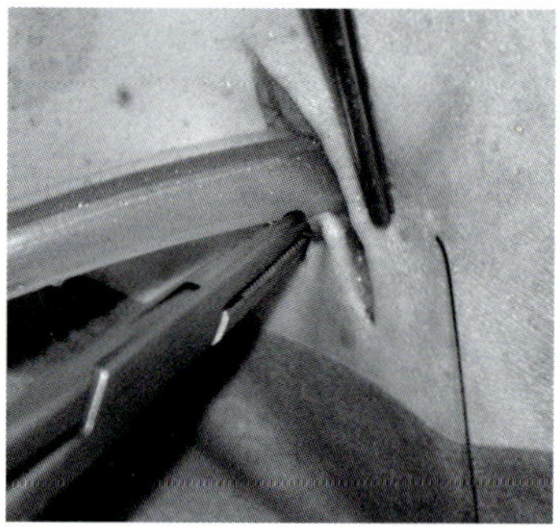

Abb. 206.12 durchziehen

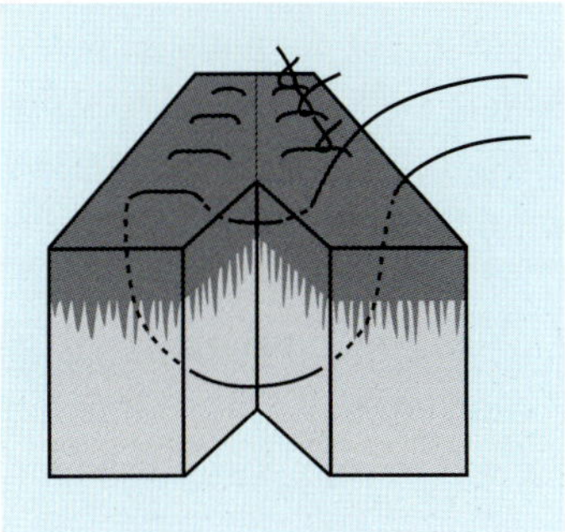

Abb. 207.1 Schema Donati-Naht

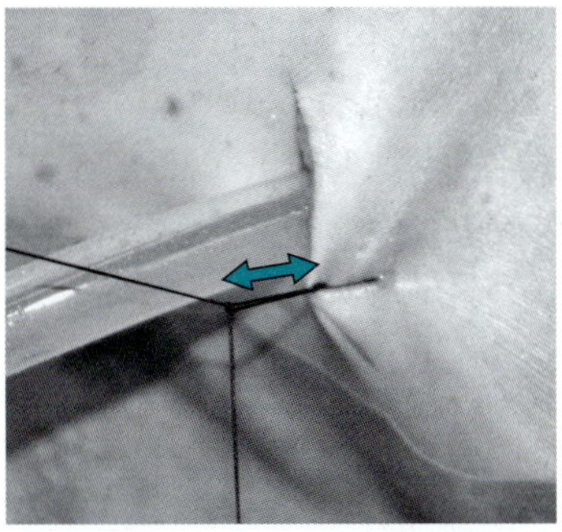

Abb. 207.2 „Luftknoten"

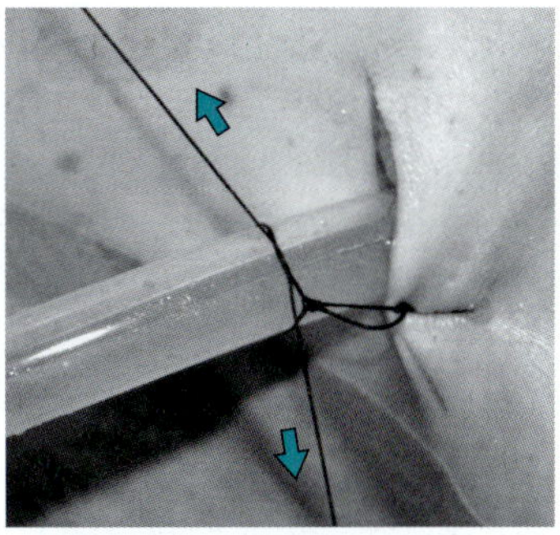

Abb. 207.3 Drainage festknoten

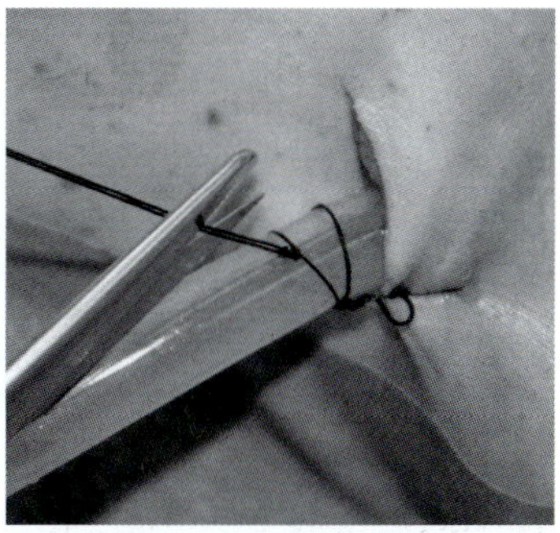

Abb. 207.4 Faden abschneiden

Jetzt ziehen Sie den Faden so weit durch, dass beide Enden etwa gleich lang sind, wickeln das eine Ende zweimal um den Nadelhalter, greifen damit das andere Ende und ziehen den Knoten fest (vgl. S. 98-101). Anschließend knüpfen Sie in gleicher Weise einen „Luftknoten" in ca. 1.0-1.5 cm Abstand (⟷) zum ersten Knoten **(Abb. 207.2)**. Wickeln Sie den Faden nun um die Drainage herum und ziehen Sie einen Doppelknoten so weit fest (↖ ↓), dass er die Drainage leicht einengt **(Abb. 207.3)**. Jetzt kontern Sie den ersten Knoten durch zwei weitere Knoten in gegenläufiger Richtung (Faden anders herum um den Nadelhalter wickeln und festziehen) und schneiden abschließend den Faden in 1-2 cm Abstand zum Knoten ab **(Abb. 207.4)**.

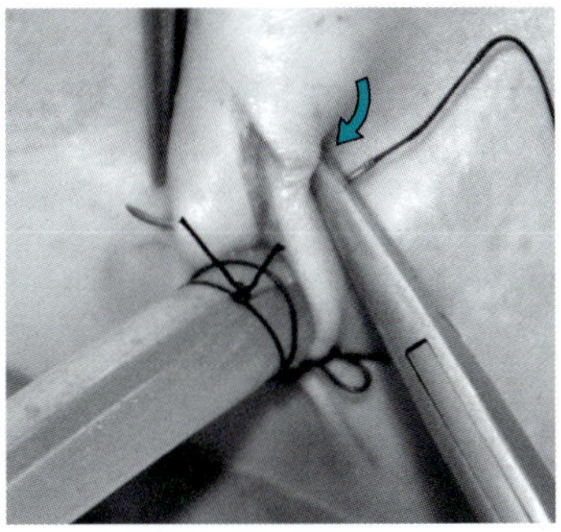

Abb. 207.5 2. Seite durchstechen

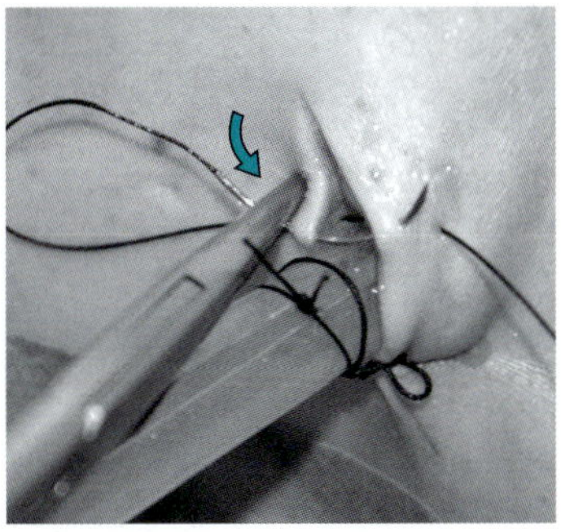

Abb. 207.6 Rückstich

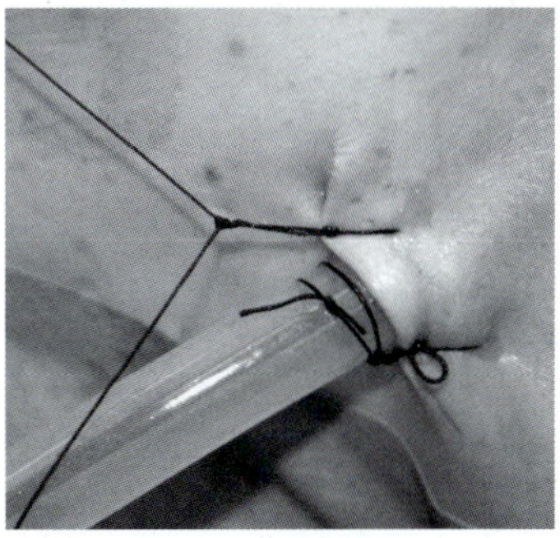

Abb. 207.7 erneuter Luftknoten

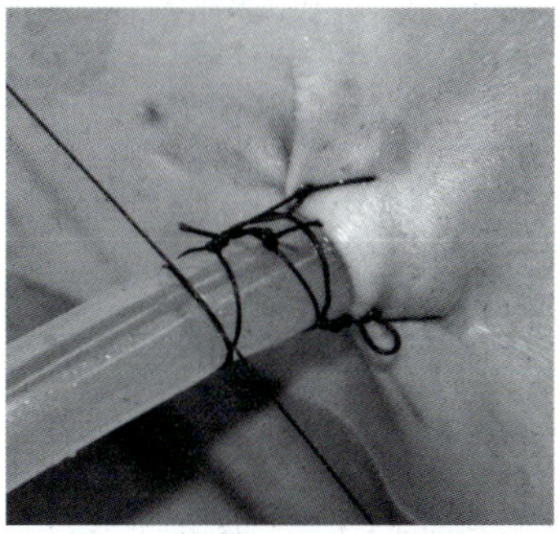

Abb. 207.8 Umwickeln und festknoten

Danach wiederholen Sie den Einstich (↙) auf der anderen Seite der Drainage **(Abb. 207.5)**. und führen den Rückstich (↓) wieder etwas näher am Hautschnitt durch **(Abb. 207.6)**. Auch hier knüpfen Sie einen „Luftknoten" zum Schutz der Haut gegen zu starke Zugkräfte (Prophylaxe wegen der Gefahr einer Hautnekrose, **207.7**). Wickeln Sie den Faden zweimal herum, knoten ihn mit 3 gegenläufigen Knoten fest **(Abb. 207.8)** und schneiden den Faden ab **(Abb. 207.9)**. Nun schließen Sie unverzüglich den Sog an (↘↖ in **Abb. 207.10**) und erstellen mit zwei Lagen Schlitzkompressen **(Abb. 207.11)** einen sterilen leichten Druckverband **(Abb. 207.12)**.

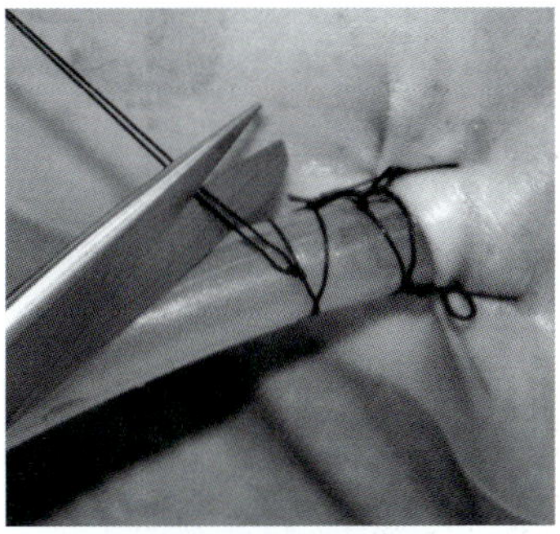

Abb. 207.9 2. Faden abschneiden

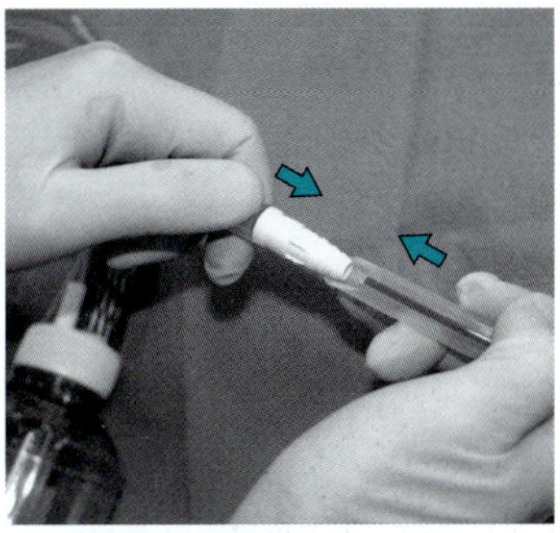

Abb. 207.10 Sog anschließen

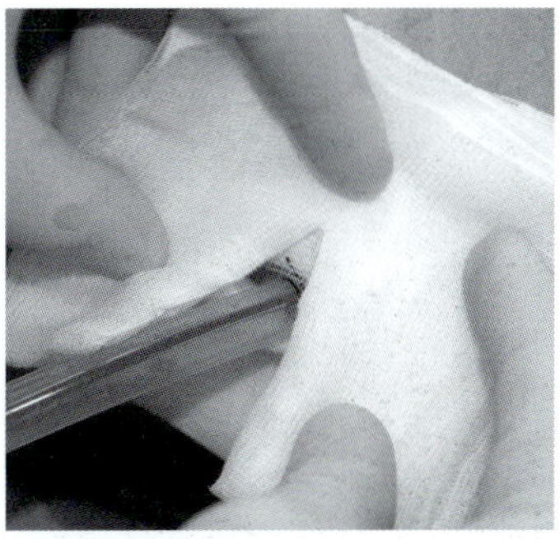

Abb. 207.11 Schlitzkompressen in zwei Lagen

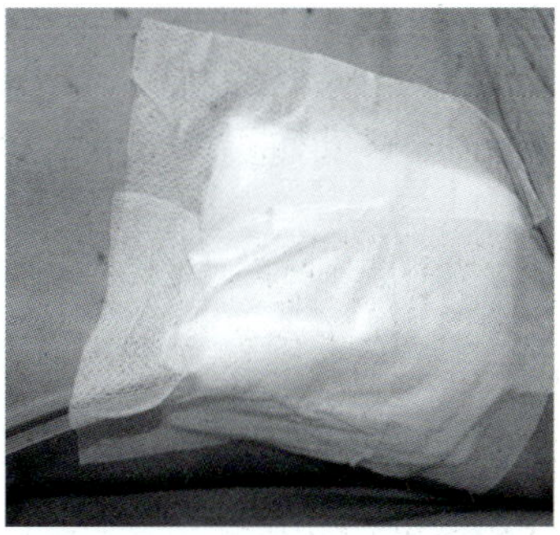

Abb. 207.12 Druckverband

Hämatothorax

Besonders nach thoraxchirurgischen Interventionen oder posttraumatisch (vgl. S.186) besteht die Möglichkeit, dass kurzfristig größere, hämodynamisch relevante Blutvolumina in eine oder beide Pleurahöhlen einbluten. Die **Abb. 208.1** zeigt eine derartige Verschattung des rechten Hemithorax, die hier jedoch einem auslaufenden Erguss mit zusätzlichen Infiltraten entsprach. In der Regel kann im Verdachtsfall ein Hämatothorax schneller durch eine Sonographie **(Abb. 208.2)** ausgeschlossen werden (vgl. FAST, S.194): Hier zeigt sich die intrapleurale Einblutung **(39)** homogen echofrei (= schwarz) zwischen dem Lungenparenchym des UL **(34)** mit Restbelüftung **(38)** und dem Zwerchfell **(17)** mit der Leber **(19)**. Je nach zeitlicher Latenz zwischen der Einblutung und Untersuchung und je nach Gerinnungsstatus kann jedoch das Hämatom auch eine inhomogene Echogenität durch Koagelbildung aufweisen.

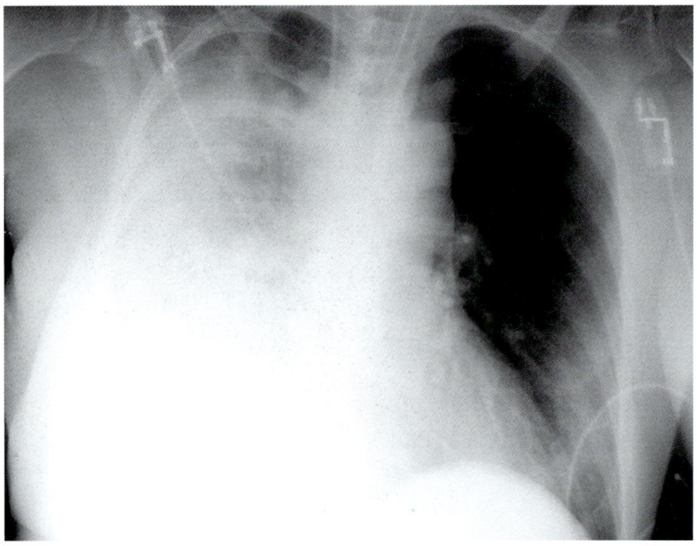

Abb. 208.1

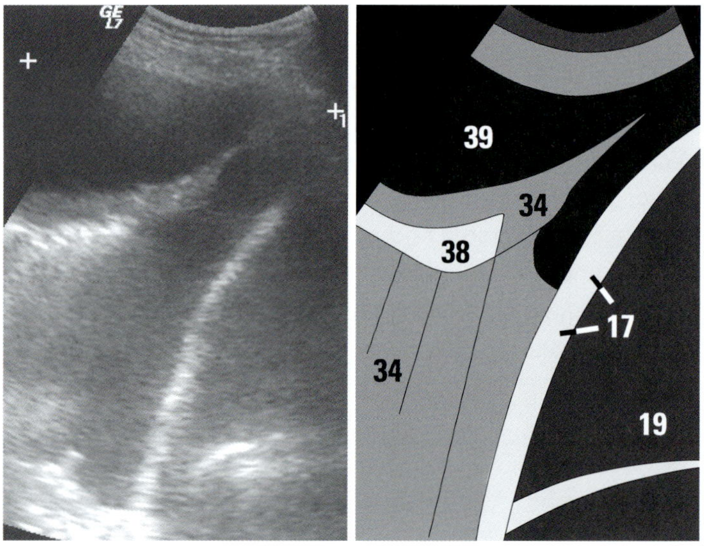

Abb. 208.2

Lungenembolie

Bei Patienten mit akut einsetzender Dyspnoe, thorakalen Schmerzen oder Kreislaufsymptomatik bzw. im Fall beatmeter Patienten bei plötzlicher Verschlechterung der Blutgasanalyse muss u.a. eine Lungenembolie ausgeschlossen werden. Häufig ist diese konventionell radiologisch innerhalb des ersten Tages nicht nachweisbar. Mitunter tritt jedoch **(Tab. 208.3)** das sogenannte Westermark-Zeichen in Form einer regionären Minderperfusion mit entsprechender Hypertransparenz auf wie z.B. der rechten Lunge in **Abb. 208.4**. Zwölf bis 24 Stunden später kann ein Lungeninfarkt bzw. eine Infarktpneumonie (↓) auftreten, was sich meistens als keilförmiges, subpleurales Infiltrat („Hampton-Zeichen", **37**) darstellt **(Abb. 208.5)**. Im Verdachtsfall kann eine Szintigraphie den Perfusionsausfall oder eine transösophageale Echokardiographie (TEE) die Thromben in den Hauptstämmen der Pulmonalarterien nachweisen. Als Alternative steht die Spiral-CT zur Verfügung (vgl. S.19), die Thromben auch in den weiter distal gelegenen Ästen der Lungenarterien aufspürt. Im EKG finden sich Zeichen des Cor pulmonale bzw. der akuten Rechtsherzbelastung, im Labor erhöhte D-Dimere.

Zeichen einer Lungenembolie

- Westermark-Zeichen (s.o.)
- Kalibersprünge der hilären Gefäße (zentral dilatiert und peripher eng gestellt)
- peripherer Lungeninfarkt bzw. Infarktpneumonie (> 12 h)
- Zeichen des Cor pulmonale
- ipsilateraler Zwerchfellhochstand
- evtl. Plattenatelektasen

Tab. 208.3

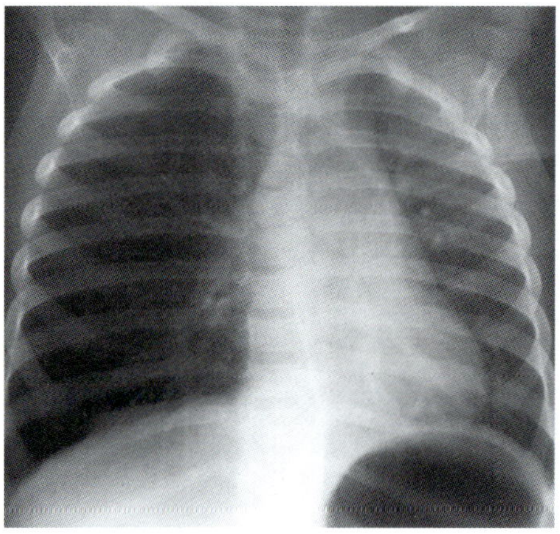

Abb. 208.4

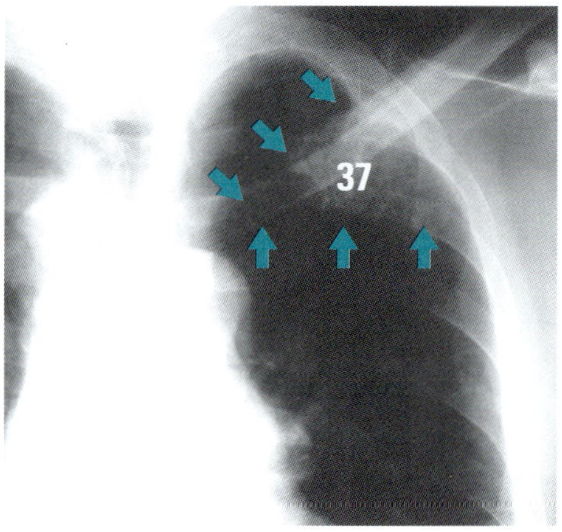

Abb. 208.5

65 Welche Veränderungen sind oft zu beobachten, wenn zuvor beatmete Patienten extubiert werden und Sie die erste Röntgen-Thorax-Aufnahme nach Extubation betrachten? Worauf beruht dieses Phänomen?

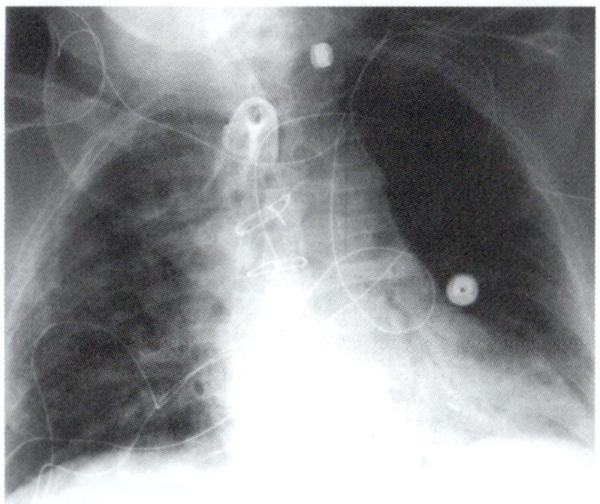

Abb. 209.1

66 Ein beatmeter Patient mit Tracheoflex-Kanüle hat Fieber bekommen. Welche Diagnose stellen Sie nach der **Abb. 209.1**?

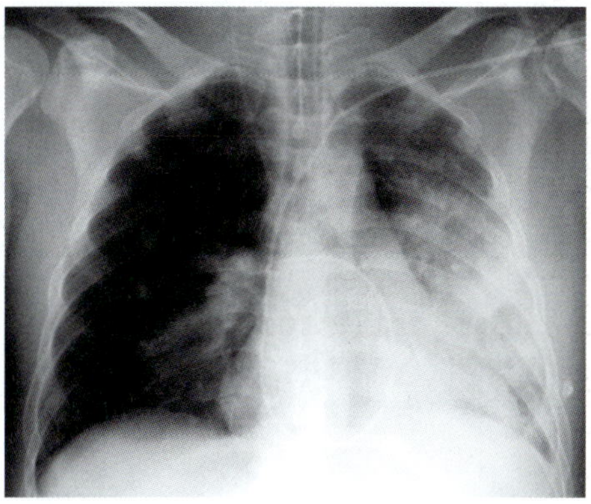

Abb. 209.2

67 Ein anderer beatmeter Patient hat wegen hohen Fiebers eine Bronchiallavage bekommen. Hier sehen Sie die Kontrollaufnahme nach der Lavage (**Abb. 209.2**): Was meinen Sie?

68 Ein polytraumatisierter, junger Mann mit zahlreichen „Schläuchen" (**Abb. 209.3**), deren Lage Sie bitte überprüfen. Haben Sie auch eine Vermutung zur Ursache der rechtsseitigen Eintrübung?

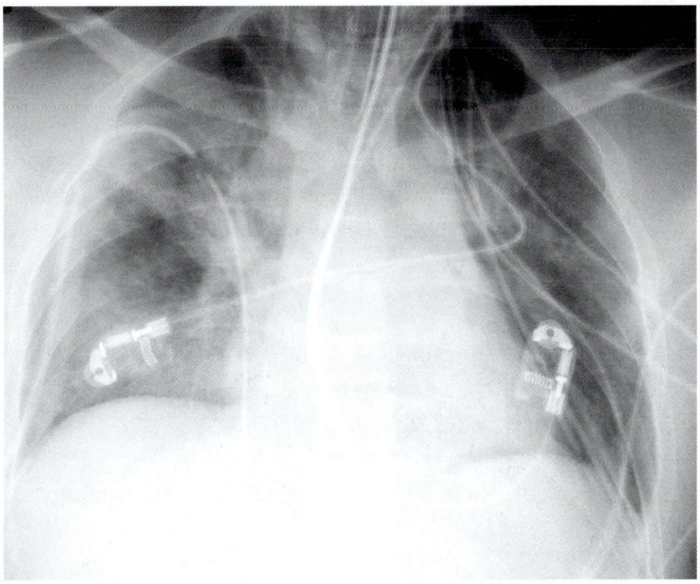

Abb. 209.3

69 Eine Patientin nach Herzoperation mit kritischen Kreislaufwerten und zahlreichen Kathetern (**Abb. 209.4**). Bitte versuchen Sie, sorgfältig alle Veränderungen auszuwerten.

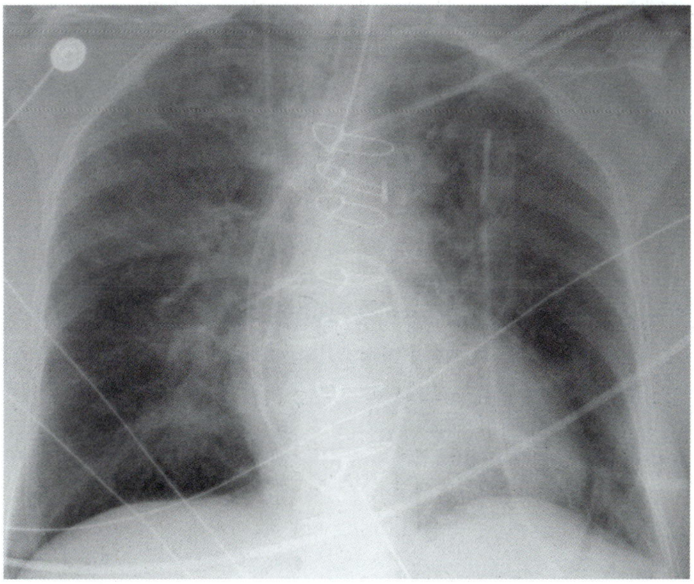

Abb. 209.4

0 Lösungen zu S.27: Die CTR-Werte betragen von links nach rechts: 17:56, 22:58 und 27:60.

1 - 3 Lösungen zu S.32: Die Auflösungen finden Sie auf den vorherigen Seiten 10, 12-13 und 18.

4 Lösung zu S.33: Die mediastinalen Randkonturen finden Sie auf der Seite 20 dargestellt. Vorwölbungen an den jeweiligen Stellen können auf folgende Ursachen (➔) hinweisen:

a (VCS)	➔ obere Einflussstauung bei Rechtsherzinsuffizienz, Mediastinaltumor/-hämatom
b (V. azygos)	➔ dito bei Rechtsherzinsuffizienz
c (rechter Vorhof)	➔ Dilatation bei Trikuspidalklappenfehler, Rechtsherzinsuffizienz
d (meistens nur ein Fettbürzel, selten VCI oder atyp. Lebervene)	➔ Rechtsherzinsuffizienz
e (Aortenbogen)	➔ Elongation bei Hypertonus im Alter, Aortenaneurysma
f (Truncus pulmonalis)	➔ poststenotische Dilatation bei Pulmonalklappenfehler, Stauung
g (linkes Vorhofohr)	➔ Linksherzinsuffizienz, Mitralklappenfehler, Aortenklappenfehler
h (linker Ventrikel)	➔ Linksherzinsuffizienz, Aortenklappenfehler, Herzwandaneurysma
i (Fettbürzel / Pleuraschwiele)	➔ in der Regel ohne Bedeutung, selten Zwerchfellhernie
j (Aorta ascendens)	➔ Aortenaneurysma, Dilatation bei Aortenvitium
k (RSR)	➔ Dilatation des rechten Ventrikels (Pulmonalklappenvitium, Cor pulmonale)
l (Vorderwand des rechten Ventrikels)	➔ wie bei RSR (k)
m (Rückwand des linken Vorhofs)	➔ Mitralklappenvitium, Linksherzinsuffizienz
n (RCR)	➔ Verschmälerung wie bei m
o (VCI)	➔ Cavadreieck verschwindet bei Dilatation des linken Ventrikels (siehe h)

5 Lösung zu S.33: Die Auflösung mit den vier Faktoren finden Sie in der **Tabelle 24.5** auf der Seite 24.

6 Lösung zu S.33: Erinnern Sie sich noch an den Kopfstand? Eine ausführliche Erklärung finden Sie auf der Seite 25.

7 Lösung zu S.34: Bei der linken Aufnahme **(Abb. 34.1a)** handelt es sich um eine p.a.-Aufnahme im Stehen mit einer CTR von 35 : 80 = 0,44. Die rechte **Abb. 34.1b** ist eine a.p.-Aufnahme im Liegen mit leichtem Zwerchfellhochstand und konsekutiv breiter wirkendem Herzschatten mit einer CTR von 42 : 73 = 0,58 (beides Normalbefunde). Die korrekte Durchführung der CTR-Messung ist auf Seite 27 beschrieben.

8 Lösung zu S.34: **Beschreibung:** Diese Liegendaufnahme zeigt einen von rechts jugulär positionierten ZVK mit einer deutlichen, nahezu homogenen Transparenzdifferenz beider Lungenflügel. Die pulmonalen Gefäßkaliber sind rechtsseitig kaum abgrenzbar. Es besteht weder eine Mediastinalverschiebung, noch ein Zwerchfellhochstand bei beidseits scharf abgrenzbaren Zwerchfellkuppeln. Fragliche Betonung des linken Lungenhilus. **DD:** Auslaufender Erguss/ Hämatothorax im Liegen links, Pneumothorax nach ZVK-Anlage rechts, dezentralisiertes SSR bei verdrehter Aufnahmeposition (s. Stand der Claviculae). **V.a.** letzteres (wegen des Fehlens der vorgenannten Zeichen). Empfehlung: Wiederholung der Aufnahme möglichst achsengerecht.

S.47 Lösung zur Textfrage: Neben der Kyphose finden sich noch eine Aortenelongation (typisch bei langjährigem Hypertonus), eine Sklerosierung der Coronararterien und unregelmäßige Verknöcherungen der Knochen-Knorpel-Grenze.

9 Lösung zu S.49: Der große, verkalkte „Rundherd" im rechten Unterfeld entspricht einer Umgebungsreaktion bei Z.n. Mammaprothese rechts. Die relevanten Veränderungen sind hier jedoch die fleckförmigen Tranzparenzminderungen im linken Unterfeld: Es handelt sich um eine ossäre Metastasierung im ventralen Anteil der 4. bis 6. Rippe. In Verdachtsfällen kann eine ergänzende Skelettszintigraphie hilfreich sein.

10 Lösung zu S.49: Bei der Asthmatikerin findet sich zusätzlich zur Pneumonie im rechten Mittel- und linken Unterlappen ein Mediastinalemphysem, das bis in die Halsweichteile hinaufreicht. Es besteht hier der Verdacht auf eine Ruptur einer subpleuralen Bulla mit konsekutivem Luftübertritt in das Mediastinum.

11 Lösung zu S.50: Bei dieser Patientin mit einem Nierenzellkarzinom findet sich neben der ausgeprägten intrapulmonalen Metastasierung eine komplette Destruktion von BWK 6 (→) als Ausdruck einer osteolytischen Metastase.

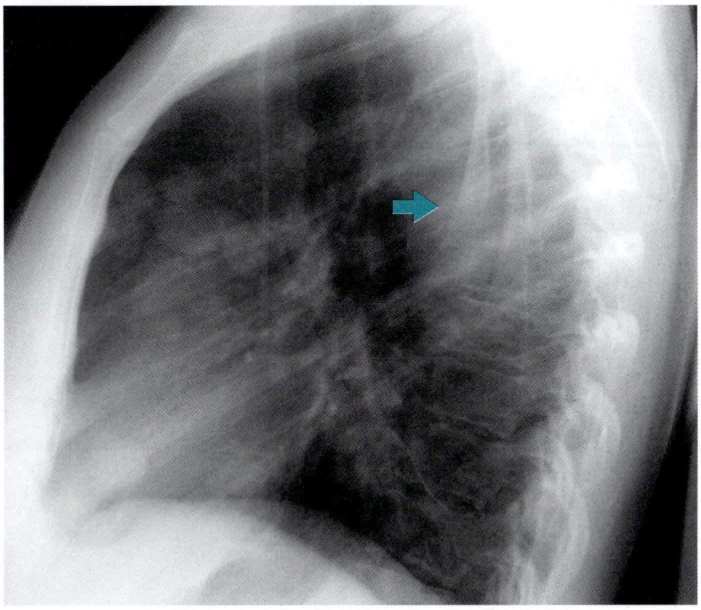

Lösung zu Abb. 50.3b

12 Lösung zu S.62: Im p.a.-Bild sind basal beidseits deutliche Pleuraschwielen (↓) nach langjähriger Asbest-Exposition zu erkennen. Zusätzlich ist ein verschwielter Randwinkel (↙) rechts basal zu erkennen, der im Röntgen-Bild nicht eindeutig von einem Randwinkelerguss unterschieden werden kann. Die Schwiele (←), die sich auf das linke Unterfeld projiziert, entspricht in diesem Fall einem typischen Fibrosestrang nach Asbest-Exposition.

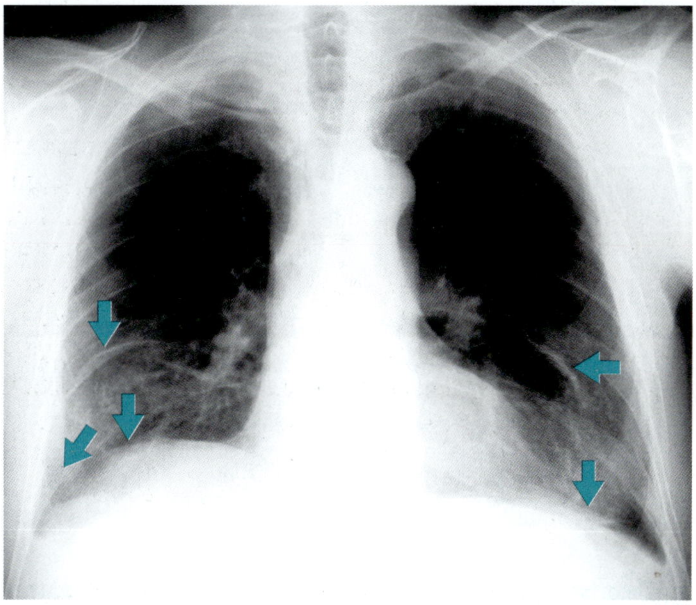

Lösung zu Abb. 62.1a

Auf dem Lateral-Bild desselben Patienten sind die Schwielenbildungen hilär (→) und basal (↘) deutlich zu erkennen. Auf dieser Abbildung fallen zusätzlich die ventro-basale Verschwielung (↖) am Perikard auf. Zusätzlich zeigt sich ein verschwielter Randwinkel dorsal (↗).

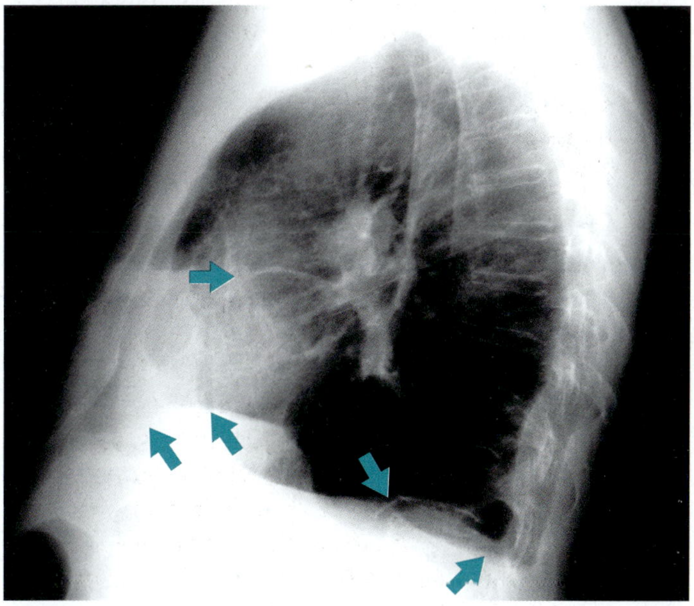

Lösung zu Abb. 62.1b

13 Lösung zu S.62:

- CT-Indikation bei unklaren Pleuraverdickungen > 3 mm
- Tumorverdacht bei Pleuraverdickungen > 1 cm

14 Lösung zu S.62:

- Mamma-Ca und Rippen-Metastasen
- Schilddrüsen-Ca und Thymus-NPL
- Zentrales und peripheres Bronchial-Ca
- Magen-, Pankreas-, Nieren-Ca
- Leber-Tumore
- Ösophagus-Ca

15 Lösung zu S.62:

Mit Hilfe der Lenk'schen Regel:

- Winkel zwischen der lateralen Thoraxwand und der thorakalen Raumforderung > 90° → Pleuraprozess
- Winkel zwischen der lateralen Thoraxwand und der thorakalen Raumforderung < 90° → intrapulmonaler Prozess

Q

16 Lösung zu S.101:

- **Vorderes Mediastinum:**
  Sternumhinterwand bis zur Herzvorderwand
- **Mittleres Mediastinum:**
  Herzvorderwand bis zur Herzrückwand
- **Hinteres Mediastinum:**
  Trachea- bzw. Herzrückwand bis Thoraxhinterwand (vgl. **Abb 65.1**)

17 Lösung zu S.101:

- Retrosternale Struma
- Lymphome
- Thymus (Thymom oder reaktive Hyperplasie)

18 Lösung zu S.101:

- Cardiomegalie
- LK-Vergrößerungen

19 Lösung zu S.101: Die RF (▷) im oberen Mediastinum ist inhomogen und insbesondere cranial (↖) deutlich transparenzmindernd. Erst bei zusätzlicher Betrachtung der p.a.-Aufnahme **(Abb. 101.1a)** fällt Ihnen (zumindest retrospektiv) auf, dass die linke Schulterregion im Seitenvergleich insgesamt eine höhere Transparenzminderung aufweist als die rechte. Es handelt sich nicht um eine mediastinale Raumforderung, sondern um eine Projektion des Oberarmstumpfes nach Armamputation auf das obere Mediastinum. Nun löst sich auch die transparenzmindernde Struktur (↖) im Seitbild **(Abb. 101.1b)** auf: Hier handelt es sich um einen Abschnitt des noch verbliebenen Humerusknochens (vgl. **Abb. 101.1a**).

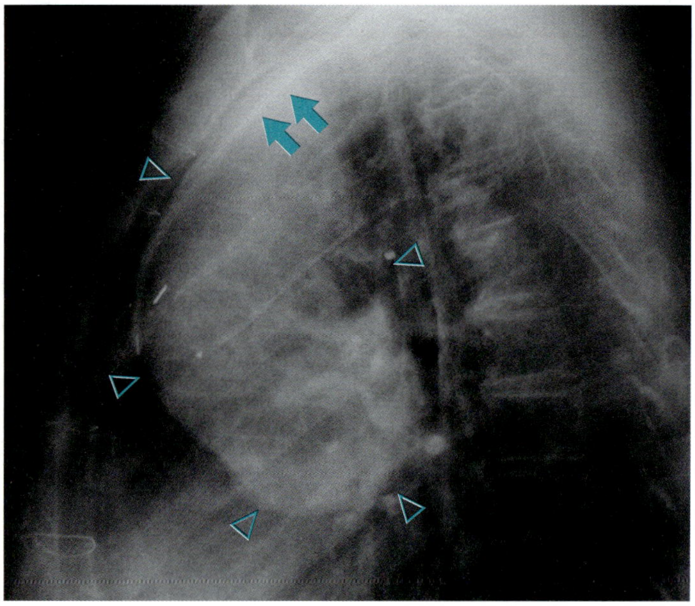

Lösung zu Abb. 101.1b

20 Lösung zu S.102: Der Zustand nach Klappenersatz (↖) und Drahtcerclagen **(52)** ist Ihnen sicherlich nicht entgangen. Die Ösophagusimpression (➔) durch die Dilatation des linken Vorhofs (z.B. nach Klappendysfunktion der Mitralklappenprothese) wird nach KM-Breischluck deutlich. Hier kommt es jedoch auf die etwas subtilere Diagnose eines intrapulmonalen Rundherdes (▷) an. In diesem Beispiel handelte es sich um eine Metastase bei Mamma-Ca.

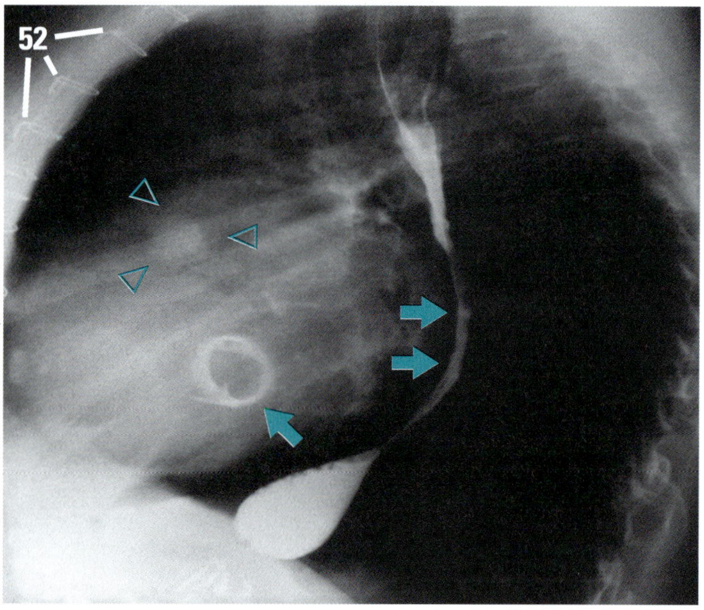

Lösung zu Abb. 102.1

21 Lösung zu S.102: In diesem Beispiel sollte Ihnen die verstrichene Herztaille (◀‑ ‑ ‑▶) auffallen. Zugrunde lag eine vermehrte Volumenbelastung der Pulmonalarterie und des rechten Herzens bei VSD.

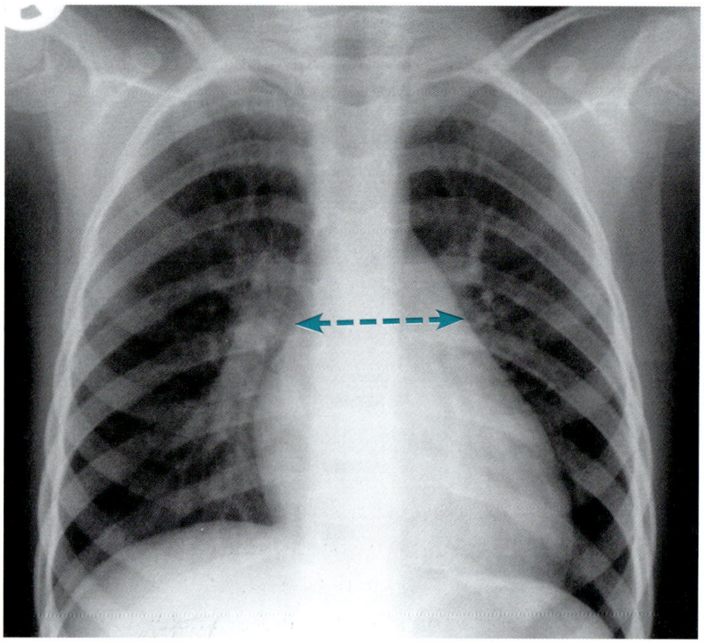

Lösung zu Abb. 102.2

22 Lösung zu S.102: Im p.a.-Bild projiziert sich die Magenblase (▷) bei Hiatushernie auf den Herzschatten. Im Seitbild ist die Luftblase (↙) leichter zu erkennen. Als Nebenbefund bestehen ein Randwinkelerguss rechts (vgl. **Abb. 102.3a**) und eine Verkalkung des Aortenbogens **(6)**.

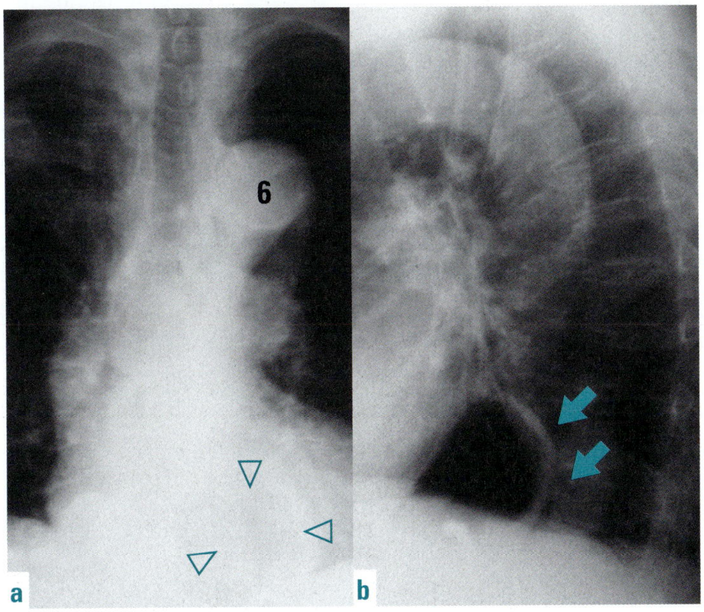

Lösung zu Abb. 102.3

23 Lösung zu S.103:
- Sarkoidose
- Tuberkulose

24 Lösung zu S.103:

RA ↑ = **p.a.-Aufnahme:** Dilatation des rechten Herzrandes und Ausbreitung nach rechts.
LA ↑ = **p.a.-Aufnahme:** Verbreiterung der Herztaille mit „Kernschatten"-Phänomen, evtl. Aufspreizung der Trachealbifurkation.
lat. Aufnahme: Verschmälerung des RCR, Dorsalverlagerung des Ösophagus
RV ↑ = **lat. Aufnahme:** Verschmälerung des RSR
LV ↑ = **p.a.-Aufnahme:** Links-betonte Cardiomegalie bei normaler Herztaille,
lat.-Aufnahme: Verschwinden des Cavadreiecks

25 Lösung zu S.103:

RSR ↓ = Pulmonalstenose, Pulmonalisinsuffizienz
RCR ↓ = Mitralinsuffizienz, Mitralstenose (aber auch sekundär bei Aorteninsuffizienz oder im Spätstadium bei Aortenstenose)

26 Lösung zu S.103:

Zu den möglichen Ursachen zählen:
- u.a. virale und tuberkulöse Infekte
- rheumatologische Erkrankungen
- Urämie
- Postmyokardinfarkt- bzw. Postkardiotomiesyndrom
- traumatische Einblutung
- AO-Dissektion / AO-Wurzeleinriss mit retrograder Einblutung

Radiologische Zeichen:
- verstrichene linke Herzkontur („Zeltform")
- Verschmälerung des RSR und RCR
- evtl. verminderte Lungengefäßzeichnung
- Prominenz der VCS am rechten Mediastinalrand

27 Lösung zu S.103:

Seitbild: D_{AO} > 4,5 cm
p.a.: D_{TM} > 5,0 cm, AO ascendens rechts randbildend, Verlagerung der Trachea nach rechts bzw. des linken Hauptbronchus nach kaudal.

28 Lösung zu S.103:

- Bilaterale Rippenusuren der 3.-9. Rippe
- Dilatierte, prominente Aorta ascendens
- Prä- und poststenotische Erweiterung der Aorta descendens („3er-Zeichen"),
- evtl. Verbreiterung des oberen Mediastinalschattens durch Dilatation der A. subclavia

29 Lösung zu S.121: Die Auflösung finden Sie auf S. 213.

30 Lösung zu S.121: Felderförmige, homogene Verschattung im rechten OF, begrenzt durch den horizontalen Interlobärspalt (wichtiger Hinweis). Streifig-konfluierende Verschattung rechts paracardial bei erhaltener Herzsilhouette (daher UL). Weder Cardiomegalie noch Zeichen der pulmonal-venösen Stauung.
Diagnose: Pneumonische Infiltrate im re. OL und re. UL.

31 Lösung zu S.121: In Projektion auf das obere Mediastinum eine überwiegend glatt begrenzte Transparenzminderung mit Spiegelbildung, die zum Eindruck eines verbreiterten Mediastinums führt. Im Seitbild strangartige Verschattung im mittleren / hinteren Mediastinum, die sich im Verlauf mit dem Schatten des Aortenbogens überlagert.
DD: Mediastinalabszess (abgesenkt aus dem Pharynx?), Ösophagusdilatation oder -divertikel.
Diagnose: Rezidiv eines Cardia-CA bei Z.n. Magenhochzug.

Q

29 Lösung zu S.121: Es besteht eine homogene Verschattung des rechten OF im Sinne einer Atelektase **(36)**. Zusätzlich ist eine inhomogene Verdichtung links paracardial erkennbar, die einem entzündlichen Infiltrat **(37)** im linken UL entspricht (der linke Herzrand ist scharf abgrenzbar, daher nicht OL / Lingula). Verdächtig ist die Hilusraffung rechts nach kranial (↑) und verräterisch das Port-A-Kathetersystem **(59)**, das für Chemotherapien eingesetzt wird. **DD:** Tumor / Atelektase im re. OL. **Diagnose:** OL-Atelektase re. durch Bronchusobstruktion bei BC. Zusätzliche Pneumonie im li. UL.

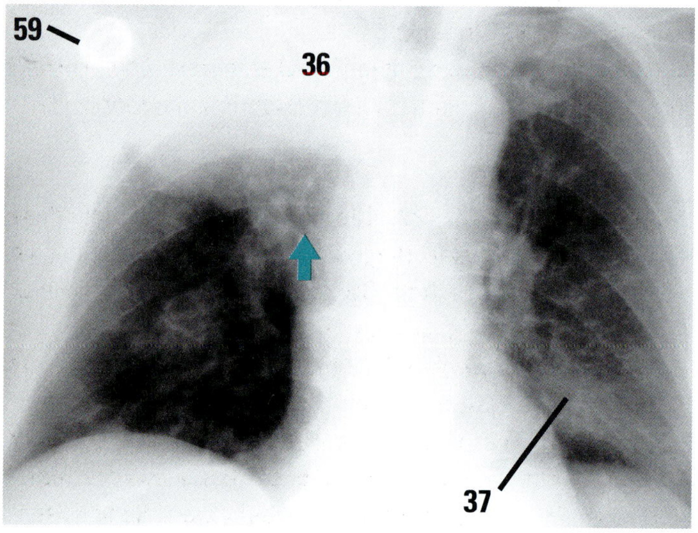

Lösung zu Abb. 121.1

32 Lösung zu S.122: Auf den ersten Blick hätten Sie die vermeintliche Transparenzerhöhung in der Peripherie der linken Lunge für einen Mantelpneumothorax halten können. Bei genauerer Betrachtung erkennt man jedoch lateral der Linie durchaus noch pulmonale Gefäßzeichnungen. Außerdem fehlen sowohl ein Zwerchfelltiefstand der betroffenen (linken) Seite als auch eine Mediastinalverschiebung zur rechten Gegenseite. Aufspreizung des trachealen Bifurkationswinkels. **Diagnose:** Thorakales Aortenaneurysma (↙) mit deutlicher Elongation. Hier sehen Sie das Seitbild:

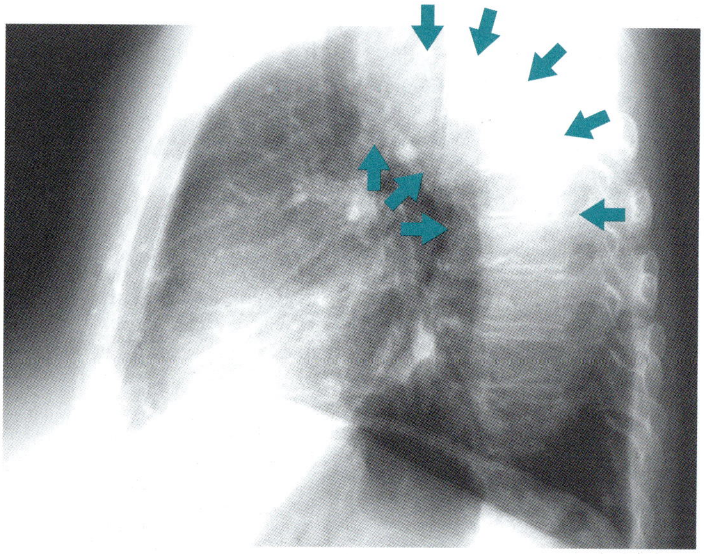

Lösung zu Abb. 122.1

33 Lösung zu S.122: Flächenhafte Verdichtungszone im li. MF und UF mit einer zentralen Aufhellung und Spiegelbildung (→). Im rechten MF kreisrunde Hypertransparenz und horizontale, streifige Verdichtungslinien direkt in kaudaler Nachbarschaft. Herzgröße und Konfiguration normal. Abszessdrainage links. Die Seitaufnahme **(Abb. 214.1)** zeigt die dorsale Lokalisation im superioren UL-Segment Nr. 6. Im CT ist die Umgebungsinfiltration (↘) und der korrekte Sitz der Drainage (↖) gut erkennbar **(Abb. 214.2)**. **Diagnose:** Lungenabszess links nach traumatischer Zwerchfellruptur. Nebenbefund: Große Emphysembulla rechts mit benachbarten Dystelektasen.

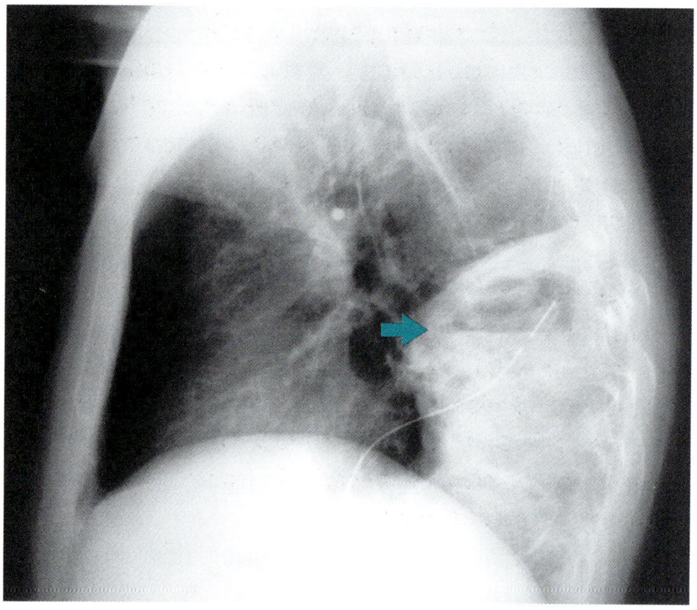

Abb. 214.1

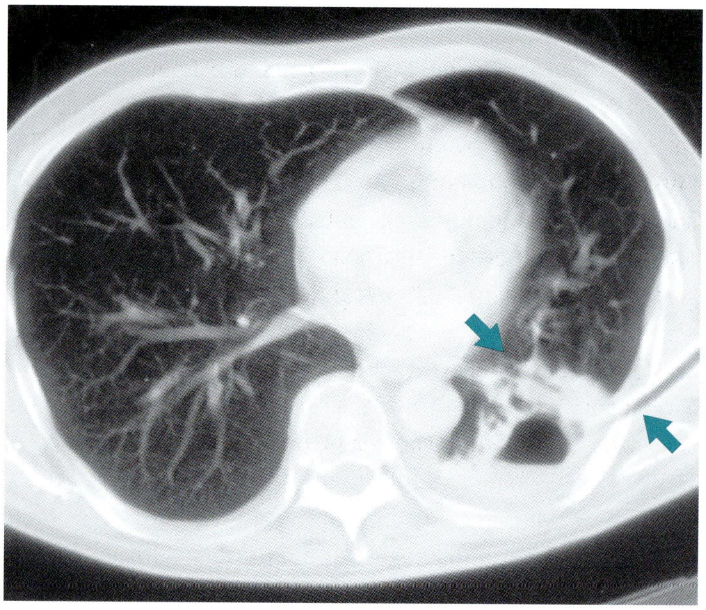

Abb. 214.2

34 Lösung zu S.122: Rechtsseitig ist ein rundliches Areal streifig-konfluierender Fleckschatten mit inhomogenem Verdichtungsmuster erkennbar, das zur Aus-löschung des rechtslateralen Herzrandes (Silhouettenzeichen) geführt hat. Der rechte Randsinus ist frei (wichtig als DD gegenüber einem pleuralen Erguss). Überexponierte Aufnahme (nur retrocardial sind pulmonale Gefäße abgrenzbar.

DD: Pneumothorax links, Emphysem (es fehlen jedoch abgeflachte Zwerchfellkuppeln bei zugegeben guter Inspirationstiefe), Atelektase (Verschattung jedoch zu inhomogen).

Diagnose: Pneumonie des rechten ML – das Seitbild **(Abb. 215.1)** offenbart die korrekte Lokalisation:

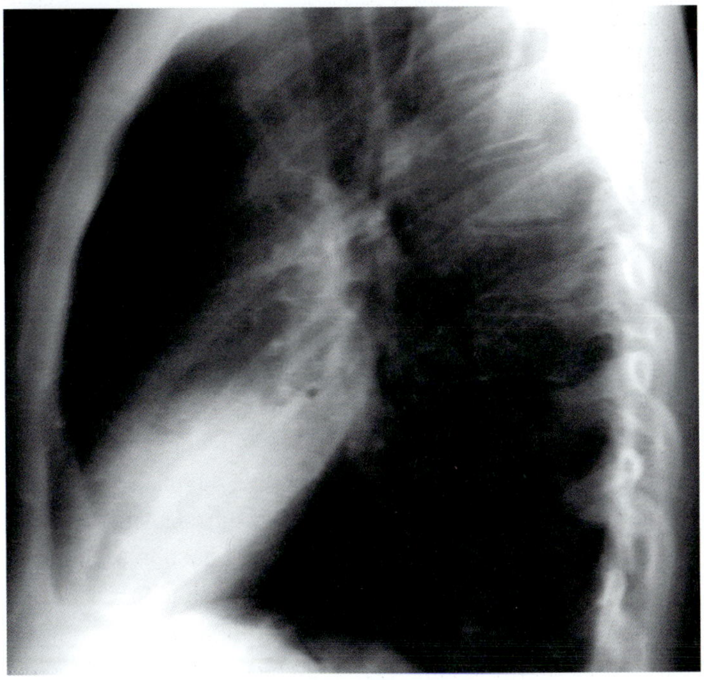

Abb. 215.1

35 Lösung zu S.122: Homogene Verdichtung re. UF. Noduläre Raumforderungen am re. Hilus. Nodulär-streifige bis konfluierende Verdichtungszone im re. MF. Verdichteter Randsaum an der rechten Thoraxwand. Randsinusverkürzung auch linkslateral. Keine Stauungszeichen. Linksseitige Hypertransparenz.

DD: Subpulmonal gekammerter Erguss, partiell nach kranial auslaufend. Pleuraschwiele. Z.n. Radiatio. Hiläre LK-Vergrößerungen rechts.

Diagnose: BC rechts mit hilären LK-Metastasen und malignem Begleiterguss. Kompensatorische Überblähung links.

36 Lösung zu S.137: Auf den ersten Blick könnte man hier eine intrapulmonale Raumforderung im linken OF vermuten. An der rechten Skapula sehen Sie jedoch aus-geprägte, knollige Transparenzminderungen im Rahmen einer **Chondromatose** (Chondrombildung in Knochen und Gelenken), die auch das linke Sternoclavikulargelenk betrifft. Insofern handelt es sich um einen extrapulmonalen Prozess. Falls Sie jetzt innerlich protestieren, wir hätten Sie auf einen solchen Fall nicht vorbereitet – trifft dies zu. Nehmen Sie es bitte sportlich: Wir wollten Sie lediglich noch einmal daran erinnern, stets auch die Weichteile des Thoraxmantels aufmerksam zu studieren, damit Ihnen derartige Interpretationsfehler nicht passieren.

Nebenbefund: Der Subclavia-Katheter rechts liegt korrekt zentral in der VCS, kein Anhalt für einen Pneumothorax.

37 Lösung zu S.137: Hier war nicht das Ziel, dass Sie die korrekte Diagnose stellen, sondern sich die differenzialdiagnostischen Optionen bei multiplen pulmonalen Rundherden in Erinnerung rufen: Hätte es sich um ein Neugeborenes gehandelt, hätten Sie durchaus an das Beispiel einer Mekoniumaspiration (vgl. **Abb. 133.4**) denken können. Auch eine miliare Tuberkulose bei schlechter Immunsituation wäre bei einer solchen Anamnese denkbar.

Diagnose: Multiple Metastasierung bei einem Schildrüsenkarzinom, das bei Kindern und älteren Erwachsenen zwei Altersgipfel aufweist. Für eine Sarkoidose im Stadium II wäre der Patient jedoch zu jung.

38 Lösung zu S.137: Sie haben sicherlich zentral betonte Dilatation der pulmonalen Gefäßkaliber (↘ ↙) und die mäßige Cardiomegalie (⟷) bei allerdings ebenfalls nur mäßigen Inspirationstiefe (vgl. S.25) bemerkt **(Abb. 216.1)**. Wer genau hingesehen hat, erkennt am rechten Mediastinalrand die sternalen Drahtzerklagen **(52)**, die auf eine Herzoperation hindeuten. Der horizontale Lappenspalt **(31)** ist betont: Auf diesen projiziert sich eine bikonvexe Transparenzminderung (↓) an der rechtslateralen Thoraxwand – in der Form einer Zitrone. Klingelt es? Genau:

Die **Diagnose** lautet: Leichte pulmonal-venöse Stauung bei linksbetonter Cardiomegalie und pleurale Ergussbildung beidseits, links im kleinen Lappenspalt gekammert. Wer dort einen tumorösen Prozess hätte ausschließen wollen, hätte dies z.B. durch eine Verlaufskontrolle nach kardialer Rekompensation sichern können (ein wenig Furosemid war in diesem Fall ausreichend).

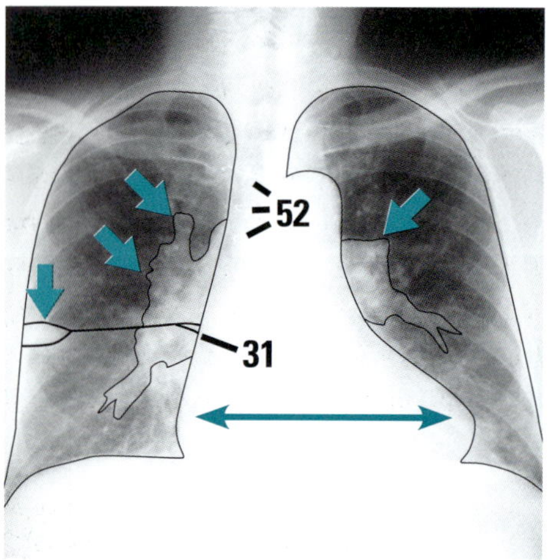

Abb. 216.1

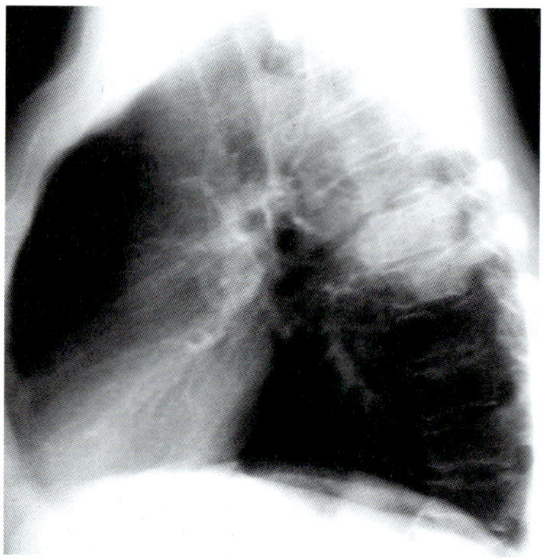

Abb. 216.2a

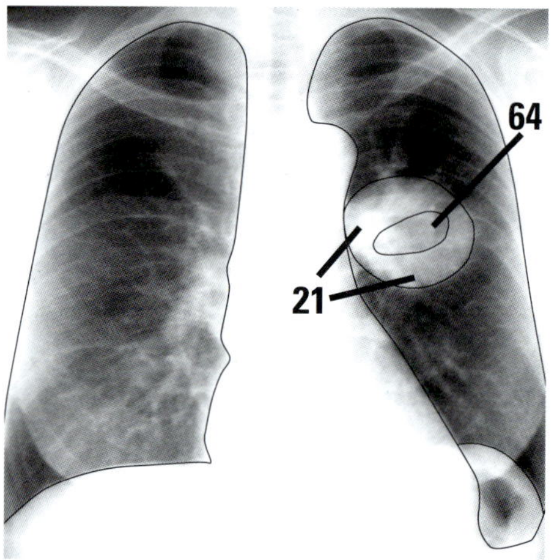

Abb. 216.2b

39 Lösung zu S.137: In **Abb. 216.2a** sehen Sie das Seitbild der Patientin: In welchem Segment liegt nun die große, kugelförmige Verschattung? Falls Sie sich nicht sicher sind, konsultieren Sie zur Klärung bitte die Seite 12. Die Patienten war übrigens starke Raucherin, daher ihre chronische Bronchitis. Wem die zentrale Aufhellung im Tumorzentrum aufgefallen ist, der hätte auch als DD einen Lungenabszess vermuten können. Das Fieber beruhte hier jedoch auf ihrem aszendierenden Harnwegsinfekt.

Diagnose: Der pulmonale Befund entsprach leider einem BC **(21)** mit zentraler Nekrose **(64)** **(Abb. 216.2b)**.

40 Lösung zu S.138: Zugegeben – so berauschend ist die Bildqualität nicht. Aber wenn Sie genau hingeschaut haben, haben Sie erkannt, dass durch die linke Clavicula eine Kaverne kaschiert wird, die sich innerhalb eines dickeren Verdichtungsbezirkes befindet. Das ergänzende CT **(Abb. 216.3)** und der positive Tuberkulintest haben in diesem Fall eine „offene" Tuberkulose bestätigt. Sie selbst, die Zollbeamten und die Insassen des Gefängnisses wären infektionsgefährdet gewesen – aber das haben Sie natürlich bemerkt.

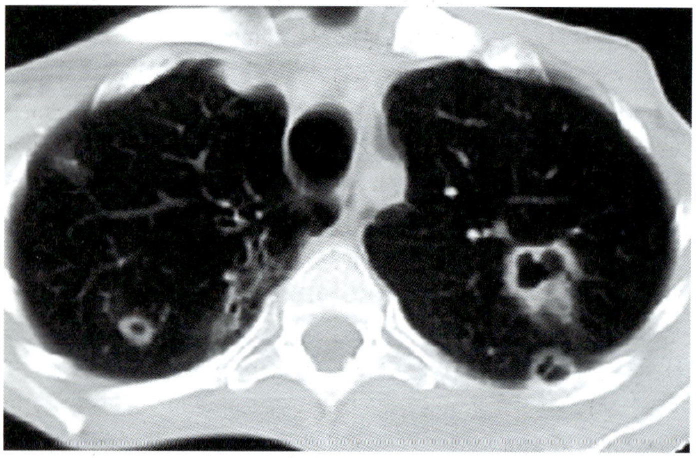

Abb. 216.3

41 Lösung zu S.138: Eine residuelle LK-Vergrößerung an beiden Hili ist noch erkennbar, auch wenn der pulmonale Befall bei dieser Sarkoidose-Patientin mit multiplen Fleckschatten beidseits im Vordergrund steht. Die klinisch erfahrenen Leser mögen uns die deutlichen Hinweise in der Anamnese (typisches Prädilektionsalter und Begleitsymptom) verzeihen – für die noch nicht so erfahrenen Kollegen kann sich so diese Konstellation einprägen.

42 Lösung zu S.138: Es liegen multiple, nach innen scharf und nach außen eher unscharf begrenzte Ringschatten vor, die für Abszesshöhlen typisch sind. Die p.a.-Aufnahme dieses HIV- und HCV-infizierten Patienten hatten Sie auf der Seite 135 schon einmal gesehen.

Q

43 Lösung zu S.138: Eine größere hypertransparente Höhle liegt rechts apikolateral, umgeben von einer unscharf berandeten Verdichtungszone im rechten OF mit Raffung des rechten Hilus nach kranial und mit ausgeprägter ipsilateraler Mediastinalverlagerung. Die fleckigen Verdichtungszonen und Pleuraschwielen liegen überwiegend in den OF. Als DD wären z.B. ein Z.n. OL-Resektion bei Abszess, ein BC oder eine Tuberkulose denkbar gewesen. Hier traf das letztere zu **(Abb. 217.1)**.

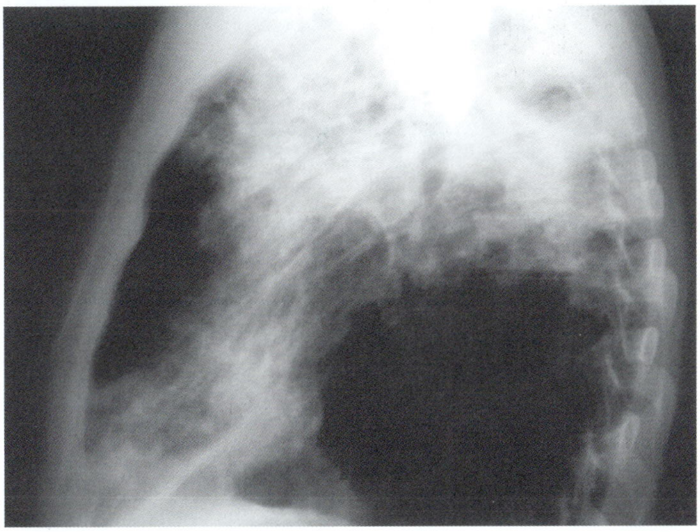

Abb. 217.1

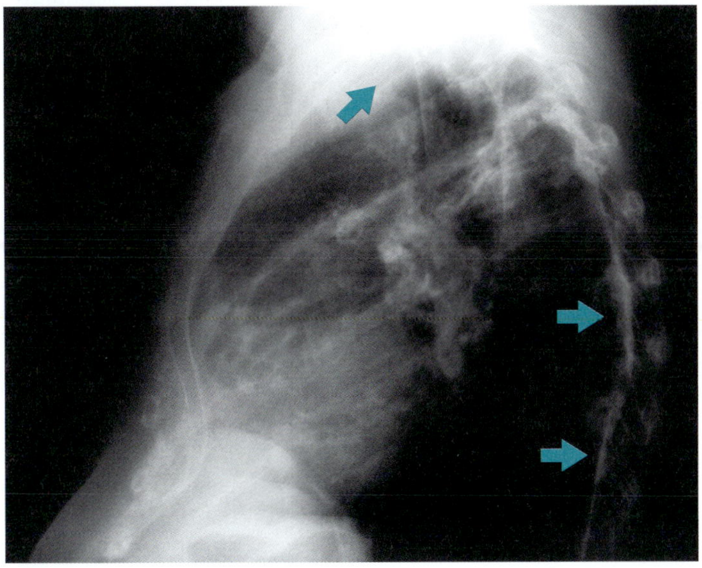

Abb. 217.2

44 Lösung zu S.138: Ein komplexes Bild mit einer ausgeprägten, verkalkten Pleuraschwarte (➔) rechts und zahlreichen intrapulmonalen, fleckigen Verdichtungsfiguren. Die rechtsapikale Verdichtungszone beherbergt zusätzlich ein BC (➚), das für die Sympathikusläsion verantwortlich war **(Abb. 217.2)**. Am linken Hilus als Nebenfund verkalkte LK im Sinne postentzündlicher Residuen.

45 Lösung zu S.138: Das Dilemma fehlender anamnestischer Angaben auf Röntgen-Anforderungsscheinen ist leider nicht unrealistisch. Sie machen so etwas später sicher nicht, oder? Der Befund zeigt beidseitige, hiläre LK-Vergrößerungen und -Verkalkungen (➘) **und** eine unscharfe Kontur des rechten Herzrandes mit rechts parakardialer Verdichtungszone. Hier lag eine in Rückbildung begriffene ML-Atelektase **(36)** bei Sarkoidose vor **(Abb. 217.3)**. Zusätzlich finden sich regionäre Hypertransparenzen bei einem Lungenemphysem.

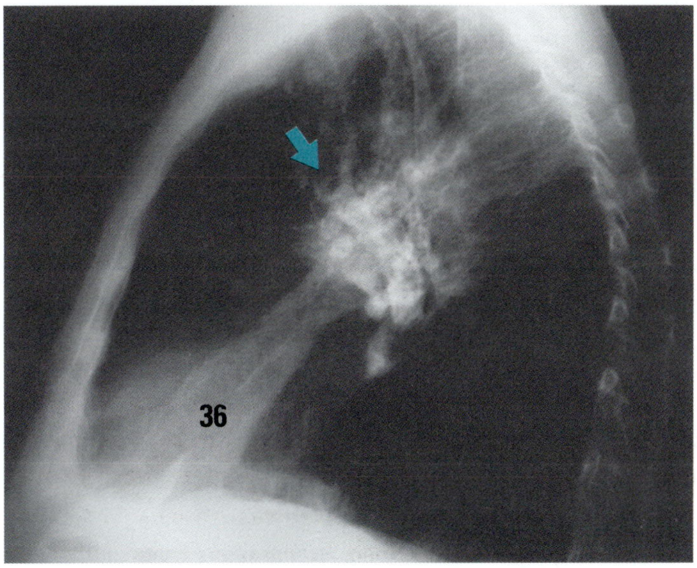

Abb. 217.3

46 Lösung zu S.140: Die drei kraniokaudal verlaufenden Aufhellungsbänder entsprechen von ventral nach dorsal, der Trachea und den Zwischenräumen zwischen den Skapulae, deren dichtere Kortikalislinien lediglich hypertransparente Zonen dazwischen vortäuschen.

47 Lösung zu S.140: **DD zwischen Pneumothorax und medialem Scapularand** (Seite 140):
Bei einem Mantelpneumothorax ist das Areal lateral der Pleuragrenzlinie hyp**er**transparent (dunkler) als die medial davon gelegene Lunge und es zeigen sich lateral der Grenzlinie keine Gefäße mehr (vgl. S.120). Bei einer inkomplett herausgedrehten Scapula (vgl. S.24) ist das Areal lateral der Scapulagrenzlinie hyp**o**transparent (heller) als das Areal medial davon – also genau umgekehrt zu den Transparenz- bzw. Dichteverhältnissen beim Pneumothorax.

48 Lösung zu S.140: **Begleitschatten der Clavicula:** Diese Linie verläuft horizontal und parallel zur Clavicula und entspricht tangential getroffener Haut/Subkutis (vgl. S.52).

Q

49 Lösung zu S.154:

DD-Kriterien	Silikose	Asbestose
Fibrotische Veränderungen: regional bevorzugt in den...?	OF / MF	UF / MF
Spirometrische Ventilationsstörungen?	obstruktiv	restriktiv
Besonders typisch sind jeweils ...? Wo?	eierschalenartige LK-Verkalkungen beidseits perihilär	Pleuraplaques besonders basal und ventrolateral

Tab. 218.1

50 Lösung zu S.154: Eine Aufstellung der Stauungszeichen finden Sie auf der Seite 143 und auf den herausnehmbaren Checklisten dieses Buches im Kitteltaschenformat.

51 Lösung zu S.154: Bei streifigen bis feinfleckig-konfluierenden Schatten besteht immer dann der Verdacht auf entzündliche Infiltrate, wenn sie einseitig oder lokalisiert auftreten und eine Cardiomegalie und Dilatation der Lungengefäße fehlt (soweit beurteilbar, weil die Gefäßzeichnung innerhalb pneumonischer Zonen oft nicht mehr erkennbar ist). Ein positives Bronchopneumogramm ist zwar pneumonie-typisch, kann jedoch auch gelegentlich bei einem stauungsbedingten, peribronchialen Ödem auftreten. Pleurale Ergüsse helfen für die DD nicht weiter, da sie sowohl bei einer cardialen Stauung als auch bei Pneumonien auftreten können.

Bei interstitiellem Infiltrationsmuster müssen zusätzlich Pilze, Viren, Parasiten und atypische Erreger in Betracht gezogen werden und in Zweifelsfällen eine mikrobiologische Untersuchung des Sputums, des Bronchialsekrets oder eines Pleurapunktates und serologische Untersuchungen auf einen AK-Titeranstieg, eine Eosinophilie etc. veranlasst werden.

52 Lösung zu S.154: Typisch für eine Pneumocystis-Carinii-Pneumonie (PcP) ist das Vorkommen bei immungeschwächten Patienten (Kortikoide, HIV, Chemotherapie), das interstitielle Zeichnungsmuster und das Fehlen begleitender Pleuraergüsse oder hilärer LK-Vergrößerungen (vgl. S.146). Die frühe Aufdeckung ist bei den betroffenen Patienten essentiell, um ggfs. eine Chemotherapie rechtzeitig zu unterbrechen bzw. eine antibiotische Therapie einleiten zu können.

Q

53 Lösung zu S.155: In der **Abb. 155.1** besteht im Seitenvergleich eine milchglasartige Trübung der rechten Lunge, jedoch ohne Stauungszeichen (linkshiläre Gefäße sind nicht dilatiert, keine Kerley-Linien). Die Zwerchfellkuppeln stehen zwar beidseits hoch (Liegendaufnahme oder schlechte Inspirationstiefe), können die streifig-retikuläre Zeichnungsvermehrung rechts perihilär und die Unschärfe des rechen Herzrandes (Silhouettenphänomen, vgl. S.28) jedoch nicht alleine verursacht haben (linker Hilus ist unauffällig).

Diagnose: Pneumonie rechter ML. **Nebenbefunde:** Der von links jugulär vorgeschobene Katheter liegt etwas zu weit kranial, dafür wurde der von rechts platzierte Katheter zu weit bis in den rechten Vorhof vorgeschoben und müsste um ca. 3-4 cm zurückgezogen werden. Der dritte Schlauch entspricht einer Magensonde.

54 Lösung zu S.155: Das Kind der **Abb. 155.2** zeigt eine streifig-retikuläre Zeichnungsvermehrung der linken Lunge und auch (diskreter) im rechten MF ohne Cardiomegalie und (soweit erkennbar) ohne pleurale Ergussbildung. Die klinischen Angaben sollten Sie auf die richtige Spur bringen. **Diagnose:** Varizellenpneumonie links > rechts.

55 Lösung zu S.155: Beide **Abb. 155.3** sind stark verdreht, erkennbar an der nach rechts verschobenen Trachea und an der Position der Claviculae. Dadurch wird in **Abb. 155.3a** der linke Hilus vom Herzschatten verdeckt und es entsteht auf ersten Blick eine vermeintlich rechtsbetonte Darstellung der Hili. Im kurzfristigen Verlauf zeigen sich deutlich progrediente Pleuraergüsse bei ausgeprägter Cardiomegalie. Innerhalb der Verschattungen fehlen positive Bronchopneumogramme. Die schnelle Dynamik spricht gegen entzündliche Infiltrate. **Diagnose:** Progrediente pulmonal-venöse Stauung. **Cave:** Fragliche Verbreiterung des oberen Mediastinums? Verlaufskontrolle nach kardialer Rekompensation empfehlen! Bei postoperativen Status: Mediastinales Hämatom?

56 Lösung zu S.156: In der **Abb. 156.1** sollte Ihnen trotz der mäßigen Aufnahmequalität das angedeutet streifige Muster beidseits basal mit der begleitenden Ergussbildung auffallen. Bei grenzwertiger Herzgröße bestehen keine Stauungszeichen. Im Pleurapunktat fanden sich maligne Zellen.

Diagnose: Lymphangiosis carcinomatosa bei Mamma-Ca.

57 Lösung zu S.156: Die Aufnahme **156.2** zeigt ein diffuses streifig-retikuläres Indurationsmuster beider Lungen.

Diagnose: Lungenfibrose. In der Anamnese erforschen Sie mögliche Ursachen (Expositionen mit organischen oder anorganischen Stäuben, vgl. S.150) und fragen nach Medikationen oder zurückliegenden Infekten. Außerdem möchten Sie Kollagenosen und Stoffwechseldefekte (Mukoviszidose, Alpha-1-Antitrypsin-Mangel etc.) ausschließen.

58 Lösung zu S.156: Das Ziel war hier natürlich nicht die korrekte Diagnosestellung: Beide **Abb. 156.3** zeigen streifig-retikuläre Transparenzmin-derungen mit Betonung des linken UF / MF und des rechten MF – dort fleckig konfluierend. In der zweiten Aufnahme besteht rechtsseitig eine laterale Hypertransparenz ohne verbliebene Lungengefäßzeichnung. In der ergänzenden CT-Untersuchung zeigten sich eine verdickte Pleura, mediastinale LK-Vergrößerungen sowie einschmelzende Herde im linken UL. Die **DD** umfasste eine pulmonale Lymphommanifestation, ein Kaposi-Sarkom, atypische Mykobakterien sowie den neu aufgetretenen Pneumothorax rechts.

Aktion: Mikrobiologische bzw. serologische Erreger-Identifikation mit Resistenzbestimmung zur Auswahl der geeigneten Medikation und Bülowdrainage rechts.

S.180 Lösung zur Textfrage: Im p.a.-Bild sind folgende Schrotkugeln im Weichteilmantel zu erkennen: (**a**) in der rechten Zwerchfellkuppel, (**b**) cranial in der rechten lateralen Thoraxwand und (**c, d**) zwei dicht nebeneinander liegende Kugeln im rechten Halsweichteilmantel. Die intrapulmonal liegenden Kugeln (**e, f, g**) befinden sich auf der rechten Pulmonalseite, während sich eine Kugel (**h**) auf der linken Pulmonalseite, dicht neben dem linken Mediastinalrand darstellt **(Abb. 219.1a)**.

Dagegen zeigt sich im Seitbild **(Abb. 219.1b)** eine weitere (**!**) Kugel (**i**) dicht am ventralen Zwerchfellschatten, die in der p.a.-Aufnahme leicht hätte übersehen werden können. Die Kugel (**b**) in der Thoraxwand, sowie die intrapulmonal liegenden Kugeln (**e-h**) sind ebenfalls deutlich zu erkennen. Jedoch gehen die Kugeln (**c, d**) im Weichteilschatten des Halses unter und sind nicht sicher abzugrenzen.

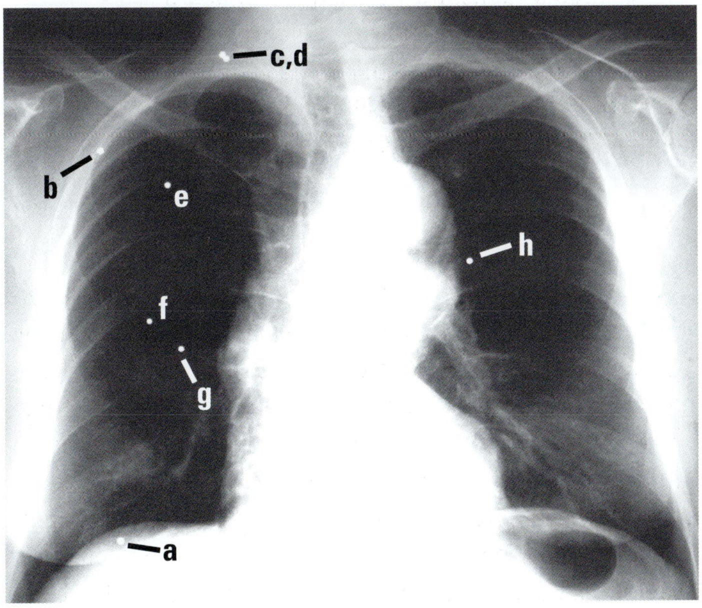

Abb. 219.1a

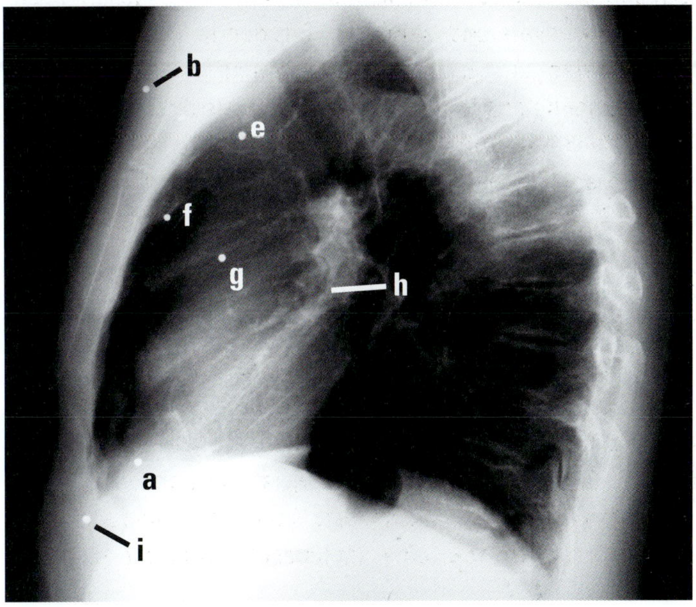

Abb. 219.1b

Q

59 Lösung zu S.182: Die p.a.-Aufnahme **(Abb. 220.1)** zeigt sowohl einen SM (⬆), als auch eine Port-Anlage. Das Reservoir (↗) des Port-Systems und der Katheterverlauf (▷) sind gut zu erkennen. Die Katheterspitze (➡) liegt korrekt in der VCS.
Bei dem SM handelt es sich um einen VVI-SM mit einem Kabel, dessen Spitze (↙) am Boden des rechten Ventrikels liegt. Zusätzlich zeigen sich Drahtzerclagen **(52)** nach einer Sternotomie. Die Magenblase **(18)** ist deutlich caudal der linken Zwerchfellkuppel zu erkennen.

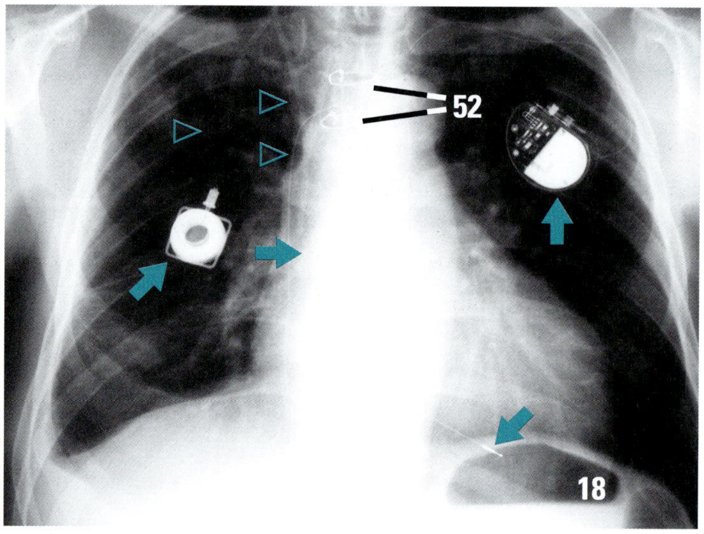

Abb. 220.1

60 Lösung zu S.182: Auf das linke Lungenfeld projiziert sich ein SM-Aggregat mit zwei Elektroden, eine im rechten Vorhof (⬇), die andere im rechten Ventrikel (⬅). Im Herzschatten fallen außerdem zwei mechanische Kippscheiben-Prothesen (▷), in Aorten- und in Mitralposition auf. Die Drahtzerclagen **(52)** sind ebenfalls deutlich zu erkennen. Außerdem ist neben einer EKG-Elektrode (▲), die sich auf das rechte Lungenfeld projiziert, eine Trachealkanüle (↘) in regelrechter Position, carnial der Carina zu erkennen. Links neben der Trachealkanüle fällt bei genauerem Hinsehen eine Magensonde (↖) auf **(Abb. 220.2)**.

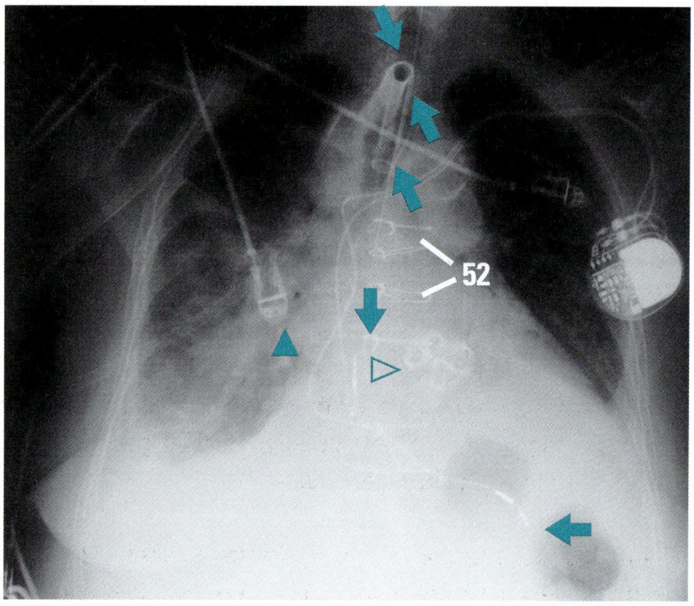

Abb. 220.2

61 Lösung zu S.182: Auf der pa-Aufnahme ist ein PDA-Coil (▼) zum Verschluss des offenen Ductus arterisous Botalli dargestellt. Auf der Seitaufnahme ist die Spirale des PDA-Coils (▼) genauer zu erkennen. Die Spirale liegt genau im offenen Ductus und verschließt diesen **(Abb. 220.3)**.

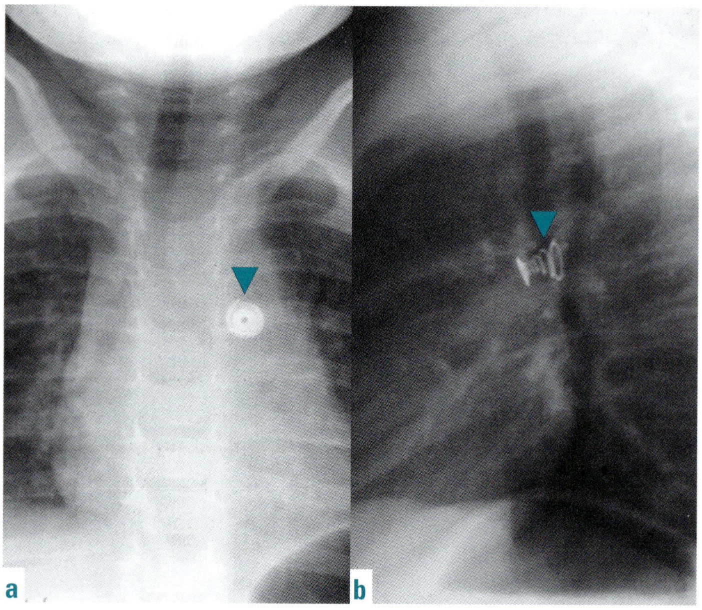

Abb. 220.3

Q

62 Lösung zu S.196: Bei der Patientin mit einer Borderline-Störung ist es immer wieder zu teilweise erheblichen Selbstverletzungen gekommen. Im vorliegenden Bild erkennen Sie noch eine feine Nadel in der oberen rechten Thoraxapertur, die zu einem ausgeprägten Pneumothorax mit Einblutung auf der rechten Seite geführt hat. Die „Verdichtungszone“ paracardial rechts beruht auf enger beieinanderliegenden Lungengefäßen (Effekt der hilusgerichteten Eigenelastizität).

63 Lösung zu S.196: Der Patient aus der **Abb. 196.2** ist bei einer Bergtour in den Schweizer Alpen einen mehrere Meter tiefen Abhang hinabgestürzt. In der Liegendaufnahme erkennen Sie eine deutliche Mediastinalverbreiterung, die ein paravertebrales und / oder mediastinales Hämatom vermuten lässt. In der ebenfalls durchgeführten CT-Untersuchung **(Abb. 221.1a-c)** bestätigte sich dann der Verdacht und es konnte eine Längsfraktur des Manubrium sterni (⬇) mit retrosternalem Hämatom (★), eine Trümmerfraktur von BWK 3 (➔) ohne paravertebrales Hämatom, Rippenserienfrakturen der 1. - 4 Rippe links sowie der 1. und 2. Rippe rechts nachgewiesen werden.

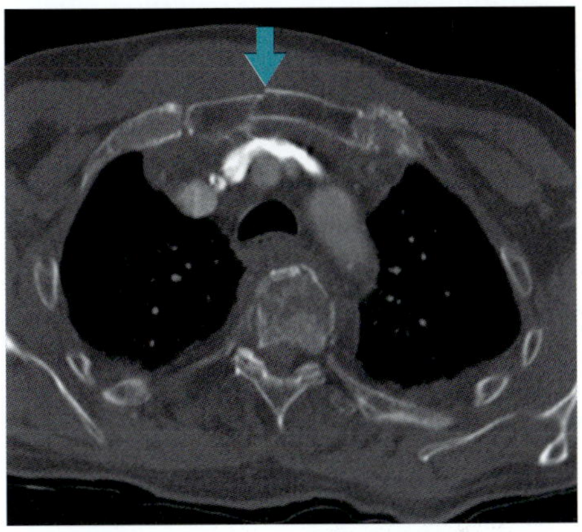

Abb. 221.1a

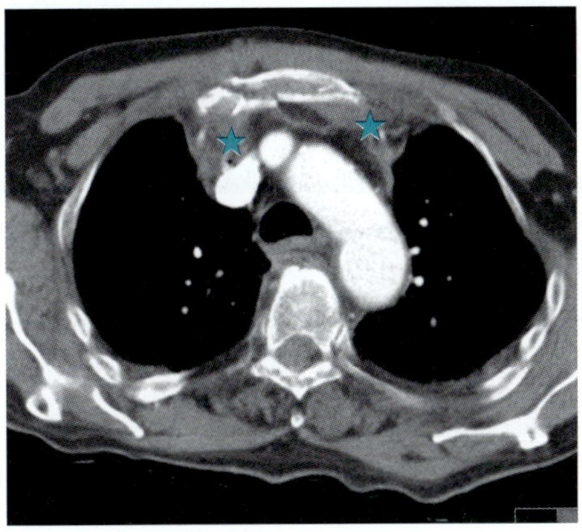

Abb. 221.1b

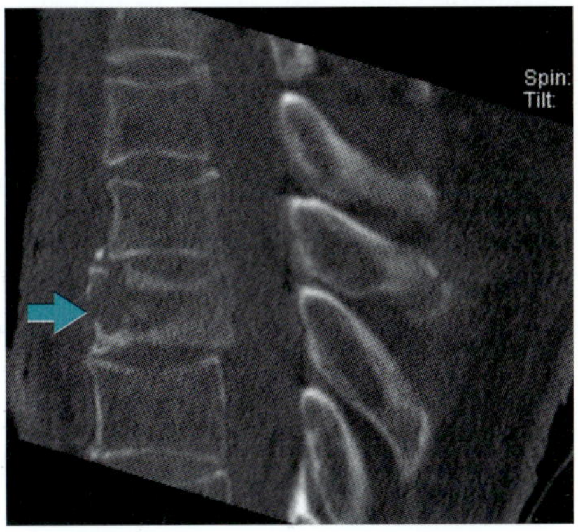

Abb. 221.1c

64 Lösung zu S.203: Die Spitze des endotrachealen Tubus projiziert sich auf die Sternoclaviculargelenke mit adäquatem Abstand zur Carina. Die Thoraxdrainage links liegt regelgerecht. Die Spitze des von links subclaviculär eingebrachten Pumonaliskatheters befindet sich korrekt in der rechten A. pulmonalis. Die Spitze des zweiten, von links subclaviculär positionierten ZVK liegt in korrekter Position in der VCS. Wie tief die Magensonde liegt, ist nicht erkennbar (Überlagerung des Herzschattens) – sie projiziert sich auch in ihrem extrakorporalen Verlauf auf das rechte OF.

65 Lösung zu S.209: Da unmittelbar nach der Extubation der Beatmungsdruck entfällt, erscheinen die Aufnahmen vieler frisch extubierter Patienten erst einmal leicht gestaut im Vergleich zu den Voraufnahmen unter Beatmung (vgl. S.200): Außerdem besteht meistens unter Spontanatmung zunächst eine geringere Inspirationstiefe, dadurch eine vermeintliche Herzverbreiterung und Betonung der hilären Gefäße beidseits (alle Effekte werden durch die liegende Position verstärkt, vgl. S.24).

66 Lösung zu S.209: **Fremdmaterial:** Tracheoflexkanüle in regelrechter Position. Tiefe der Magensonde bei Herzüberlagerung nicht erkennbar.

Pulmo: Links retrokardial ein umfangreiches positives Bronchopneumogramm (vgl. S.144). Rechtsseitig multiple feinfleckige Transparenzminderungen. Insgesamt seitendifferente Transparenz li >> re, wahrscheinlich dezentralisiertes Streustrahlenraster bei fehlrotierter Aufnahmeposition.

Diagnose: UL-Pneumonie links, evtl. auch rechts. Verlaufskontrolle empfohlen.

67 Lösung zu S.209: **Fremdmaterial:** Endotrachealer Tubus in regelrechter Position. Spitze des von links subclaviculär eingebrachten Pulmonaliskatheters in der rechten Pulmonalarterie. Der von rechts jugulär eingebrachte ZVK projiziert sich mit seiner Spitze auf den Übergang der rechten V. brachiocephalica auf die VCS. **Pulmo:** Beide Lungen sind komplett entfaltet ohne Anhalt für einen Pneumothorax. Im linken MF und UF (Lingula + UL) bestehen ausgeprägte, fleckig-konfluierende bis flächige Transparenzminderungen. Die pulmonalen Gefäßkaliber sind normal, allenfalls perihilär geringgradig betont. **Cor:** Leichte, linksbetonte Cardiomegalie. **Zusammenfassung:** Die Transparenzminderung links kann auf verbliebener Lavage-Flüssigkeit beruhen, zusätzlich V.a. entzündliche Restinfiltrate in der Lingula und im linken UL.

68 Lösung zu S.209: Bei genauem Hinsehen dieser Aufnahme in Exspiration (!) erkennen Sie die Frakturspalten **(29)** von mindestens drei Rippen (5.-7.) rechts dorsolateral, die für den Hämatothorax verantwortlich sind (Ursache der rechtsseitigen Eintrübung). **Fremdmaterial:** Die Spitze des endotrachealen Tubus **(48)** liegt korrekt ca. 3 cm vor der trachealen Bifurkation **(14c)**. Die Pleuradrainage rechts **(67)** reicht dorsal bis an den Boden des Recessus costo-diaphragmaticus – sie erscheint nur wegen der schlechten Inspirationstiefe vermeintlich zu weit kaudal. Die übrigen Linien entsprechen EKG-Kabeln **(52)**. **Diagnose:** Hämatothorax rechts bei Rippenserienfraktur 5.-7. Rippe rechts dorsolateral.

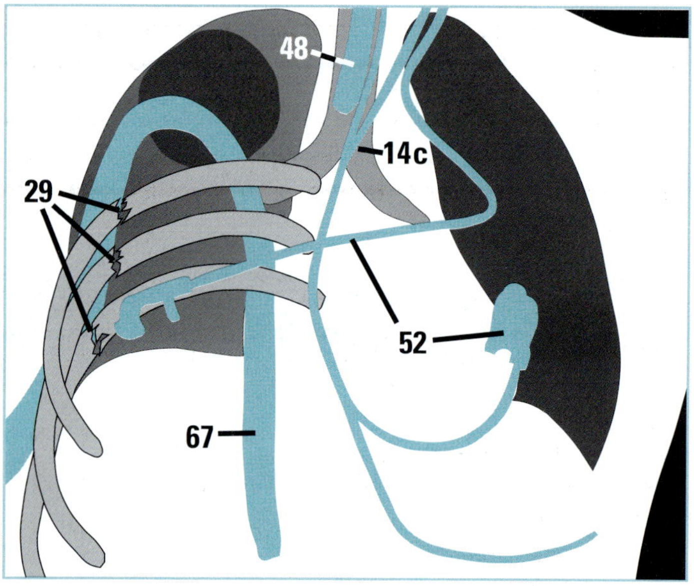

Abb. 222.1

69 Lösung zu S.209: **Fremdmaterial:** Endotrachealer Tubus **(48)** in regelrechter Position. Spitze des Pulmonaliskatheters an der Aufzweigung der rechten Pulmonalarterie (➡). Ein zweiter von links subclaviculär eingebrachter Demerskatheter (★) zur Dialyse (vgl. S.165) projiziert sich mit seiner Spitze (⬆) auf das Zentrum des rechten Vorhofes. Der von rechts jugulär vorgeschobene ZVK **(59)** liegt mit seiner Spitze ebenfalls im rechten Vorhof. Auch der vierte, von links eingebrachte ZVK liegt im rechten Vorhof und sollte um ca. 4 cm zurückgezogen werden. Pleuradrainage **(67)** links in regelrechter Position, sternale Drahtcerclagen ohne Anhalt für Brüche oder Dislokationen. Die Markierung der IABP (↙) projiziert sich auf den Aortenbogen bzw. die proximale Aorta descendens (keine Seitaufnahme vorhanden). **Pulmo:** die linke Lunge ist komplett entfaltet (allenfalls minimaler Restpneu links apikal). Beidseits perihilär dilatierte Gefäßen und Kerley-B-Linien. Kein Anhalt für entzündliche Infiltrate. **Cor:** Für eine Liegendaufnahme nur leichte, linksbetonte Cardiomegalie mit diskretem Pneumoperikard (**38**, wahrscheinlich postoperative Restluft). **Zusammenfassung:** Zeichen des zentral betonten Lungenödems (Linksherzinsuffizienz? Überwässerung? Nierenfunktion?), drei der Katheter liegen im rechten Vorhof (s.o.).

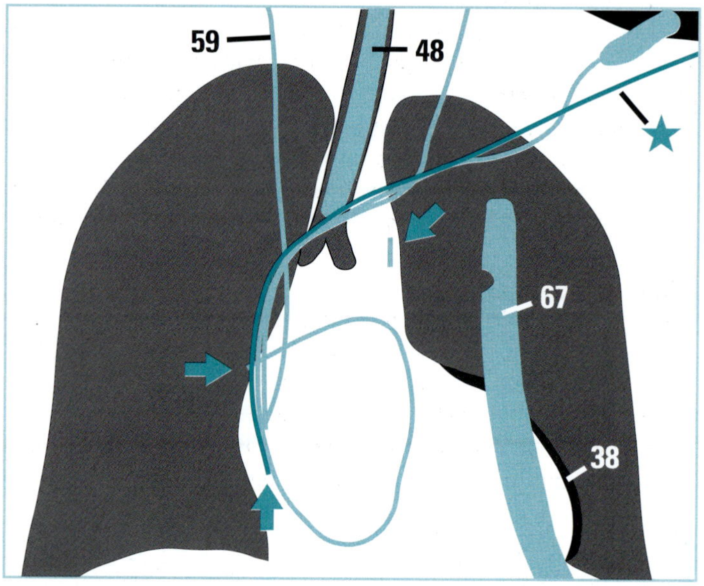

Abb. 222.2

70 Für alle diejenigen Leser, die jetzt noch nicht genug haben, bietet es sich an, die Lernziele auf den jeweils ersten Seiten aller Kapitel aufzuschlagen und dort selbst durch die Beantwortung bzw. Benennung der angesprochenen Punkte den Grad der Zielerreichung zu überprüfen. Viel Erfolg!

Strahlenschutz

Allgemein muss vor jeder Strahlenexposition das ALARA-Prinzip (as low as reasonably achievable) beachtet werden. Neben anderen Messgrößen ist vor allem die Effektivdosis aufschlussreich, in deren Berechnung die Summation der individuellen Strahlenempfindlichkeiten der jeweils bestrahlten Gewebearten eingeht: Sie wird mit der Einheit Millisievert [mSv] angegeben. Betrachtet man jetzt die Dosiswerte konventioneller Röntgen-Thorax-Aufnahmen gegenüber einigen CT-Untersuchung oder der jährlichen Gesamtexposition, ergibt sich folgendes Bild:

Expositionsquelle	Effektivdosis E	Relation
Gesamte Jahresexposition in Deutschland durchschnittlich	~ 4,20 mSv	100,0 %
Natürliche Exposition (Radon, terrestrisch / kosmisch...)	~ 2,40 mSv	57,0 %
Fall-out durch Tschernobyl, Kernwaffenversuche etc.	~ 0,03 mSv	0,7 %
Ionisierende Strahlung in der Medizin, Durchschnitt insges.	~ 1,50 mSv	35,7 %
z.B. ein CT des Thorax (Mamma, Lunge) je nach Technik	~ 5-10 mSv	120-240 %
konventionelle Röntgen-Thorax-Aufnahme in 2 Ebenen	~ 0,20 mSv	5,0 %

Die Effektivdosis einer reinen p.a.-Aufnahme ohne Seitaufnahme liegt sogar noch deutlich darunter. Diese Angaben sollen die Strahlendosis konventioneller Thoraxaufnahmen nicht verharmlosen, sondern lediglich eine rationale Einschätzung der (in der Relation sehr geringen) Exposition ermöglichen.

Technische Grundlagen

Der eigentliche Röntgenfilm liegt innerhalb der licht**un**durchlässigen Filmkassette zwischen zwei Verstärkerfolien, die dem Film unmittelbar anliegen. Diese Verstärkerfolien bestehen aus Substanzen, die durch die auftreffenden Röntgenstrahlen zur Lichtemission angeregt werden. Dieses sekundär emittierte Licht bewirkt zu ca. 95% die Schwärzung des Röntgenfilms, nur noch ca. 5% entstehen durch die direkte Einwirkung der Röntgenstrahlen selbst.

Diese sekundäre Lichtemission ist jedoch ungerichtet und kann daher prinzipiell ungewollte Unschärfen auf dem belichteten Film hervorrufen. Daher ist es für eine gute Bildqualität essentiell, dass die Emissionsfolien möglichst eng an den Film angepresst werden. Mit Hilfe dieser Film-Folien-Kombinationen konnte jedoch der Dosisbedarf gegenüber früheren Techniken erheblich gesenkt werden (s.u.). Im allgemeinen werden derzeit für Thorax-Aufnahmen Film-Folien-Systeme der Empfindlichkeitsklasse 400 verwendet (ein Maß für den notwendigen Kompromiss zwischen Detailerkennbarkeit und Verstärkung).

Der Röntgenfilm selbst besteht aus einer Trägersubstanz, die meistens beidseitig mit einer lichtempfindlichen Emulsion aus Silberbromid oder Silberchlorid beschichtet ist. Primäre Röntgen- oder sekundäre Lichtquanten führen über eine Reduktion zu einer Filmschwärzung, die im Rahmen der Entwicklung verstärkt wird. Daher bewirken strahlendurchlässigere Körperareale, z.B. belüftetes Lungengewebe, eine stärkere Filmschwärzung als z.B. strahlenundurchlässigere Skelettanteile (vgl. S.8). Bei der Fixierung werden nicht reduzierte Silbersalze aus der Emulsion entfernt. Kaum oder gering belichtete Areale werden daher im Bild nicht dunkel, sondern hell abgebildet. So entsteht der Bildcharakter eines „Negativs".

Digitale Systeme

Analoge Film-Folien-Kombinationen (s.o.) werden zunehmend durch verschiedene digitale Systeme abgelöst, die hier nicht in ihren technischen Details dargestellt werden sollen. Die entscheidenden Vorteile der digitalen Systeme liegen in der Möglichkeit der Nachbearbeitung (Helligkeit, Kontrast...) und einer geringeren Gefahr der Über- oder Unterbelichtung in sehr niedrigen oder sehr hohen Dosisbereichen: Im niedrigen Dosisbereich erhöht sich zwar der Rauschanteil, die Bildinformation bleibt jedoch im Gegensatz zu analogen Systemen erhalten. Zusätzlich sind die Bilder zeitnäher über das digitale Bildarchiv des jeweiligen Krankenhauses von dazu berechtigten Kollegen einsehbar (schnellere und bessere Verfügbarkeit der Bilder).

Qualitätskriterien

Adäquat angefertigte Röntgen-Thoraxaufnahmen sollten folgende Charakteristika zeigen:

p.a.-Aufnahmen:

- Die Scapulae überlagern nicht die OF (sind ausreichend herausgedreht)
- Keine Rotationsfehlstellung: Der Dornfortsatz des 3. BWK steht zentral und äquidistant zu den Claviculae
- Ausrichtung: Es sind sowohl beide laterale Randsinus, als auch die Thoraxorgane und die Halsweichteile vollständig erfasst.
- Ausreichende Inspirationstiefe: Die dorsalen 9. Rippen sind frei von Zwerchfellüberlagerung

Bei analogen Aufnahmen gilt außerdem, dass...

- keine Überbelichtung vorliegt, wenn periphere Lungengefäße erkennbar sind und
- keine Unterbelichtung vorliegt, wenn die Wirbelsäule und große UL-Gefäße innerhalb des Herzschattens erkennbar sind.

Laterale Aufnahmen:

- Arme ausreichend angehoben: Die (Ober-) Arme überlagern nicht die Lungen
- keine Rotationsfehlstellung: Rechte und linke Rippen projizieren sich aufeinander
- ausreichend kurze Belichtungszeit: Herz, Zwerchfell und große Gefäße sind scharf konturiert
- keine Überbelichtung: Lungengefäße im RCR erkennbar
- keine Unterbelichtung: Lungengefäße in Projektion auf den Herzschatten erkennbar

Um Ihnen das Auffinden des gewünschten Stichworts zu erleichtern, haben wir hier alle Stichworte sowohl in deutscher als auch in lateinischer Schreibweise und alle Synonima aufgeführt. Existiert bei mehreren Nennungen eine Seite, die das Stichwort besonders ausführlich behandelt, ist diese Seite **fettgedruckt**, damit Sie mit der Suche keine unnötige Zeit verschwenden.

A

B

C

D

E

F

G

H

I

K

L

DD bei einer „white lung"

eher mit Volumenzunahme

- massiver Pleuraerguss
- voluminöse Lungentumoren
- Pleuramesotheliom
- Zwerchfellhernie
- Kardiomegalie

eher mit Volumenabnahme

- Atelektase, z.B. bei BC
- Tuberkulose (narbige Verziehungen)
- Z.n. Pneumektomie
- Aplasie / Agenesie der Lunge
- Pleuraschwielen / Fibrothorax

Nachweisgrenzen Pleuraler Flüssigkeit

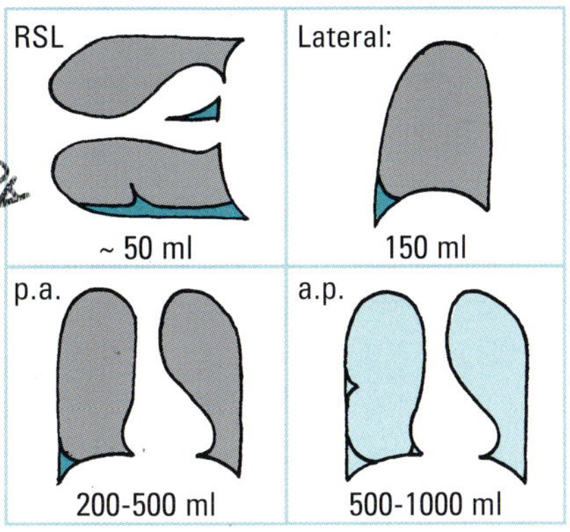

Auszug aus dem Lehrbuch: **„Chest-X-Ray-Trainer"**, Röntgen-Thorax-Diagnostik, Didamed 2014, 4. Auflage, 224 Seiten, 865 Abb. + 50 Tab., 39,90 € ISBN 978-3-938103-03-6 www.didamed.de

DD Hypertransparenzen

Beidseitig

Lungenvolumen normal:

- Multiple Lungenembolien
- Pulmonal-arterielle Hypertonie
- Stenose der Pulmonalklappe
- Congenitale Herzfehler (mit verminderter Lungenperfusion)

Lungenvolumen erhöht (Zwerchfelltiefstand):

- Lungenemphysem
- Asthma bronchiale – akuter Anfall
- Stenose der oberen Luftwege
- Akute Bronchiolitis

Einseitig

Technisch / anatomisch bedingt:

- Dezentralisiertes SSR (nur bei a.p.!)
- Überbelichtung (bes. bei a.p.)
- Fehlrotation (Skoliose, Liegend...)
- Normvarianten des M. pectoralis

pathologisch bedingt:

- Z.n. einseitiger Ablatio mammae
- Exspirator. Ventilstenose eines Bronchus (z.B. bei Fremdkörperaspiration, vgl. S.180)
- Kompensatorische Überblähung bei kontralateraler Atelektase / Ergussbildung
- Pneumothorax
- Pneumatozele, große Emphysembullae
- Minderperfusion / einseitige Lungenembolie

Auszug aus dem Lehrbuch: **„Chest-X-Ray-Trainer"**, Röntgen-Thorax-Diagnostik, Didamed 2014, 4 Auflage, 224 Seiten, 865 Abb. + 50 Tab., 39,90 € ISBN 978-3-938103-03-6 www.didamed.de

Checkliste pulmonal-venöse Stauung

(i.d.R. symmetrisch, außer nach Seitlagerung)

- vermehrte Lungengefäßzeichnung
- unscharfe Gefäß- und Herzkonturen
- betonte und verwaschene Hili
- Cardiomegalie (bes. li. Vorhof von lat.)
- Nachweis von Kerley-Linien (vgl. S.21)
- verdickte Interlobien
- Pleuraergüsse: oft re. > li.
- unscharfe Zwerchfellkuppeln
- evtl. Kranialisation der Perfusion
- später konfluierende Fleckschatten (alveoläres Ödem)
- u.U. schnelle Dynamik im Verlauf

Checkliste pulmonal-arterielle Stauung

- prominentes Pulmonalissegment in p.a.
- prominente V. azygos > 7 mm in p.a. (durch Rückstau vor dem re. Herzen)
- rechte UL-Arterie > 18 mm Männer (vgl. S.18) > 16 mm Frauen
- betonte und „amputierte" Hili (plötzliche Kalibersprünge zur Peripherie)
- periphere Gefäßrarifizierung hinter dem Verschluss (Westermark-Zeichen)

Checkliste Aortenisthmusstenose

- bilaterale Rippenusuren der 3.-9. Rippe,
- dilatierte, prominente Aorta ascendens
- prä- und poststenot. Erweiterung der AO. descendes („3er-Zeichen")

Auszug aus dem Lehrbuch: **„Chest-X-Ray-Trainer"**, Röntgen-Thorax-Diagnostik, Didamed 2014, 4. Auflage, 224 Seiten, 865 Abb. + 50 Tab., 39,90 € ISBN 978-3-938103-03-6 www.didamed.de

Checkliste Fremdmaterialien

Katheterart	Korrekte Position	Komplikationen
ZVK	VCS in Höhe der Azygosmündung	• Arrhythmien • Perikardtamponade • Thrombose • Gefäßverletzung • Pneumothorax • Infektionen
Portsysteme	VCS in Höhe der Azygosmündung	
Shaldon-Katheter	VCS in Höhe der Azygosmündung	
Vorhof-Dialysekatheter	Rechter Vorhof	
Pulmonalarterien-Katheter	höchstens 2 cm distal im rechten oder linken Pulmonalarterienhauptstamm	**Wie ZVK** • Ruptur der Pulmonalarterie • Pulmonalarterieninfarkt
SM-Systeme		
VVI	Sonde im rechten Ventrikel	• Arrhythmien • Perikardtamponade • Thrombose • Gefäßverletzung • Pneumothorax • Infektionen
DDD	Sonde im rechten Vorhof, rechten Ventrikel	
AAI	Sonde im rechten Vorhof	
VDD	Sonde im rechten Ventrikel	
Biventrikulär	Sonde im rechten Vorhof, rechten Ventrikel, in der Koronarvene	
Intraaortale Ballonpumpe (IABP)	Aortenbogen, **distal** der A. subclavia	• Gefäßokklusion mit Ischämie • Gasembolie bei Ruptur
Endotracheal-tubus	5 - 7 cm oberhalb der Karina	• Schleimhautschäden • Atelektase • Pneumothorax • Stimmbandläsionen
Ernährungs-sonden	distal Hiatus oesophagei	• Reflux • Aspirationspneumonie • Ösophagusperforation • Mediastinitis

Segmentanatomie

Merkspruch:

Wer an die **Spitze** will, muss sich von **hinten** nach **vorn** durchkämpfen, oft **seitlich** an der **Mitte** vorbei. Dann steht man auf dem Siegertreppchen ganz **oben**. Der Rest steht **unten**. **Mal** steht man **auch** ganz am **Rand**, **Pech** gehabt!

(1)	Spitze	apikal
(2)	hinten	posterior
(3)	vorne	anterior
(4)	seitlich	lateral
(5)	Mitte	medial
(6)	oben	superior
(7-10)	unten	basal:
(7)	**Mal**	**medi**obas**al**
(8)	**auch**	**a**nterobasal
(9)	Rand	laterobasal
(10)	**Pech**	**p**osterobasal

Zeichen eines Pneumomediastinums

- Zervikales Weichteilemphysem
- Parakardiale / paraaortale Hypertransparenz mit lateraler Begrenzung durch die Pleura parietalis
- Sub- / retrokardiale Luft mit kontinuierlicher Darstellung des Zwerchfells
- Thymus-Segel-Zeichen beim Kind („spinnaker sign")
- Pneumothorax
- Pneumoperikard
- Luft um Pulmonalarterienring (Seitaufnahme)

Charakteristika der Pleuraverdickung

Bildmorphologie	• diffus, unscharf abgrenzbar bei dorsal bzw. ventral getroffenen Plaques • scharf abgrenzbar bei tangential getroffenen Plaques
Häufige Ursachen	• postentzündliche (postpleuritische) Residuen: typischerweise meist unifokale Pleuraverdickungen
Wichtige Grenzwerte	• CT-Indikation bei unklaren Pleuraverdickungen > 3 mm • Tumorverdacht bei Pleuraverdickungen > 1 cm

Mitralstenose

Herzgröße

- normal grosser linker Ventrikel
- dilatierter linker Vorhof ⇨
  - p.a.: evtl. Kernschatten
  - lat.: craniale RCR-Einengung **nur** durch linken Vorhof
- kleiner Aortenknopf (vgl. AO-Stenose)
- bei hochgradiger Stenose: evtl. relative Trikuspidalinsuffizienz

Pulmonalgefäße

- deutliche p.v.-Stauungszeichen (vgl. S.77) (konstante Druckbelastung kl. Kreislauf)
- Zeichen einer pulmonalen Hypertonie (vgl. S.77)

Mitralinsuffizienz

Herzgröße

- linksventrikuläre Dilatation und
- dilatierter linker Vorhof ⇨
  - p.a.: evtl. Kernschatten
  - lat.: komplette RCR-Einengung durch linken Vorhof **und** Ventrikel

Pulmonalgefäße

- p.v.-Stauungszeichen eher gering (periodische Druckbelastung kl. Kreislauf)

Aortenstenose

Herzgröße

- CTR initial oft normal; später CTR ↑ (Druckbelastg. ⇨ konzentr. Hypertrophie)
- RCR: initial normal; erst später eingeengt

Aorta

- evtl. poststenotische Ektasie (ohne Korrelation zum Stenosegrad)
- evtl. Aortenklappenverkalkung in der DL

Aorteninsuffizienz

Herzgröße

- CTR ↑ (Volumenbelastg. ⇨ exzentr. Dilatation)
- RCR: Einengung schon zu Beginn

Aorta

- bei primärer Insuffizienz normale Lumenweite
- bei sekundärer Insuffizienz (z. B. Aneurysmen) ➡ Zeichen einer Aortendilatation (vgl. S.93)

Mediastinalverlagerung

Diagnose

Drei Fixpunkte:

1. senkrechter Verlauf der Trachea (Übergang in die Carina: leicht rechts-paramedian)
2. Aortenbogenknopf links paravertebral (ca. in Höhe des dorsalen Anteils der fünften Rippe)
3. rechter Herzrand rechts paravertebral

Ursachen

Druck von kontralateral:

- Spannungspneumothorax
- Zwerchfellhernie
- asymmetrisch ausgeprägtes Emphysem

Zug nach ipsilateral:

- Atelektase (Bronchusobstruktion) oder Z.n. Lobektomie
- pleurale Adhäsionen
- einseitige Pulmonalhypoplasie (selten)

Normwerte CTR in p.a.-Projektion

(bis Ende 1. LJ)	**< 0,65**
(bis Ende 2. LJ)	**< 0,6**
(Erwachsene)	**< 0,5**

Zeichen eines AO-Aneurysmas

lat.	• D_{AO} im Seitbild > 4,5 cm
p.a.	• D_{TM} > 5,0 cm • Aorta asc. rechts randbildend • Trachealverlagerung nach rechts • linker Hauptbronchus nach caudal verlagert

Häufige Primärtumoren bei Lungenmetastasen

Mamma-Ca	~20%
Nieren-Ca HNO-Tumoren Kolorektale Ca	jew. ~10%
Uterus, Ovar, Prostata Pankreas, Magen	jew. ~ 5%

Ursachen pulmonaler Rundherde (allgemein)

sehr häufig:

- Tuberkulome
- Bronchialcarcinome
- Hamartome
- Metastasen

weniger häufig:

- Pneumonien und Abszesse
- Bronchiale Zysten
- Bronchusadenome
- Neurofibrome

Auszug aus dem Lehrbuch: **„Chest-X-Ray Trainer"**, Röntgen-Thorax-Diagnostik, Didamed 2014, 4. Auflage, 224 Seiten, 865 Abb. + 50 Tab., 39,90 € ISBN 978-3-938103-03-6 www.didamed.de